U0919259

很老很老的老偏方

老人烦恼一扫光

民间千年精华 医病妙药百方
专家精心甄选 百姓智慧家藏

《中国家庭养生保健书库》编委会◎编

上海科学普及出版社

图书在版编目（CIP）数据

很老很老的老偏方. 老人烦恼一扫光 /《中国家庭养生保健书库》编委会编. — 上海：上海科学普及出版社，2015.7

（中国家庭养生保健书库）

ISBN 978-7-5427-6429-4

Ⅰ. ①很… Ⅱ. ①中… Ⅲ. ①老年人－保健－土方－汇编 Ⅳ. ①R289.2

中国版本图书馆CIP数据核字（2015）第059264号

策　　划　胡名正

责任编辑　刘湘雯

中国家庭养生保健书库

很老很老的老偏方——老人烦恼一扫光

《中国家庭养生保健书库》编委会　编

上海科学普及出版社出版发行

（上海市中山北路832号　邮政编码 200070）

http://www.pspsh.com

各地新华书店经销　　北京中创彩色印刷有限公司印刷

开本 720mm × 1040mm　1/16　印张 26　字数 640 000

2015年8月第1版　2015年8月第1次印刷

ISBN 978-7-5427-6429-4　　定价：59.00 元

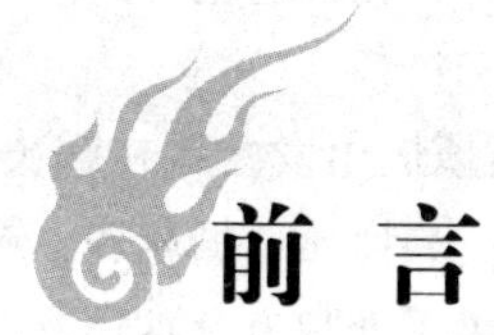

前言

现在许多老年人虽然从工作岗位上退休了，但为了家庭、儿女、孙辈，还得继续“发光发热”，常常忽略自身的休息、锻炼与营养，再加上人到老年，身体的各种生理器官自然呈现衰退的现象，其生理、病理及心理都有不同程度的改变，因此免疫功能常常处于失衡状态，对疾病的抵御能力开始下降，许多健康隐患也开始暴露出来：骨质疏松、糖尿病、高血脂症等疾病纷纷找上门来，严重影响老年人的生活质量。另一方面，由于老年人体力、精力大不如前，生了病前往医院就医也很不方便。因此，老人本人及其家人都希望能以简便、安全的缓解方式来应对身体的各种不适症状。老偏方就是一种不错的选择，利用老偏方治病，既见效又省事，既实用又省钱。

在我国民间，自古就有“偏方治大病”的说法。正所谓“智慧藏于民间”，有许多来自老百姓在长期的生活实践中总结或发现的治病、养生方法经受住岁月的侵蚀，历经反复验证，代代传承下来，成为疗效切实且显著的老偏方、经验方，为我们的健康护航。老偏方对中国人的影响是悠久而深远的。在现代医学进入中国之前，这些民间的老偏方肩负着维系全体国民健康及保健养生的重大作用。多部古代医学著作中都记载了大量的民间偏方。

老偏方一直以来都深受老年人的喜爱，直到今天，仍有很多饱受疾病折磨的老年患者在打听、寻找各种老偏方。那么，老偏方为什么如此受世人喜爱呢?

一是疗效显著，适用全面。老偏方大多由来已久，且为实践所验证，因而疗效切实且显著。除了日常生活中常患的小毛病，老偏方针对老年人的很多慢性病，甚至疑难杂症和一些突发病况都尽可能提供多种治病方法。

二是取材方便，经济实用。老偏方多采用姜、枣、葱、萝卜等日常食物，以及百合、甘草等常见药材治病，材料很容易找到，且价格低廉，如利用酸枣仁治疗失眠，用韭菜根治关节炎等。

三是操作简便，方法多样。利用老偏方治病，只需对食物或药材进行简单处理，或是熬一碗汤，或是泡点药酒，或是做一餐药膳，或是将材料外敷于患处，即可奏效。有些老偏方则仅仅需要对身体上的某个部位或区域揉一揉、按一按，操作起来非常简便。老年人一学就会，在家就能自行治疗各种常见病症。

四是安全温和，通俗易懂。老偏方多取材于老百姓日常饮食，所用药材也来自于大自然的天然植物，药味不多，甚至是以单味药材治病，如利用玉米须治糖尿病，治病方式较为温和，不良反应极小。另外，在针对偏方的治病原理进行说明时，往往不使用专业的中医术语，通俗易懂。

本书从老年人最常见的健康烦恼出发，旨在解决老人的健康困惑，针对老年人常见的骨质疏松、腰腿疼、肩颈痛、高血压、糖尿病、冠心病、老慢支、哮喘、脑萎缩等病症及日常生活中的小毛病，提供了外敷方、食疗方、按摩方、艾灸方、药膳方等多种治病老偏方，既包含了通俗易懂的病理分析，又介绍了具体可行的实用方法，还以真实的病例为引，配有大量的食材和药材图，详细介绍了偏方所涉及的主要药材的药性、功效，便于老年人因地、因时制宜地速查速用，可快速解除老年人的身体不适。本书内容丰富，思想性、科学性、知识性和趣味性结合紧密，提及的治病、养生保健措施对老年人具有很强的针对性、实用性，是老年人长寿保健不可多得的参考书。

需要说明的是，中医讲究辨证施治，书中所录老偏方未必适合所有老年人，有些偏方在某些人身上可能快速见效，对于另一部分人可能并不适用，读者在采用时须考虑自身情况斟酌使用，对于病情较重的患者，则一定要及时就医。

编者

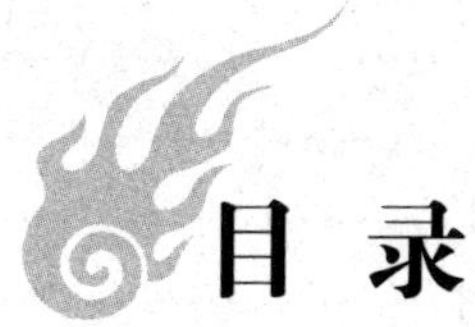

目 录

第一章 骨质疏松偏方，让老人身子骨更硬朗

人老了骨脆易折，先学怎么晒太阳……1
走路总崴脚，试试核桃烧酒调红糖……2
常吃黄豆猪骨汤，预防骨质疏松……3
敲着肾经泡泡脚，坚固骨质……4
骨刺疼痛，三方并用帮你止痛……6
杏仁、胡萝卜巧搭配，骨质疏松可以防……6
伸筋透骨两草齐下，预防骨质疏松……7
蹲起功，动起来的骨骼更有力……8
骨折难恢复，活螃蟹泡烧酒……9
芙蓉树皮配烧酒，骨脆骨折难再来……10
维生素D疗法，让老人远离骨质问题……11
骨头米粥经常吃，骨质疏松晚点来……11
西红柿马铃薯牛尾汤，防老年女性骨质疏松……12
抬腿退步走，骨质疏松运动处方……14
一罐减轻病痛，骨质越来越健康……14
每日跳跃50次，有效预防骨质疏松……15
中药外敷巧搭配，专治骨质增生……16
鲜为人知的草药方，治好骨质疏松……17
要想身强骨健，就多吃白菜……17
芝麻妙用，让你的骨架更结实……18

第二章 腰腿疼偏方，止痛防寒脚底生风

膝关节疼痛难忍，薏米干姜来帮忙……20
老寒腿，勤做周身三禽戏……21
腰椎痛得直不了身，试试马尾松泡酒……23
小小松叶妙无穷，治疗风湿性关节炎……23
枕垫强化腰力矫正法……25
羊骨浸酒擦去腰椎痛……26
扭扭腰肢健身心，跳舞防腰痛……27

温泉浴法，镇痛促代谢…………………………………………………………… 28
按摩加伸展：壮腰的不二法门……………………………………………………… 29
热敷加食疗，让你挺直腰板………………………………………………………… 30
内服独活茶，防治膝关节炎症……………………………………………………… 32
巴豆饭外敷，应对风湿性关节炎…………………………………………………… 33
生姜艾蒿外敷，关节炎症这就好…………………………………………………… 34
古方搭配治炎症，膝关节不再疼…………………………………………………… 35
风湿痛关节痛，树枝树叶也是好药材……………………………………………… 36
酒烧鸡蛋治疗风湿性关节炎………………………………………………………… 37
枸杞子羊腰子粥，防治腰痛有良效………………………………………………… 38
民间十味方，对症治腰痛…………………………………………………………… 40
栗子嚼成浆，老人腿脚变利索……………………………………………………… 41
干洗腿，让老人远离老寒腿………………………………………………………… 42
艾草泡脚，专治寒凉性腿痛………………………………………………………… 43
老人体虚腰痛，热掌外擦缓不适…………………………………………………… 44
腰背酸痛，五材酒疗显实效………………………………………………………… 45
芍药甘草加按摩，腰不酸背不疼…………………………………………………… 47
急性腰部扭伤，外敷方法效果好…………………………………………………… 48
先仰卧再指压，腰肌劳损即缓……………………………………………………… 49
枸杞子根苁蓉羊脊汤，让腰酸背痛不再困扰……………………………………… 50
小小韭菜根作用大，可以治好关节炎……………………………………………… 51
边热敷边按摩，安抚坐骨神经痛…………………………………………………… 52
腰肌劳损，驱邪通络用党参………………………………………………………… 53
核桃黑芝麻丸，辅助治疗腰椎间盘突出…………………………………………… 55
腰痛病用拉单杠法治愈……………………………………………………………… 56
爬行模仿，治疗腰椎间盘突出……………………………………………………… 57
腰椎间盘突出不用愁，草药帮你解忧……………………………………………… 57

第三章　肩颈痛偏方，身姿挺拔人康健

肩膀痛得抬不起来，用药醋热敷患处……………………………………………… 59
肩颈肌肉硬邦邦，推拿捏脊可缓解………………………………………………… 60
引身伸颈操，预防颈椎病…………………………………………………………… 61
太极泳，老年人的颈椎保健良方…………………………………………………… 63
舒筋散寒汤，益肾健脾壮颈椎……………………………………………………… 64
手杖健身法，预防驼背就靠它……………………………………………………… 65
捶颈、拍颈、按颈，三管齐下治双椎……………………………………………… 66
学会“揉面团”，给双椎减负……………………………………………………… 67
拉毛巾，帮你治好冻结肩…………………………………………………………… 68
肩周肿痛有炎症，食疗药粥解烦忧………………………………………………… 69

拔罐疗法，妙治肩关节周围炎…… 70
肩周发炎就找它的克星肩井穴…… 71
茄虾饼，预防肩部炎症的美食…… 72
搓脸搓耳，缓解肩部疼痛…… 73
对治背痛的三种民间妙法…… 74
模仿动物做运动，有效防止颈椎病…… 76
颈椎疼痛先动头，止痛去疲劳…… 77
仙草药袋挂身上，缓解颈椎疼痛…… 78
一组运动偏方，肩膀不再痛…… 79
点穴法治疗颈椎病，效果不错…… 80
小枕头睡一宿，颈椎病好很多…… 81
炒盐熨敷缓解颈肩痛…… 83
中药配合耸肩操，调治五十肩…… 84
五十肩来袭，握拳扩胸后仰…… 85
用萝卜泥治疗肩酸…… 85
电吹风温熨法，缓解颈椎病…… 86
后溪穴，助你摆脱颈椎病困扰…… 87
懒人肩周炎，想好就学健身操…… 88
悬挂疗法，地心引力妙治肩周炎…… 88

第四章　高血压偏方，平稳降压情绪佳

血压飙高，常玩铁球稳血压…… 90
血压升高了，就饮古方真武汤…… 91
红瓤大萝卜防治高血压有一手…… 92
吴茱萸药敷，平稳降压…… 93
情绪不佳血压升，喝点皮蛋粥…… 94
血脉瘀滞血压高，延用老方糖醋茶…… 94
热水袋敷腰，缓解高血压不适…… 95
高血压性头晕，静卧后喝点山楂茶…… 96
红葡萄酒泡党参稳步降血压…… 97
传奇古方：八味降压汤…… 97
防治高血压，自酿菊花糯米酒…… 98
瑜伽腹式呼吸法，辅助降压好帮手…… 99
森林浴疗法，大自然给老人的礼物……100
限盐控压，香蕉最合适……101
李时珍药枕，轻松解决血压难题……102
鬼针草做茶饮，防治高血压……103
常饮芦荟汁，也可防治高血压……104
香疗降压，随身携带就能治病……104

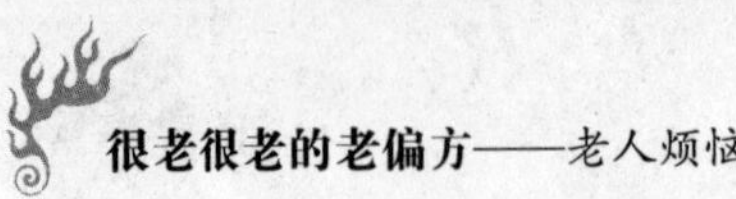

中药足浴降压，舒适感受更健康……105
核桃仁粥，帮你预防高血压……106
低盐饮食加快走，稳定血压不是难事……107
涌泉穴按一按，血压平稳降下来……108
老人控压补虚，多吃菠菜海蜇……109
青稞，来自高原的神奇降压方……110
传统草药方，治疗低血压有奇效……111
按摩百会穴，降压美容两不误……112
三穴合一，血压速降……113
品一口沁心茶，治好高血压……113
降血压药膳，芹菜粥最有效……115

第五章 糖尿病偏方，远离甜蜜的陷阱

双穴按摩加足浴，隔离糖尿病……117
血糖高身体虚，鳝鱼药膳补气降糖……118
口渴多饮，白扁豆天花粉丸对症……119
每天快走 120 步，运动疗法降血糖……120
云南白药换个用法，可以防治糖尿病足……120
自制黑豆磁石枕，有效预防并发症……122
刮痧、拔罐主七穴，辅助治疗糖尿病……122
芝麻核桃做零食，辅助治疗糖尿病……123
自制自饮银杞汤，预防糖尿病并发症……124
桂枝丹参泡脚，缓解糖尿病不适症……125
坚持用羊角瓜治糖尿病……126
猪胰子山药汤，血糖下降好帮手……126
醋豆疗法，给糖尿病患者的惊喜……128
苦瓜肋排汤，辅助降糖效果好……129
中药降糖，首选黄芪……130
拍打八髎，站桩，补脾胃降血糖……131
妙用玉米须治疗糖尿病……132
糖尿病不用愁，绿豆南瓜熬成粥……133
菠菜根，给血糖打的“镇静剂”……133
豆腐食疗方，糖尿病的“克星”……134
滋阴汤饮，治糖尿病的独门秘方……135
黑豆、黄豆可治糖尿病……136
老叶粗茶降血糖……136
三七妙用，解除甜蜜的“病咒”……137
自我按摩四穴齐下，血糖跟着下……137
蜜汁鹅肉，世间最美味的降糖药……138

第六章 高血脂偏方，血脉流畅降血脂

干荷叶小末茶，辅助治疗高血脂……140
血脂居高不下，坚持太极晨练能助疗……141
何首乌粥，降低血脂次次有效……142
仙人掌泡白酒，化痰降脂最拿手……143
高血脂忌口多，柴胡降脂效果好……144
海带漂漂入菜肴，降脂利尿效果好……144
食粥降血脂，荠菜荸荠马兰头……146
醋泡花生米做零食，辅助降血脂……147
山楂两味方，妙治高血脂……149
自制“寺院菜”，健康轻松降血脂……150
血脂过高烦恼多，多喝红薯汤……151
洋葱降脂，效果看得见……151
方法得当，散步也能降血脂……152
泡泡温泉，血脂下来健康多……153
黑芝麻方控血脂，口碑效果都不错……154
指压法降血脂，最安全无忧的治疗方……155

第七章 冠心病偏方，老人健康从“关心”开始

十指连心，勤做手指操辅助治疗冠心病……157
血管脆化危险多，猪肉榨菜先预防……158
生姜药膳，防止血液凝固，补充心肌血……159
冠心病老人的佐餐药膳：蜂蜜决明汤……160
仿古人垂钓静心，辅助治疗冠心病……161
冠心病传世名方：穴位贴敷疗法……162
用醋豆治冠心病真灵验……163
猪心食疗方，安心静神两不误……163
你知道吗？醋蛋液也可防治冠心病……164
治疗冠心病小帮手：桑椹膏……165
巧吃鱼，预防老年冠心病……166
柏子养心丸，疗心良方可放心……166
对冠心病有好处的老北京杂面……167
特效食疗套餐，帮你击退冠心病……168
鸡蛋清炒蚯蚓，让冠心病不再吓人……169
夜间三杯安全水，冠心病不发作……170
左归饮治血虚型冠心病……171
藕藏花生，预防冠心病的小零食……171
心悸不再，草药方的神奇功效……172

拔火罐，身心都舒服的自然疗法……173
瓜荷姜三汁饮治疗冠心病……174
按压内关穴，妙治冠心病……175
吃萝卜醋豆治好冠心病……175
酸甜甜的食疗偏方治愈冠心病……176
冠心病营养药膳——枣香皮冻……176

第八章　老慢支偏方，妙方在手炎症不愁

扩胸运动每日做，轻松告别老慢支……178
杏仁当零食，预防老慢支……178
嗅醋气可使气管炎迅速治愈……179
“呼吸操”帮老人改善炎症症状……180
有咳有痰气不畅，有氧体疗来帮忙……181
知道吗？吹泡泡能治老慢支……182
老慢支排痰三妙招，一学就会……182
热掌熨颈止咳，辅助治疗老慢支……184
三穴敷贴法治疗老慢支，长期使用效果好……184
三伏天里吃西瓜，能治老慢支……185
用鲤鱼炖野兔治气管炎……186
冰糖炖葵花，防治慢性支气管炎……187
吸烟引发的老慢支，胎盘山药最有效……188
香薰泡脚疗法，让老人自在呼吸……188
猪肺煎仁剂，治好老慢支……189
枇杷叶粥治疗慢性支气管炎……190
遭遇老慢支，外包足心有显效……190
简单刮痧疗法，治好老慢支……191
调治气管炎的高招：海蜇牡蛎丸……192

第九章　哮喘偏方，让老人呼吸更顺畅

走不了两步就喘？爬楼操帮你甩掉烦恼……194
学会唱歌健康发声，治疗哮喘效果佳……195
只花五元钱，霜雪糖水治哮喘……196
顽固性哮喘频发，可用青木双皮……197
风油精止咳小妙招……197
自制葡萄酒，一样止咳嗽……198
喝香油竟能治好干咳病……199
黛蛤散，小方轻松为你镇咳……199
咳声连续还多痰，桑白皮降气止咳……200

呼吸＋吹笛，组合疗法治哮喘 ……201
丝瓜藤滋水，防治老年哮喘效果佳……202
姜瓜麦芽膏，治疗哮喘效果好……203
伏姜鸡汤治哮喘病……204
运动妙方治哮喘，推墙＋缩唇 ……204
八旬老人喝蜂蜡治好顽固哮喘……205
川贝母妙方止咳，不良反应小、疗效佳……206
鹅肉炖成汤，止咳平喘效果好……207
橘红皮治发热咳嗽，清肺除痰……208
芝麻蜜糖水，止咳良方在身边……208
治咳抓病根，葱姜鸡蛋来助力……209
止咳平喘，还数药王蜜膏酒……210
睡觉含姜片止咳有奇效……211
冰糖食醋防治支气管哮喘……212
常背热水袋也可治哮喘……212
防哮喘有高招，巧洗鼻子就能好……213
核桃杏仁蜜，治哮喘的甜美方……214
一推一拿，顽固哮喘不复发……214

第十章 脑萎缩偏方，延缓发展稳定病情

动几下嘴巴一样可以强身健脑……217
单侧体操勤学勤做，维持脑功能……218
没事踩踩石子路，延缓脑萎缩速度……219
脑萎缩引发四肢麻木，击掌跺脚可缓解……219
“面部按摩十术”放松你的神经……220
灵芝薄荷茶，补脑益智好奇妙……222
搓掌捂脑反复做，每日 3 分钟搞定脑萎缩……223
荣脑传世方，应对脑萎缩……224
木耳、核桃仁治四肢麻木……224
每天做 1 小时数学题，维护老人脑健康……225
沿用古方脑萎汤，老人脑健康的福音……225
单脚站立，小脑萎缩的克星……226
黄金橘，预防老人脑血管意外……227
枸杞子当归妙治老人血栓性麻木……228
食疗套餐，铲除血栓隐患……228

第十一章 抗痴呆偏方，老人越老越机敏

偶尔不认人，敷贴让老人更清醒……230

妙用二十一味散，中药偏方治痴呆……231
粗粮套餐，预防阿尔兹海默症……232
短暂性失忆型痴呆，辅助药材是枸杞子……233
核桃当零食，有效防治阿尔兹海默症……234
头部热敷，让老人耳聪目明脑力健……235
健脑长寿首选名穴：百会穴＋郄门穴……235
传世古方治痴呆：补天大造丸……236
黄精益智，治疗阿尔兹海默症的良方……237
会吃枸杞子，健脑益智很简单……238
老人玩核桃，有效预防阿尔兹海默症……239
手浴疗法治痴呆，通窍活血效果好……240
穴位疗法治疗阿尔兹海默症……241
黄芪猴头鸡汤，阿尔兹海默症食疗方……241
对抗阿尔兹海默症的两款药膳……242
人参搭配何首乌，对抗痴呆效果好……243
益肾中药方，老人不再为痴呆所苦……244
经络疗法，阿尔兹海默症可以防……245
煲三仁粥，为老人找回记忆……246
中药秘制方，促进老人脑功能……247
送老人开心果，健康又开心……247

第十二章　胃痛、胃下垂偏方，助力消化胃口好

土豆泥治胃痛，营养治疗两不误……249
六君子汤出手，根治胃痛并不难……250
胃下垂食欲差，橘皮泡水解烦忧……250
莲子糖饮做点心，积极预防胃下垂……251
消化不良肠胃不适，适时吃点人参炖鸡……252
胃部压痛，韭菜子冲剂来帮忙……253
半仰身坐，有效防止胃下垂……254
足底按摩，短疗程治胃下垂……254
内服玫瑰花膏，和脾健胃……256
牛肚入药膳，防治胃部下垂……256
穴位按摩，帮你缓解胃部不适……257
黄芪药膳，温和健胃的佳肴……258
三种运动偏方，辅助治疗胃下垂……259
蓖麻仁外敷方妙治胃下垂……259
橘皮酒舒缓胃下垂不适……260
人参陈皮治疗胃下垂……261
胃下垂，试试辅助提胃法……262

按揉内关穴，胃部不积食……263
水萝卜治疗胃病有高招……264
仰卧摇摆，有效提升胃功能……264
刺激“前头点”，治愈胃炎胃痛……265
猪胃散治疗胃下垂，效果就是好……266

第十三章 耳聋、耳鸣偏方，让老人实现无障碍沟通

耳聋耳鸣通经络，按揉支沟症状轻……267
捏捏手指头，巧治耳聋……268
耳鸣不绝，只需补肾鸣天鼓……269
天麻炖猪脑，美味治耳鸣……269
循环音乐疗法，治疗耳鸣效果好……270
每晨起，叩齿百遍防耳鸣……271
老年人耳聋食疗方：瘦猪肉两味方……272
耳聋听不见，双甘草药缓症状……273
耳穴按摩法，还耳朵清净……274
耳鸣声音太大，弹击耳部动一动……275
神经性耳聋，常读报吃中药……276
粥疗三方治耳鸣，坚持就有效……277
木瓜酒治耳鸣，古方今用效果好……277
塞耳法治耳鸣，简单有效……278
上火型耳鸣，喝点柴胡栀子汤……279
核桃油滴一滴，耳朵更聪灵……280
食疗妙方，耳朵不再嗡嗡作响……280
推拿＋食疗，组合治疗耳聋、耳鸣……281
没事弹弹耳朵，机灵又健康……282
食穴双补，还你宁静世界……282

第十四章 老花眼、白内障偏方，还老人清晰世界

没事敲敲头，老花眼不花了……284
视疲劳不想睁眼，冷洗热敷最有效……284
按摩治疗老花眼，摇动治疗效果好……285
特配蔬菜汁，专治老花眼……286
眼露血丝太疲劳，蒸点红肝丸……287
枸杞子酒治白内障，三日一疗程……287
白内障来了，要学做“科学眼运动”……288
瓜果汁洗眼法，治好早期白内障……289
菊花延龄膏——来自宫廷的眼科秘药……289

"花花"世界变清晰，全靠古方桑椹糖……290
茶水熏眼，视界更清晰……291
明砂山药粥，防治肝肾两虚型白内障……292
手掌按摩遐想法，缓解视疲劳……292
动物肝脏养疗餐，对治老花眼……293
化障明目汤，辅助治疗好帮手……294
转眼揉承泣，解老花眼之忧……295
早期白内障，黑芝麻下药有疗效……296
冷热双敷，不再"雾里看花"……297

第十五章　皱纹、老年斑偏方，解决面子上的烦心事

鱼尾纹增多了，天然芦荟解烦忧……298
宫廷抗皱古老方：八白玉颜膏……299
对付老年斑，小番茄有大用途……299
玉米精华，帮你把颈纹藏起来……300
法令纹变深，勤做漱口操……301
手足长了老年斑，白芷来帮忙……302
花生泡白酒，减压淡斑效果好……302
皮肤松弛没弹性，涂点米醋……303
薰衣草煮起来，眼窝不塌弹性十足……304
熬夜变"金鱼"，果酸面膜打散鱼尾纹……305
让葡萄籽帮你抚平鱼尾纹……305
冷热交替敷，颈纹悄不见……306
妙用维生素C，不让颈纹透漏你的年龄……307
大枣和百合搭配，抗皱功效加倍……307
薏苡仁（薏米）治老年斑……308
热手摩身体，最简便的抗皱保养方……308
驻颜除皱葆青春……309

第十六章　脱发、白发、齿松偏方，龙钟老态消失不见

头顶"地中海"，老姜擦头皮……311
黑豆治脱发，别总想着吃香喝辣……312
啤酒醋热敷，巧治脱发……313
白发早生，有了鬼版酒不为难……313
梳头也要"拿五经"，养脑提神防脱发……314
桑叶芝麻，补虚养血防白头……315
早秃性脱发，对症食疗是关键……316
玫瑰花合欢茶，防止脱发好帮手……317

柚子核生姜治好脱发症……317
淘米水洗头，帮老人护发……318
大蒜米酒按摩防脱是高手……319
药物性脱发选方应温和……319
黄芪何首乌，黑发防脱的自然方……320
养血乌发就用一醉不老酒……321
经常刺激手部穴位，补虚防白头……322
鸡内金，治愈斑秃的新希望……322
补好肝肾，头发自然郁郁葱葱……323
治疗早秃脱发的刮痧疗法……324
侧柏叶治脱发，获益良多的秘方……324
双花齐下，远离脱发的烦恼……325
牙齿松动摇晃，多喝固齿汤……326

第十七章 头晕、头痛偏方，还老人清晰头脑

巧用酒精棉缓解头晕症状……328
雪梨山楂百合汤可治眩晕……328
按压眉冲穴，宁神止痛不眩晕……329
单用天麻治眩晕的传世方……330
葱姜炒螃蟹，食疗方帮你止头痛……331
清凉油加冰水，缓解头痛就这么简单……332
简单按摩三步走，巧治偏头痛……332
按摩鸠尾穴，快速缓解眩晕……333
顽固眩晕症，白果到病症消……334
咀嚼生姜，治好眩晕症……334
快速缓解头痛的民间奇效方：泡手＋食疗……335
分清头痛根源，按摩也要对症……336
贴敷疗法，治好老年偏头痛……336
百麦安神饮，祛风清火头不痛……337
几片嫩茶叶，让你不再头晕目眩……338
砂炒热醋敷前额，治好头风痛……338
痰浊上涌头痛，就饮防风葱菊茶……339
蛋滚疗法，头晕头痛一举双治……339
调味品治头痛，方便有效……340
当归、酒川芎治偏头痛有奇效……341
贴耳穴法治疗偏头痛，屡用屡效……342
泡手5分钟，标本兼治疗效好……343
吴茱萸饮止头痛……343
老方新解治愈偏头痛……344

关键点按摩，经络疏通头不痛……345
食疗也是最好的“麻醉剂”……346
治疗紧张性头痛的两个秘制方……347
头痛了就刮刮痧……347
眩晕，柳枝帮你找个定点……348
以食调养，让眩晕成为“过去时”……349
头晕目眩，掐捏一会儿膻中穴……349

第十八章　失眠偏方，让你一觉到天明

时睡时醒身体乏，试试五味子膏……351
睡得太浅，点按中脘穴和丰隆穴……352
老人失眠不用愁，请用柏树叶药枕……353
猪脑汤，找回你的精气神……354
科学动脚指，整夜不失眠……354
甘草大枣汤，让你远离失眠困扰……355
睡前喝点小米粥，入睡效果好……356
入睡困难，朱砂安神丸还你安眠梦……357
应对顽固失眠，可以喝点龙眼酒……358
芳草精油治失眠，让老人安然入梦……358
拍打脚心治失眠，老人睡得香……359
豆蔻牛奶治失眠，在美味回忆中安眠……360
鹅卵石泡脚，让你安静入睡……361
老年女性常失眠，桂圆童子鸡补气又安神……361
入睡之前旋摩全腹，一会儿就睡着……362
胸腹式呼吸疗法，让你尽享舒眠之乐……363
鲜花浴给老人，花香中安眠就寝……364
中药古方应对神经衰弱性失眠……364
择时摇摆睡眠法，催眠效果显而易见……365
掌心拉锯战助你快速入眠……366
佛门拿捏按摩法，助老人远离失眠便秘……366
若要一夜安眠，煮粥加白莲……367
干炒酸枣仁治疗顽固性失眠……368
老年失眠，关键在于养肝肾……369
双穴对心肾，相交不失眠……370
解决了疲劳就解决了失眠……371
黄连草药方，一夜安宁到天明……372

第十九章　尿频、尿失禁偏方，化解老人尴尬事

泌尿感染缠老人，选择黄芪温和方……373
起夜次数多，白芷做汤止尿频……373
简单提肛法消除尿频烦恼……374
核桃仁栗子粥，食疗妙方止尿频……375
枸杞子煮蛋，防治老年尿失禁……375
红参泡茶治疗尿不畅……376
尿意难忍，试试盐炒小茴香……377
动动脚掌按摩脚心，也能改善尿频症状……378
小便淋漓，就用菟丝子茯苓莲子丸……378
枣干姜治老年尿频……379
服用杜仲，治好尿频性腰痛……380
勤做膀胱运动，有效预防尿失禁……380
蒲公英治疗尿频、尿急……381
葵根中药方，轻松应对急性泌尿系感染……382
盐敷法，热热乎乎来止痛……383
尿不出来，葱白、豆豉有奇功……384
灸法加功能锻炼，改善尿失禁……385
以食利尿消肿，老年肾炎患者的出路……386
有了食疗方，老人如厕不尴尬……387

第二十章　便秘、腹泻偏方，让老人身轻气爽

花生米做零食，专治老年便秘……388
决明巧搭配，消灭便秘不留情……389
老人气虚便秘，几个动作帮你提气……390
二叶瓜皮泡脚，如厕不再痛苦……390
饮水、呼吸、按摩，治好了顽固性便秘……391
红薯飘香，让如厕更轻松……391
马齿苋，让腹泻立停……392
盐糖茶治腹泻，健康止泻不烦忧……393
山药薏米芡实粥，温补治腹泻……394
有了椿根皮，拉肚子不用愁……395
一粥一汤，通宿便排肠毒……396
按揉天枢穴，便秘不见，轻快每一天……396
治便秘吃麻子仁最管用……397
便秘双治法：淡盐水＋缩肛……398

第一章
骨质疏松偏方，让老人身子骨更硬朗

人老了骨脆易折，先学怎么晒太阳

生活中，经常可以看到一些老年人弯着腰驼着背，让本来就不是很高的个子显得更加矮小，步履蹒跚的样子让人心疼。在这些老人中，有的人会出现间歇性的骨痛；有的人会很轻易摔跤，且骨折的几率也比常人高。在临床上，很大一部分股骨颈骨折及股骨粗隆间骨折的老年人都是因为摔倒时用屁股坐在地上导致的。甚至少部分老年人在用力咳嗽时也能出现肋骨断裂……这绝不是耸人听闻，而是真实发生在我们身边的事件。究其根源，这些威胁老人健康的现象都是由于骨质疏松引起的。

今年63岁的王老太太，是街道社区里有名的热心人。在加入了社区联保之后，经常会和其他热心公益的老人们一起为社区巡逻。但是，随着年龄的增长，她在巡逻时慢慢变得有心无力了——骨质疏松的问题开始困扰她。

有一次外出时，王老太太不小心摔倒，在倒下时她本能地用手撑住了地面，结果就这样前手臂骨折了。去医院检查之后，医生告诉她说，造成她骨折的根本原因就是骨质疏松，人到老年，骨头已经慢慢变脆失去了年轻时的韧性，所以，力量忽然作用在已疏松的骨头上时很容易导致骨折。但是，医生并没有建议她住院治疗，表示只要她能够适当补充营养，同时学会科学地晒太阳，就能防止骨质进一步脆化，增强筋骨的韧性及抵抗力。

毋庸置疑，阳光对人体的健康是非常重要的。那么，晒太阳作为一种帮助老年人预防骨质疏松的方法到底有什么讲究呢？应该怎样科学、合理地晒太阳才能起到预防骨质疏松的作用呢？

科学地晒太阳一般来说包括两方面：第一是什么时候去晒太阳最合适；第二是每天晒太阳的时间一般是多长。

经现代科学研究发现，在一天当中有两个时间段是最适合晒太阳的。第一个时间段是上午6时到10时，此时光照中的红外线占上风，紫外线偏低，此时享受日光浴不但能让人感到阳光的温暖柔和，还可以起到一定活血化瘀的作用；第二个时间段是下午4时到5时，此时的阳光正值紫外线中的α光束占上风，晒太阳可以帮助促进肠道钙、磷吸收，有利于增强人的体质，促进人体骨骼的正常钙化。

换言之，骨质疏松的老人可以选择在下午4时到5时的时候散步，以促进体内骨骼的钙化，时间最好在30分钟以上。而且，应当选择较为空旷的场所，这样可以提高阳光的吸收率。

长期坚持下去，不仅可以预防骨质疏松，也对佝偻病、腰腿疼痛等多种骨骼疾病有益。光照的具体时间长短，可由个体反应来灵活掌握与调节。例如，夏季中午的日光最强，照射时间应短；冬季日光较弱，照射时间应适当延长。日光浴一般从 5 分钟开始，以后可每次增加5分钟，若全身反应良好，可延长到 1 小时。

充足的光照可以对人体维生素D的生成及钙质吸收起到非常关键的作用。维生素D又称抗佝偻病维生素，对骨骼有着非常重要的作用。而且，人体所需的维生素D中90%都需要依靠晒太阳而获得。所以对老年人而言，充足的光照可以帮助人体对钙质的吸收，也可以帮助维生素D的生成，防止人体骨骼骨质疏松，否则稍不注意就会容易导致骨折，比如弯腰、跳跃等。有些骨质疏松即使还没有到引起骨折的程度，但是也会让骨骼产生持续疼痛，大大影响人们的生活质量。

这里需要注意的是，进行日光浴的地点要清洁、平坦、干燥，在绿化地区则更好。不宜在沥青地面或空旷场地处进行，以免发生沥青中毒或因辐射太强伤害身体。患有严重心脏病、肺结核、发热及出血性疾病者禁止进行；如果在照射中出现恶心、眩晕、烦热等反应，应立即停止。

事实证明，老人经常用科学的方法晒太阳，不仅是一种生活享受，更是老人健康工程的地基式“工程”。

走路总崴脚，试试核桃烧酒调红糖

生活中，很多老人都出现过四肢疼痛、痉挛、身体某关节疼痛彻骨、腰膝酸软、卧床不能起的症状。其实，这些症状都是骨质疏松症的典型症候，当你有上述症状的时候，很大可能就是骨质疏松了。骨质疏松症是西医的病名，中医则将其称作“骨痿”“骨痹”“骨痛”。我国传统医学认为，肾藏精，精生髓，髓能养骨，因此有“肾主骨”的说法。当一个人肾气虚弱，肾精亏损的时候，因为缺髓而导致骨头痿软无力，这时候就容易产生骨质疏松。

吴大爷在一个星期内连续发生了两次上下楼崴脚的情况，便开始谨慎起来，去药房买了一些补钙的药回来吃，但结果还是腰膝酸软，四肢无力。后来，吴大爷尝试用核桃烧酒调红糖的方法治疗了一段时间。现在，吴大爷腰腿强健，走路再也不崴脚了，早起还能围着公园慢跑几圈。下面就向大家介绍核桃酒的具体做法：

要制作核桃酒，需要准备的原料有：250克核桃（鲜果），100克刺梨根，1 000毫升白酒。除此之外，还需要准备制作用具：密闭玻璃容器、研钵、纱布袋。制作时，先要将核桃与刺梨根全部用清水洗净，然后放入研钵内研成碎末，再将其装入白纱布袋内，放置在密闭的玻璃容器中，倒入白酒浸泡。浸泡20日后，再开启玻璃容器，将药袋去掉后过滤，装瓶备用。

制成后的核桃酒成品色泽微黄，清香爽口。如果能在其中加入一小勺红糖，可以使该酒的治疗效果更加显著。

核桃大家一定都不陌生，是一种极具营养价值的食疗佳品，有“万岁子”和“长寿果”之称。我国传统医学认为，核桃属性温、味甘之物，无毒，入肺、肾、大肠三经，具有极好的补肾养精、润肺止咳、抗衰老、养脑安神的功效，对于那些因为肾虚精亏而引起的腰膝酸痛、遗精、尿频、四肢无力等有很好的食疗价值。此外，多吃核桃还能起到强身健体，延年益寿的作用。如果能将核桃与其他滋补品或补药一起食用，能起到加强疗效的作用。现代营养学的研究还证明，核桃含有丰富的蛋白质、维生素、纤维素、脂类、糖类及无机盐六大营养要素，具有极高的营养价值。

红糖其实是一种未经过提炼的粗糖，因此红糖含有较多的杂质，但从另一方面讲，红糖的营养素又被保留得比较好，其含钙量是白糖的10倍之多，含葡萄糖量则是白糖的22倍，含铁量是白糖的3.6倍。除此之外，红糖中还含有大量的人体生长发育所不能缺少的维生素和微量元素等。在传统医学中，红糖是一种具有益气缓中、助脾消食、补血破瘀等功效的滋补佳品，多食红糖不但可以补充人体所需的多种营养，还有促进人体血液循环、活血化瘀、暖脾健胃的功效，很适合老人养生。因此，服用加了红糖的核桃酒，能够大大增强核桃酒养肾壮阳、强身健体的功效。

要想防治骨质疏松，除了核桃酒外，平时在生活中也可以依靠适当的运动来强健骨骼，增加骨骼中的矿物质含量，但要注意，运动前一定要做好准备活动，防止运动过程中造成肌肉拉伤；不要选择太过剧烈的运动，一般来说，快走、太极拳等和缓的运动比较适合老年人。在日常的饮食中，应多吃含钙质较多的食物，以从饮食中摄取人体所需的足够钙质。在熬骨头汤时，可以往汤中加适量的醋，因为醋的作用是帮助溶解骨头中的钙，以使人体能够更好地吸收骨头汤里的钙质。此外，摄取足够的维生素D对于人体补钙也是非常重要的，因为维生素D可以帮助人体吸收钙质。

老人常崴脚并不是一件小事，有可能就是骨质疏松在作祟，一定要及早治疗，才能防止病情加重。

常吃黄豆猪骨汤，预防骨质疏松

现在，物质生活水平的提高使人们参与体力劳动的机会越来越少，如果平时再缺乏锻炼的话，就很容易成为骨质疏松患者。随着年龄的增长，人体的四肢躯干功能退化，步入老年后，人的骨骼难免会出现骨质疏松等退化情形，老年人骨骼性疾病的发病率日趋上升，严重危害老年人的健康。这是一种自然规律，不能被人力所改变，但并不是说我们对此束手无策，而是可以尽最大的努力延缓骨骼退化的进程。所以，骨质疏松问题应当引起人们的重视。

骨质疏松是全身骨质减少的一种现象，极易出现在中老年人身上，这部分人群骨头中的蛋白质等有机类物质及水分的含量呈减少趋势，骨头越来越脆，韧性不断降低，骨质密度也不断降低，这样就很容易发生压缩性骨折。人们经常感叹人一老背就直不起来了，就是骨质疏松造成的腰椎部位多个椎体发生压缩性骨折，椎体受压缩后引起驼背。

也就是说，骨质疏松是多种骨骼性疾病的一个引子。如果出现骨质疏松不及时采取措施的话，很容易引发其他各种健康问题。

上个月刚过完六十大寿的邢老太太，两年前在医院检查出骨质疏松，一开始邢老太太和一般人反应一样，认为骨质疏松只要补钙就没事了，于是开始购买市面上常见的补钙药物，坚持喝骨头汤，但一段时间过去后并未见好转。后来有人推荐了一个补钙的偏方，效果不错，每天一次，就能满足人体对钙质的需求。

黄豆猪骨汤，需要原料：250克鲜猪骨和100克黄豆。在制作黄豆猪骨汤之前，应提前将黄豆用水泡6～8小时。泡好黄豆后开始处理鲜猪骨，先将鲜猪骨洗净，切断，放沸水中焯一下去掉血污，然后将焯好的猪骨放入砂锅内，加入200克黄酒，20克生姜，适量食盐，再倒入1000毫升清水，加锅盖先煮沸，改用文火煮至熟烂，然后将泡好的黄豆放入继续煮至豆烂，就可以出锅食用了。每日喝一次黄豆猪骨汤，每次200毫升。

这款食补偏方具有极佳的补钙功效，其中的材料之一鲜猪骨，富含天然钙质、骨胶原等，对骨骼生长有很好的补充作用，一直是补钙的上佳食品。而黄豆含黄酮苷、钙、磷、铁等物质，这些物质都是骨骼生长所必需的营养物质。因此，按疗程喝此汤，能够较好地预防骨骼老化、骨质疏松。

需要注意的是，老年人补钙确实是保护骨骼的有效办法，但这并不是说补钙越多越好。人体所需要的任何的营养都有一定的度，过高或过低对人体都是有害的，只有科学把握，才能让身体吸收的营养起到保护人体健康的目的，补钙也一样，补过头的时候反而容易造成心脏不好、便秘等问题。

要治疗骨质疏松，一个行之有效的办法就是经常进行锻炼，特别是加强背部肌肉的锻炼，可以有效地预防因年龄增大引起的椎骨脆弱和骨折问题。但要注意的是，首先运动要适量，避免过度运动造成适得其反的效果，其次就是不要在正午的烈日下运动。

由此可见，虽然骨骼关节退化是年龄增长必然会带来的问题，但只要人们在日常生活中养成经常锻炼和进行户外活动的好习惯，并注意饮食结构的合理性，保证营养均衡，那么就能将骨骼关节退化带来的危害降到最低。

敲着肾经泡泡脚，坚固骨质

在困扰老年人的诸多骨质难题中，骨质疏松、骨刺都是很常见的。前者前文已有介绍，这里我们说说骨刺。骨刺是一种增生组织，形状如刺。它常见于人体长期负重的部位，例如脊柱之类的负重关节。这些部位长期受重力压迫，随着年龄的增长产生了增生组织，并压迫到神经，从而引起一系列的疼痛症状。下面的这个真实病例可以帮助我们增加对此健康问题的理解。

沿海渔民刘某，男性，63岁。在2000年也就是他年过五旬的时候，刘大爷还经常和儿子一起出海捕鱼，但最近这两年，刘大爷的腰椎疼痛难忍，压迫神经产生剧烈的痛感，弯腰时更甚，并且还很容易感冒，畏寒怕冷，儿女们觉得刘大爷这两年一下子老了很多。到医院一检查，原来刘大爷得了骨质增生。为此，刘大爷多方求医，后来一老中医告诉刘大爷，除了药物、手术治疗外，平时多敲敲肾经泡泡脚，可以坚固骨质，更好

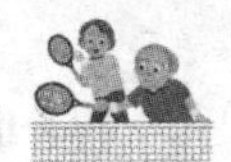

地防治骨质增生。

从传统医学角度看，老中医告诉刘大爷防治骨质增生的方法其实是很有道理的。

传统中医认为，“肾主藏精，主骨生髓”，就是说，如果一个人的肾经精气充足，那么身体就会强健，骨骼外形和内部结构正常，能够承担足够的重力，不怕疲累，还能防止小磕小碰之类的外伤。而“肝主藏血，主筋束骨利关节”，这句话是说肝经气血充足就能使筋脉强劲有力，适当的休息松弛能够有效地保护好人体所有骨骼，还能充实滋养骨髓；而适当的运动则能约束所有骨骼，以免发生因关节过度活动屈伸而导致的关节错位、脱位。所以按传统中医的说法，当一个人处于肾经精气亏虚，肝经气血不足的身体状况时，就会造成骨髓发育不良甚至产生异常，严重的还会产生筋脉韧性不够、肌肉不能丰满健硕的恶果。肾经精气充盈，肝经气血充足，才是骨质强健、骨髓健康的营养源泉，能起到约束人体各骨骼，防止脱位发生的作用。

反之，随着年龄的增长，人体的关节在长期反复的活动过程中，便会开始发生损坏，再加上自然老化，很容易就会产生骨质增生病变。因此，要防治骨质增生，就要常敲肝肾两经。

肾经的起点在足底。除了肾经外，脚还是足三阴经的起始点，以及足三阳经的终止处。而人体阴气最强盛的地方便是阳经的末尾与阴经的开头，也就是说脚是人体阴气最重的部位，非常容易受寒。一旦寒气入侵，脚部的血液就会产生淤积，使得血液循环不畅，引起感冒等疾病发生。因此，要想促进血液循环，温通经脉，祛湿散寒就要常敲肾经以及用热水泡脚，以达到补虚泻实，促进阴阳平衡的作用。这也就是中医所认为的：“热则行，冷则凝，温通经络，气血畅通，通则愈也。”

按照现代医学的解释是：人体的脚掌距离心脏最远，因此获得的血液供给较少，而且脚上通常脂肪层较薄，没有很好的保温能力，且与上呼吸道尤其是鼻腔黏膜有密切的神经联系，因此脚掌一旦受寒，很容易就会发生上呼吸道局部体温下降和抵抗力减弱，从而引起感冒等多种疾病发生。因此，每天晚上用热水泡脚，能够很好地祛除脚部的寒气，从而起到增强人体免疫力，预防疾病的发生。

此外，常用温水泡脚的好处不仅限于此。因为人的脚上分布着许多穴位，仅脚踝以下就有33个穴位，两只脚的穴位加起来多达66个，这些穴位分别对应着人体的五脏六腑，从数目上看，共占了全身穴位的10%。因此，常用温水泡脚能够达到刺激足部的太冲、隐白、太溪、涌泉以及踝关节以下各穴位的效果，从而起到强身健体、滋养身心、补足元气、调理脏腑、温通经络，促进新陈代谢、延年益寿的作用，还能防止人体的各器官功能紊乱、消化不良、头昏眼花、耳鸣耳聋、便秘、失眠、脱发落发、牙齿松动、关节麻木等症，让人体处于一个健康有活力的状态。

除了用常敲肾经、泡脚等方法来坚固骨质、强身健体外，走路也是预防骨质增生症的有效措施。经常走路可以加强关节腔内压力，有利于关节液向软骨部位的渗透，从而起到减轻、延缓关节软骨组织发生退行性病变的效果，这样也能很好地预防骨质增生的发生。

总之，骨质增生给很多老人的生活带来了巨大的痛苦，但其实只需一些很小的动作以及一个很小的习惯，就能防止骨质增生的发生，那么何乐而不为呢？从现在起，坚持泡脚，多敲敲足部肾经，彻底摆脱骨质增生的烦恼。

骨刺疼痛，三方并用帮你止痛

足部骨刺疼痛是中老年人的常见病，表现为晨起下地或久坐站立时脚跟有针刺样疼痛，行走活动片刻后疼痛缓解，但行走过多时疼痛又加重，影响生活和工作。那么骨刺是怎样形成的，为什么老年人是易发人群呢？

骨刺是骨质增生的一种表现形式，是骨质老化后的一种退行性变现象。因此骨刺形成的原因，归根结底是因为人体的老化。这种情况一旦发生，一般不会自行消失。此外，不少疾病都能造成软骨的损伤，促进退行性变和骨刺的形成，或加速已存在的退行性变和骨刺的发展。根据临床观察，骨刺好发于承重关节及活动较多的关节，过度负重或过度地使用某些关节可促进退行性变化和骨刺的形成。老年人骨骼的软骨面就好比公路的路面，长年累月地受到车辆尤其是载重卡车碾压而被破坏。与路面的情况不同的是，软骨被磨损的边缘会出现骨质增生。比如经常扛重物、弯腰以及各种膝足畸形或行坐姿势不良，都可以使关节退行性变和形成骨刺，以致形成骨性关节炎，又叫增生性关节炎。

从教学第一线退下来已经有5年的赵老师，是某大学的教授，因为职业原因和个人身体状况，赵老师长期受到骨刺的困扰。医院检查后结论是腰椎骨质增生压迫神经而导致腿痛，同时给开了3剂中药，但赵老师服药后病痛毫无减轻。亲朋好友听说他腿痛后相继来探望，并带来了偏方、验方。下面就是详细的治疗方：

维生素B_1、维生素B_{12}每天吃3次，每次各2片。

用陈醋热敷：用一个口罩浸上陈醋，固定在腰部患处，周围垫上适当的垫子，然后把热水袋固定在口罩上面即可，每天早、晚6时左右各一次，每次50分钟，10天为一个疗程。

熟地黄、桂枝各12克，川芎、秦韭、杜仲、桑皮、透骨草、千年健、地风、川乌、草乌各9克，川羌、毛姜、肉桂、独活、川断、甘草、红花各6克，高度白酒1千克，红糖0.5千克，中药连煎3次后取汁加白酒、红糖搅匀后装瓶备用，每天饭前半小时服30克，每日服3次即可。

赵老师按照上面的方法，在治疗骨质增生的同时，喝着药酒（治神经痛），吃着维生素B_1、维生素B_{12}，三路并进攻顽疾。于是，每天早、晚6时用醋热敷，饭前半小时喝药酒，饭后半小时吃维生素B_1、维生素B_{12}，这样紧锣密鼓20天下来，他的病基本痊愈。

以上偏方结合使用，对药效的发挥有互补作用，而且性质温和，适宜老年患者使用。

杏仁、胡萝卜巧搭配，骨质疏松可以防

我国大约有8800万骨质疏松症患者，每年需要的医疗费至少150亿元。骨质疏松不仅仅是老年人的健康问题，已经成为社会、医疗界的关注热点。

骨质疏松会对人体造成多方面的危害，在临床上有疼痛症状，主要集中在腰肩部，

疼痛严重时会遍布全身的骨骼、关节，除此之外还会出现脊椎畸形、身高变矮，甚至出现驼背，而最严重的后果就是导致骨折。骨质疏松性的骨折常常会因为日常生活中的轻微暴力产生，所以被称为“脆性骨折”。有些患上严重骨质疏松症的老年人，在蹲下上厕所的时候可能发生骨折，更严重的甚至连咳嗽都可能导致骨折，最糟糕的是这种骨折会反复发生。

老刘现年72岁，他的老伴67岁。老两口相知相伴将近50载，感情甚好。从2009年夏天开始，老伴膝关节疼痛难忍，老刘因此忧心不已。几个月以后，老伴的病情更加严重，外出三里路不能走回，去医院就医后确诊为骨质增生。很多人都说这个病难治，当时老伴的思想压力很大。在医院的时候，老刘遇到一友人推荐个偏方。因为材料天然，就给老伴使用了几次，没想到竟然痊愈了。隔一年，老伴另一膝痛，马上去医院拍片确诊，仍为骨质增生。又用此方，20多天就又痊愈了。此治疗方的治疗效果得到印证。

此方的具体使用方法介绍如下：

杏仁50克，用文火炒至略有黑黄斑点即可，胡萝卜1根，用火烧熟，最好是皮下焦黄，注意不能用明火烧，要使用明火着过以后剩下的灰火烧熟。

上述两物备妥后，放蒜臼内捣成泥，敷患处，覆盖面要大些，外以绷带扎牢，一昼夜换一次，直到骨质增生治愈为止。

此方中的胡萝卜所含的胡萝卜素可清除体内的自由基，延缓衰老。另外，其所含的B族维生素和维生素C等营养成分也有预防骨质疏松、抗衰老的作用。

目前，骨质疏松的发病率已跃居各种常见病的第七位。随着人们生活水平的提高和人口老龄化的发展趋势，防治骨质疏松症已成为人们普遍关心的问题。

虽然骨质疏松症是一种老年病，但要预防则应从年轻时开始。因为骨质疏松症的成因是钙的流失，所以只要年轻时骨骼中钙质含量丰富，骨骼强健，便可有效地防止骨质疏松症。只有在青少年阶段储备足够多的骨质，才能减慢或减轻年老时骨质疏松的程度。所以，在青少年阶段就应该关注骨骼健康，储备更多的骨量。

总之，采取综合防治措施，可以有效降低骨质疏松症的发生率，可以推迟骨质疏松症发生的年龄，或延缓病情的进一步发展，还可以减轻临床症状并预防骨折并发症的发生，对提高中老年人生活质量具有重大的意义。

伸筋透骨两草齐下，预防骨质疏松

老年人到了一定年纪，发生骨质疏松看起来是很稀松平常的事，但不能因为是老人常见问题就疏忽对待。骨质疏松主要发生于70岁以上的老人，是人体衰老在骨骼方面的一种特殊表现。随着年龄增加，人体内的骨矿物质成分和骨基质等比例减少，骨量丢失，骨骼骨皮质变薄，骨折危险性增加。老年性骨质疏松症可以简单地总结为全身骨代谢障碍性疾病。

现代医学认为，骨质疏松是人体生理性衰老的缘故。原来，附着于骨骼的肌肉越发达，骨骼也越粗壮坚实，因为肌肉收缩可以促进骨骼的血液循环。老年人肌肉会发生萎缩，又缺乏锻炼，于是骨骼内的血液循环也会减少，骨骼便会变得细弱疏松。

赵先生，现年71岁，是某银行的退休老干部。平日里爱好广泛，喜欢在公园遛鸟、下棋。但从2010年夏天开始，老人便很少外出了。事情还得从2010年初的一次意外说起。老人清晨起来，像往常一样提着鸟笼、拿着棋盒出门。下楼时一不留神踩空了台阶，滚下好几级台阶，造成右脚脚踝骨裂，经医院诊断显示，老人有骨质疏松的症状，且症状明显。后来经过中医再次确诊后，结果一致。在家人的建议下，老人尝试了以伸筋草和透骨草为主要药材的方子进行治疗。3个月后，老人的骨质状况有所改善。

下面是此方的详细内容：

伸筋草20克，透骨草20克，路路通20克，当归20克，红花15克，独活15克，白芷15克，乳香15克，没药10克。将上药磨成粗粉，加适量白酒，以将上药浸潮润为度（约合100克），缝入方形纱布袋内，在锅内蒸40分钟，取出后热敷于腰椎患处。为防药冷，温度降低可在药上加盖暖水袋以保持温度稳定，时间长久则效果更佳。

本方中的伸筋草、透骨草均性温，味辛，而具温经通络、舒筋活血、止痛之作用，对各类腰扭伤、腰痛，均有良效；路路通性平，味苦，具活血通络之作用，与当归、红花、独活、白芷和乳香、没药等合用，全方具有温经通络，舒筋活血，止痛的功能，经临床长期应用，效果甚佳。

老年人骨质疏松，常因发生脊柱、股骨上端骨折或腰背痛而就医。比较常见的具体表现有急性胸腰段压缩性骨折、急性或慢性腰骶部疼痛和脊柱弥漫性疼痛等。简单地讲，老年人骨质疏松很容易引起骨折，以及发生莫名其妙的骨骼疼痛。

此外，患有骨质疏松的老人在饮食生活上也要多加注意：不要吃过量的肉，因为肉中的蛋白质会加速钙质的排出，最终导致钙质流失；减少盐的摄入量，以免钠的摄入量过高减少对钙的吸收，从而增加尿钙排泄；注意磷的摄取量，因为钙质不容易被人体吸收，而钙质与磷最理想的摄取量应该是2：1，摄入过多的磷势必影响钙的吸收，所以钙质的吸收量要适当增加。

蹲起功，动起来的骨骼更有力

身高明显降低了，牙齿也逐渐松动、脱落，身体稍微磕碰就会受伤。如果你家里的老人已经出现上述现象，就要警惕骨质疏松了。老年人的骨骼健康是身体健康的基础，会对老人的日常生活造成重大影响，如果在出现上述症状后仍旧没有引起警惕，那么很可能会进一步发展到全身骨痛，由于骨质减少，骨脆性增加，即使轻度外伤或无外伤情况下也可造成骨折。这绝对不是危言耸听，在现实生活中，老年人因为骨质不坚而在不注意时造成骨折的情形并不少见。

白女士是一名布艺手工爱好者，现年68岁。因为工作的原因，老人甚少做运动。2010年秋季，老人接受了社区组织的体检，发现自己的身高缩了2厘米，而且骨质状况堪忧。虽然尚未发生骨脆骨折的现象，但这个检查结果让她的生活范围缩小到家门口。她还每天都担心自己会摔倒。看着如此小心翼翼的她，家里人都很担心。在健身俱乐部工作的外甥知道这件事之后，就教老人练蹲起功。老人每日坚持做，次年体检的时候测定骨质，情况好转，这才稍微放下了心。

蹲起功方法简单，具体为：每天早上先活动一下膝关节，然后两手互叩，缓慢上下蹲起10次以上，并配合做深呼吸。活动时别怕疼痛和辛苦，下蹲程度要逐渐加深，不要急于求成。

如果老人在练习的过程中蹲在地上稍久，一站起身便觉一阵晕眩，两眼发黑、恶心，脑子一片空白，那很可能是因为体质欠佳的缘故，要真正改善这种状况还得从增强体质做起。

可以先做半小时的蹲功：

双足微屈，使小腿和大腿构成一个角度，角度可根据老人自身的体力状况自由把握。然后站直，挺胸收腹，回归原态。

此方最好早晚演练，不断完善。坚持半年，症状减轻，一年后症状完全消失，告别了久蹲起立眩晕的历史，而且体质明显增强，经常步行一二十千米不觉累。老白经过半年多的坚持锻炼，病情大有好转。现在，蹲起自如，行动不困难。

老白把这个方法介绍给大家，希望能为有此疾患的老年朋友排忧解难。除了蹲起外，骨质疏松的老人还应当从生活细节处多加注意，比如：饮食结构要均衡，多吃含钙丰富的食物，如鱼类、牛奶、鸡蛋、豆制品、虾、干贝及蔬菜等。注意补充蛋白质，蛋白质是组成骨基质的原料，有助于钙的吸收和储存，可预防骨质疏松。

睡前应积极补钙。补钙的最佳时间是在晚上。这是因为晚上睡觉时血液需要大量的钙，如果体内的钙质不足，血液就会向骨骼索取钙。也就是说，我们最好在睡前补充高钙食物，否则，当骨骼里的钙质缺乏时，就很容易形成骨质疏松。

骨折难恢复，活螃蟹泡烧酒

骨折是指骨与骨小梁的连续性发生中断，骨骼的完整性遭到破坏的一种体征。骨折分为开放性骨折和闭合性骨折两种。骨折临床表现为局部肿胀、畸形、压痛、假关节形成以至功能丧失。发病病因主要有外力的作用，如直接暴力、间接暴力、肌肉牵拉力和累积性力；另外还有病理因素，如脆骨病、佝偻病、甲亢、骨髓炎、骨囊肿、骨肿瘤及转移性骨肿瘤等。

老年人一旦骨折，愈合速度会相对较慢，并会造成很大痛苦，约有20%的老年人骨折以后，由于原本就有心衰、脑梗等严重疾病，导致无法手术而骨折难以恢复。

王某是一家培训机构的负责人，其老父亲在2005年时查出患有骨质疏松症，其后5年间一直没有间断过骨质疏松的药物。不幸的是，在2010年夏天，老人中午下楼买菜的时候不小心从楼梯摔下，导致股骨颈骨折。老年人骨折本来就很难愈合，加上老人患有骨质疏松症，所以治疗恢复起来极不容易。其父亲身体受不了药物的反复折腾，所以在家人的建议下，采取了偏方外敷的方法治疗。这个偏方就是活螃蟹泡烧酒，方子需要准备的材料是活螃蟹200克，烧酒少许。具体用法：先将活螃蟹研成泥，装入消毒瓶内盖紧不走失药气备用。再把烧酒炖沸，将骨折处对好趁热用手沾酒由轻至重搽搓患处，搽至皮肤潮红，将螃蟹泥放入锅内煮热至45～60℃敷在患处用油纸将药盖上，用杉木夹板固定，外用纱布包扎，每两日更换一次，连续更换数次。

经过多方的验证，本方有益肾壮骨、舒筋通络之功效，对于陈旧性骨折效果良好。

由于骨质疏松症是悄悄来临的病症，人们往往不太在意，认为腰腿痛、弯腰、驼背是老年人的一种特征。骨折是骨质疏松症最大的危害，特别是股骨骨折，不仅要卧床休息，也给家庭带来了负担。由于长期卧床，护理不当还会发生褥疮，引起其他疾病。

骨质疏松性骨折患者对饮食没有特殊限制。只是骨折后往往食欲下降，受伤或手术后短时期内尤为明显。因此，要在菜的色、香、味上下工夫，以增进患者的食欲。手臂活动不便的要喂饭。适当多吃一些辣椒、西红柿、青菜、包菜、萝卜等维生素C含量丰富的蔬菜，以促进骨质生长和伤口愈合，补充锌、铁、锰等微量元素有助于骨折患者的康复。动物肝脏、海产品、黄豆、葵花子、蘑菇中含锌较多；动物肝脏、鸡蛋、豆类、绿叶蔬菜、小麦、面包中含铁较多；麦片、芥菜、蛋黄、乳酪中含锰较多。

芙蓉树皮配烧酒，骨脆骨折难再来

人体中的骨骼具备连续性和完整性。而骨折就是因为外力作用而使骨骼间失去连续性和完整性的情形。对于骨折的治疗，习惯的治疗措施，中西医有所不同。

中医里治疗骨折先是手法复位，然后用夹板外固定，中药外敷。西医里一般是手术治疗，上钢板内固定，待骨折愈合后再手术取除内固定。但是无论是中医还是西医，骨折的愈合都是一个漫长的过程。

中国民间有一种传统说法是“伤筋动骨100天”，意思就是说，患者伤筋断骨后，愈合起来大概需要100天的时间。骨折在复位后，不管是用夹板外固定还是钢板内固定后，都还需要一段比较长的时间来让骨骼自己愈合。在这段时间内患者应该加强营养，好好养伤，虽然早期的功能锻炼很重要，但是也不能够太着急，否则导致骨折处移位后，骨骼将会畸形愈合。不过，关于骨折愈合期限的这种说法，自古以来人们就有很多的争论，而争论的焦点则主要是骨折之后是否真的需要100天才能够痊愈。如果不是，骨折的一般愈合时间到底是多长。想要知道骨折的愈合时间则必须先知道骨折的愈合过程。由此可见，骨折愈合是一个复杂的过程，是连续进行的。

家住农村的李某，现年60岁，因为不小心滑倒，手先落地，导致手腕处肿胀疼痛难忍，家人将他送到当地的医院就诊。经医生查看并且照X线片后诊断为尺桡骨远端骨折。在医院住院治疗1周后，手腕伤处仍是肿胀，疼痛厉害。治疗的效果不是十分理想。后来，亲戚告诉他一个小秘方，即用以芙蓉树皮为主的原料做出来的药膏。老人抱着试试看的心态试用后，第四天就感觉伤处的肿胀现象明显消失。虽然这只是一个个例，尚未证实是否具有普遍效果，但是，民间偏方对骨折外伤的复原有一定的疗效，这一点是肯定的。

例子中的偏方详细内容：原料：芙蓉树二层皮适量，烧酒少许。用法：先将芙蓉树刮去粗皮，取二层嫩皮切碎研成泥，用烧酒调成糊状装入消毒瓶内盖紧不走失药气备用。先将骨折处手法复位，同时将烧酒炖沸，然后趁热用手沾洒至患处，由轻至重搽搓，搽至患处皮肤变为潮红为度，再将用烧酒和树皮调成糊状的药用菜叶包好，放在火中烧热后取出，待药温至50℃，厚敷患处，用油纸将药盖上，再用自制的杉木夹板和医用纱布及绷带包扎外固定（如患处发痒时需立即将药取下，以免烧坏患处皮肤）。待过了3～5小时后再敷，连续敷药数日即可。

一般来说，对于骨折患者的不同伤势程度，所选择的治疗与急救措施也不同。严重者可因骨折后的剧烈疼痛、出血过多而产生休克，如果处理不及时，甚至会有生命危险，所以要谨慎对待处理。骨折病人由于骨折处出血及组织损伤带来的肿痛，体内组织蛋白质的分解加速，从而耗用自体的肌肉和脂肪，因此，必须注意补充营养和休息调养，不宜过早恢复工作。但是在骨折愈合的后期，要注意功能锻炼，特别是关节处的功能锻炼。如果忽略了功能锻炼，就算骨折完全愈合了，但是该关节的活动功能还是会受限。

此外，除了严重的骨折或者有复合伤的骨折之外，一些轻微的骨折大家完全可以学习自己在家里治疗，复位之后固定断端，加上一些外敷药。不过在这个过程中大家要注意观察断端的皮肤和软组织的肿胀情况。最为安全有效的处理方式还是要及时就医。

维生素D疗法，让老人远离骨质问题

随着年龄的增长，骨骼老化、骨质疏松现象逐渐凸显出来。老年人骨质疏松说得简单直接些就是其骨量的丢失。这种现象在70岁以上的老年人中更为常见。患有骨质疏松的老人常常表现为身体变矮、驼背、肋弓等，甚至相互接触或重叠，从而导致胸腰间的皮纹加深。而且，以上的症状一旦出现多数会持续较长时间。并且，出现以上症状的老人一旦长时间站立、远行、负重、久坐或者从事其他能够增加脊柱和肢体负荷的活动都会进一步加重病情。这也是老年性骨质疏松患者容易发生骨折的原因之一。

李某，70多岁的。患有老年骨质疏松症，腿脚不方便，常年不断地补钙但效果并不明显。有一次，他在保姆的帮助下去医院就诊，医生告诉他治疗老年性骨质疏松症比较困难，必须因人而异，辨证施治。中西医结合，药疗和食疗双管齐下，补其所虚，增其不足，调节其骨质代谢，使其维持在平衡状态，这样才能达到康复的目的。

以前，有的老人为了能拥有强壮的骨骼而服用鱼肝油。其实，这就是摄取维生素D的表现。鱼肝油其实就是从富含维生素D的鲛类动物肝脏中提取出来的。

维生素D为什么能够强壮骨骼呢？这是因为维生素D进入人体内后在肾脏被转换成一种称作活性维生素D的激素，此激素能增强胃肠道对钙的吸收，使食物中的钙变得更容易被吸收了。当人上了年纪以后，肾脏等各种脏器功能都随之下降，人体不能充分吸收钙质，这时补充活性维生素D剂就可促进肠对钙的吸收，进而向骨运送更多的钙质。

其实，这种方法在日本已经被广泛认知。不少日本老人使用活性维生素D剂疗法已有10年以上的历史，并且绝大多数人的使用效果良好。这些老人的共同点是多采取综合防治措施。综合防治措施可以有效降低骨质疏松症的发病率，有效提高老年人的生活品质。

骨头米粥经常吃，骨质疏松晚点来

老年妇女在绝经后容易患骨质疏松症，这是生活中的常见现象。究其原因多与女性绝经后雌激素的缺乏有关。如果单从医学原理的角度说明可能不易被理解，用较为通俗的语言解释其中的缘由就是：绝经后的妇女由于雌激素水平的迅速下降，不能抑制破骨细胞活性，使得骨转换加速，发生了骨量丢失，骨质增生。

老年妇女因为处于绝经期，所以更容易发生骨质疏松症。在此时期内，人体内的钙、磷等矿物质会丢失，骨质发生变化，此时的骨头就像枯木一样脆弱，一旦受到外力的作用，就很容易发生断裂，从而发生骨折。也正因为体内钙、磷等矿物质的丢失，所以身体常常会表现出腰背疼痛、轻度的酸胀痛、小腿抽筋和骨痛。

胡某，现年59岁，已绝经4年多，老人的保健意识很强，每年都会做定期体检。在抗衰防老这条路上，老人也做出了很多努力：每天清晨都坚持锻炼，在饮食上也注意不吃厚腻辛辣的食物，清淡饮食，营养搭配比较合理。但由于老人先天的身体条件比较弱，所以需要比别人付出更多努力。在2010年的一次体检中，老人发现自己得了骨质疏松。医生建议她在饮食上多食用有养骨功效的饮食。老人研究食谱多年，对此表示肯定。

在咨询过相关营养师的意见后，老人确定了相关一套食谱。下面就是其中一款——骨头米粥。

原料：胫骨（猪、牛、羊骨均可）若干，红枣15枚，糯米100克。具体的制作方法是：取胫骨若干，洗净，先煮1小时，去骨后加红枣15枚，糯米100克，煮成稀粥，经常服食。此食疗方易于消化吸收，性质温和，最宜老人食用，有补肾填髓，强筋壮骨的功效。

这里需要说明的是，骨质疏松症的预防比治疗更重要。对于55岁以上的老人而言，这种预防的意识更为重要。由于骨密度减低是不知不觉在体内发生的，有的人发生的速度慢、程度轻，经历几十年方才发展成骨质疏松症。少数人在青年时期已发生骨质疏松症，大多数女性骨质疏松症患者是在绝经后开始快速骨丢失而发生骨质疏松症的。在未发生骨质疏松症之前，对骨密度降低者进行预防性干预；在发生骨质疏松症之后则必须开始正规治疗，否则骨密度会越来越低，甚至不能承受自己的体重而发生骨折。

此外，防治骨质疏松症，很重要的一点是要控制饮食结构，避免摄入过量酸性物质。健康人每天的酸性食物和碱性食物的摄入比例应遵守1：4的比例，大多数的蔬菜水果都属于碱性食物，而大多数的肉类、谷物、糖、酒、鱼虾等食物都属于酸性食物。摄取足够的钙，就可以改善骨质代谢，预防骨质疏松。

西红柿马铃薯牛尾汤，防老年女性骨质疏松

骨质疏松给老年人带来了很多的困扰，尤其是造成了绝经期的妇女常常腰背痛。西医所称的骨质疏松是指在骨的一个单位体积内，骨组织总量与正常量相比偏低，骨质不能生成足够的有机成分，继发引起钙盐沉着减少，导致骨头虽然外形不变，但骨小梁变稀疏，骨的皮质变薄，而骨髓腔增宽，即发生了骨的微观结构退化。骨质疏松症在临床上，虽然表现为骨骼化学成分正常，但骨脆性显著增加了，由此极易引发骨质压缩、变形、疼痛等一系列功能退化性障碍，像慢性颈腰背痛，骨头畸形、骨折等。骨质疏松症

的发病范围通常不局限于某一个部位，而是具有全身性的特点。

现年72岁的陈奶奶，身体素质一直不好，又不喜欢运动，平时就喜欢待在家里，看看电视，带带孙子孙女，近几年总是觉得整个脊背酸胀疼痛，而且人也好像有些驼背了。一年前陈奶奶在上街买菜途中不小心摔了一跤，当时就觉得脊背疼痛难忍，中间的骨头好像在向后突，当陈奶奶被好心人送到医院后，医生给拍了X片，进而诊断陈奶奶是第一腰椎压缩性骨折，脊椎骨骨质疏松。之后为治疗骨质疏松，陈奶奶尝试过很多药物，当然也包括品种繁多的补钙药品，但都没有什么显著的功效，陈奶奶还是因为患有骨质疏松症，所以身体虚弱，走路时很容易就会平地滑倒，发生骨折。后来，陈奶奶老家来的人给推荐了一个治疗骨质疏松的偏方，陈奶奶看那个偏方，觉得就算起不了什么作用，那至少也能补补身体，便尝试服用，一段时间后，陈奶奶的腰背痛明显见好，现在陈奶奶再也不用担心平地摔跤。下面就来和大家一起分享治好陈奶奶骨质疏松症的偏方——西红柿马铃薯煲牛尾汤。

制作方法是准备牛尾120克，西红柿2个，马铃薯1个，姜2片，以及白胡椒粒、盐适量。要准备的药材是杜仲15克，川七18克（药材需要用布事先包裹起来）。在制作时，先要将牛尾清洗干净，切成小段，再在火上加一口锅，倒入水，待水烧沸后，将切好的牛尾放入滚水中烫约3分钟，捞出备用。再给西红柿去蒂，给马铃薯去皮，将西红柿和马铃薯洗干净后均切成块备用。然后往锅内加入适量水，先用武火将水煮开，加入牛尾、姜、药材包及适量白胡椒粒，再接着转为中文火续煮1小时，最后倒入西红柿和马铃薯继续煲20分钟后，将里面的药材包捞出后，加入适量盐调味即可食用。

牛尾含有丰富的氨基酸、钙、磷、锌、铁等矿物质以及多种维生素，具有补气养血，强筋健骨的功效，一直是人们用来滋补养神的上佳补品。而西红柿不仅是女性养颜美白的必吃食品之一，同时对于中老年人来说，西红柿也是不可多得的养身佳品。西红柿可以有效防止衰老，其所含的番茄红素是很强的抗氧化剂，给人体补充足够的番茄红素，可以帮助人体有效抵抗各种因自由基引起的退化老化性疾病。此外，常吃西红柿还有助于降低心血管疾病的危险。心血管发病的头号元凶即是自由基造成的身体退化。因此，食用西红柿给人体补充足够的番茄红素便可以有效防止自由基造成的身体退化，从而起到减轻和预防心血管疾病，降低心血管疾病危险性的功效。此外，马铃薯也是抗衰老的有益食品。由此可见，该道西红柿马铃薯煲牛尾汤具有很好的滋阴补阳，强筋健骨的功效，不但能有效缓解腰膝酸软疼痛，还能帮助改善骨质疏松的症状，是经常因为骨质疏松而崴脚、四肢疼痛、身体虚弱的患者不可错过的食疗偏方。

骨质疏松从其发病的进程来讲，是一个漫长的渐进发展过程，从患病到能在X线片上明显看出阳性表现大约需要5年的时间。所以，经过有效的骨质疏松治疗，尽管事实上骨组织已经发生了一定的合成代谢，但要在X线片上显示出明显的好转也需要一段比较长的时间。故要判断一种治疗方法是否有效主要应该以疼痛、乏力等症状缓解为判断依据，以及以出现钙平衡、尿羟脯氨酸排泄减少为标准。

抬腿退步走，骨质疏松运动处方

运动的目的是为了减少骨钙的丢失，预防骨折的发生。对骨有高负载性的运动方式，如抗重力性的运动和抗阻力性的运动效果更好，而力量练习、跳绳、跑步等都是较好的运动方式。

下面介绍一种针对老年人骨质疏松的运动处方。

退步行走。选择一段较平坦的空地，向后倒退行走，退步时脚尖先着地，随着重心的后移逐渐移至脚跟，脚跟最后离开地面时要用力蹬一下地面，以便增加对足跟部的刺激，保证膝关节的挺直。开始时可退行5～15步，随着动作的熟练程度可逐渐增加至100～150步，每天可练2～3次。此法可防治骨质疏松、腰背疼痛等。

原地抬腿。站立，两手握拳放于腰际，做原地踏步和原地跑运动，抬腿时尽量使大腿与地面平行，踏步与跑步的频率依个人的具体情况而定。每次踏步时脚跟部都要与地面接触或双手握拳，拳心相对，放于大腿上方，当抬腿时，正好膝盖碰在双拳下方。每日可练习2～3次，每次练习10～20分钟。此运动处方可防治骨质疏松症、腰腿疼、风湿性关节炎等。

俗话说人老骨头脆，人到老年往往身体逐渐变矮，弯腰驼背，失去了当年潇洒挺拔或亭亭玉立的风姿。恼人的周身骨痛，尤其是脊柱和能负重部位的疼痛，也会整日缠绕不休，迫使老年人采取动不如静、静不如躺的行为方式，以致活动的天地变得狭小了。衰老是自然界不可抗拒的规律，骨组织也不例外，随着年龄的增长会变得疏松起来，但只要我们善于自我保健，多参加体育运动，注意合理营养，培养良好习惯，就完全可以延缓和减轻骨质疏松的发生。

运动疗法在预防和治疗骨质疏松症的过程中，运动负荷的大小必须达到能对骨产生有效刺激的最小应力，且当骨骼对此应力产生适应后，应及时调整负荷大小以对骨产生新的刺激。

运动持续时间与运动频率：运动可改善和维持骨量，但此效应是可逆转的。因此，普通人想维持较高的骨量或延缓骨量的丢失，必须要持之以恒地进行体育锻炼。建议尽量每天保持30分钟中小强度的运动。

一罐减轻病痛，骨质越来越健康

骨质疏松症是以骨组织显微结构受损，骨矿成分和骨基质等比例的不断减少，骨质变薄，且骨小梁数减少，骨脆性增加和骨折危险度升高为特征的一种全身骨代谢障碍性疾病。腰背痛是最常见的症状，患者躯干在活动时，腰背肌易产生肌肉疲劳、痉挛，并引发与肌肉相关的筋膜、腱膜或神经痛；变形，通常表现为身长缩短和驼背，骨质疏松患者即使遭受较轻微的外力作用，也易发生骨折。

王某，77岁，某企业离休干部，患腰腿疼数年，近日加重，经医院X线检查，诊断为严重骨质疏松症，后经医院采用注射密钙息、口服帮特灵等治疗两月余，不见好转。

过去，每天到公园打门球、锻炼，现在这一切都不能参加，更严重的是，整天疼痛难忍，生活不能自理。就诊时他曾讲，他过去在朝鲜战场受过伤，子弹打在他的腿上，当时一滴眼泪都未掉，可现在疼得他直掉眼泪，有时真是不想再活下去了。

王大爷还说：有一天，老战友的女儿来看我，她说她母亲就是骨质疏松症，是部队的一位医生给治好的。我在老伴的陪同下，找到那位医生看病，医生经检查分析后，认为我的这个病不适宜用西医的治疗方式治疗，建议我采用传统拔罐疗法。拔罐疗法是我国传统民间疗法，它是以罐为工具，利用燃烧排除罐内空气，造成负压，使之吸附于俞穴或应拔部位的体表，产生刺激，使被拔部位的皮肤充血，以达到防病治病的目的。拔罐通过温热和负压刺激有关部位，可以起到疏通经络、调节气血、缓解肌肉紧张的作用，从而达到镇痛的目的。

王大爷尝试了此法之后，腰酸背痛的次数大大减少了，而且痛感也有所减轻，身上也渐渐有劲了，一个月过去了，王大爷已能打球和散步了。现在，他最乐意做的事就是背着小孙女去公园里遛弯。健康的身子骨让他的生活更加幸福。

这里就向大家介绍拔罐治疗骨质疏松症性腰背痛的具体办法：选择合适的玻璃罐，于脊柱两侧纵向拔火罐4~8个，以疼痛部位为主，操作过程中注意勿灼伤皮肤，3~5天拔罐一次。这个治疗方式的好处在于，简单易操作无不良反应，对于体质本就虚弱的老年患者较为适合。

每日跳跃50次，有效预防骨质疏松

老年人出现骨质疏松能否通过运动疗法改善症状？

张某，男，现年59岁。2005年末被诊断为骨质疏松，小腿微水肿。2007年冬季因骑车摔倒后，就诊于当地医院，髌骨骨折，骨质疏松，行“钢板内固定复位术”。后留院观察数日，据老人自述，他感觉每日腰酸背痛，腰疼痛可沿脊柱向两侧扩散，仰卧或坐位时疼痛较轻，直立时或久立久坐时疼痛加剧。白天的时候疼感较轻，夜间和晨起时、弯腰、肌肉运动、咳嗽、大便用力时加重。这给老人的生活带来极大的不便。

起初时候，张老对自己的遭遇有些不解，因为在骨折之前，自己平日里没有任何不舒服的或者异常的症状，自己为什么这么容易就骨折呢？而且，他一再向医生强调自己不缺钙，从小就注重补钙。医生诊断后告知，补钙只是预防骨质疏松的一个环节，如果平日里单纯依靠钙片来预防骨质疏松是不行的。与服用钙片相比，运动保健的意义更大一些。

预防骨质疏松是中老年人保健的重要环节。最新的研究发现，跳跃运动是预防骨质疏松最简便实用而有效的方法。研究发现每天坚持做上下跳跃的女性，一年后便可使骨密度增加，最容易发生骨折的手部，其骨密度能增加3%。研究者认为，这是由于在做跳跃运动时，不但加速了全身的血液循环，而且地面的冲击力更可激发骨质的形成。妇女在绝经期前就应该多做跳跃运动，中老年男性也应尽早多做跳跃运动，并随着年龄的增长长期坚持做下去，如此便可大大增高骨密度，对预防骨质疏松极为有益。

只要每天坚持做50次跳跃运动，便能收到增加骨密度、防止骨质疏松的良好效果。

跳跃方法也很简单，找一块较为平坦的地方，周围没有什么障碍物或锐利物，双足向上跃，上下跳就行了。倘若觉得这样跳枯燥，可用跳绳的方法或者两者交替进行。如果能持之以恒，骨质疏松就会远离你的身体。

此方法不仅对于骨质疏松的老年人有益，也是中青年人强身健体的好方法。骨质疏松重在预防，如果人人都能树立此观念，相信会有不少老人免于遭受骨折类损伤。

中药外敷巧搭配，专治骨质增生

骨质增生是常见的老年病之一，它其实是一种慢性的关节性炎症，中医又称骨痹、骨痛。骨质增生的病理转变是从关节软骨变化开始，首先是发生变色、软化，之后发展到碎裂、脱落，直至软骨彻底消失，关节面骨硬化，继而关节处大量的活动就刺激软骨的边缘、关节囊韧带的附着处，导致骨刺的产生。

在被骨质增生困扰的人中，大部分都与外伤、膝足畸形、骨折、脊柱侧弯等因素有关。而也有部分人是由于风寒湿邪入侵，经络闭塞，肝肾亏虚，气血瘀滞所致。以上两种情形是引发骨质增生的主要原因。

经营杂货店的李某，现年61岁，2011年秋季时常感觉膝盖处隐隐作痛，特别是遇到降温时，痛感更加明显，膝关节行走不便。老李去医院检查得知是膝关节处骨质增生。医生告诉他，骨质增生常见于颈椎、腰椎、膝关节处，发生部位不同，症状表现也不同。疼痛只是先期症状，如果不加以重视，一直拖延不治的话，有瘫痪的可能。知道疾病的严重性之后，老李虽然严格按照医嘱治疗、生活，但膝盖处的痛感仍然存在，使得老李的生活极为不便，杂货铺的生意也顾不上了，上下楼都成了困难。后来，老家的一个亲戚给他推荐了一个当地治疗膝关节骨质增生的偏方。老李边坚持按医嘱治疗边用偏方外敷患处，很快，一直折磨他的疼痛感消失了。老李没有见好就收，一直坚持吃药外敷，之后膝盖一直都没再痛过。现在，老李在上货少的时候还能自己卸货，这在之前是根本不可能的事。

这个偏方说来也是相当简单的，而且很多人都会用这个偏方来治疗膝关节骨质增生。具体方法是：

将牛黄解毒丸浸泡在白醋里，并将其调成糊状，然后敷在膝盖上即可。使用白醋治疗法敷患处，皮肤会有一些灼热感，所以最佳治疗季节当是春秋季。但要注意的是，如果患者的肤质属于过敏性的肤质，或是皮肤比较嫩的话，就要注意一下牛黄解毒丸的量，尽量少加点。只要坚持每日敷患处，短时间内就会有明显的效果。

除了上述治疗膝关节骨质增生的偏方外，我国民间还流传着很多治疗骨质增生的偏方，再给大家介绍一个广受好评的偏方：

去药店购当归、没药、香附、五加皮、地骨皮各12克，以及青皮、丹皮、皮硝各10克，还有丁香、川椒、老葱头各6克和麝香0.5克。准备适量米醋。

制作方法：先将上述购回的药材当归、香附、五加皮、地骨皮、青发、丹皮、丁香、川椒、麝香分别放在新瓦上或烤箱内烘至干枯，然后取出烘到干枯的药材与没药、皮硝、老葱头一起研成细末，再将细末化入清水中直至彻底化开为止。接着将油纸摊在

地上去净火毒，用米醋将上述化开的药液调成糊状后，装入消毒瓶内盖紧盖，以防药气走失。每次用药时先要用消毒水将患处消毒洗净再擦干，再用银针刺患者的足跟部，接着用手猛搓患者足跟皮肤直至潮红，然后将适量药膏敷在患处，用油纸盖上再用纱布包扎固定，如此每日换药一次，坚持敷药数十日即可见效。

其实，很多偏方对治疗骨质增生都有很好的效果，而且方便实惠，长期受骨质增生折磨的老年朋友们，不妨试试。

鲜为人知的草药方，治好骨质疏松

骨质疏松症就是指骨骼中的骨质流失，令骨结构变得稀疏，致使骨的脆性增加及容易骨折的全身性骨骼疾病。它的严重后果在于一些不经意的活动或创伤都可能引起骨折，给患者造成极大的痛苦。

为此，我们为大家推荐一个中草药传统偏方，可以有效防治骨质疏松症。

组成：淫羊藿10克，鹿角胶10克，肉桂10克，生地黄10克，山萸肉10克，茯苓10克，巴戟天10克，骨碎补10克，三棱10克，水蛭10克。

用法：先泡发后煎煮，一次煎煮过后，二次煎煮，两次煎煮的药混合在一处饮用。每次煎煮的总时长不超过50分钟。将成药先后分为三等份，饭后服用最好。每次服用1份即可。

功效：本方具有补肾健脾、活血化瘀作用，常用于治疗老年性骨质疏松症。

一般认为本病的发生与先天的遗传和后天的环境因素有关，而营养失衡、不良嗜好和缺乏体育锻炼是诱发此病的重要可控环境因素。

积极预防骨质疏松症应从三个方面着手：

1.平时要多晒太阳，多做户外活动，注意体育锻炼，通过饮食补充必需的钙。

2.要养成良好的生活习惯。不抽烟，少喝酒，不喝浓茶，不食用过多的高蛋白质食品。

3.要加强对骨质疏松高危人群的监测。遗传因素者、过于消瘦者、行子宫卵巢切除术者、绝经年龄过早者、嗜好烟酒者、患有内分泌疾病以及长期服用皮质激素者等，都属高危人群，要定期监测骨密度。

要想身强骨健，就多吃白菜

这里为大家推荐的食疗方是绿豆白菜心粥。

材料：白菜心500克，绿豆100克。

做法：先洗净绿豆，然后放入锅中加入适量的水煮粥，粥快成时，放入洗净的白菜心熬煮，待粥熟即可。

功效：此方有清热解渴、清利肠胃，补充维生素及钙质，可有效改善习惯性便秘、骨质疏松的功效。

需要注意的是，切大白菜时，宜顺其纹理切，这样白菜易熟，维生素流失少。烹调时不宜用煮、烫后挤汁等方法，以避免营养成分的大量损失，影响疗效。

之所以选择大白菜是因为其含有多种营养物质，是人体生理活动所必需的维生素、无机盐及食用纤维素的重要来源。它含有丰富的钙，性温，味甘，无毒，有清热解毒、消肿止痛、调和肠胃、通利大小二便等功效。

大白菜中的钼能抑制人体对亚硝胺的吸收和合成，起到抗癌作用，能预防食管癌和肝癌；其中的硒能保护细胞膜，可以将致癌物质排出体外，提高人体免疫功能，亦可起到防癌作用。

大白菜所含各种微量元素有多种保健功效，如其中的锌可促进儿童的生长发育，促进创伤面的愈合，增强男性精子的活力。大白菜所含大量膳食纤维，可加快胃肠蠕动，防止便秘，缩短废物在肠道内存留的时间，可降低肠癌的发病率。

最后需要提醒的是，本方适宜脾胃气虚、大小便不利，尤其是大便燥结之人食用。不适宜肺寒咳嗽者和脾虚中寒者使用。

芝麻妙用，让你的骨架更结实

骨质疏松症是一种多因素所致的慢性疾病，通常在骨折发生之前，基本没有什么特殊临床表现。患上骨质疏松的女性多于男性，常见于绝经后妇女和老年人，不过近年来有研究表明年轻人也成为骨质疏松的强大后备军。

下面为大家推荐几款以芝麻为主的治疗骨质疏松的偏方疗法，希望能够对大家有所帮助。

1. 红糖芝麻核桃糊

材料：取红糖、黑白芝麻、核桃仁粉各25克，藕粉100克。

做法：先将黑白芝麻炒熟后，再加核桃仁粉、藕粉，用沸水冲匀后再放入红糖搅匀即可食用。

用法：每日1次冲饮。

功效：能补钙，适用于中老年缺钙者。

2. 芝麻核桃仁

材料：取黑芝麻 250克，核桃仁250克，白砂糖 50克。

做法：将黑芝麻拣去杂质，晒干，炒熟，与核桃仁同研为细末，加入白糖，拌匀后装瓶备用。

用法：每日2次，每次25克，温开水调服。

功效：能滋补肾阴，抗骨质疏松。

3. 桃酥豆泥

材料：取扁豆150克，黑芝麻25克，核桃仁5克，白糖适量。

做法：将扁豆入沸水煮30分钟后去外皮，再将豆仁蒸烂熟，取水捣成泥。炒香芝麻，研末待用。油热后将扁豆泥翻炒至水分将尽，放入白糖炒匀，再放入芝麻、白糖、核桃仁溶化炒匀即可。

功效：能健脾益肾，抗骨质疏松。

《神农本草经》说，芝麻主治“伤中虚羸，补五内、益气力、长肌肉、填精益髓”。以上食疗方主要取芝麻补肝肾以健筋骨，可用于肝肾两虚、筋骨不健、四肢酸软无力等。

一提到骨骼健康，多数人会想到补钙和维生素D。其实，若想健壮骨骼需要的“保养”远远不止这些，以下一些物质也需要及时补充：

1. 蛋白质

骨骼虽然看起来不够“活泼”，其实它们非常“忙碌”，一直处在不断的分解和合成过程中。骨骼合成需要的一种关键营养素就是蛋白质。事实上，骨骼22%的成分都是蛋白质。每千克体重大约需要补充1克蛋白质，但也不能补太多。

推荐食品：低脂奶制品、无皮家禽肉、鱼肉，各种豆类、豆腐等。

2. 钾

水果和蔬菜含有大量钾，能中和酸。研究也发现，常吃含钾多的食品，骨骼更硬朗。每天从食物中摄取4700毫克即可。不过钾的补充剂可能对心脏不利，服用前请咨询医生。

推荐食品：香蕉、橙子、烤土豆、李子、葡萄干和西红柿。

3. 维生素 K

建造骨骼的蛋白质，如骨钙素、蛋白质都需要维生素K才能发挥作用。维生素K水平低的人，跑步时髋骨骨折的概率增加30%。女性和男性每日应分别补充90微克和120微克。

推荐食品：西蓝花、菠菜、甘蓝、西芹等绿叶蔬菜。

4. 维生素 B_{12}

维生素B_{12}摄入不足的人，骨质更容易流失。维生素B_{12}能控制血液中的高半胱氨酸水平，该代谢物质和心脏病、髋骨骨折均有一定联系。健康人每天摄入2.4微克的维生素B_{12}即可。

推荐食品：贝类、瘦牛肉和低脂奶制品。

第二章
腰腿疼偏方，止痛防寒脚底生风

膝关节疼痛难忍，薏米干姜来帮忙

在日常生活中，每当碰到阴雨天气，一些中老年人就会发生关节肿痛的症状，轻微的可能只是关节痛，行动不方便，严重一点则表现为腰不能弯、腿不能行、关节肿大、疼痛难忍等，这些症状就是由类风湿关节炎引起的。类风湿关节炎是一种常见的炎症性、对称性、进行性、破坏性的关节疾病。在中老年人中，特别是女性中发病率尤其高。这种疾病虽然不属于遗传类疾病，但经临床医学研究发现，其发病可能与遗传因素有关。尽管许多医学专家致力于研究类风湿关节炎，力图发现它的致病病因，以求从根本上防止类风湿关节炎的发生，但直到今天，该病的病因仍不被人们所认知。但研究表明，细菌性病毒感染及遗传因素可能与发病有一定关系。

类风湿关节炎尤其喜欢在阴冷潮湿的天气里作怪。当患者在这种天气状态下受风寒入侵就会发病，产生关节肿痛等一系列症状。可见，气候和天气的变化极容易导致类风湿关节炎的发作。

肖女士今年57岁，两年前从工厂退休。她一直患有类风湿关节炎，常常受该病的折磨，为了治疗它，肖女士在厂医院和当地多家医院治疗过，但都未见好转，甚至因久病不愈，病情拖沓，落下了腰腿痛的毛病。肖女士又自己买过伤湿止痛膏、麝香虎骨膏、大狗皮膏等膏药贴在发病关节处，也去医院输过液，喝过治疗风湿病的药酒，用过治疗仪，采用过针灸、烤电、拔罐、推拿等传统中医治疗方法，但都没有取得良好的成效。不仅时时遭遇病痛折磨，还为治病花掉了几千元钱。平时肖女士只要见点风，腿关节就疼，像在天寒地冻的三九天掉进冰窟窿一样。后来肖女士寻到一个偏方，即薏米干姜粥，连续服用2个月后，现在肖女士的腰腿不疼不凉了，夏天还可以穿单裤、吹电风扇了。而且这道食疗偏方有效又实惠，总共只需几元钱的花费。下面，就向大家介绍一下该偏方：

取薏米50克，糖50克，干姜9克。将准备好的薏米、干姜加上适量的水混合倒入锅内，煮烂成粥，待食用时调入白糖服食即可。坚持每天一次，连服1个月。

薏米干姜粥这一食疗偏方之所以有良好的治疗类风湿关节炎的效果，关键在于其原

料。其中所含薏米有利水消肿、健脾去湿、舒筋除痹、清热排脓、通络等功效，为常用的利水渗湿药，能有效祛湿除肿。而另一味原料干姜传统中医认为其性热味辛，有温中逐寒、回阳通脉、祛风寒湿痹的功效，能通四肢关节，开五脏六腑，去风毒冷痹，通用于风寒湿邪、阻痹关节型类风湿关节炎。所以将二者混合食用，有良好的治疗类风湿关节炎的作用。

在治疗类风湿关节炎的过程中，虽然药物或偏方食疗都有一定的效果，但若不配合良好的起居饮食习惯，还是不能摆脱该病的困扰。所以，类风湿关节炎患者在平时要加强锻炼，增强身体素质，锻炼时可以选择练练气功、慢走等不剧烈的活动。在起居中要注意防寒保暖，保持室内干燥，温暖适宜，不要直接碰触凉水，不穿湿衣湿袜。在做家务时要注意劳逸结合，劳作一会儿，要休息一下，还要注意不要一直保持一个姿势，尽量避免使用需要弯腰的工具，以免对身体各关节造成过重负担。在衣着方面，宜选择容易穿上的衣物，鞋子要适脚，鞋带不能系得过紧，保持身体最大限度处于放松状态。在饮食上，虽然类风湿关节炎患者不会因为吃什么食物而加重病情，基本上没有忌口，但保持“营养均衡”是每个爱护身体的人都需要做到的，注意平时合理搭配食材，在服用薏米干姜粥的时候注意与瓜果蔬菜相搭配，同时还要注意防止暴饮暴食、营养过剩导致体形过胖，给关节造成过大的负担。

总之，治疗类风湿关节炎是一项长期的战役，虽然上述偏方经过实践证明确实很有疗效，但要想终身不再受该病痛的折磨，最重要的还是平时就要做好保护身体的工作，保护好自己的关节，避免风寒入侵，只有这样，才能彻底摆脱病痛，过幸福的晚年生活。

老寒腿，勤做周身三禽戏

人在年纪大了之后，难免会受到腿脚问题的困扰。生活中较为常见的“老寒腿”就是其中之一。老寒腿是膝关节部位发生骨性关节炎的俗称。顾名思义，此病的发病是因老因寒，表现在腿上。

长春某巷内有名厨艺精湛的董某，是当地有名的美食家。老人家里经营一个家常菜小饭店，生意甚是火爆，现年61岁的老人依旧天天待在厨房里忙活。虽然有大儿媳妇帮忙，但是，老人每天在厨房里一忙就是四五个小时，为了方便传送菜品，厨房一直是开着门。天冷的时候，难免会受到寒邪气的侵袭。前一段时间，老人常常感觉腿疼、膝盖麻、胀痛。站半个多小时就不行了，必须坐下休息一会儿。一开始的时候，老人只当是自己老了，不中用了，根本没往疾病上想。后来随着疼痛的加重，老人不得不去医院进行检查，确诊是老寒腿。关节软骨发生退行性病变，关节周围韧带松弛，血液运行不畅，引起关节及其周围组织肿胀，产生疼痛或酸麻。在医生的建议下，老人采取了以模拟动物运动疗法为主、饮食调补为辅的治疗方法。坚持4个月后，不适症状基本消失。

运动偏方的主要内容有以下几个部分：

虎扑

预备姿势：分腿直立，间距三拳，目平视。

基本动作步骤：

1.体前屈，两拳下垂着地（呼气）。稍停。

2.上体直起，松拳成掌，双臂直臂向上举起，先吸后呼再吸，仰身向后，约30度稍停。还原成直立式。

3.两臂上举。向右侧屈20°，同时，双手不同程度右摆。目侧视右手虎口。稍停。

4.向左侧屈20°，同时，双手不同程度左摆，侧视左手虎口。稍停。

5.自左向右后绕，成体后曲，双臂上举。

6.直臂前屈，双掌变拳着地。同时呼气。最后还原成预备姿势。次数4～8次。

熊径

预备姿势：分腿直立，与肩同宽，两手握拳于腰间。

基本动作步骤：

1.左臂由腹侧经胸前斜着向右方划弧冲拳，高与肩平。

2.右臂依此法向左方冲拳，并将左拳收回腰间。同时屈膝垂臀，并随冲拳转动。左右冲拳各8次。

3.然后直立斜垂双肩，手握拳，由右向左转动8次，周身随之晃动。再由左向右转动8次，做法同上。

4.依上述方法重复一个循环。全部过程呼吸要自然。最后还原成预备姿势。共做32个动作，可做1～2个循环。

猴行

预备姿势：屈肘，五指相撮成钩手，手心向下，高与肩平。

基本动作步骤：

1.左手下沉至肋下，弧形向右方伸出，同时屈膝垂臀、踮右脚尖，周身随之轻微摆动，摆动的幅度要小。

2.依法换右手向左方伸出，做法同上。左右两手互相换做。动作要轻巧灵活，勿拘束、紧张。最后还原成预备姿势。次数以30～60次为宜。

老寒腿是一种慢性病，有些病人因腿痛等原因长期忽视肢体锻炼，活动太少往往导致腿部关节僵直、粘连及肌肉的废用性萎缩。适度的体育锻炼可防止肌肉萎缩，增强腿部肌肉的力量。一般说来，按照上述方法坚持运动3个月即可初见成效。当然，任何疾病的治愈都需要患者自身的重视与坚持。要想避免腿受寒感染，在生活中患者也应当注意以下几点事项：

首先应避免劳动或运动时出汗吹风、淋雨、受寒或在寒冷的水中作业，如必须在冷水中作业，应尽量减少作业时间，出水后及时保温、祛寒。

其次，洗脸擦身宜用温水，每晚都应用热水泡脚20～30分钟，热水最好漫过踝关节以改善下肢血液循环。此法可使浑身血液流通，利于身心健康。民间流传着一句话："寒从脚上起"，通俗地说明了寒冷与下肢的关系。为了健康，必须注意下肢关节的保养和呵护，特别是寒冷季节。

最后，在饮食上应多吃些羊肉、鸡肉、猪肝、猪肚、带鱼等御寒食品。药酒御寒也值得提倡，在酒中适当浸泡一些枸杞子、人参之类的中药，效果更理想。

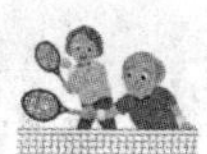

腰椎痛得直不了身，试试马尾松泡酒

腰椎在人体中主要起着支撑人体以及保护内部脏腑的作用，由于人类属于直立行走的动物，因此腰椎成为身体重力的主要支撑点，受力、用力较多，时常就会发生疼痛。人们对腰椎疼痛肯定是不陌生的，特别是那些常年从事着搬运重物以及其他类型的体力劳动的人群，腰椎疼痛的情况会比较突出。其次就是老年人，也常常受到腰椎疼痛的困扰。但人们对于腰椎的科学知识了解得不是很多。人体一共有5个腰椎，而且腰椎通常要比胸椎粗一些，这主要是由人类直立行走的特点决定的，人体腰椎要承受比四足行走的兽类更多的压力，因此也就更粗一些。腰椎疼痛指的就是人体第12胸椎往下数的第1腰椎发生疼痛。腰椎发生疼痛事实上属于一个症状，而并非是一个独立的疾病，引起腰痛的原因很多，大部分原因已经被专家研究发现，但仍有少数病因尚不明确。

有一名年近七旬的患者，自2006年就患有腰椎、颈椎增生，腰椎时常痛得连身子都直不起来。为了治疗腰椎、颈椎疼痛，老人在家人的陪同下曾多方求医，但均没有得到很好的治疗。因为家里经济状况一般，在几经尝试无果后，老人逐渐丧失了治疗的信心。后经熟人介绍的老中医告诉老人一个治疗腰椎疼痛的偏方，即用马尾松泡酒喝。尝试了一段时间后，老人的腰椎疼痛果然得到缓解。现在老人已经离不开马尾松泡的酒了，每天适量喝几口，让身子骨更加硬朗。下面就将该马尾松泡酒治疗腰椎痛的方法介绍给大家：

首先取马尾松，用刀将其劈成细条状，然后泡入0.5升55度以上的白酒中，也可将其泡在参酒中。泡大约10天，等到酒色慢慢变成红黄色时即可取出饮用，而且一边饮用的时候还可以一边泡。饮用的量应当根据自己的酒量确定，多饮无益。在制作马尾松酒的时候，选取的马尾松应尽量选树龄较大的，效果更加显著。

马尾松性微温，味苦，无毒，有祛风除湿、活血化瘀、止痛、止血的功效，可用来治疗跌打损伤、风湿骨痛、腰腿疼痛等症。李时珍曾在其代表性的药物学著作《本草纲目》里记载道：“松叶，名为松毛，性温苦，无毒，归肝、肾、肺、脾诸经，治各脏肿毒、风寒湿症。”还有说法是马尾松能够促进毛发再生，并有强健肝、肾、心、脾、肺五脏的功效，常食用马尾松可以起到延年益寿的效果。除此之外，药王孙思邈也非常钟情于松树，将松树的相关部分用于治疗疾病、保养身心，创立了服松子法、服松叶法、服松脂法等自然的养生方法。

所以，不要等着腰椎痛找上你，常服用马尾松泡的酒，让腰椎时时刻刻保持健康。

小小松叶妙无穷，治疗风湿性关节炎

风湿性关节炎是一种常见的疾病，尤其在南方，天气湿冷，极容易患上风湿性关节炎。该病属于一种全身性变态反应性疾病，是风湿热的主要表现之一。其发病多因遭受风寒、潮湿所致，可能与溶血性链球菌感染有关。

说到风湿性关节炎，很多人经常会将它与类风湿关节炎相混淆。二者虽然只有简简单单的一字之差，但从表现的症状上来看，差距就不仅仅是一字之差那么小。具体说来，首先，从发病部位上来讲，风湿性关节炎是风湿热的一种表现，其发病部位一般在膝、髋、肘、肩等大关节上；而类风湿关节炎的发病部位主要是在腕关节和距手掌最近的指关节。其次，从发病部位的特点来看，风湿性关节炎发病的部位多呈游走性的特点，也就是说，发病部位并不是固定在一处的，而是一段时间如果是这个关节发作，那么下一段时间有可能又是那个关节不适；而类风湿关节炎的发病部位的特点呈对称性，也就是说，如果一侧的手或膝关节发病产生病损，那么另一侧的也会相应产生。再次，从病痛的持续时间上来看，风湿性关节炎疼痛的时间持续不长，不消几天就可消退；而类风湿关节炎病痛时间持续较长，轻则持续数月，重则延续数年。最后，从其治愈上来讲，风湿性关节炎一经治愈后极少复发，并且患病的关节也不会畸形；而类风湿关节炎不但难愈，更常会使得患者关节变形。

在某国企办公室工作的王先生，今年50岁，患有风湿性关节炎。一开始是逢下雨天关节必疼。王先生便去医院就诊，但不见好转。后来王先生和身边邻居说起该病时，邻居给他推荐了曾经治好自己风湿性关节炎的几个偏方，这些偏方都是以松叶为原料，王先生当时只是抱着试一试的态度食用，没想到一段时间后一直折磨自己的病痛就这样没了，现在下雨天王先生也不用因关节疼痛而备受折磨。下文就与大家分享一下治愈王先生风湿性关节炎的几个偏方：

偏方之一是松叶茶。做法如下：先从松树上取一大捧松叶，将其放在装有少许水的锅里煮沸，以便去掉松叶上的松油和灰尘。煮沸后将松叶捞出，用清水洗净，再放入锅内，倒入4碗水同煎，煎到锅内只剩2碗水的样子时便可以停火。然后将其汁液滤出，以此代茶饮用。

偏方之二是松叶泡酒，做法也很简单，首先准备大约1500克松叶（洗净）以及1250毫升白酒。将干净的松叶浸泡在白酒里，密封1周后再开封饮用。每次饮一小杯（约30毫升），每天3次即可。

为什么松叶煮茶或松叶泡酒能够治疗风湿性关节炎呢？这主要是因为，在中医学上，风湿也属于痹病的一种。《黄帝内经》就对风湿有过详细的论述：“风、寒、湿三气杂至，合而为痹也。”而这三者之中又以“湿”为主。如果只是风寒、风热，没有湿来助阵，就成不了气候。所以，中医认为，治疗风湿性关节炎的关键就在于化湿利湿，而要起到该效果，最好的药材就是松叶了。而松叶，尤其是刚从树上摘下来的新鲜松叶，从中医学的角度来讲，是一种补阴的好药，性燥。在《本草汇言》中有载：“松毛，去风湿，疗癣癞恶疮立药也。性燥质利，炒黑善去风湿……生取捣烂作丸，能治大风癞疾，或历节风痛……”而该书所述的“历节风痛”就是我们现在所说的风湿。可见，在很久之前，人们就懂得巧用松叶治疗风湿。临床实践也证明，松叶无论是炒用还是生用，都有极好的治疗风寒湿邪的功效。而用松叶泡酒，不但利用上了松叶去湿利湿的良好功效，同时还因为酒本身性温，具有活络通经、祛风除寒的作用。因此使得松叶泡酒在祛风燥湿上的功效更加卓著。

上述偏方虽好用，但食用后会发现其实松叶茶一开始喝味道有点涩，特别是用油松制成的松叶茶。如果想要去掉涩味让味道更好点，有一个方法可以实现，就是在煮之前先将松叶放在清水里多泡几个小时，也可以不提前泡而是延长煎的时间，这两种简单易行的方法都能有效去除松叶的涩味。另外，还可以再加入一点蜂蜜、柠檬或麦芽糖等调味。当然，上述偏方里说的松叶都是新鲜的松叶，直接从松树上采集后，将其放在深色透气的塑料袋中即可，不需要将袋口密封。然后将装有松叶的敞口袋放在阴凉处使其自然阴干，待到需要时取一些就可以了。

在治疗风湿性关节炎时还要注意一点，就是要保护好自己的脾胃。脾胃是后天之本，是专门负责给身体提供能量的后勤部门，如果患者伤了脾胃，其后果等同于一个军队烧了自己的粮草。所以只有保持脾胃健康，才能使身体源源不断地获得营养供给，也只有保证身体能获得足够的营养，才能维持人体良好的免疫力和健康的体质，也就能帮助病人更好地治愈疾病。

枕垫强化腰力矫正法

腰酸背痛对于上了年纪的老人而言，再熟悉不过了。这种疼痛感常常是慢性的，反复发作。人们一般把腰部轻度的酸软不适称腰酸。虽然腰酸不是老人的专利，健康的人也会因为运动或疲劳、姿势不良等而引起腰背酸痛，但大多只要休息一段时间就好了。而老人一旦出现腰酸，且这种症状具有持续性加重的趋势，就应当加以重视。这往往是身体虚弱的表现，或者是某些疾病的先兆。

在我国传统的养生防病理论中，历来非常重视腰部的保健和锻炼，素有“腰为肾之府”的说法。自古以来，锻炼腰部的方法不少，大多是通过松胯、转腰、俯仰等运动来疏通腰部的气血运行，起到健肾强腰的作用。其实，借助外物缓解病痛也是挺有效的方法之一。

王某，现年61岁，腰痛史3年多，几乎每一日睡觉醒来都会出现右侧腰痛的现象，疼痛部位大约在腰4椎旁。腰背部隐痛，时轻时重，经常反复发作，其他症状表现为睡眠不好，眼眶发青。慢性腰痛的特点是患者劳累后腰痛加重，适当活动或变动体位时疼痛感会减轻，弯腰工作困难，若勉强弯腰则腰痛加剧。疼痛感在阴天中加重。老人一开始会像其他人那样，用手轻轻捶打腰部疼痛位置，也曾尝试过热敷、推拿等方法，均无明显效果。后来，孩子给她买了护腰枕垫，一开始她并没有抱太大希望，只是觉得是孩子一片心意就用了，没想到1周下来，腰部轻松了许多，疼痛感也减轻了。老人经过了解后得知，这也是一种治疗方法，叫作腰力矫正法。

临床实践证明，晚上睡觉时如在腰下垫一个柔软的薄枕，对劳累后引起的腰痛和各种慢性病引起的腰痛都有明显的缓解作用。因为正常的腰椎有生理性前凸，垫薄枕后能对前凸起到支撑作用，使腰肌在夜间睡觉时得到充分放松，克服白天坐位或立位所致的腰肌过度牵伸与紧张，使该部位的血液循环得到改善，有利于腰肌乳酸的排除和劳损变性的腰肌康复。

垫枕方法：取仰卧位，将长40厘米、宽15厘米、厚5厘米，富有弹性的软枕垫在腰下，调整至舒适位置，如配以硬板床效果更好。开始时可能有些不习惯，但三五天后会逐渐适应。一般情况下，半个月后腰痛症状就会减轻。腰下垫薄枕后，解除了夜间腰痛的干扰，睡眠质量也能得到改善。

中国有句古话说："卧似一张弓，站似一棵松，坐如一口钟。"这句话非常生动形象地概括了人应该保持的正确姿态。保持这些正确姿势对于预防腰背疼痛是很重要的。如果是在开车的时候，应该把座位往方向盘处前移，并坐直身体，这样就不用靠向前移动身体来握方向盘了。如果是长时间驾车，最好在座椅的腰背部放一个小垫子或卷起来的毛巾，缓解腰背疲劳。或者，适度拍打手臂臂弯，可减轻脚痉挛、腰背酸痛、小腹胀满、下肢麻痹、盗汗等症状。

羊骨浸酒擦去腰椎痛

生活中有许多老年朋友经常被腰疼问题所困扰，面对病痛不知如何是好，有的老人甚至产生了恐惧心理，整日为自己的腰而惴惴不安。俗话说得好："知己知彼，才能百战不殆。"让老人了解一下这方面的知识也是很有必要的。如果患者可以对自己的疾患做到心中有数，再出现相应的症状时就能够从容面对，轻松应付了。而且，在任何时候，良好的心理状态都是治愈疾病的重要条件。要知道，病魔常常是欺软怕硬的。下面就让我们看一个真实的病例，体会这一点。

朱某，男，52岁。腰痛伴左下肢疼痛4年，近年无明显诱因，腰痛伴左臀及大腿后方疼痛，继而右小腿外侧麻痛不适，足背足底麻木感。走路多时小腿疼痛而不得不坐下休息片刻后行走。后来，他在家人的陪伴下去医院检查，影像检查显示腰椎活动屈曲受限，下腰部压痛，无明显叩击痛，上肢运动正常。双上肢被动活动尚可，左小腿外侧感觉麻木，痛觉减低。CT显示腰椎体边缘可见骨质增生。在医院接受治疗半个月，后回家调养。在这个过程中，老人通过学习和了解，对自己的病情有了清楚的认识，并调整心态，积极配合治疗，而且，为更好地缓解病痛，在学医的家人指导下，每日酌量饮用羊骨酒10毫升，而且减少外出，避免腰部受凉。两周后病痛明显减轻。

说到这里，也许还有不少人对羊骨酒不甚了解。其实，这是源自内蒙古的一种民间药酒，其主要的药物成分是一副羊胫骨。

泡制方法：上药捣碎，武火快速醋炙，放入1000毫升白酒中浸泡，7天后开取。用此药酒有祛风除湿、补肾强骨的功效，适用于腰脚筋骨疼痛等。需要注意的是，此药酒要严格遵守用法用量：口服，每晚酌饮10～20毫升。使用此方的注意事项是：服用者要注意酒后避风寒，并且慎行房事。

有人可能会问：为什么此药酒能减轻腰椎痛呢？

这是因为羊骨是很古老的中药材，其中含有磷酸钙、碳酸钙、骨胶原等成分。其性味甘温，有补肾、强筋的作用。可用于再生障碍性贫血、筋骨疼痛、腰软乏力、白浊、久泻、久痢等病症。而白酒在此为引子，能起到充分发挥药物功效的作用。因此，两者结合对症下治，效果不错。

由此可见，治病良方其实往往就在我们触手可及的地方，只是我们不曾了解其中的养生功效而已。

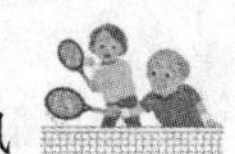

扭扭腰肢健身心，跳舞防腰痛

老人常常会有腰痛的毛病，不过他们中的很多人不知道如何才能有效防治腰痛，补钙消炎的药都试过，但都不见成效。其实，防治腰痛有一个最简单的办法，就是跳舞。我国民间有一句俗语是“手舞足蹈，百岁不老”，即告诉人们，舞蹈不仅有让人娱乐放松的作用，同时还能起到保持身体健康、延年益寿的功效。

舞蹈对人体保健作用的原理，有两方面的含义。

其一，当人们跟随着或舒缓或轻快的音乐翩翩起舞的时候，可以让全身各部位的肌肉和关节进入一种亢奋的状态，从而达到舒展筋骨，加强血液循环的功效。

其二，无论是处于欣赏者的角度还是作为舞蹈者本身来说，舒心怡人的环境、柔和的灯光以及悠扬的旋律，都能让置身其中的你感受到一种由舞蹈效应所产生的身心愉悦。

民谚所说的“手舞足蹈，百岁不老”表达的也是这个意思。美妙的音乐，优雅的姿势，让人的身体和心灵都能得到很好的享受。而且，不同风格的舞蹈，其对人的影响也会相应地有所不同。因此，人们在选择健身的舞蹈时也应有目的性地进行，即要结合自身的具体情况，选择适合自己的舞蹈音乐及动作。像我国从古代流传下来的舞蹈形式之一——醉舞，就是以其模拟醉汉东倒西歪的动作而得名，其舞蹈动作和武术中的醉拳的动作很相似，跳醉舞可以起到平衡肢体功能的功效，因此适合那些肢体不谐者练习；达摩舞由少林祖师达摩所创，舞姿动静结合有度，刚柔相济，对于保持气血顺畅，筋骨舒展有很好的功效；而现代流行的迪斯科，属于节奏感强，动作较剧烈，感情热烈的舞蹈，有“健美体操”之誉，并且人们在传统迪斯科的基础上发展出来适合各年龄组的分类舞蹈。

48岁的黄大嫂从2006年以来一直在宾馆做清洁工作，工作日每天都要工作8～9个小时，还需要频繁弯腰。而且，在一天繁重的工作之后，黄大嫂回到家还要照顾瘫痪在床的婆婆。常年的劳累让黄大嫂的健康状况持续恶化，特别是近两年，黄大嫂时常感到腰痛，腰骶部两侧酸痛难忍，尤其在一天的劳累或是遇到天气发生剧烈变化时，疼痛更甚。一年冬天，因为户外积雪难化，天气寒冷，不适合外出散步，黄大嫂陪着婆婆闷在家里，觉得心情十分烦躁。无奈之下，黄大嫂便想着在家里做做简单的伸展、扭转动作。她先是用两手扶床，然后扭腰摆胯，再屈屈腿，进行了一番不像运动的运动。

没想到，经这么一扭一摆，竟让黄大嫂尝到了一种从未有过的轻松感觉，虽然扭动身体会产生轻微的酸痛感，但动作完成后黄大嫂感觉身心轻松，全身愉悦，十分舒服，继而连打了几个哈欠，闷在家里一天所引起的胸口窒闷感也消失了，连带着呼吸都顺畅起来。这十来分钟的扭摆动作真是比黄大嫂往常在户外散步半个多小时的效果还要好。尝到了这个甜头，黄大嫂便坚持每晚临睡前扶着卧室里的床头做这套自创的扭摆运动。半年下来，现在黄大嫂睡觉时再也不用担心会因为腰痛而辗转反侧，睡眠质量明显比以前好多了，夜间也不易尿频，腿脚也灵便了许多。黄大嫂还根据自己的状况，适时调整扭、摆的动作及摇速，让这套动作的疗效更好地发挥，非常有利于缓解长期劳累导致的腰痛，并帮助促使血液循环，让身心得到放松。

事实上，黄大嫂的病很容易判断，就是慢性腰肌劳损，这是一种因为腰部肌肉、韧带等软组织因长期积劳、慢性损伤或急性腰扭伤后，没有进行及时有效的治疗，而转为慢性病变所引起的腰痛。慢性腰肌劳损的最显著的特点就是腰痛，而且时轻时重，反复发作。慢性腰肌劳损是慢性腰腿痛最常见的致病原因之一。要治疗该病，最重要的还是在平时的日常生活中注重休息与日常锻炼。而日常锻炼当然少不了扭腰摆胯，实践证明，常扭腰可以有效缓解因长期劳累而产生的腰痛。

另外，要想让舞蹈健身、缓解腰痛的功效更显著，在跳舞时还要注意几点：首先，练舞场所要选择宽敞通风的地方，太过拥挤的场所不利于舒展身心；其次，乐曲应该选择悦耳优雅的，节奏可以轻快但不能激烈，以防过度动作导致腰部扭伤，这样反而会加重病情；最后，在跳舞的时间上，应该做到适可而止，不是跳得越久健身效果越好，只有掌握好时间的度，才能最大限度地达到怡情养性的效果。

温泉浴法，镇痛促代谢

腰酸背痛，颈椎难受，这些生活中常见的健康困扰，其实都可以通过简单的治疗方式加以解决。并不是所有的病症都要往医院跑，就拿颈椎痛为例，在远古时代，就已经有利用泡温泉治疗的方法，目前仍被沿用。

张某是河北某医院的主任医师，因为工作原因，颈椎痛和静脉曲张一直困扰着他。在每年难得的年假里，他总喜欢带着家人去泡温泉，因为经验告诉他，这样做不仅可以排遣心情，还会让身体感觉舒服一些。虽然身为医生，但不是骨科专业，所以，张毅对自己的病只能通过咨询同事获得有效的治疗方法。当他做骨科医生的同事得知他去泡温泉的时候，不由感慨道："还说你不懂怎么治，温泉浴就是很不错的方法啊！"这几句话让他恍然大悟，于是，他详细了解并学习了科学的泡温泉方法，次数也由每年一次增加到每周一次。半年后，他的颈椎痛得到了大大缓解，工作起来也更加得心应手了。

其实，泡温泉也和睡觉一样。睡眠有最佳的时间长度，睡得太久或不够都是有损健康的。不少人都曾有过这样的感受：不管是健康人还是颈椎病患者在温泉浴疗法后先是感觉周身轻松、舒适，而后又感觉疲乏、嗜睡。这是为什么呢？这是因为过度了，不是因为水温过高就是浸泡时间过长。所以，泡温泉浴的水温和时间，还是应该据颈椎病的类型及人群灵活掌握运用。

温泉浴疗法浸泡温度：神经根型颈椎病、椎动脉型颈椎病：40～42℃；脊髓型颈椎病：39～40℃；交感神经型颈椎病：37～39℃。这里需要注意的是，关于病症类型的辨别，需要专业人士给予意见。

温泉浴疗法浸泡时间：一般每日一次，每周6次，休息一天，每次10～15分钟为宜。当条件不允许的情况下，每周一次也可。

此外，如果希望温泉浴疗法得到最有效的结果，最好在实施之后加上捶打疗法，双管齐下效果甚好。捶打疗法是一种古老的方法，谓之"捶龙"。常见的捶打部位是背部，通过捶打可以增强机体的抗病能力。具体的操作方法是：先用温水洗净右手或双

手，在患者之两臂弯，轻轻用力拍打，以每秒钟4下的速度进行，一次连续拍40下，如果拍打后两臂弯一片红润，没有暗紫色的痞痕，即不是痞症，可作为预诊之用；如果已有痞痕，再连续拍打两腿弯，第7颈椎，前胸后背，小腿肚，每处拍40下。

了解了温泉浴的方法和功效，再加上捶龙拍打法的辅助，定能让你远离颈椎痛。如果之前没有泡温泉的经验，可以在家人或有经验的朋友陪伴下进行，不仅可以起到治疗作用，还能联络感情，一举两得，何乐而不为呢?

按摩加伸展：壮腰的不二法门

古代标准的大力士是什么样子的？身高八尺，腰圆膀阔，这就是古人对当时的大力士的界定。为什么古人喜欢将大力士认为是肩膀很宽阔，腰部很健壮的人呢？其实，这里面是有一定的科学道理的。通常来说，肩膀宽阔的人肺气很足，肺活量大，人的底气就雄厚；而腰圆是说有膂腰的地方有两个大包，呈圆形，而这样的人一定有大力气，故称大力士为腰圆膀阔之人。老年人不必腰圆胯阔，但腰部健康却是不容忽视的大问题，它决定了整个老年生活的质量。

腰部对人体是相当重要的，它不但起着支撑整个上半身的作用，而且人的肾也在腰部之内。但很多人经常忽视这个部位，当出现腰痛的时候，不管不顾，一味忍耐。绝大多数人，尤其是老年人都会认为腰痛没什么大不了的，捶捶后背，或者吃点止痛药就能应付过去。一拖再拖，直到自己再也承受不了这种痛的时候，才急匆匆地去看医生。长此以往就会出现腰椎间盘突出、肾功能不好等各种严重问题。所以，老年人要想腰部健康，就要学会为自己提供良好的服务，对腰部多一点关注和照料。

曾在某市级医院中医门诊科工作的王医生，在多年的行医治病过程中，总结出来一些维护腰椎的关键方法，这些方法是他结合自己父亲腰痛的治疗经验总结出来的，下面就与大家一起分享：

首先，保持良好的坐、立姿势。防治腰酸背痛最简单、最重要的方法就是保持正确的坐、立姿势。

这就需要大家做到：当站立时，应当尽量站直，昂首挺胸，并让双肩稍微向后拉少许，让自己看起来精气神十足，才是正确的站姿。而坐姿则要根据个人的身高、腿长、座位的高度和软硬程度等进行适当调节，但通常来说好的坐姿应该是：上半身应该始终直立在一个平面上，保持腰部挺直，以免给腰部造成太大压力。选择座椅应该选择软硬度适中，能够让腰椎保持挺直的座椅。大腿则要以与地面平行的位置放好，脚板应该平放在地面。如果不能保持上述的坐、立姿势，则可以在坐了1～2小时后放松一下，做做头颈及上肢的伸展运动，这样不但可以有效缓解疲劳，还能帮助增加肌肉韧度。如果这样还是办不到，那就站起来四处活动一下也是好的。

其次，不要长期弯腰。很多人由于工作性质的原因，必须得长期弯腰，像木工在刨木的时候、农民在锄地的时候，都需要长时间弯腰来完成工作，这样会给腰椎间盘造成很大的压力，这种压力比站立时要增大一倍不止。如果弯腰的同时还负重，如搬运东西、提水等，腰部承受压力比站立时可增高5倍。因此，长期弯腰对腰椎的保护是极为不利的。

最后，不要久坐。现在的人坐的时间越来越长，而户外活动的时间则相应缩短。所以对在办公室工作的人来说，腰背痛发病率很高。这是因为，当人长期久坐的时候，会让腰椎始终处于一种后弯状态，腰部肌肉韧带也会一直保持紧张的状态。长期这样，就很容易出现慢性劳损，不利于腰部的稳定性和保护性。同时，久坐还容易造成腰椎间盘退变，引起腰椎间盘突出等问题。因此，每坐20～30分钟就应站立一下、走动一下，这对腰部保护是非常重要的。

唐朝王冰注云："两肾在于腰内，故腰为肾之外腑。"就是说人的两肾在腰部之内，而由于肾对于人的生命活动是非常重要的，因此，腰也有着非常重要的意义。所以，自古以来渴望养生以延年益寿的人都非常重视腰部的保护。对于女孩子来说，腰部受寒和腹部受寒一样严重，有可能导致月经疾患和不育的问题；而男人不好好保护腰部，就有可能造成性功能下降。因此，保护腰部必须要防止腰部受寒，可以经常把两手搓热，捂在腰眼上。

另外，中医学上还有云："肾主藏精，开窍于耳。"因为耳朵上分布着很多穴位，对于医治肾脏疾病都很有效，所以经常按摩耳朵也能起到良好的壮腰健肾的作用。

当人们感到腰部肌肉特别紧绷的时候，还可以自己搓揉后背肌肉，如果家里人帮忙搓揉按摩后背腰部肌肉的话，效果更好。此外，还有一个防止颈腰椎病的好方法，就是游泳。因为人在游泳的时候始终是将头向上抬的，这样可以很好地锻炼到颈部肌肉和腰肌，而且水的浮力让人在水中非常轻松，零负担，因此不会对椎间盘造成任何的损伤。

总之，不要以为腰部问题就是普通的腰痛，当人们对腰部施加了超负荷量的压力时，会促使和加速腰部老化，引发很多腰椎疾病。因此只有养成良好的站立坐姿，并加以适当锻炼，才能让腰始终发挥中流砥柱的支撑作用。

热敷加食疗，让你挺直腰板

腰背部是人体最常用力的部位，它主要是为人体提供支撑并保护人体的脊柱。长期在办公室维持坐姿办公的人士以及中老年人，极容易产生腰痛的症状。但轻微或持续时间不长的腰痛通常都容易被人们所忽视。殊不知，腰痛的产生原因很多，除腰肌劳损外，每年因内脏疾患引起腰背痛而到医院骨科就诊的并不少见。

医学上所称腰痛，是指腰部的一侧或两侧或在正中等处发生疼痛的症状，它既是许多疾病的一个症状表现之一，又可作为独立的疾病存在。在现代医学所称之风湿病、类风湿病、肾病、脊椎及外伤、腰肌劳损、妇科等疾病的患者中，多数人都有腰痛症状。究其病因，从传统医学角度上讲，多为外邪入侵、肾虚精亏、年老体弱、闪挫跌扑、气血瘀滞所致。

周大爷从半年前就开始感到腰部时常疼痛，而且除了腰痛之外也没有其他症状。因此，周大爷仅去医院就诊了一次。他听闻有人采用简单的热敷法治好了腰痛，遂四处打听寻来了这一方子，照方敷用一段时间后，果然腰痛减轻了许多。周大爷现在将这一热敷方视为珍宝，遇到有因腰痛求医的人就热心为其介绍。

该热敷方非常简单，只要取来2包粗盐放进锅中干炒，再趁热装入布袋里，用毛巾包着敷在腰上，以防布袋过热烫伤皮肤。待敷过一次的盐慢慢冷却后，又可将其再次加热敷用。如此使用两天，腰痛的症状就可以得到明显缓解。

在日常生活中，人们常因站、立、坐、卧的不良姿势或者繁重的工作，过度劳累导致腰肌劳损而生疼痛。对于这种疼痛，应该及时进行治疗，以防恶化。而上述介绍的热敷法就是治疗这种腰痛的好方法之一。在热敷法中使用的炒盐，可以使患者的疼痛部位得到温暖，从而加速患病部位的血液循环或促使身体出汗，从而将腰部积存的水分排出，这样一来，腰部的疼痛就会自然而然减轻了。

在中医看来，腰痛除了上述的腰肌劳损性的腰痛外，还有寒湿型腰痛，这种类型的腰痛患者在患病初期表现为腰部酸痛肿胀，站、立、坐、卧皆不适，身体扭转不利，在活动时腰部的疼痛尤其明显。当患病时间延长，病情加重，该类型的腰痛患者即使静卧保持身体不动，腰痛也不会减轻，而遇阴雨天气，腰痛的症状尤为明显；肾虚型腰痛，患有该类腰痛的患者会经常性出现腰部膝盖酸软无力，身体一劳累腰部就疼痛，而在卧床休息时疼痛又可以得到适当减轻；急性扭伤型腰痛，对于这类腰痛患者来说，通常都是病发突然，而有腰部外伤史的患者，按压其腰部时会发现其腰部有明显的压痛点，可据此判断出患者腰部扭伤的确切部位。上述介绍的炒盐热敷法，对于寒湿型腰痛、腰肌劳损性腰痛都有显著的疗效。

对于肾虚型腰痛，更好的方法就是食疗。中医讲究以形补形。因此，在治疗该类腰痛上，备受推崇的偏方之一就是杜仲猪腰子汤：

该偏方需要杜仲20克，猪腰子一个为基本材料。具体制法是：将猪腰子洗净切片（注意：猪腰子在做洗净处理时一定要将其内壁上的白色筋膜去除），然后放入清水锅中，同时加入杜仲一起煲至熟烂，即可取出服食。

该食疗偏方的功效就在于补肝益肾，强筋健骨，尤其适用于肾虚型腰痛患者。其中的药材之一——杜仲是一种古老的树种，在中国有“活化石”之称。其药用价值主要在补肝益肾、强筋健骨、安胎、降压等方面，由于其药用价值非常高，用途又很广，所以杜仲又享有“植物黄金”的美称。在我国古代，杜仲很早就已经作为药材在临床上使用了，现存最早的中药经典著作《神农本草经》中，就已经对它做了一番详细的记载，并且还把它列为既能治病又能补肾的上品药材之一。而另一道材料猪腰子，它的主要功效就在于健肾补腰，和肾理气。在传统医学上认为猪腰子味甘咸，性平，入肾经，能够起到很好的补肾、强腰、益气的作用。而经现代营养学研究，猪腰子富含蛋白质、脂肪、碳水化合物以及钙、磷、铁等多种矿物质和维生素等，因此不但能补肾气、通膀胱，还能消积滞、止消渴等，主要适用于肾虚腰痛、水肿等患者。虽然杜仲猪腰子汤疗效好，但根据其材料的特性来讲，也不是人人都适合服用的，对于血脂偏高者或者高胆固醇患者，这道食疗偏方就应当忌食。

通过对上述内容的了解，相信那些正在经受腰痛折磨的老人已经意识到腰部健康的重要性了。老人腰痛难忍，一定不能大意，要迅速接受治疗。治疗的方法很多，而上述介绍的热敷加食疗法简单易行疗效又显著，经常腰痛的人不妨动手试试，坚持一段时间，一定会收到意想不到的良好效果。

内服独活茶，防治膝关节炎症

风湿性关节炎是日常生活中最常见的疾病之一，老年人更是高发人群。因为常见，很多人都会忽视它的严重性，仅仅在疼痛时贴一块膏药，或者干脆撑过这一阵，等疼痛缓解时就好了。殊不知，风湿性关节炎越不及时治疗，病情就会越来越严重，疼痛持续时间加长，严重妨碍平时的生活。

从其病症上看，风湿性关节炎在其急性期，主要表现为关节出现红、肿、热、痛等症状，但这些症状通常持续半个月到1个月的时间就会慢慢消退。此外，急性期时的症状在各关节中呈游走状分布，不适感不会一直待在某一关节处，而是从一个关节转移至另一个关节，通常一次病变多侵犯两个以上的关节。而且病症多集中在膝、踝、肘、腕等大关节上，手、足等小关节则很少累及。

从中医学角度上分析，风湿性关节炎属于一种痹病。在《黄帝内经》中记载道："风、寒、湿三气杂至，合而为痹也。"可见导致风湿性关节炎的主要原因便是风、寒、湿。根据临床医学总结得出，有风湿性关节炎的患者多数都曾有过受冷、受寒的经历。比如那些经常需要进行水下作业的工人，或者在寒冷的天气里不注意保暖导致受寒的人，还有那些不注意控制室内温度、经常吹着冷气睡一晚上的人，都容易患上风湿性关节炎。

何太太现年58岁，曾经是某纺织厂的一名女职工。虽然现在已经退休3年了，但此期间她时常腿痛并伴随腿脚抽筋，膝部等关节肿痛，手指变形，一旦吹风受凉，疼痛的症状就更加明显。被病痛折磨的何太太苦不堪言，就连在炎热的夏季也要穿上棉衣棉裤，而且还要经常揉腿和手，才能稍稍缓解点疼痛。为了治疗这些风湿症，何太太不知服用过多少中西药，但都不见成效。一次偶然的经历，何太太了解到了一个治疗风湿症的偏方——独活茶，连续服用了5天后，折磨何太太很久的风湿关节疼痛的症状就消失了，现在她的腿不痛了，手指关节也不肿了，夏天不用再穿着厚重的棉服，还能用凉水洗菜做饭了。何太太从来没想过，这么一个简单的小偏方就能将折磨她十几年的风湿症治愈，真是太神奇了！接下来，就给大家介绍一下这个神奇的偏方到底如何制成的：

独活茶：只需独活20克，用水煎成后代茶饮即可。这道偏方其实就用到了一味药——独活，但在治疗风湿性关节炎上的效果非常好，主要还是源于独活的珍贵药用价值。在《本草汇言》一书中记载有："独活，善行血分，祛风行湿散寒之药也。"又有记载道："腰膝不能屈伸，或痹痛难行……必用独活之苦辛而温，活动气血，驱散寒邪。"不过，要想收到更好的疗效的话，不是用独活以水煎代茶饮，而是将其用来泡制药酒。

这种药酒的做法也很简单，准备独活12克、黑豆60克、米酒100毫升后，先将准备好的独活和黑豆用清水洗净，然后将黑豆放入水中泡上半天，再与独活一起放入锅中，在锅中加入4碗清水，开大火煮沸后再转而用小火煎，等到锅内的水只剩2碗时，去渣取汁，最后在滤好的汁液里兑入米酒再次煮沸就可以了。服用时坚持早、晚各一次，要想效果好，最好温热服用。

这道偏方的材料除了独活外，还特别加入了黑豆。人们对黑豆的通常印象是其具有很好的补肾功效。但其实黑豆不仅可以补肾，还能祛湿利水、活血通络，因此，在治疗风、寒、湿引起的风湿痹痛上也有很好的疗效。再加上米酒通血活络的作用，更加突出了这道偏方在治疗风湿性关节炎上的效果。

要治疗风湿性关节炎，除了上述内服偏方外，还有一些偏方专用于外敷，其效果也是非常显著的。常见的一个外敷偏方为：取连须葱白50克，生姜500克，食醋适量。先将葱白、生姜捣烂取其汁，备用。再将食醋倒入锅中煮沸，然后将已经取好的葱姜汁倒入锅中开小火熬成膏状，最后取出膏状物体均匀涂抹在洁净的纱布上，于每天临睡前敷在患处，待到次日清晨再取下即可。

中医学认为，葱白有发汗解热、散寒通阳的功效，而生姜味辛性温，有解表散寒、活血发汗的功效，醋则能有效促进血液循环。将三者制成膏药敷于患处，具有极好的祛湿散寒、通络止痛的功效，尤其适用于关节冷痛。

通过以上的介绍，希望那些还在遭受风湿性关节炎疼痛折磨的患者，不妨综合以上疗法，将内调与外敷一道使用，相信这样的治疗效果一定会更加显著。

巴豆饭外敷，应对风湿性关节炎

你的身边有患有风湿性关节炎的老年人吗？如果回答是肯定的，那你一定能基本了解这类患者所熟悉的关节肿胀疼痛是怎样一种折磨人的病痛。对有此困扰的老年人而言，刮风下雨、阴寒湿冷的天气是他们最不愿意遇到的。每每在这样的天气中，这种疼痛的症状尤为明显，还伴随有关节红肿，疼痛使得身体活动不便，症状严重的只能卧床休养，什么都做不了。由于这是一种慢性病，所以，当老人长期被其折磨之后，往往会影响情绪状态，变得消极、易怒起来。这不仅不利于老人自身的健康，也不利于家庭的和谐。

退休老人王某，刚刚退休一年就开始出现经常性的手关节肿痛，后到医院检查化验，被诊断为风湿性关节炎。为治疗该病，王某去市级医院接受了3个疗程的理疗仍然不见好转，而且此时疼痛已经由手关节蔓延到肩颈处。遇到天气不佳时，疼痛加剧，严重到手都抬不起来，甚至最后连自己最基本的生活也不能自理，起居、大小便都需要有旁人协助才能完成。这让老人感到非常沮丧和痛苦。后来老人的子女听说了巴豆饭偏方可以治疗关节炎，便按照偏方给老人治疗，没想到第一天敷用，老人的关节就停止疼痛了，敷用的第二天，关节也没见痛，到第三天还是不痛，这让老人与子女都高兴极了。从此以后老人的子女便坚持让她敷，一段时间下来，现在王某不但再也不关节疼痛了，而且全身都感到特别轻松舒服，原来遭受病痛折磨的双手，颜色也恢复正常了。虽然双手在早晨或者做家务劳累时会有些发硬，但只要稍稍活动一下就可以缓解，而双肘及手指关节也变得像之前一样灵活了，王某又重新开始为自己的孙女织毛衣了。那么，这神奇的偏方究竟怎样制成的呢？

其实，巴豆饭制作方法非常简单：

先准备15克巴豆与适量的热米饭。先将巴豆研磨成泥状与热米饭一起搅拌均匀，再将混好的黏状物质于每晚临睡前贴在患处，然后用油纸将之盖好，外用纱布包扎固定，等到次日早晨再将之除去即可。间隔15日再贴一次，通常贴用一次便可见效，连续贴用数次，便可稳定急症。

其实，在中医上有很多草药不但具有极高的药用价值，同时也含有毒性，但是如果能够得到适当运用，就能避免其毒性所产生的不良反应而取得很好的治疗功效，从而达到健身益体、治病养身的效果。就拿这道偏方中的巴豆来说，通常人们认识的巴豆是有毒性的，在许多古装片中都将巴豆作为一种腹泻的毒药来使用，但中医认为，巴豆除了有毒以外，还有很好的药用价值，其主要用来治疗风湿性关节炎，而且效果非常显著。对于风湿性关节炎患者来说，其治疗的要点是缓解关节疼痛，防止关节遭受病痛折磨而变形破坏，并且保留和改善关节功能，为达到这一效果，临床上多采用解热镇痛消炎药来治疗。而巴豆的药理试验研究表明，巴豆自身所含有的各种活性成分有极好的抗菌、消炎、镇痛作用，再利用中医的内病外治的治疗原理，通过将巴豆碾碎热敷于关节处，便能将巴豆的治疗功效发挥得淋漓尽致。而此方加上米饭作为辅料，则是因为大米饭质地黏软，是常用来外敷治疗的良好赋形物，并且大米饭还有保护皮肤、使皮肤免受刺激的功效。

因治不好风湿性关节炎而烦恼的朋友们，不妨试试用上述偏方来治疗，相信第一次敷用以后，你就会取得像王某一样好的治疗效果。

生姜艾蒿外敷，关节炎症这就好

在人体正常老化过程中，局部或整体的关节软骨退化，在关节边缘形成了骨刺或大的骨骼突起，即为关节炎。关节炎是一种形式多样、扩散范围很广的多发性疾病。因为其病因和体质结构复杂，所以一般的治疗方式大都不能收到良好的治疗效果。或者治疗过后复发的可能性极大。而且，此病还有一个十分恼人的特征，即由一个关节转移至另一个关节，病变局部呈现红、肿、灼热、剧痛，部分患者也有几个关节同时发病，不典型的患者仅有关节疼痛而无其他炎症表现。因为此病属于慢性病，进程较为缓慢，所以不少老人在最初患病的时候都不以为然。以至于到最后引发关节变形，甚至无法正常行走。

下面就让我们来看一例较为典型的关节炎病例：

2009年冬天，徐某的腿关节疼痛难忍，无法正常行走。在此之前，老人经常会出现关节胀痛的现象，这种现象已经有将近3年的时间。因为从未出现过影响行走的现象，所以一直拖延，没有经过任何的正规治疗。现在，老人行走已经受到严重限制，经医生治疗效果也不明显。后来，同小区的另一名老人听说了老徐的遭遇，过来分享治疗心得，因为他自己也曾经是一名关节炎患者，最后是用生姜和艾蒿治愈的，所以把偏方推荐给了老徐，希望其可以一试。尝试之后，老徐的关节炎症基本被治愈了，而且，至今未再次复发。

这个偏方的具体内容如下：将干艾蒿叶揉成团（直径约1厘米），生姜切片，把生姜片放在腿关节的骨缝处，把艾蒿放在生姜片上，将艾蒿点燃进行灸疗。左右各灸一次，每天一次。

除了上面所提供的偏方之外，风湿性关节炎患者要正确对待食补与药补。无论食补还是药补，对风湿性关节炎患者都是有益的，但必须根据病情及脾胃功能的强弱来进行。如牛奶、豆浆、麦乳精、巧克力虽是营养佳品，但体内有湿热或舌苔厚腻者，多食反而腹胀不适，不思饮食；人参、白木耳、阿胶虽能补气养血，但脾胃不和或湿热内蕴者服之反而助湿，非但不能去病，反添病痛。

古方搭配治炎症，膝关节不再疼

不少老人都有这样的误区，觉得老了之后腿脚不利索了，哪里都去不了了。事实上，腿部疾病不是每个老人的必然结果，只要老人有预防腿部疾病的意识，养护好自己的关节，老了之后一样可以外出旅游。

在腿部，膝关节是非常重要的一个环节。但是，它这个结构首先就存在很大的问题。一个人再胖，膝盖也不会有肉，因为膝盖那个地方只有韧带，是真正最皮包骨头的地方。由于膝盖处经常气血供应不足，所以特别容易受损，且膝盖受损后很难恢复，稍微动一动就会疼痛。

李大爷年轻的时候拉过三轮车，上了年纪之后膝盖关节总是隐隐作痛。每天早晨，李大爷都喜欢拿着鸟笼到附近的公园遛鸟。可自从腿脚不适之后，他晨起溜达的次数越来越少，时常感觉膝关节酸软无力，头晕眼花，下肢酸软，举步维艰等。由于是老毛病，所以总拖着不去医院治疗。后来在家人的劝说下才去就诊，他当时看的是老中医。中医专家考虑他年事已高，不适宜多吃药，所以建议采取古方治疗。没想到，几十年的膝盖痛，几服药就好了。这里就把这个神奇的方子介绍给大家：

配方及用法：雷公藤皮240克，川乌、草乌各60克，当归、羌活、桂枝、地枫皮、西红花、川芎各20克，豨莶草6克。先将以上各味药放入冷水中浸泡1小时左右，然后取药放置火炉上，加水2 000毫升煎煮。煎至1 000毫升，滤渣、取汁，趁热加入冰糖260克，放凉后装入容器内加入60度以上白酒3 000毫升，隔48小时后服用。成人每天早、中、晚饭前20分钟各服一次，每次50毫升。儿童酌减，孕妇忌服。本方有毒，应慎用。

其实，除了上面所提供的偏方之外，传统的治疗方法，可供选择的还有很多，比如药浴、泡脚等。这些方法各有各的长处，可依据病症情况及患者的需要选择。

药浴基础配方加入羌活、独活、秦艽、威灵仙各10～20克，用高一点的木桶泡脚，水要到达膝盖处；或用毛巾蘸上药浴水，趁热敷在膝盖上，保持10分钟左右，可缓解膝盖疼痛。泡脚后，还可配合温灸。将灸盒放在膝盖两侧，上至鹤顶，下至足三里、阴陵泉，灸30分钟；趴在床上，灸膝盖窝处的委中、委阳30分钟。

对于以上疗法，所选用的药材是否适用于病患个人尚需要专业医师的认可。因为每个人的体质不同，对药物的反应和吸收能力也有所区别。老年人对药物毒不良反应的应对能力本就低于中青年人，慎重选择药品是正确的。此外，特别需要注意的一点是，如果认为老人有必要采取温灸的治疗方式，最好让专业人士操作。针灸不比拔罐、刮痧，其对力度、穴位、时间的掌控是很精准的，否则可能得不偿失。

风湿痛关节痛，树枝树叶也是好药材

对于患有风湿性关节炎的老人来说，生活肯定都有很多烦恼，特别是当天气变冷，湿度加大的时候，关节简直疼痛难忍。而治疗起来，费时又费力，很难治好不说，还反反复复。如果治疗不够及时，延误病情，又会引起关节功能障碍。因此，治疗风湿性关节炎切不可急躁，尽早发现、及时治疗才是王道。

有的老人在自己得了风湿痛之后很是纳闷：为什么偏偏找上我呢？风湿寒性关节痛的发病原因复杂多样，一般说来，老人的住所如果环境寒湿或者高寒都很易受到风湿疾病的侵害。因为长期受风寒湿气所侵，时间长了，身体自然受不住。除了环境因素之外，疾病、过劳等因素也有可能会诱发风湿痛。

有一个人称“巧妈妈”的老人，现年67岁，是一个性格开朗，热情好客的老人。老人的生活是丰富多彩的，唯一的遗憾是在63岁的时候患上了风湿性关节痛，从此，老人便格外害怕下雨及阴天的日子。家人劝其就医后，经过诊断发现，老人是由于抵抗力下降，风寒湿邪入侵而引发的风湿病。而且由于刚得此病的时候没有及时治疗，所以三四年下来病情已经有了进一步发展。

老人的儿子为她四处求医问药，在此过程中发现，要治疗风湿性关节炎，方法五花八门，但不见得都有效果，特别是风湿性关节炎作为一种慢性疾病，治疗起来尤其费时费力。有的身体状况差的老人，及时接受了治疗，治疗过程也会很漫长。幸运的是，老人的儿子从一个老乡那里得到两个用树枝树叶为原料的偏方。听说此方治疗风湿性关节炎的效果非常好，回去一试，最初没见大效果，坚持使用一个月后，发现老人的痛感减轻不少。下面就来向大家介绍这两种偏方的具体内容。

偏方1：利用常见的椿树枝、柳树枝、桑树枝制成汁液热敷。这种方法需要先取前述原材料各100克。先将椿树枝、柳树枝、桑树枝各自尽量切碎，然后一起放入一口大砂锅内，加入适量的水煎，待其汁浓的时候，过滤、去渣、澄清，然后再将清汁倒入干净的盆内放置在避风处。敷用时将毛巾浸透药汁并趁热厚敷在疼痛关节处，等到冷却时另换再敷，每次敷2小时，然后洗一个热水澡，到全身出汗为度。每日敷上3～4次，坚持数日可见疗效。

偏方2：以樟树叶、松节煎汁热敷。这里需要取樟树叶、松节各1000克。然后按照偏方一的方法煎取汁液，并以同样的方法、疗程热敷。需要注意的是，使用这个偏方治疗时，在每次洗完热水澡后，1小时内不要吹风。

除了使用上面所提供的偏方之外，患有风湿性关节炎的人在治疗过程中还应该注重平时的保养。要时常锻炼身体，以增强身体素质。锻炼可以让人强壮身体，提高免疫力，大大增强抵抗风寒湿邪侵袭的能力。还要注意保暖，避免身体感受风寒之邪。平时要多穿衣服，防止受寒，不要淋雨，保持居住环境干净温暖，患病者尤其还要注意关节处的防寒保暖，衣服一定要干透时才穿。还要注意劳逸结合，防止身体过于疲劳，饮食有节、起居有常无论对于养身还是治病都有重要意义。临床上，一些患者就是因为不注意劳逸结合，使得刚有些好转的病情又加重，因此适当休息才是保持身体健康之道。最

后，乐观的态度非常重要，保持治愈的信心，从心理上战胜疾病，便是胜利的一半。

另外，患有此病者尤其还要注意一些禁忌：

第一，风湿性关节炎属于慢性疾病，病情持续时间长，治疗起来很费时，因此在饮食上太过忌口，会严重影响身体对于营养的吸收，反而不利于疾病的康复。一般说来，风湿性关节炎患者并没有什么特殊的忌口。只是当处在急性期时，会出现关节红肿灼热的症状，这时候不适合吃太过辛辣刺激的食物；此外，如果患者脾胃虚寒，生冷的瓜果及虾、蟹等食品就不适合多吃了。

第二，对于患有风湿性关节炎的患者来说，酒并不是忌口之一，反而喝少量的酒，还能起到祛风、活血及疏通血液循环的作用。

小小的树枝树叶都是治病良药，这么简单的治病方法是不是让你重拾对风湿性关节炎的战斗信心，那还等什么，现在就动手吧！

酒烧鸡蛋治疗风湿性关节炎

众所周知，风湿病属于较难治愈的老年常见慢性病，因为它给患者带来了巨大的病痛折磨，因此有“不死的癌症”的叫法。此病在治疗上难度较大，是让很多骨科专家头疼的骨科顽疾。

前文对于风湿性关节炎的主要诱发原因和症状都已经有了详细的介绍，正因为其成因的复杂性和治愈难度高而有不同的治疗方式。对于老年患者而言，身体的老化让老人比常人更加脆弱，更容易受到风、寒、湿、热的侵袭，一旦受到了侵犯，就会使老人的经络闭塞，气血运行不畅，进而引发肌肉、筋骨和关节的酸痛、麻木，严重时甚至导致关节发生肿大变形、灼热等现象。

该病的一大特点就在于病征并不只停留在某个关节处，而是会同时侵犯多个关节，特别是人体较大的关节，尤其受到风湿性关节炎的青睐。另外，该病还有一个特点是呈游走性，也就是说，它除了会同时侵犯多个关节外，还能从一个关节游走到另一个关节，使人体各个关节接连不断地发生病症。在我国，风湿病又属于高发病种之一。所谓冰冻三尺，非一日之寒，该病也是在日常的不良生活作息中一点一滴积累而成的。因此，在日常生活中积极做好预防对于杜绝该病缠身是非常重要的。

宋大爷患风湿病已经5年了。刚开始时只是关节有酸麻感，宋大爷常年下地务农，习惯了劳累过后关节的酸麻，因此也没太在意，只是就诊后服用了一些消炎药，但只能暂时缓解病情，治标不治本。而且病情拖的时间一长，宋大爷从起初的关节酸麻感，发展到后来腰、膝盖、肩部关节都开始又凉又痛，尤其是冬春季，疼痛感更甚。为此，宋大爷烤过电，吃过各种活络丸、人参再造丸等药物，均没收到很好的疗效，病情愈加严重，直到朋友给宋大爷提供的一个偏方——酒烧鸡蛋，才真正让宋大爷摆脱了长期纠缠他的关节疼痛。

该酒烧鸡蛋的偏方具体做法是：取3个红皮鸡蛋，先洗净擦干，放入盘中备用（盘子可以是铝盘或者瓷盘），再往盘内倒入50度以上的白酒，白酒量以不浸没鸡蛋为宜。然后让盘底先加热一会儿，再将盘内的白酒点燃，让它自行燃烧直至火灭。服用时将鸡蛋与残酒一同吃完，再躺到床上盖上厚被子发汗（时间在晚上）即可。对于病症较轻的患者来说，吃一次即可，而重者需吃三次。

经此方治疗过的很多患者，均表示原先的风湿性疼痛消失了，现在腿不疼了，腰不凉了，肩也好了。实在是非常有效的良方。

对于患者来说，除了选择上述偏方外，在治疗时尤其要注意科学治病，防止陷入治疗误区。那么，什么才是比较科学的治疗风湿性关节炎的方法呢?

首先，治病要趁早。通常患者在患病初期由于症状不明显，因此常常忽视治疗，想等着它自然好。结果延误了治疗时间，使得病情越拖越严重，等到非常难受的时候才想起去医院，早已错过了最有效的治疗时机。

其次，不要听信广告宣传，滥用药物。现在市面上治疗风湿性关节炎的药物真可谓五花八门，上网随便一搜就是一大串，其中很多是夸张宣传，一旦盲目采信，随意用药，就会导致各种不良后果。所以，要学会判断，不能轻易相信广告。

最后，治疗彻底，不要见好就收。很多患者在治疗时都是一见效，立马就停止用药，结果下回再发病时，又采取同样的做法。殊不知，反反复复的让病情发作就是治疗风湿性关节炎的一大禁忌，只会让病情越来越重。因此，一定要进行彻底的治疗。

另外，在治疗过程中还应该注意卧床休息，加强营养，保持愉悦的心情、乐观的态度，才能在与风湿性关节炎的战役中彻底取胜。

总之，风湿性关节炎是一种对老年人危害非常大的疾病，严重的除了导致关节变形、残废外，甚至还能伤及人体五脏六腑。所以，人们应该对风湿病有足够的认识，并积极预防治疗。

枸杞子羊腰子粥，防治腰痛有良效

在传统中医学中，有“腰者，肾之府”的说法。鉴于腰与肾总被放在一块，导致很多人在腰痛的时候想到的第一种治疗方法就是补肾。尤其是一些男性患者，总是将腰痛和肾虚关联在一起，一碰到腰痛，就将鹿茸、杜仲、海马、人参、六味地黄丸等补肾的药材吃个不停，仿佛补肾就是治腰，只要补好肾，就能让自己的腰高枕无忧了。结果不但没能缓解腰痛，反而因为补肾的药材吃多了，弄得自己出现两目充血、性情急躁、乏力疲倦等上火现象。

可见，人们对于腰痛的认识存在一个误区。虽然说腰与肾的关系的确相当密切，但如果将腰痛想当然地认为是肾虚引起的，那就大错特错了。常言道：“病人腰痛，大夫头痛。”之所以这么说，就在于腰痛的病因极其复杂，不通过仔细的检查、诊断通常是无法简单下结论的，有时即使检查过后，医生也束手无策，难以判断患者腰痛的病因。而且补肾一类的药物通常有很大的热性，如果不遵医嘱盲目服用，极可能导致盆腔充血水肿，反而加重症状。所以，在面对腰痛的时候绝对不能盲目进行治疗，要先分清症状，判断病因，再对症下药，才能取得较好的治疗效果。

现年60岁的贺某，从2007年冬天开始，就时常感到腰部酸痛难忍，时时发作，到医院就诊检查后，经医生诊断为肾虚引起的腰痛，医生中药西药都给开了一些，但服用后

未见成效。贺老先生后来去一认识的老中医处寻到了一个偏方，据说此方治好了很多人的肾虚腰痛症。回家后，贺老先生就按该偏方开始治疗。没想到一段时间后，久治难愈的肾虚腰痛真的给治好了。那么，究竟是什么偏方有如此神奇的疗效呢？现在就来给大家介绍这个治疗肾虚腰痛的小偏方。

枸杞子羊腰子粥：准备枸杞子叶250克，羊肉50克，羊腰子2对，粳米150克，葱白5个待用。先将羊腰子洗净，将其臊腺、脂膜去掉，然后将羊腰子切成细丁；再将葱白洗净切成段，粳米洗净，羊肉洗净切成片，枸杞子叶则洗净后直接装入纱布袋中。然后将上述处理好的食材一起放入锅中，加入适量清水后煮粥，等到肉熟米烂香味四溢时就可以吃了。

这款粥主要适用于肾阳虚腰痛的患者。其材料之一的羊腰子在传统中医以形补形的医疗观中是补肾的佳物，而经过临床实践证明，羊腰子确实有补肾的功效。羊腰子中含有大量的蛋白质、维生素A以及铁、磷等矿物质，能够起到生精益血、壮阳补肾的作用。通常来说，一般人群都可以食用羊腰子，其味甘，性温，入肾经，对于有肾虚劳损、腰膝酸软、足膝痿弱、消渴、肾虚阳痿、早泄遗精、尿频、遗尿等症状的人来说尤其适用。而羊肉据说也是用来补肾阳的最好食材之一。枸杞子叶在传统中医学中归入心、肺、脾、肾四经。在《圣济总录》中也有利用枸杞子叶与羊腰子来治疗肾阳气衰，腰脚疼痛的记载。

对于肾虚引起的腰痛，掌握有效的治疗方法固然重要，但对病症的类型判断是有效治疗的前提。要判断腰痛是否属肾虚引起的，主要看患者的症状。通常来说，肾虚引起的腰痛是最常见的，该类型腰痛发病原因主要是先天禀赋不足、年老体弱或是劳伤过度。患者在肾虚腰痛时，腰部除了会感到疼痛外，还会有一种酸楚感，特别是对于那些身体长时间劳作、远行久立的人，这种疼痛感尤其强烈，坐卧休息时才能减轻这种痛感。而且肾虚引起的腰痛会反复发作，久久不能治愈。此外，要想更加准确地判断是哪一种肾虚引起的腰痛，还可看患者平日里除了腰痛外，是否有心烦失眠、口干舌燥、手足心热、面色潮红等上火症状发生，如果有的话，就能进一步说明患者是肾阴虚。这个时候选择服用六味地黄丸就是对症下药了。因为六味地黄丸主要就是用来补肾阴的。如果患者腰痛在寒冷天气时就会加剧，手脚常常冰冷，面色苍白，体质畏寒，则进一步说明患者是肾阳虚。这个时候就不能选择六味地黄丸等补肾阴的药物了。阳虚就是通常认为的人体火力不足，这个时候滋阴，只会使肾阳更虚，因此，需要服用补肾阳的药物如金匮肾气丸等。另外还有一些食物，也有很好的补肾阳的功效，如牛、羊、鹅肉等。如果无法准确判断是肾阴虚还是肾阳虚的话，就只能按一般肾虚来治疗。

所以，人们在患有腰痛的时候切不可盲目治疗，只有对症下药，才能取得较好的疗效。在治疗肾虚腰痛时，要经过检查，看到底是肾阳虚还是肾阴虚所致再进行治疗，切不可想当然地治疗。确属肾阳虚腰痛的患者，经过上述偏方治疗，再加上平时在饮食上多吃一些壮阳补肾的食物，就能很好地治疗肾阳虚腰痛。

民间十味方，对症治腰痛

很多人都有过腰痛的体验，其实，腰痛多数情况下只是一个症状，即由其他疾病引起的腰痛反应，说起来，能引发腰痛的原因还真不少，绝大多数已经被人们所熟知，像腰肌劳损、腰部扭伤等，但仍有少数的病因还不被人们所了解。从常见的病因上看，引发腰痛的原因大致有下面几种：由于脊髓和脊椎神经疾患所引起，像脊髓肿瘤、脊髓炎等疾病就会引起腰痛；由于脊柱骨关节以及脊柱骨关节周围的软组织发生病变而引起腰痛，包括挫伤、扭伤所引起的局部损伤、水肿、出血、粘连和肌肉痉挛等原因；由于内脏器官发生病变引起，这类腰痛的原因有子宫及其附件感染，肿瘤也可以引起腰骶部疼痛，对于内脏器官疾患引起腰痛的病人通常同时伴有相应的妇科症候；由于精神因素引起的腰痛，如癔病患者也可能感觉腰部疼痛，但并没有什么客观体征，或通过医院详细检查后发现检查结果与病人主观感受不相同，这种腰痛通常就是癔症引起的。

李某是一名退休小学教师，在她还未退休时，就一直有慢性腰痛症，虽然不至于严重到得长期卧床，但当时也对工作造成了影响。为此，李老师去了很多医疗机构就诊，病情虽未恶化，但也不见好转。后来，李老师找到了当地著名的老中医求治，老中医遂写了一处方交给李老师，并告诉她："这一偏方已经治好了不少腰疼病患者。只需要在每年的冬季服上一剂，可以让你到老年时眼明不花。"李老师拿到方子后试用了一剂，事实证明效果果然不错，长期疼痛难忍的腰就不疼了。之后，李老师每逢冬季就按方服一剂，连续服用了5年。现在已经过去很多年了，李老师再也没有犯过腰疼病，而且眼睛果然不花。现在李老师63岁了，每天早上看报纸连眼镜都不用戴。故此，将此神奇偏方介绍给大家。

配方及用法：破故纸25克，云故纸15克，巴吉13克，大芸13克，川木瓜15克，川断15克，川牛膝15克，全虫12克，黑杜仲30克，西小茴10克。此外还要准备1000克黑豆和60克青盐。先用上述十种药材加入1000克水，煎至水剩下500克，将煎好的药汁倒在大砂锅内，再将已煎过一次的药渣加水750克再煎一次，同样煎至药水剩下约500克即可。将两次煎好的药水，同时倒入大砂锅内，然后再将前述备用的黑豆倒入药水内，加上青盐（没有青盐亦可用白盐替代），一直煮到药汁干涸只剩黑豆为止。然后将煮好的黑豆倒出晒干即成。服用的时候，每次取黑豆粒，用开水冲服。待1000克黑豆吃完，可再制一剂。第一年连续服用两剂后，长期的腰痛症状就可以完全消除。之后，每年冬季再服一剂，坚持数年，不但能让腰痛再也不回来，还有延年益寿之功效。

上述偏方很老，但非常有效。其中的药材云故纸，中药名称又叫作木蝴蝶，是一种能加速机体新陈代谢、延缓细胞衰老、提高人体免疫力的有益药材。而破故纸，在我国传统医学上，主要是用来治疗五劳七伤、元阳受损引起的脚手沉重，夜多盗汗症，以及下元久冷、风寒入侵之病，还有肾虚腰痛等症；而中药大芸别称为肉苁蓉，药用价值极高，主治肾阳不足、阳痿早泄、精血虚亏、腰膝酸软等病症，属于我国传统的名贵中药材，历来就用作补肾壮阳的补益药物。巴吉又称为巴戟天，是茜草科植物巴戟天的根。该药材性温补，主要用来作为补肾药剂，有壮阳益精、强筋健骨、祛风除湿的功效。因

此，肾虚阳痿、早泄、尿频、腰膝酸痛患者均可以使用。川木瓜性微温，味甘辛，在传统中医中被归为肾、肝经。川木瓜是一种对人体非常有益处的药材。在医学上，川木瓜的功效主要有平肝和胃，舒筋除湿、湿痹、水肿痢疾等功效。川牛膝性平，味甘微苦，无毒，可归入肝、肾二经。而牛膝在医学上，主要认为它具有除风祛湿、通经活血的功效。在临床上通常被用作治疗风湿腰膝疼痛等症。川断，中药名为续断。其主要功能就是补肝益肾、强筋健骨、调血活络等。如果患有腰背酸痛、肢节痿痹或是跌打创伤、损筋折骨的患者可以使用该药材。西小茴其实通常叫作小茴香，其主要功效是抗溃疡、镇痛等，而茴香油具有抗菌的功能，同时还能起到增进食欲，促进消化的作用。全虫，又叫作钳蝎、蝎子，本身带有毒性，归入阴经，主要用来除风祛湿、壮阳止痉、通络活血、解毒等。对于风湿痹痛患者很有效。最后一味药材，黑杜仲，主治腰痛。用上述药材的药汁泡的黑豆，经实践证明，对长期腰痛患者有奇效。

事实证明，此方经过多名患者验证，不仅对治疗腰痛有效，还可以健体明目，让老人的晚年生活更加健康舒适。

栗子嚼成浆，老人腿脚变利索

常言说："人老腿先老。"这句话不假，所以我们要慎重对待，在年轻的时候就注意锻炼增加腿部的力量，一点都不能马虎。除了运动外，还可以没事就嚼嚼栗子。在古代的燕赵之地，曾有"木本粮食"一说，指的一个是枣，一个就是栗子。由此可以看出当时栗子对民众健康发挥了很重要的作用。

刘大爷已经有83岁的高龄，可平时身体健朗，很少生病，还经常下地做点杂事，走路做事的时候根本看不出来已经80多岁了。用刘大爷的话来说，腿脚好，什么都好。刘大爷所在的农村是一个栗子产地，对于经常吃栗子的刘大爷来讲，一般生活在城里的那些同年龄段的老人，不管是爬楼还是走路腿脚可都没他利索。

有人可能会奇怪了，这么简单的零食真的可以治病么？事实确实如此。栗子除了味道甜美，吃起来方便之外，还具有很丰富的营养价值。栗子的果实含有蛋白质、多种维生素、胡萝卜素、烟酸以及磷、钙、铁、钾等矿物质，可以益气血、养胃、补肾、健肝脾；中医学认为，栗子性甘温，无毒，有健脾补肝，强身壮骨的医疗作用。唐代大医学家孙思邈称栗子为"肾之果也，肾病宜食之"。栗子对肾虚有良好的疗效，特别是老年肾虚、大便溏泻更为适宜，经常食用也可强身愈病。另外，明代的李时珍则别有一番见解，说栗子有驱寒、止泻之功效。栗子全身是宝，其内果皮、外果皮、树叶、树皮及花皆可入药。

民间验方多用栗子，每日早晚各生食1～2枚，可治老年肾亏、小便弱频；生栗捣烂如泥，敷于患处，可治跌打损伤、筋骨肿痛，而且有止痛止血、吸收脓毒的作用。

但是，还是要提醒大家，栗子生食难消化，熟食又易滞气，一次不宜多食；糖尿病患者应少吃或者不吃，因为栗子的含糖量非常高；而新鲜栗子容易发霉变质，吃了发霉的栗子会引起中毒，所以，变质的栗子是不能吃的。

古代有一首诗说得好："老去自添腰脚病，山翁服栗旧传方。"大家只要一读，就非常容易明白。就是说，如果年纪大时，腰脚出了小毛病，就可以吃栗子来治疗。栗子，味甘性温，能治肾虚，腰腿无力，它能够通肾、益气、厚胃肠，这在古代医书里有很详细的记载。

在中医理论中，吃栗子是很有讲究的，是说“服栗”，要“三咽徐收白玉浆”，就是把栗子放在嘴里，然后慢慢地仔细地嚼，直到嚼成浆再咽下去，还得咽三回，这样才能够有效地解决腰腿疼。另外，脾胃虚寒者不宜吃生栗子，产妇、儿童和便秘患者也不要多吃栗子。

用吃栗子来缓解腰腿毛病的方法如下：

肾虚、腰酸腿软者：每日早晚各吃风干（阴干）生栗子5个，细嚼成浆咽下。也可以用鲜栗子30克，置火堆中煨熟吃，每日早晚各一次，以此来治疗疾病。

另外，栗子除了可以强健筋骨，解决老年人的腿脚疾病之外，还具有预防和治疗高血压、冠心病、动脉硬化、骨质疏松等疾病的作用。中医把栗子列为药用上品，认为栗子味甜性温，入脾、胃、肾，主要功效为养胃健脾、补肾强筋。所以建议人们合理地吃栗子来保健身体，因为它不单营养价值丰富，味道甜美，更是有意想不到的药用效果。

干洗腿，让老人远离老寒腿

有一句老话说：“饭后百步走，活到九十九。”人只有从年轻的时候就养成锻炼的习惯，形成养生的意识，到年纪大的时候才能保持身体健康，老当益壮。所谓春生、夏长、秋收、冬藏，人体的阳气也是一样的。年轻时不注意身体，年老时身体怎么会好呢？又有人说今天的健康状况是由20年前的生活方式所决定的，实在是一语中的。它告诫人们从小养成良好的生活和锻炼习惯不仅是为了现在，更多的是为了未来。其实，老年人的很多疾病都是因为年轻时的忽视以及不健康的生活方式造成的。在老年病中，腿冷是比较常见的一种症状，它主要是因为阳气不能下达所导致，一般发生在天气寒冷的时候。

双腿受寒后最直接的问题便是导致全身体温下降，打乱各个部位的正常生理功能，尤其对上呼吸道的影响更大。双腿受寒后很容易引起感冒、关节炎、消化不良和妇科疾病等。因为腿冷了，腿部的毛细血管就会收缩起来，而腿部离心脏较远，原本血液循环就没有其他部位那么通畅，当血管一收缩，腿部就会更加寒凉。这个时候很多人会发现腿部经常会莫名其妙地出现紫色斑块，这就是腿部血液不流通造成瘀血形成的。

事实上，现在临床上也发现，很多心脑血管疾病患者，经常会感到腿部麻木、冰凉或疼痛，严重者还可以导致足部水肿，在医学里面称之为心源性水肿。它的特点是从足部开始，向上延及全身，发展较缓慢。因此，当腿部没来由地出现这些症状时，你就应该意识到，是不是该去医院做些心脑血管方面的检查了。

腿部保暖，除了衣着方面需要注意之外，还有一个极其简便的方法，就是干洗腿。55岁的李阿姨，年轻时因为工作原因，没重视腿部的保暖，现在天气稍微凉点就觉得双腿冰冷麻木，常常睡了一晚上，脚都一直很凉。这个问题困扰了她很久，后来偶尔得知一种腿部按摩法，解除了她的困扰。

具体动作是：先用双手紧抱左侧大腿，稍用力从大腿向下按摩，一直到足踝，然后再从踝部向上按摩至大腿根；然后用同样的方式按摩另一条腿，一般一组动作重复10～20遍。

李阿姨每天都坚持做，经过数月后，有一天天气比较凉，李阿姨意外发现要是以前这个时候自己腿凉的毛病早就犯了，可是现在依然可以感受到自己双腿那种暖暖的感觉。仅仅是每天简单的几分钟按摩就能带来如此大的改变，可见干洗腿简单易行，效果良好。而且，它对筋骨毫无损伤，每天坚持按摩可疏通整个腿脚的经络，起到促进血液循环、活血化瘀的作用。因此，每天坚持这种腿部按摩对于腿脚老化、平衡能力减退的老人来说，实在是最合适的办法。

李阿姨将这个方法告诉了她所住小区的几名经常聚集在一起的老人，让他们在晒太阳聊天时，也顺手做做干洗腿的动作。半年之后，那几名老人都表示，以前他们走路得拄着拐杖，要不一不小心就可能会摔着了，也说不出来究竟是骨质疏松还是平衡感下降，上楼梯走不了几步就气喘吁吁，各种补药也吃过不少，但是没多大的效果。出门散心时，孩子们也不放心他们单独出去，总得千叮咛万嘱咐的。可是现在好了，腿脚明显有力了，平时用的拐杖也丢到了一边，想去哪儿就去哪儿。在了解到这些神情兴奋的老人都是因为自己介绍的干洗腿按摩法而改善生活之后，李阿姨也是百感交集。其实，老年时的健康是可以通过改善年轻时生活方式、习惯来达到的。人在年轻时，就应该懂一些养生知识，学会身体保暖，这样到老年时才能保持身体健康，才可以无后顾之忧地安享晚年，因为健康才是美好生活的基础。

艾草泡脚，专治寒凉性腿痛

中医让我国成为世界上对植物利用最广泛的国家。许多疾病在外国人看来只能通过打针住院才能康复，可是，在中国可能只需要简单利用一些植物就能治愈，这也是中草药的神奇之处。有的植物本来有毒，有的本来就对人体有益，但不管是什么植物，在传统中医神奇的组合下它们都可能变成治病良药。

中国的老年人，自身受到慢性病的困扰时，也常常会选择使用传统的治疗方法加以治疗。这也得益于我国对草药的广泛利用。就拿老人常见的寒凉性腿痛来说，艾草就是对症治疗的上佳选择。

艾草是一种多年生草本植物，略成半灌木状，植株有浓烈香气。其味苦而辛，无毒，熏洗、服用皆可，能温中、除湿，治疗多种疾病，通常被人们认为是驱邪、治病、延年益寿的神草。艾草分布在亚洲及欧洲，生长在山野之间，容易成活，生命力极强。艾草与中国人的生活有着密切的关系，每至端午节之际，人们总是将艾草置于家中以避邪，或将干枯后的株体泡水熏蒸以消毒止痒，产妇多用艾水洗澡或熏蒸。故每当端午节前后，在我国许多地方都有鲜艾出售，这个时候人们就会买些艾草带回家去，将其放于供神的中堂两边，或房间妆台之旁，以达到“奇香可数月不减，蚊蝇嗅之即逃”的目的。在有些地方，艾草也经常被人们认为是“救命神草”，用它可制成艾叶茶、艾叶汤、艾叶粥等来食用，可以增强人体对疾病的抵抗能力。

有个65岁的刘老太太，家里常备艾条、艾草。每当伤风感冒，虚火上升，牙龈肿痛时，老太太就会自己用艾条来灸疗，根本不用去医院开药吃。老太太还经常用艾草水泡脚，治好了她的寒凉性腿痛，用她自己的话说“谁的养生之道都没有我的便宜实用”。

用艾草水泡脚能够有效地祛除虚火，还可以治疗口腔溃疡、咽喉肿痛、牙周炎、牙龈炎、中耳炎等一些因虚火导致的疾病。但是使用艾草要掌握正确的方法。具体的使用方法是：

取艾草一小把加水烧开后稍凉一会儿，待水温适宜时再倒入泡脚桶里泡脚；或用纯艾叶做成的清艾条取其1/4，撕碎后放入泡脚桶里，用滚开的水冲泡一会儿，等艾叶完全泡开后，再加入些温水调节水温后再泡脚，等到泡到全身微微出汗时，要多喝一些温开水。一般连续泡几次，持续2～3天便可。期间不能吃寒凉的食物，并且要注意休息。那些因虚火引起的头面部、咽喉部的不适症状，用此方后都会明显好转或者消失。

现代人普遍寒湿重，而艾草能祛寒、除湿、通经络，所以艾草就成了治病不可缺少的帮手。用纯艾叶制成的清艾条，扎成一排熏后背、小腹、小腿、手臂的方法，能快速祛寒湿。

虽然说用艾草泡脚有很多好处，但也应注意其不良反应。艾草对消化道及皮肤有一定刺激性，大量服用可引起中毒，出现消化系统、神经系统的一系列中毒症状。所以，用艾草的数量和频率都是有讲究的。只有按照科学的方法，才能对老人健康有好处。

为什么人们对艾草的利用如此广泛？近代科学研究表明，艾叶具有抗菌及抗病毒作用；平喘、镇咳及祛痰作用；止血及抗凝血作用；镇静及抗过敏作用；护肝利胆作用等。艾草中还含有丰富的叶绿素成分，除了可以预防癌症外，还具有净血、杀菌、畅通血络的功效；而艾草中所含的腺嘌呤，可以使心脏强壮，防止功能退化，对预防脑部疾病等有很强的效果。

另外，早在很久以前，艾草就被用于灸术。因为艾草“性温、味苦、无毒，能通十二经、理气血、逐湿寒、止血下痢”。艾草性温，是一种纯阳性植物，用于灸疗，可起到排毒养颜、固本壮阳、提高人体免疫力的功效。所以人们一般是把艾草点燃之后去熏、烫穴道，使穴道受热而经络疏通。人们常用买来的艾草枯叶做成的长条，点燃轻熏关节，以治疗筋内关节疼痛。艾草也是洗药浴材料，现在流行的药草浴大多选用艾草做药材。

老人体虚腰痛，热掌外擦缓不适

现在越来越多的老人因为腰痛而就诊。据统计，在全国各大医院腰痛患者的就诊数量仅次于感冒，而且，就诊人群以老年人居多。可见，腰痛已经成为危害老年人健康的一大顽疾。对于人体来说，腰背部是用力最多的部位，不但起着支撑人体的作用，还负责保护脊柱，因此是非常重要的一个部位。然而，它的老化从人们还只是20多岁的时候就开始了。如果在年轻时不注意保养身体，保护腰部，等到了中老年的时候，腰部的病症就会开始出现，给自己的生活造成很大的困扰。

对于腰痛本身来说，引发它的病因很复杂。按现代医学的说法，腰痛是由于腰椎

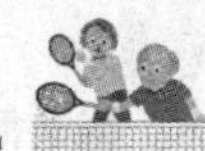

骨质增生、软组织损伤、椎间盘病变、风湿以及一些内脏病变而引起的。但传统中医则将腰痛看作是因外感风邪、跌打损伤、劳欲太过所引发的。平时不注意保暖，潮湿的工作环境的影响，或者长期从事比较耗费体力的劳动，或者不小心扭伤了腰部，都会导致身体局部经络闭塞，气血瘀滞，从而引起腰部疼痛。而老年人常常因为精血亏虚，气血运行不畅，所以更容易产生腰痛的毛病。另外，中医认为：“腰为肾之府”，即告诉人们，腰部的健康与肾功能的好坏有直接的联系。有些人平时房事过频，导致肾气受损，腰部脉络会因得不到充足的滋养而引发腰痛。对于因肾虚而腰痛的患者来说，其症状通常表现为腰痛绵绵不止、酸软无力，按揉时会舒服很多，同时还伴有膝腿无力等。特别是在身体劳累的时候，以上症状更加明显，并会反复发作。而根据是肾阳虚还是肾阴虚的不同，症状又稍有变化。偏肾阳虚的患者，除基本症状外还伴有面色发白，手足发干，舌质较淡等；偏肾阴虚的患者，则同时还会有面色潮红、手足心热、舌质红、心烦失眠、口干舌燥等症状。

要治疗腰痛，最主要的是要活血化瘀，以使经脉通畅，气血运行不受制，还应该温经散寒、补肾健体。下面介绍一个对于治疗腰痛很有效的偏方。

该方需要取川乌、附子、天南星各8克，雄黄、川椒、樟脑、丁香各5克，干姜4克，麝香0.3克，炼蜜适量。用法：先将川乌、附子、天南星、川椒、丁香、干姜、麝香分别用新瓦或烤箱焙至干脆，然后将烘干的药材与雄黄、樟脑一起研成细末，放入清水中化开直至无渣，再准备一张油纸，将其摊在地上去净火毒，最后用炼蜜将上述药水药末调制成约1克重的药丸，并将其阴干，再装入消毒瓶内，加盖盖紧防止药气走失。服用时只需要每次取出一丸，用生姜汁将其化开后在手掌心摩擦，直至两手掌发热，然后迅速将发热的手掌摩擦腰部痛处，一直摩擦至痛处皮肤潮红为度，每日擦药2～3次，连续数日即可见效。

此外，对于因为年老体虚而腰痛者，在平常的饮食中可以多选择那些有补肾功效的食物，比如芝麻，它有补肝益肾、滋润五脏的效果。《本草经疏》中就对芝麻的效果有所描述：“芝麻，气味和平，不寒不热，补肝肾之佳谷也。”因肾虚而腰酸腿软之人最宜食之。此外还有粟米，又被称作为谷子，这也是一种补益肾气的好食物。在《名医别录》及《滇南本草》中均提到过“粟米养肾气”一说。豇豆也具有补肾益气，强腰健体的功效。《本草纲目》曾这样记载：“豇豆理中益气，补肾健胃，生精髓。”因此，常吃豇豆也能帮助患者缓解肾虚腰痛的症状。

对于老年人来说，体质不复盛年，这时更要好好保护自己的腰，以防止腰痛的发生，安享健健康康的晚年。

腰背酸痛，五材酒疗显实效

腰背痛是老人常见的不适症状之一，几乎每个老年人都曾有过腰背痛的体验。引起腰背痛的病因较多，有的人腰背痛是因为腰背部急性扭伤或多次扭伤没有得到及时或彻底的治疗所致，而有的人则是因为非外伤性的脊柱或脊柱周边软组织病变引起腰背痛。腰背痛的主要症状表现有腰背部疼痛或酸痛，臀部、大腿、小腿疼痛等。很多人都不把腰背痛当回事，觉得挺挺就能过去，但如果不及时加以治疗，就会导致肌肉虚弱无力、身体灵活性下降。

腰背痛的症状治疗起来也不是那么容易，因为它会反复发作，并且随着气候变化或劳累程度而产生相应变化，有时轻微，有时痛感甚重，缠绵不愈。在判断腰背痛时，如果发现腰部有广泛压痛，则表明脊椎活动多无异常。

周老先生患有腰腿痛已经很多年了，为此他多方求证，去过大型医院，也去过有名望的中医诊所，采用了中西药物及多种疗法治疗，都未见效。前不久，周老先生的一个朋友送来一个偏方，周老先生试用了几服之后，困扰他多年的腰痛病就痊愈了。下面给大家介绍这一偏方。

配方及用法：骨碎补100克，狗脊150克，核桃肉（或花生米）50克，红枣10枚，猪尾巴1条（切碎）。将上述材料混合在一起，并加入少许盐同炒食。如果患者可以喝酒的话，也可以选择用酒送服。每天1～2次，只需两日便可见效，一般3～5日腰痛病就可彻底痊愈了。

说起这道偏方，里面的药材骨碎补又称为肉碎补、石岩姜、岩连姜等，具有极好的补肾强骨、续伤止痛的功效。对于患有肾虚腰痛、牙齿松动、跌扑闪挫、筋骨折伤、耳鸣耳聋的患者有很好的疗效，而且还可以用其外治斑秃、白癜风等病。而狗脊并不是狗的脊骨，而是蚌壳蕨科植物金毛狗脊的根茎。它味苦性温，能够祛风除湿、温补肝肾、强筋健骨。传统中医认为，狗脊既有祛邪的效果同时又能够补益，因此极适合腰脊酸痛、足膝软弱、不能俯仰者使用。病人无论是痹症日久还是肝肾亏虚都可以用狗脊作为治疗用药之一。而核桃被长期认为是补脑的上佳食物，对人体的脑神经有良好的保健作用。核桃除食用外，还可以用来配药，无论选择何种食用方式，核桃都能发挥其止咳平喘、补血益气、补肾填精、润燥通便等良好功效。

除了周老先生推荐的偏方可以用来治疗腰背疼痛外，还有一部分人的腰背疼痛是因为腰肌劳损、过劳过累导致，这部分人除了药物偏方治疗外，最重要的是平时要养成良好的作息习惯。当长时间保持同一坐姿或站姿之后，应适当放松腰部，或伸展腰肢，让腰部得到舒缓，感觉腰部肌肉放松后再开始工作。最好每工作1小时休息几分钟，休息时扭扭脖子，再适度变换颈部的姿势。而对于那些属于肥胖体形者，首先要做的就是减轻体重，以减轻腰部的负担。另外睡觉时不宜选用过软的床垫，事实证明较硬的床垫对腰部保健是很有好处的。同时，睡姿上尽量不要采用俯卧，这样对腰部不好。不要长时间弯腰劳作，弯腰或扭腰时幅度不要过大过急，防止腰部扭伤。另外，长期身心劳累也能导致腰背痛，因此劳逸结合也是防治腰背痛的重要方法之一。而对于长期腰背疼痛、坐骨神经痛以及慢性腰背劳损者，可采用一种简单有效的保健按摩方法：趴在床上，让另一个人一手放在你的腰上，另一手放在你的膝盖两侧轻缓地推动，就像搓衣服那样，这样每次搓动十几分钟即可。

俗话说："男怕伤腰，女怕伤肾。"一些男性朋友容易腰痛是因为性生活过度引起的。这样就会导致肾阳虚亏、元阳不固，也就是人们平常所称的肾虚肾亏引起的性功能衰弱、腰背酸痛、梦遗滑精、尿频尿急、耳鸣心悸、自汗盗汗、四肢无力等。

对于性生活过度引起的腰痛，除了温灸治疗外，还可以取杜仲10克，加黄酒250毫

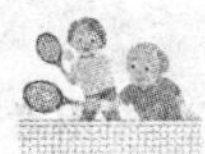

升，一起隔水炖上近20分钟后，再放入几片猪腰子，一起煮开5分钟后，取其汤喝下。

上述偏方所含材料历来就被认为具有补肾壮阳的功效，因此这道偏方的确可以很好地补益肾虚，缓解性生活过频引起的腰背痛。在偏方食补以外，还有很多方法也可以解决性生活过度引起的腰痛。首先就是要进行适当的体育锻炼，从而加速人体的血液循环，促进人体各大系统的功能稳定运行，保证身体各器官得到充足的营养和氧气供应。并且通过体育锻炼，能够强健男性肌肉，增加雄性激素的制造、分泌；其次，要在平日的饮食中选择合适的食物。应当多食用动物的心、肝、肾、肠等内脏，以帮助男性朋友提高体内雄性激素的水平，增加精液分泌量，从而提高性功能。除了动物的内脏外，像牛肉、牛奶、鸡肉、蛋黄、马铃薯、豆类、贝类等富含锌的食物对维护男性生殖系统的正常功能也有很大的帮助作用；而像含精氨酸的豌豆、紫菜等食物，则有助于帮助男性补肾益精；而虾皮、乳制品、大豆、海带、芝麻酱等含钙食物则是刺激精子成熟的良好食材；此外，新鲜的蔬菜水果等富含维生素的食物能帮助人体青春常驻，永葆活力，避免性功能衰退。

总之，腰背酸痛者不仅要靠偏方药补食补，平时生活也要注意养生，加强锻炼、合理饮食都是保持身体健康的长久之道。

芍药甘草加按摩，腰不酸背不疼

随着生活方式的多样化改变，腰背酸痛患者出现增多的趋势，其中尤以老年人居多。引起此病的原因，主要有外部寒邪入侵人体，不良的生活习惯等。对于此病，平时预防比治疗更为重要。当然，如果症状长期无法缓解，就应该及时去医院就诊，以确定病因，对症下药。

家住某海滨城市的王某，每到旅游旺季的时候都会忙得不可开交，因为亲戚多会选择这个时令到她这里来避暑。为了招待亲戚，王老太太又是收拾家务，又是做饭烧菜招待客人，还要经常上街买回大包的吃食。忙得王老太太近一周都没有好好休息，使王老太太频频感到颈肩腰背冷痛，小腿抽筋，休息一段时间后，疼痛的症状仍然没有减轻。王老太太不愿意为了这样点“小事”就上医院治疗，惊动子女，就自己买了一堆钙片回来服用，但一段时间后，腰背痛的症状仍然未见缓解。后来，一个相熟的老中医知道她的病情后，告诉她老人腰酸背痛不能盲目补钙，并给她介绍了两个小偏方，让她回家试试，不行就必须上医院就诊了。王老太太回家尝试了一段时间后，没想到补钙治不好的腰背痛和小腿抽筋真的一下子全好了。下面，就来介绍一下这两个治愈王老太太的小偏方。

偏方1：芍药甘草汤。

取白芍20克、甘草10克，可以用烧开的水直接冲泡，也可以用文火加水煮，然后代茶饮用。

人们常说的腰酸背痛其实就是肌肉酸痛，而腿脚抽筋则是筋脉痉挛。脾主肌肉，肝主筋脉，因此，当你的肌肉和筋脉发生了病痛，就要找准主因，调和肝脾。而芍药性酸，酸味入肝，甘草性甘，甘味入脾，因而使得这味芍药甘草汤有良好的止痛作用，并且混合制成的饮品一点都不苦口。芍药、甘草这两味药材容易购得，配制方法又很简单，实在是一款不可多得的治疗腰背痛的佳品。需要注意的是，这里所说的芍药、甘草一定要生白芍、生甘草，不能拿那些炙过的芍药、甘草，因为炙过的药材，其药性会发生改变，从而降低其在止痛上的功效。

偏方2：按摩小腿。

当发生小腿抽筋的时候，可以用大拇指稍用力按住抽筋的那条腿的承山穴，然后按顺时针、逆时针方向各旋转揉按60圈；再用大拇指在承山穴上直线来回擦动数下，直到局部皮肤产生热感；最后，用手掌拍打抽筋的小腿部位，以此来放松小腿部的肌肉。这样按摩几分钟后，小腿抽筋症状便会消失不见。

不过，这种按揉方法只能暂时解决小腿抽筋，是治标不治本的方法，要想以后也不会小腿抽筋，就要找到病根所在，由表及里，对症下药，彻底治愈。

此外，除了上述偏方外，平时还可以靠调整姿势，适量运动，注意劳逸结合等来防止腰背酸痛以及腿脚抽筋。

急性腰部扭伤，外敷方法效果好

急性腰扭伤是老年人的常见病、多发病之一。急性腰部扭伤具体是指腰部肌肉、韧带、关节囊、筋膜等部位的急性损伤。患者通常会表现出腰部强直疼痛，前后俯仰及转动受限，行走困难，咳嗽时疼痛加重，腰肌紧张，压痛点明显。

在日常生活中，常见的急性腰部扭伤多是因为以下几个原因引起的：

1.姿势不当。如在搬运重物时，因搬运姿势不当，导致用力不当，将腰部扭伤。正确的姿势应该是先将身体向前靠拢、屈膝、屈髋，再双手持物，并在抬起的同时使膝及髋关节逐渐伸直。

2.劳动方式不当。由于各种原因，很多劳动者都难以掌握正确的劳动姿势。如使用推拉车时，应尽量采用拉的方法而不是推。

3.没有做好准备活动或是准备活动不到位。无论是要开始体力劳动还是竞技活动时，首先都要对脊柱及四肢进行拉伸扭转运动，这样可以防止因急剧运动时造成肢体受伤。反之，没有准备活动或准备活动不到位时就开始劳动或运动，很容易引起扭伤及韧带撕裂，更严重的情况是导致骨折。

4.相互配合不当。通常指多人在一起劳动或进行体育运动项目比赛的时候，如果其中的一个或几个人动作不协调，就会因为重力的偏移而使得其他人的腰背部扭伤或其他部位损伤。尤其是对那些没有做任何准备的人来说，更容易造成肢体扭伤。

此外，还有一些其他原因，像摔跤、跌落、滑倒、交通意外或生活意外等，均可引起腰背部扭伤。急性扭伤后应卧床休息，经治疗症状减轻后，可进行腰背肌锻炼。

蔡老先生在一次参加老年大学的门球聚会时，因为一时情急，挥动球杆动作幅度过大，腰部扭转过急，从而引起了急性腰部扭伤，当即蔡老先生就在同行人的搀扶下去医院就诊，后遵医嘱回家躺卧休息。为了腰部能尽快好起来，蔡老先生还在腰部贴了块膏药，但在床上躺了两天后，腰痛仍然不见缓解。蔡老先生着急了，这时候正巧邻居来看

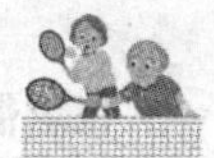

望他，顺道给他带来了两个治疗急性腰部扭伤的偏方，蔡老先生的子女按照方子配药给他敷上后，没想到数日之后，伤痛就好转了。

下面就来介绍一下治好蔡老先生的两个偏方。

偏方1：准备明矾12克，烧酒适量待用。先将明矾研成细末，放入清水中化开至无渣即可，然后再用烧酒调至溶解，将调好的药酒装入消好毒的瓶内并加盖盖紧防止药气走失。用时先将明矾酒炖至沸，然后趁热用手沾酒由轻至重搽搓患处，一直到患处皮肤潮红即可，按此法每日搓药2～3次，坚持数日可见成效。

偏方2：取生姜60克，大黄30克，冰片1.5克。

这道偏方制作起来比上一道稍为麻烦。首先要将生姜洗净、切碎再将其研成泥状，然后取来干净纱布将其包好后榨取姜汁备用。另将大黄放在新瓦上或烤箱内焙至干枯，然后将焙好的大黄和冰片一同研成细末后放在清水中化开，一直到见不到渣的时候为止。将油纸摊在地上去净火毒，再将取好的生姜汁调成糊状，将调好的药物装入消毒好的瓶内并盖紧盖防止药气走失，以此备用即可。用药时先用温热水洗净患处，再用干净布擦干，然后再取出适量药膏敷上，最后用油纸盖在药上加纱布包扎固定即可。这种外敷法需每天换一次药，连续敷药数日即可见成效。

无论上述哪种方法，虽然治疗效果都很好，但最好的还是要养成正确的运动劳作习惯，防止急性腰痛扭伤发生，才是对腰部最好的保健。

先仰卧再指压，腰肌劳损即缓

腰肌劳损是以腰部隐痛反复发作、劳累时加重、休息后又能有所缓解等症状为主要表现的疾病，是一种常见的腰部疾病。腰肌劳损的主要症状为腰或腰骶部疼痛，反复发作，疼痛可随气候变化或劳累程度而变化，时轻时重，缠绵不愈。急性发作时，各种症状均明显加重，并可有肌肉痉挛，脊椎侧弯和功能活动受限。疼痛的性质多为钝痛，可局限于一个部位，也可散布整个背部，腰部酸痛或胀痛，部分刺痛或灼痛。

造成腰肌劳损的主要原因为长期体位不正或弯腰工作，或经常腰部持续负重引起腰部筋肉的慢性积累性损伤。腰部急性损伤后，治疗不当或延误治疗，迁延日久，可造成腰部慢性损伤。

老王出生在农村，长大成年后跟着村里的人一起外出打工成为一名农民工，因为没技术没文凭，所以老王只能靠着一身的力气努力打拼。从18岁到48岁，不管是搬家公司还是建筑工地，只要哪里有活儿就在哪里干。52岁的时候因身体变差，便回到了故乡养老。由于长期的劳累，腰痛的毛病一直困扰着他。2008年春天，因为长时间的阴雨天让他腰痛的症状加重了，腰脊两侧经常出现疼痛，干活时稍微累点疼痛就会加剧，每次总要休息一下疼痛才能缓解。后越发严重，腰疼得连翻身都困难，腿都不敢轻易抬一下。家人送他去当地的诊所里做了一次全身检查，经医生诊断为腰肌劳损。医生给他和他的家人解释了病情后，建议他平时注意饮食，同时进行物理治疗。但是从他家到诊所一趟来回要一个多小时，十分不方便。一个偶然的机会，村里的老人给他介绍了两个偏方，让他自己在家里尝试。这是两种简单但有效的方法，一种叫仰卧保健法，另一种叫指压疗法。老王每天都会花上30分钟做保健，半个月后他就惊喜地发现，腰痛缓解了很多。虽然腰部还时不时会酸胀，但是比起以前舒服多了。这两种方法的主要步骤如下：

1. 俯卧保健法

患者取俯卧位，身体放松，四肢自然伸直，然后用力同时将头胸部和双腿挺起离开床面，使身体呈反弓形后，坚持至稍感疲劳为止。每天可依此法反复锻炼10分钟左右，早晚各一次。如果能长期坚持此项锻炼，可有效预防和治疗腰肌劳损、低头综合征等病症。

2. 指压法

当腰部疼痛时，在疼痛区域寻找压痛点，然后用力加以按压，直至压痛点局部有酸胀感为止。按压完毕后，可令患者俯卧在床上放松身体，沿其脊柱两侧自上而下慢慢推揉，手法力度由轻到重，推揉过程中遇到相关的穴位就要加重手法，并且要稍加停留。每组动作反复按压推揉10余次。可以每日一次或隔日一次。

上述方法为广大的腰肌劳损患者带来了福音。但最主要的还是在平时要注意自己的生活和工作习惯。平时要注意保持良好的姿势，不要久站久坐，或长时间保持一个固定的姿势。因为每当维持一个固定的姿势超过了20分钟后，相应部位的肌肉就会开始紧绷，所以无论是什么姿势维持太久了都不好，而错误的姿势更易引起肌肉酸痛。另外，还要注意不要过度劳累或剧烈运动。

枸杞子根苁蓉羊脊汤，让腰酸背痛不再困扰

随着社会的飞速发展，给人们的生活带来极大的改善，但也带来了很多以前没有的问题，比如说疾病。不单是出现了以前没有的疾病，也让很多老年病年轻化。社会的发展让人们饮食、生活习惯发生改变，导致腰酸、背痛、腿抽筋等中老年才会有的症状，现在越发年轻化、常态化，那么我们该如何对付这些棘手的小毛病呢?

如今我们告别了普通的木凳子，换成了左右摇晃的老板椅，随之而来的是正确的坐姿也扔到脑后去了，这让很多人的腰部肥肉横生，酸痛难耐。特别是常坐办公室的女性，如果不注意保健，免不了要忍受这些小毛病，时不时地还会因此在工作中分心，让生活和工作质量大打折扣。假如是需要长时间待在空调常开的办公室里的人，对腰部的护理就显得很重要，一般来说女性应该准备一条较长的小衫遮住自己的腰部，以免腰部受凉。另外，尽量不要选择凹陷较深的凳子，这类凳子虽然坐着舒服，但容易让人重心偏离，坐着坐着就身体左偏。一旦坐偏，但自己没意识到，坐的时间一长，很容易使腰椎变形而导致严重的背痛。所以办公室的白领们要注意正确的坐姿，坐比较软的老板椅时，自己可以准备个小巧的椅垫填补那个空缺就好。

另外对于那些常年身体虚弱、贫血或是早上起来就腰酸的女性，除了要养成一个良好的生活习惯，还可以适当做一些滋补的汤类，补充自己的肾脾精气，保健自己的身体。

在一家日资企业从事财务工作的张某，现年55岁。从大学毕业之后工作的30多年里，她一直都是常年待在办公室里，埋头于公司财务的数据中。一开始，很多朋友都羡慕她的工作，不用出去风吹日晒，可以常年靠着老板椅坐在有空调的房间，收入也稳定可观。可是，舒服的日子随着年龄的增长变得越来越不舒服了。刚过完51岁生日的她不

得不去医院就诊，原因是腰部酸胀难忍。经过检查，医生告诉她，之所以会出现腰酸背痛，是因为常年的办公室生活导致的，并介绍了一款枸杞子根苁蓉羊脊汤让她回去滋补身体，还嘱咐她一定要注意适当运动。她听从医嘱，按照食疗方调补了一年多，不但腰痛痛感大大减轻，气色也越来越好了。

枸杞子根苁蓉羊脊汤的做法是：

先准备羊脊骨、生枸杞子根各500克，肉苁蓉50克，黄精、党参各30克，牛奶20毫升，盐10克，香叶3克。具体做法：先将生枸杞子根切成碎片，放入锅中加煮成汁，捞出。羊脊骨洗净剁成小块，放入水中焯一下，然后放入砂锅中，再加入牛奶、枸杞子根汤、肉苁蓉，放入香叶和盐，用小火煮熟即可。每天吃饭时服用，切忌空腹食用。

此食疗方的主要材料肉苁蓉，又名大芸，是一种极为名贵的中药材，中医里面称其为“地精”，并有“沙漠人参”的美誉，在历史上曾被西域各国作为上贡朝廷的珍品。它甘而性温，咸而质润，具有补阳不燥，温通肾阳补肾虚；补阴不腻，润肠治便秘的特点。中医典籍里记载：“苁蓉厚重下降，直入肾家，温而能润，无燥烈之害，能温养精血而通阳气，故曰益精气。”而现代科学研究发现，苁蓉含有微量生物碱及结晶性中性物质，可以治疗腰膝冷痛、神经衰弱、听力减退等症；还具有降低血压的作用，并可作为膀胱炎、膀胱出血、肾脏出血的止血药物。

小小韭菜根作用大，可以治好关节炎

大家现在对类风湿关节炎一定很不陌生，特别是中老年人。类风湿关节炎在这一类人群中发病率极高。医学上将类风湿关节炎看作是一种结缔组织疾病，是一种以动关节反复发作非化脓性炎症为主要特征的慢性全身性疾病。其临床表现为缓慢发病的对称性中小关节疼痛、关节变形、人体消瘦、贫血、低热、手足麻木等症状。多数病人因关节受累而成为对称性关节炎，表现为有红肿热痛及功能障碍。急性类风湿关节炎患者多会出现发热症状，有的时候还会是高热。

农民吴某，现年52岁。2010年春季的一个早晨，他晨起时突然感到浑身不舒服，站立不稳，家人连忙将他送往县里的医院，经过一系列检查化验，确诊为风湿疾病。之后，吴某很快就出现全身麻木、四肢无力、行走困难、疼痛难忍等症状。后来病情越来越严重，以至于全身各骨关节出现红肿变形、僵硬，肌肉开始慢慢萎缩、强直等症状，使得吴某不但生活不能自理，每天还要遭受病痛的折磨。为了治病，吴某和他的子女一起多方求医寻药，从南到北，从东到西，几乎辗转了大半个中国，钱花了很多，但效果却不显著。后来，他偶然得到了一个治疗类风湿关节炎的韭菜根外敷偏方，试着用了几次，没想到多年的缠身顽疾得愈。后来，吴某又将该偏方介绍给了自家同样患有类风湿关节炎的老表哥，老表哥使用本偏方治疗不到一个月就痊愈，现在还能下地帮儿子干干农活了。下面就向大家介绍这个韭菜根外敷偏方。

首先准备韭菜根1000克。用法是先将韭菜根洗净、切碎、碾成泥状，然后加入适量水后放火上煎煮，取韭菜根水煎的浓汁并过滤、去渣、澄清，将取出来的清汁倒入干净的盆内并将其放在避风处，再用完全浸透药汁的毛巾趁热厚敷在患处，等毛巾冷却下来就换一条热的继续敷，每次敷上2小时为宜。敷完药后用热水洗澡，让患者全身发一遍汗，每天坚持敷3～4次，坚持数日即可。

对韭菜的药用价值，早在古代就已经有记载了。例如，古代最有名的药典巨著《本草纲目》对韭菜就有这样的记载："生汁主上气，喘息欲绝，解血脯毒。煮汁饮，能止汗消咳。"而《本草拾遗》中也有相应记载道："韭能温中下气，补虚益阳，调和脏腑。"韭菜自古就享有"春菜第一美食"的美称，而且韭菜本身有一种独特的香味，这股香味来自其自身所含的硫化物，这些硫化物具有杀菌消炎的作用，因此食用韭菜可直接帮助类风湿患者提高自身免疫力。对于外敷用药的韭菜来说，其辛辣气味能够帮助患者散瘀活血，行气导滞。可用来治疗跌打损伤、肠炎、反胃、吐血、胸痛等病症。如果类风湿患者选择食用韭菜，那么要注意韭菜不宜加热时间过久，因为韭菜中含有大量的B族维生素，加热时间过久会将韭菜中的这一有益成分破坏掉。可见，韭菜不只适用于外敷，对于类风湿患者来说，韭菜也是其在初春时节的最佳饮食食材之一。

除了上述介绍的韭菜根外敷偏方以及韭菜的食用价值外，其药用价值也很高，据有关专家提出，韭菜根与食盐、辣椒配合应用，也可以起到治疗类风湿关节炎的效果。

这一配方做起来也不复杂，首先要准备材料：韭菜根100克，辣椒10克，食盐30克。制作时只需将所有的材料放入一个锅内，用水煎后洗患处即可。每日最好洗2～3次，每次持续洗一刻钟左右，每日一剂。这一道外洗偏方能够有效地减轻类风湿关节炎疼痛，一般坚持用该洗剂2～3天后就可以明显感到疼痛减轻了。

除了用上述偏方治疗类风湿关节炎外，患者在平时的日常生活中要注意养成良好的生活习惯、饮食习惯。在类风湿的急性期时要注意休息（一般急性期会持续3周左右），同时要注意预防感冒，防寒保暖，以防止寒邪之气入侵加重病情。睡前可以用热水泡脚，以加速身体血液循环、促进身体康复。在饮食上，要选择对治疗类风湿有益的食品食用，通常来说，奶制品是最佳的钙质来源。其他食品像蛋类、鱼类、坚果、玉米、山芋、大豆、豆腐等都含有丰富的钙质，多吃这些食物，可以为身体补充足够的营养。此外，无论在工作还是劳动时都要注意正确的姿态。另外，保持积极的态度，乐观的精神也是非常重要的，只要有战胜疾病的积极心态，坚持治疗，就能帮助治疗疾病。

根据一些养生专家的建议，患有类风湿关节炎的患者在日常生活中尤其还要注意一些细节：一不穿湿衣湿裤，防止寒气入侵；二不吃生冷食物；三不沾生冷的水；四不吃过油腻或者过酸、过咸的食物；五注意防寒保暖，尤其是在寒冷的冬季；六注意预防感冒、增强自身的免疫力。

边热敷边按摩，安抚坐骨神经痛

坐骨神经痛是指坐骨神经病变后引发的沿坐骨神经通路，即腰、臀部、大腿后、小腿后外侧和足外侧发生的疼痛症状群，又属于腰腿痛的范畴，有一部分是由腰椎间盘突出后，压迫了坐骨神经所致。有椎间盘突出的患者并不是总会引起坐骨神经痛，它也会有一个相对的发作期。坐骨神经痛多发自于腰部、臀部或下肢，主要表现为相应部位的麻木、疼痛或酸胀不适，遇咳嗽、打喷嚏等动作时，疼痛会加剧，站立或行走时尤为明

显，卧床休息往往能够缓解。

今年66岁的吕大爷一向身体健朗，平时特别喜欢锻炼。有一次，气温骤降，本来吕大爷一早起来就准备外出去活动活动，结果臀部右侧忽然一阵疼痛，一直从大腿痛到脚背，痛得吕大爷都站不住了。家人连忙将吕大爷送到医院，医生检查后说这是坐骨神经痛，进一步做腰椎CT检查发现是腰椎间盘突出后压迫坐骨神经而引起的。其实对吕大爷来说，气温骤降是引起他坐骨神经痛发作的一个诱因。这是因为，在进入冬季后，人们的活动减少，低温导致血管收缩，运动器官僵硬，新陈代谢减缓，让组织修复能力下降。对于有椎间盘突出的患者，这些因素综合在一起，就很容易诱发坐骨神经痛。轻度的和较少发作的坐骨神经痛通常保守治疗即可，主要就是腰背肌的锻炼。

这里为坐骨神经疼痛患者介绍一个偏方——热敷按摩法，它共有三个步骤。很多坐骨神经痛患者在经过了这三个步骤的处理后可以明显地感觉出良好的效果，这令他们欣喜若狂。方法如下：

考虑到坐骨神经从腰椎发出，所以想要缓解它的压力，就必须从源头开始。

第一步，可以在做所有的按摩之前，先在下腰部用热毛巾做一次5～10分钟的热敷。然后用递进推揉的方式从臀部一直按摩到脚底，过程缓慢，力度适中。

第二步，待按摩结束后，接着用手肘针对臀部的环跳穴附近用力揉按，环跳穴位于侧卧屈股，股骨大转子最凸点与骶管裂孔连线的外1/3与中1/3交点处。用力揉按这个穴位可以加强坐骨神经在骨盆处的放松。

第三步，这一步适用于相对症状比较严重的患者，如果遇到坐骨神经痛严重的患者可以沿着病人的骨盆上缘，由中间向两旁做刮痧。一般坐骨神经痛的患者往往很快就能看到紫痧出现。

除了上述保健按摩以外，一般来讲坐骨神经痛的患者首先要注意的就是要改变生活方式，平时应多做康复锻炼；在生活中要尽可能避免穿带跟的鞋，因为穿带跟的鞋会让人体的重心稍许前移，这样很可能会导致疼痛症状加重；日常生活中在家里睡觉休息时应睡硬板床，睡觉时取平卧位，尽量保持脊柱的稳定，以减少椎间盘所承受的压力。在寒冷的冬季，也应当重视防寒保暖的重要性，尤其是遇到气温骤降的时候要及时添加衣物，帮助腰、臀、腿部的保暖。每日睡前还可以常规性地用热毛巾或布包的热盐热敷在腰部或臀部，来促进局部血液循环。所以，在人们年轻还没有坐骨神经痛的时候就应当养成一个良好的生活、工作习惯，加强运动锻炼以增强体质；已经有坐骨神经痛的患者也不要盲目着急或是放任不管，应该多了解了解该疾病的治疗与保健，在检查清楚的前提下有针对性地采取按摩、刮痧等保健疗法或许比药物治疗更加有效。

腰肌劳损，驱邪通络用党参

腰部可以算人体最劳累的部位之一了，不管站立还是坐下，腰部都承担着支撑整个上半身的作用。即使在睡觉的时候，如果床铺过软，起不到支撑人体的作用，腰部仍然得任劳任怨地继续工作着。因此，繁重的工作很容易就会导致腰部劳损，使得腰部常常感到酸软疼痛。准确地讲，腰肌劳损是指腰部肌肉、筋膜与韧带软组织发生慢性的损伤。在中医看来，该病的发病原因可能是外感寒湿、湿热、气滞血瘀、肾亏体虚或跌打外伤。通常它的病理变化表现为肾虚为本，感受外邪为特点。

当发生腰肌劳损的时候，很多人还以为只是腰部短时间的超负荷工作，其实作为慢性病的腰肌劳损，是日积月累的腰部过度劳累损伤导致，其主要症状通常表现为：腰或腰骶部疼痛，并且会反复发作，而且当气候发生变化或劳累程度不同时，疼痛的严重程度也会不同，有时轻有时重，绵绵不绝。而且腰部还会产生广泛压痛，但不会影响脊椎的正常活动。当患者处在急性腰肌劳损发作的时候，通常各种症状都会明显表现出来，而且还可能会有肌肉痉挛，脊椎侧弯引起腰部的功能活动受限症状。少部分的患者还可能会产生下肢牵拉性的疼痛，但不会有串痛或者肌肤麻木的感觉。而且疼痛的部位有可能集中在某一个部位，也有可能分散在整个背部。当患者休息的时候，以上症状均会有所减轻。因此，在这时候，特别要注意休息，不要做那些需要弯腰的工作。

在临床上治疗该病，首先应该分辨表里虚实寒热。大多数情况下，当人体感受外邪的时候会导致该病病发，这时候的症状多表现为属表、属实，发病骤急，在治疗上主要应该祛邪通络，并且根据寒湿、湿热的不同，分别施治；而因为肾精亏虚引发此病的，症状多属里、属虚，通常是反复的慢性发作，治疗时就应该以补肾益气为主。

邱女士今年已经56岁了，最近几年腰痛时常发作，并且越来越厉害，虽然她已退休一年，腰痛症状也没有缓解，稍微活动一下或是做点家务活，就会感觉腰痛难忍，有时候严重得连腰都直不起来。经过医院诊断，发现是此病。邱女士为治疗腰肌劳损，尝试过很多药物、针剂治疗，都不能根治，后一个老中医推荐了一个党参黄芪汤的偏方，邱女士回家喝了一段时间后，腰痛的症状明显减轻了。现在，邱女士腰不痛了，每天照看着外孙女，日子过得轻松自在。下面就来向大家介绍一下这个偏方：

党参黄芪汤的制作需要取党参、黄芪、当归各31克，杜仲24克，川断11～18克，牛膝、玄胡各15克。将其一起倒入锅内加适量水煎煮，取药汁，每日服用一剂。

经患者亲身体验，该方具有补肾益精、补气活血的良好功效。其中所含的药材党参，向来是补中、益气、生津的极好药材。对于治疗气血亏虚、脾胃不健，倦怠乏力，食欲不佳者有良好的功效。而黄芪味甘，气微温，气味虽薄但味道浓厚，是阳中之阳也。通常用作补气，除此之外，黄芪在补血上也有良好的功效。将黄芪和当归同用时，能将补血的功效发挥得更好。可见，另一味药材当归也能生血，还有调经止痛，润肠通便等功能。因此，临床上多用来治疗因贫血引起的面色暗黄、头晕心悸、虚寒腹痛、风湿痹痛、跌扑损伤等急症。在传统中医药学中，当归味甘而重，所以能用作补血，其气轻而辛，又使之有行血的功效，是补血的良药。而杜仲在补肝益肾、强筋健骨方面有奇效，《玉楸药解》中有述，杜仲能“益肝肾，养筋骨，去关节湿淫”。

除了上述偏方治疗外，患者在日常生活中尤其要注意保养身体，常言道：治病不如养病，腰肌劳损并不是一朝一夕患上的，而是长期的不良生活习惯引起的。要想彻底去除病症，就应养成健康良好的生活习惯。以下几点就是对于患者健康生活习惯的建议：

1.早起锻炼有利于腰部健康。每天早晨起床后，身体经过一晚上的修养，很适合做一些和缓的运动，活动活动腰部，可以让腰部更加有活力。平时也可以多做一些收缩腹肌以及伸展腰肌的运动，帮助腰部肌肉运动，缓解腰部肌肉僵硬、不适的症状。此外，

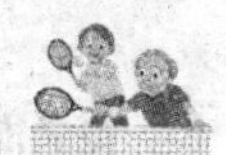

像散步、倒步行走以及骑自行车等运动，对于预防和减轻腰疼都有效果。

2.适当放松有益身心。当腰部肌肉长时间处于紧张状态的时候，很容易就会发生腰肌劳损，而且人一紧张，还会导致血液中激素增多，使得腰间盘肿大从而引起腰疼，所以不要始终让自己处于紧张忙碌的状态中，学会适当休息，劳逸结合，才是健康的长久之道。

3.正确姿势健腰部。据研究表明，人在坐下的时候比站立的时候更需要腰部的支撑作用，因此，一定要学会正确的坐姿，在需要久坐的时候，应该尽量让自己的背部紧靠椅背，从而依靠椅背的支撑力量来分担一些腰部的压力。在久坐期间，时不时地向后伸腰也是预防腰疼的好方法。

4.科学饮食防长胖。为什么预防腰肌劳损会需要人们去控制体重呢？那是因为过胖的体型会给腰部造成更大的压力，不利于腰部的健康。因此科学合理的饮食，防止体型过胖对于防止腰肌劳损也是很重要的。

核桃黑芝麻丸，辅助治疗腰椎间盘突出

对于腰椎间盘突出，大多数人将其与腰痛混为一谈，认为腰椎间盘突出就是简单的腰疼，不会对身体有太致命的伤害。根据专家解释，这个观点是极为不对的，这是一个非常严重的错误认知，事实上腰痛是腰椎间盘突出的症状之一，而不是说腰椎间盘突出就是腰疼，如果腰椎间盘突出患者长时间忽略不治，使得病情拖沓，最终只会朝着越来越差的方向前进，最终引起对身体健康致命的损害。

患有腰椎间盘突出的患者一般表现为腰痛和一侧下肢放射性痛感，并伴随有强烈的麻木感。通常采取卧床休息的办法后可以有效缓解这种痛感，但只要下床活动一段时间这种痛感和全身麻木感又会出现，只要一点小刺激，哪怕像打喷嚏、咳嗽等都会突然加剧这种痛感。此外，外伤如突然扛抬重物或扭到腰，或者湿邪之气侵袭都会造成腰椎间盘突出。

文某，现年53岁，现在一所中学做数学老师。自从3年前开始，文老师就经常会感觉到头痛颈项强直，并且还伴随有左臂时不时麻木不适。文老师一直久拖不治，有时就贴一块膏药应付，直到近半年来，上述症状明显加重，并伴有头痛恶心，时欲呕吐的症状。文老师遂到医院接受彻底检查，通过X线片查明文老师的颈椎变直，椎间隙变窄，第6颈椎椎体后缘有唇样骨质增生。之后经过一些药物治疗，平时饮食时按民间偏方加入了一道核桃仁黑芝麻丸，一段时间后症状明显改善。为巩固疗效，又按医嘱服骨刺片30天，之后病症得到彻底治愈，也没有留下任何后遗症。下面，就向大家介绍一下这道核桃仁黑芝麻丸偏方。

制作方法：准备核桃仁200克，黑芝麻80克，杜仲50克，木瓜25克，以及菟丝子、当归各60克，延胡索30克，香附15克。然后将上述材料除核桃仁、黑芝麻外，均摊开置向阳处晒干，再将其碾碎过筛备用。然后将黑芝麻先碾碎，再放入核桃仁一起碾，一直碾到用手摸时无明显颗粒状为止，将上述碾好的所有药面一起倒入盆中，将250毫升炼蜜分数次加入盆内一起搅拌均匀，然后将其反复揉搓成团块，最后制成每个约7克的药

丸。如果时值冬天，可将这些药丸装入瓶内储存，而夏天则可以选择做成蜡丸或用油纸包装放在瓷盆里，然后置于阴凉处保存。服用时每次只需 1 丸，每天2次，可用20毫升黄酒冲服。

这道偏方之所以有治疗腰椎间盘突出的效果，是因为其材料之一的黑芝麻，含有大量人体必需的氨基酸，这些氨基酸在维生素E和维生素B_1的作用下，能够帮助人体加速新陈代谢，同时还有很好的补肝益肾、滋润五脏、强身健体、填脑髓的作用。而另一种材料核桃仁则有很好的强肾养血的作用，也是一种养身的上等佳品。

此外，在依靠偏方治疗的同时，也应加强平时的养护，要防治腰椎间盘突出平时要注意不要睡太软的床，通常来说睡硬板床对腰部的保养更为有益，能够减少椎间盘承受的压力；其次还要注意腰间的保暖，不要让腰部受寒，可以选择买一条护腰带围在腰间，以加强腰部保暖，还可防止腰部扭伤；然后平时要注意不要经常做弯腰的动作，做家务时尽量选择不需要弯腰的工具，当腰椎间盘突出处于急性发作期时，要尽量卧床休息，即使疼痛得到缓解后，也要注意适当休息，这时候绝对不能过度劳累；最后还要注意平时提重物时要采取正确的姿势，应该先蹲下拿到重物，再慢慢起身。

腰椎间盘突出会给人们的生活带来很大的痛苦，这就要求患者一定要坚持治疗，并在平时的工作生活中就要注意保健养身，决不能得过且过，只有好的腰才能给你灵活自如的好生活。

腰痛病用拉单杠法治愈

正确的姿势不仅能够省时省力，减少人体骨关节、肌肉、韧带的磨损，又可避免不良姿势造成的各种损伤。在工作、学习和生活中应防止长时间地保持单一姿势，纠正不良姿势，防止过度劳累。特别是腰部的超负荷使用必然会造成腰部肌肉、韧带和关节等的损伤而出现腰痛、腿痛。

退休职工蒋某今年72岁了，他是腰椎骨质增生患者，自20多年前开始发病，经多方治疗，有一定的效果，但不太理想。病情经常反复，有时莫名其妙地复发，不能动，睡不下，即使睡下了，也不能翻身。拍片后医生诊断为腰3、4椎间盘突出，无特效药，曾动员他做手术。

一次蒋某因腰痛复发又到中医院去针灸推拿、拔火罐，一名年轻的医师介绍说：“挺腰杆、拉单杠可能对你的病症有好处，你不妨试试。”碰巧他家旁边有一单杠——篮球架的横档，他便开始坚持练习。1年多后，腰病从未复发过，而且把原来的颈椎痛、肩周炎也治好了。

这个拉单杠治疗腰痛病的方法具体要按照下面的步骤来进行：

第一步，手拉单杠，脚尖固定踏地，将腰部前后摆动16～20次；

第二步，再手拉单杠，靠手臂上下屈伸，使脚脱离地面，身体悬空，做16～20次。

这里需要注意，除了采用此法之后，肥胖的人还应有意识地控制自己的体重。肥胖的人往往易于发生腰背痛，因为体重增加了相应肌肉、韧带和骨关节的负担。

爬行模仿，治疗腰椎间盘突出

腰椎间盘突出症，也称为髓核突出或腰椎间盘纤维破裂症，是临床上较为常见的腰部疾患之一。腰间盘存在于腰椎的各个椎体之间，为腰椎关节的组成部分，对腰椎椎体起着支撑、连接和缓冲的作用，它的形状像个压扁的算盘珠，由髓核、软骨板、纤维环三部分组成。当由于外伤、退变等原因造成纤维环后凸或断裂，髓核脱出，就称为腰椎间盘突出。

本病的发生是因年龄增长，使韧带松弛、椎间盘老化、弹性降低，由外伤、劳累或风湿寒邪等因素所诱发，多见于40岁以上的中老年人。中医学认为腰椎间盘突出属“腰腿痛，痹症”范畴。

运动医学专家指出，四肢爬行的动物比直立行走的动物血液更流畅，而且很少患腰椎疾病。椎间盘突出基本痊愈后可以进行简单的爬行锻炼，来帮助松解粘连的组织，促进局部血液循环，有利于更好的康复。另外，还可经常锻炼脊柱两侧的肌肉韧带，预防椎间盘突出的复发。

魏某的妈妈患腰椎间盘突出1年多了，开始只能遵医嘱，老老实实在床上休养。到病情稳定后开始尝试爬行法，坚持了2个月，觉得腰部轻松了很多，腿也不像原来那样疼了。

具体运动方法是：双手、双膝着地着床，头部自然上抬，腰部自然下垂，爬行长度为20米左右。爬完之后为了增加效果，可以适当做几个俯卧撑，然后仰卧位双膝屈曲，手抱膝使其尽量靠近胸部，然后放下，一上一下为一个动作，连续作20 ~ 30个。做完再取仰卧位，双膝屈曲，以足跟、双肘、头部当支点，抬起骨盆，尽量把腹部与膝关节抬平，然后缓慢放下，一起一落为一个动作，连续20 ~ 30个。

这套动作简便易行，每天只需抽出10分钟时间，每晚睡前一次，连续2个月。注意一定要在病情基本痊愈后，处在恢复期才能练习此方法。此病应在年轻时即加以预防，以免到中老年时受病痛折磨，具体有：

1. 寒冷潮湿的季节应注意保暖。

2. 定期进行健康检查。发生腰椎退变、出现腰背痛时要及时治疗。

3. 改善姿势，劳逸结合。注意平时的站姿、坐姿、劳动的姿势以及睡姿的合理性，纠正不良姿势和习惯。需要长时间弯腰或伏案工作的人，可以通过不断调整座椅和桌面的高度来改变坐姿，活动一下身躯、上肢和头颈部等。坚持工间操，使疲劳的肌肉得以恢复。

4.加强脊柱方面的锻炼。运动对骨骼肌肉系统有良好的作用，能改善骨、关节、韧带功能。

腰椎间盘突出不用愁，草药帮你解忧

随着生活方式的多样化改变，患者呈现出增多的趋势，严重影响他们的正常工作和日常生活。患上此病后虽需药物或手术治疗，但平时的护理更加重要。

谈某，患腰痛已经2年多，经某医院证实为“腰椎间盘突出症”。曾用中西药及针灸、理疗，皆不见效，病情日见加重，近2个月来腰酸频发，双腿无力，不能久站，伴有头痛眩晕，耳鸣，夜间睡眠差，梦多烦躁。

后来决定采取内外兼治的办法治疗，外治用丹火透热法，取双侧肾俞穴及压痛点，每日1次。内治选择了一个传世已久的中草药药方。内与外结合，综合调理一个半月下来，患者腰痛较初诊时明显缓解，生活起居已不受影响，饮食睡眠皆正常。

他所选择的内治方的具体内容为：准备桑寄生l0克，狗脊10克，丹参20克，熟地黄10克，党参10克，当归10克，全蝎6克，川牛膝10克，制川乌6克。本方具有补益肝肾，祛风通络作用。常用于治疗腰椎间盘突出症。将上药共研细末装入胶囊，每粒1克，每次4粒，每日3次。3日即可初见疗效。

方中桑寄生、狗脊是主药，有补益肝肾、强筋骨、祛风湿作用；当归、党参、熟地黄起益气养血，补精填髓作用；佐以丹参、川牛膝以活血化瘀、引血下行；全蝎、制川乌温经散寒、通络止痛。该方主要用于治疗腰椎间盘突出症，涉及颈椎病。

腰椎间盘突出症患者由于生病而减少了一定的活动量，所以饮食的摄入量也应适当减少，胃肠蠕动慢，消化功能降低，故应合理安排饮食，注意少食多餐，多吃蔬菜水果及豆类食品，多吃一些含钙量高的食物，如牛奶、奶制品、虾皮、海带、芝麻酱、豆制品等，有利于钙的补充，但是腰椎已经长出骨刺（骨质增生）的病人则不宜摄取太多钙质。应尽量少吃肉及脂肪量较高的食物，因为这些食物易引起大便干燥，排便用力而导致病情加重。

此外，此类患者还要注意卧具和卧位。

过软的床铺在人体重量压迫下可形成中间低、四边高的形状，很容易影响腰椎的生理曲线，使椎间盘受力不均。因此，从治疗和预防腰椎间盘突出症的角度出发，选用木板床较为合适，一般使用时应将被褥铺垫得松软合适，这样才能在很大程度上维持腰椎的平衡状态。

在条件允许的情况下，还可以选择佩戴护腰来防寒保暖。佩戴护腰对腰椎间盘突出症患者来说，主要目的是制动，就是限制腰椎的屈曲等运动，特别是协助背肌限制一些不必要的前屈动作，以保证损伤的腰椎间盘可以局部充分休息。

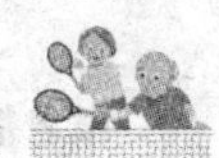

第三章
肩颈痛偏方，身姿挺拔人康健

肩膀痛得抬不起来，用药醋热敷患处

肩关节在人体所有的关节中，是活动范围最大的一个关节，人们或站、或坐、或躺，都有可能用到肩关节。因此，日常生活中只需要一个不小心的错误姿势，就可能让肩关节受到损伤。尤其是40岁以上的中老年人，肩关节受到损伤的可能性更大。之所以中老年人的肩关节容易受损，就是因为随着人们的年龄逐渐增大，人体的活动量会随之相应减少，因此，负责稳定关节作用的肌肉、肌腱和关节囊都会因为长时间不活动而发生松弛以至乏力，从而造成肩关节及其周围组织发生损伤。所以，保证肩关节健康的最好办法就是运动。

简单地说，肩关节疾病属于一种慢性疾病，并不是突然发生的，也不会突然消失。其患病最明显的特点就是缓慢的进程。正因为如此，绝大多数的患者注意到肩关节患病的时候，通常都已经是患病一段时间了。也因为如此，大部分患者难以明确自己患病的原因。由于在病症的初期小损伤很难引起患者足够的注意，直到肩周疼痛逐渐加重，当痛到一定程度的时候，患者就不敢再多活动肩关节了，结果肩关节得不到足够的运动，反而使得肩关节疾病更加严重，形成了一个恶性循环，最终使得肩关节疼痛部位扩大，甚至蔓延到颈部、耳部、前臂和手，给患者带来了很大的痛苦。

已经年过六旬的王大爷几年前患上了肩周炎，这几年来王大爷时常忍受着肩关节的剧烈疼痛，特别是遇到阴冷天气时，王大爷的整个肩背部都会发酸发麻，并疼痛难忍，病情严重的时候，连手臂都没办法完全抬起来。王大爷为此非常苦恼，也去医院就诊过多次，但都没有什么好的效果。直到一年前，王大爷参加朋友女儿的婚礼时，遇到了一个几十年未见的老同学，在聊天的过程中，王大爷知道她也患过肩周炎，并和他一样受肩周炎所苦好几年，后来用药醋偏方进行热敷治好的。王大爷感到很惊奇，立刻将她口述的偏方抄录下来，回家即按方制了药醋开始了热敷。仅仅治疗了5天，困扰王大爷多年的肩周炎竟然就消失了，一直到现在未再犯过。下面，就来和大家一起分享这道神奇的偏方。

药醋热敷法：需要准备川乌、生麻黄、制草乌、大黄、姜黄、吴茱萸、制附子各30

克，小茴香20克、桂枝各20克，甘草10克，先将上述所有的药材研成细末，将药末放入碗里，再往碗里倒入适量的食醋，将药末调成糊状。待每次要用的时候，就取出当次的分量放入锅中炒热，再包入一个布袋中，然后敷在患处。每天坚持药醋热敷1~2次，每次持续20~30分钟。在每次热敷之前还可以在肩部皮肤上涂抹少许植物油，特别是皮肤比较嫩的患者，这样可以防止药物将皮肤烫伤。

在药醋热敷法中，大部分中药材都有除风祛湿，治疗风湿骨痛、肩臂疼痛、跌打损伤的效果。其中，川乌又叫做鹅儿花、铁花，味辛、苦而性热，有大毒。在中医药学上归心、肝、肾、脾经。观其药效可知，川乌能帮助人体祛风除湿、温经止痛，因而主要用来治疗风寒湿痹、关节疼痛、心腹冷痛等病症。而麻黄则是一种发汗散寒、行水消肿的良药。在临床上，主要利用其辛温发汗的功效，所以一般将其归类于发散风寒药中。制草乌味辛、苦，性热，有毒，归心、肝、肾、脾经。有祛风除湿，温经止痛的良好功效，因而主要用来治疗风寒湿痹、关节疼痛、心腹冷痛等病症，并且还能起到麻醉止痛的作用。大黄中药中比较常见，具有祛暑散热、润肠通便、凉血解毒的功效。临床上主要用它来治疗便秘、积滞腹痛、跌打损伤等症，此外，用于外敷药物还能治火烫伤。姜黄味辛、苦，性温，归肝、脾二经，经过对其药效的研究发现，姜黄可用来治疗行经腹痛、胸胁刺痛、肩臂疼痛、风湿痹痛、跌打损伤等症。制附子味辛烈而性热，对于治疗冷汗自出、四肢厥逆、脉微弱等症有疗效，临床主要用其治疗肾阳不足、畏寒肢冷、腹痛等症。由于附子药性温热，因此其良好的散寒止痛作用能够有效地治疗风湿痹痛等症，常与桂枝等品合用。

肩膀痛得抬不起来的时候，吃药打针都很难见效怎么办？试试上述的药醋热敷法，你会收到意想不到的治愈效果。

肩颈肌肉硬邦邦，推拿捏脊可缓解

随着生活节奏的加快，忙碌繁重的工作给人们的健康造成了许多影响，引发了一系列急症，肩颈痛便是其中之一。

引发肩颈痛的原因很多，归根结底都是由于心脏供血不足引起的。仔细观察就会发现，人们一开始通常都只是肩膀发酸，酸就表明是人体气血供给不足，接下来会发展到酸痛，这时候则表明身体正在因血少进、流动缓慢而瘀滞不通，引起疼痛感。再发展到后来，就会变得僵硬疼痛，之所以僵硬，主要就是因为人体血液供给不足，血液流速又缓慢，而且这时候身体还保持同一个姿势长时间不变，就会使得血液瘀滞，从而导致肌肉和筋膜因为供血不足而变得僵硬，缺乏气血供养的肩膀就好像缺水少粮的边关军队，对于外界风寒湿邪毫无抵抗能力，因而这时不慎受风寒侵袭的话，还会引发落枕等其他颈椎问题。

林女士和丈夫结婚已经30多年。一天下午，林女士突然接到丈夫从公司打回来的电话，在电话里，丈夫一直向她表示感到非常疲惫，肩颈肌肉酸痛，要回家休息。林女士听后非常心疼丈夫，因此赶紧忙完手边的工作，准备用自己的拿手绝活——推拿捏脊偏方给丈夫做一次按摩，好让丈夫的身心得到一次彻底的放松。

半个小时以后，丈夫开车回到了家。等到丈夫泡完了一个舒服的热水澡后，林女士让他全身放松地趴在床铺的正中间，又拿来了一个比较薄的枕头，垫在他的前胸下方。按揉了一会儿丈夫的后背，林女士惊讶地发现丈夫的后背肌肉已经非常僵硬了，而且驼背也变得越发严重，尤其是左半边背部肌肉，比右半边明显地要高出一些，看到这，林女士迅速地开始了按摩。

按摩开始时，林女士先是跪在了丈夫右边的位置，调整好自己的姿势，缓缓用左手手掌的大鱼际肌，也就是大拇指与手腕联结的那块肌肉，按压在丈夫腰部脊柱向左侧旁开1.5厘米的位置上，并保持自己的左手在下，右手在上附在左手之上，与之重叠（当然，如果按摩的人是左撇子的话，因为左手比右手更为有力一些，就可以调换两手叠加姿势，保持右手在下，左手在上），然后双手臂自然垂直，依靠上半身往下的压力向下按压。林女士之所以先行选择左侧腰脊柱的位置开始按摩，是因为人的心脏就在左侧上的胸椎之下，因此，先行按摩左侧，能够帮助提升心脏功能，增加人体血液供应，促进人体血液循环，而血液通畅则酸痛愈，从而为调理右半部打下了基础，让右半部的按摩起到事半功倍的效果。

在按摩时，尤其要注意调整自己的身心状态，要做到人在哪里，心就在哪里，保持专注但不紧张，放松但不得随便敷衍的精神状态。同时，按摩还是一项非常需要耐心的保健活动，不可操之过急，要适当调整好自己的呼吸，保持呼吸随着动作进行。当向下用力时，顺势吐气；而在手掌放松收回时，自然吸气。同样，配合被按摩者的呼吸进行也是非常重要的，最好是在被按摩者吐气的时候向下按压，而在吸气的时候放松。这实际上就是要求按摩者与被按摩者的呼吸要同步。而这一吸一吐、不急不缓的韵律，才是最佳的按摩节奏，用这样的节奏推按，能让双方的身心都得到放松与平静。

在给丈夫按摩的过程中，林女士还总结出了一些按摩的小建议。在按摩时，要注意将拇指放在脊椎正中线旁边的竖行肌肉上，一定不要对正中线的突起骨骼（棘突）上直接施力，那样很容易引起脊椎损伤。另外，按摩者始终应该保持两臂竖直，并让自己的手掌处在与胸口相对的位置上，因为这是最能省力，且能保持施力最均匀的姿势，也是最佳的保护按摩者本身的方式。

再看到家人因为劳碌而肩颈疼痛时，你就不用担心会束手无策了，一次按摩就能轻轻松松解决因疲劳而产生的肌肉酸痛问题。

引身伸颈操，预防颈椎病

坐在办公室常年对着电脑的人、长年累月操持家务的家庭主妇、上了年纪的老人，此三类人是颈椎病的高发人群。颈椎病在医学上又被称为颈椎综合征，这是因为它不只是一个独立的病种，而是颈神经根综合征、颈椎骨关节炎、增生性颈椎炎、颈椎间盘脱出症的总称，其产生的基础是人体颈椎发生退行性的病理改变。

说得简单通俗一些，颈椎病的发生主要是因为人们长期的工作、劳作，以及不良的姿势导致的颈椎长期劳损、引发颈椎骨质增生，或是导致椎间盘脱出、韧带增厚。患上颈椎病的老人们时常为此苦恼不已。

李某，现年63岁，10年前颈椎就出现了问题。随着年龄的增大，颈椎的毛病越发突出，时常疼痛难忍，严重的时候脖子一动都不能动，疼痛感还会从颈部辐射至双肩甚至整个背部，到了阴雨天气就更是疼得厉害。儿女们看着也是心疼不已。为了治疗颈椎病，老人也去过很多医院，看过很多大夫，吃过很多药，还参加了一个疗程的理疗，可要么不是没有效果，要么就是短期见效，根本没法根治这种疼痛症。后来，社区里的老人们组织了一个健身小组，老李也报名参加了。在跳健身操的时候，里面有一个动作是引身伸颈。每次做完这个动作的时候，老李都会感觉到颈椎部位从未有过的轻松舒适。健身一个月后，老李惊喜地发现这一个月里都没有犯过颈椎疼。现在老李已经成了那个健身小组的活跃分子，并且折磨她多年的颈椎病也没再犯过。

那么，这个神奇的动作为什么有如此好的治疗颈椎病的效果呢？首先要了解引身伸颈，它可是大有来头的，它是中国传统养生功法之一的八段锦和瑜伽术完美结合的产物。八段锦在中国的传统养生功法里占据着不小的地位，它是“拔断筋”的谐音，从这个谐音里也能大致地推测出八段锦的意思，即是通过伸拔动作让你的筋更加有韧性，从而达到强壮筋骨的效果。而瑜伽大家都不陌生，近年来广受推崇，并深受人们的喜爱。其中的拜月式、独立式其实就是“撑拔一式”的基础动作，其作用就在于它的伸拔，以此达到让你的整个脊柱纵向伸展的效果。

经过多番验证与实践，这个动作在其一伸一拔之间，便能将长期折磨你的颈肩疼痛消除掉，而且做起来简单，还有强身健体的作用，非常适合中老年人颈椎病患者使用。下面就来向大家具体介绍拉伸升颈的具体做法。

首先，站姿，双脚并拢，全身收紧站好。先将双手自然上举，然后合掌，并在合掌的过程中旋转，让两手手心能够尽量互相贴住。接着握紧双手并尽力向上伸展双臂，并让手臂内侧紧紧贴靠住你的耳朵，同时将身体微微下沉，吸气。在伸展过程中，始终要保持脚指抓地，最后让全身尽量向后延伸，头颈则向相反方向探出。在最后这个动作上停留一段时间，然后慢慢恢复原状。可按自身状况多练习几组，但绝对不要逞强，以免给身体带来不必要的负担。

在做这个动作的时候，有两个要点还需要操作者非常注意：一是在往上伸手的同时就要做往上伸拔的动作，这样很快就能将整个肩关节打开；二是在伸拔的过程中，始终要保持肩胛骨是向内收紧的，胸口要向前挺拔突出，而身体则应该尽量向后仰。这样才能够最大限度将你所有的力气都用在上拔上，以使腰部得到彻底伸拉展开。

当然，根据锻炼者自身状况的不同，并不是每个人都能将动作做到位的。一般来说，在锻炼者刚开始操作时，只需要将双手随意地往上一拔，立刻就会感觉到一股热流自背部产生，并迅速流经全身上下，从而让整个身体在刹那间温暖起来。而当放下高拔的双手的时候，又会感到身体里产生的那股暖流回到双手，逐渐沉至脚心。这种暖流流遍整个身体又收回的感觉是非常美好的，能让你瞬间感到身心舒畅，身体也好像年轻了许多。

对于很多颈肩疼痛的患者来说，在做这个伸拔动作的过程中，可能会感觉肩膀这一块的骨头在嘎嘎作响。这个时候，一定要尽量将你的两个肩胛骨向内收缩，保持全身收紧，这两个动作可以快速地帮助患者疏通气血。尤其是当患者处于疲劳状态的时候，做

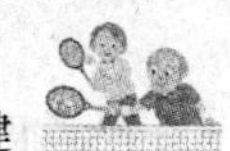

这个动作特别有效果。

引身伸颈重在通过拉拔的动作舒缓患者的颈肩肌肉、韧带，它并不局限于形式，除了站着做外，也可以选择坐着，同样能达到舒缓肩颈，强劲健骨的效果。

太极泳，老年人的颈椎保健良方

颈椎病是一类常见的疾病，其最典型的症状就是脖子后面的肌肉出现僵硬，颈肩疼痛，而且容易出现头晕恶心、手指麻木、腿软乏力等症状。对于人体来说，颈椎处在一个非常重要的位置，它是连接人的大脑和躯干的一个灵活的接连部，人体非常重要的三个器官都会经过颈部：脊髓发端于脑部并沿着脊柱通过；气管会通过颈部将空气运载入肺部；食管从口腔运载食物经过颈部一直到胃部。由此可知，颈椎对于人体来说是非常重要的。所以，人们应该在平时的日常生活中注意做好颈椎的保健，尤其是年龄比较大的人士，因为骨骼功能会随着年龄的增长发生退化，因此，颈椎保健尤其应该引起人们的注意。

张先生是某矿业公司的老板，虽然已经将近60岁了，但仍然不服老，还继续在第一线工作着。一年前，张先生时不时感到颈椎疼痛酸麻，难受得很，而且每天早晨起来几乎都会产生类似落枕的感觉。时间一长，张先生就挺不住了，不得不退到二线养病。后来听别人说，游泳对治疗颈椎疼痛有帮助，张先生便开始了退休后的游泳“事业”。在坚持游泳健身的过程中，张先生为了增加运动的趣味性，就将非常适合老年人养身的传统的太极拳，糅合进了游泳中，并因此给自己自创的游泳法命名为“太极泳”。而且，就是这套张先生自娱自乐创造出来的太极泳，居然将他长期不愈的颈椎病治好了。那么，是什么原因让太极泳能有治愈颈椎病的良好功效，太极泳具体又是怎样的呢？

要回答上述问题，就要明了太极泳的动作要领：

首先，太极泳的核心在于柔缓，即强调游泳中动作要尽量轻柔连贯，无论是在用手划水时，还是用脚蹬水，甚至于呼吸起伏，都要做到轻柔而飘。游泳时应该将其强度控制为轻度，一般在50米游距的游泳运动中控制划水、蹬腿，换气次数在34～36次。下水前可以先自测一下自己的心跳，最宜为70次左右，出水后再测心跳时以85～95次为佳。

其次，意念是太极泳的关键。要将在水中的游泳想象成是在水中打太极拳；在游泳的过程中将拍打的水声想象成美妙的自然音乐；想象周围有很多人或者在自然水域中鱼类在陪你一起游泳，以此减弱一个人游泳产生的孤独感；再深刻地感觉那种水浮我身，水推我行，其乐融融的感觉。

最后，太极讲究天、地、人合而为一，运用到太极泳中也是同样的。这就需要选择相对固定的时间、地点和泳友，在熟悉的时间、环境以及人群中，逐渐体会天气、地气、人气的相互融合，到了最高境界物我两忘时，便是三者合为一体了。

太极泳与普通的游泳相比较，之所以会具有更大的优越性，就在于太极泳是按照太极拳的基本要领而进行游泳，在这种指导下，游泳时自然就会将速度放慢，动作也会随之放松，可以在很大程度上防止因为游泳动作过大造成的肌肉拉伤、抽筋等危险。而且，在太极泳中可以随性地将太极拳中的理念运用到游泳中，自由发挥，使身心愉悦。

坚持一段时间太极泳后，就可以达到健身和养性的双重功效。

虽然太极泳确实因为糅合了太极拳的要领而使得动作更柔、更缓，但在游泳的过程中还是应该高度重视安全问题，具体说来：

1.保持游泳过程中的平和心态。在遇到别人不小心撞击或拍打的水浪过大时，不要紧张，保持冷静，不慌张，让动作始终处在统一和缓的节奏中。如果实在受阻严重无法进行时，可以扶着分道线暂停一会儿再继续。

2.在游泳过程中如果突然有身体不适的状况发生，或是出现了不正常的疲倦感觉，应该立刻暂停游泳，扶着分道线休息一下，然后再视身体具体情况判断是否再游，切勿逞强。

3.老年人在游泳时，还要做到不跳水、不蝶泳、不潜水，不在室外进行冬泳，不在过饱或过饿时游泳，不在身体不适时游泳。

总之，太极泳是非常适合老年人的健身之法，能让老人在舒缓的身体运动中使长期劳损的颈椎得到修复。

舒筋散寒汤，益肾健脾壮颈椎

颈椎病的发病原因多样，但大多与不良的生活习惯有关。比如，晚上睡觉时喜欢枕过高的枕头；工作长期是坐着并且低着头，这些行为都可能会造成颈后部肌肉韧带组织的劳损。这种由于长期的不良生活习惯引发的颈椎疾病往往难以彻底治愈，让患者烦恼不已。生活起居与颈椎病的发生、发展及愈后有着十分密切的关系。正确的生活方式对颈椎病患者具有非常好的保健作用，同时能够提高其他疗法的治疗效果。历代医学专家都非常重视颈椎病的起居调摄。起居疗法简单易行，无论行、立、坐、卧随时可做，不受时间条件限制，如果平时稍加留意，认真准确地去做，久而久之，一定会收到健身防病的效果，对颈椎病患者更是益处多多。

丁某，女，55岁，因颈背部酸痛伴右肩关节酸痛持续性加重，不得不入院治疗。医生看病后发现其颈椎病痛是由于其长期伏案工作所致。老丁每天的工作时间超过10小时，所以，常年如此引发了枕部、整个颈背部、双侧肩胛骨脊柱缘酸、沉，头顶部发沉，记忆力减退，时有恶心、心悸、胸闷、双眼视物模糊、眼皮发紧、右肩关节痛等不适症状。后经过X线检查显示：颈椎棘突交错，连线略右偏，第2和第3颈椎间隙后缘略增宽，第5和第6颈椎前缘增生，第3和第4、第4和第5、第5和第6颈椎椎间隙变窄。综合多方面的诊断结果，初步诊断为颈椎病、肩周炎。在经过保守的物理治疗后，医生推荐她使用古方重要调养法调养。在尝试后她发觉确有奇效。这个方子就是舒筋散寒汤。

舒筋散寒汤是由桂枝、防风、威灵仙各12克，葛根、白芍各15克，炙甘草6克，生姜4片，大枣5枚组成的。具体用法：水煎服，每日两次。临床实践后发现其具有祛风散寒、调和营卫的作用。主治颈椎病、头痛头重、颈项僵硬、转头不利、肩背四肢疼痛（尤以上肢为重）等症。

舒筋散寒汤中的药物成分大多有防风驱寒的功效，这是因为颈椎出了问题后，寒邪之气更易入侵进而引发疼痛，或使原本的病痛加剧。当然，并不是说有了这一个方子颈

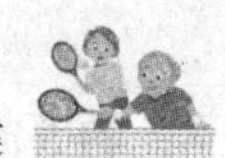

椎病就可以安然无忧了，患者还应当格外注意饮食起居。尤其是老年人，要特别注意以下两点：

1.睡觉时选择适合的枕头。枕头不要过高也不要过低。枕枕头的目的是睡觉时让脖子上的肌肉放松，所以正确的枕法是垫在脖子下面，而不是把脖子空出来。枕头的高度一般10厘米就行，身体比较胖的适当高一些。

2.注意颈部保暖。包括食物的寒凉和外来的风寒，因为一受凉肌肉就会发紧，而且凉邪会向内蔓延，颈部的平衡就会变得很脆弱，稍不注意就会得病。

手杖健身法，预防驼背就靠它

驼背在日常生活中司空见惯，尤其是老人，少有不驼背的，因此，人们通常不将驼背当成一种疾病，听之任之。但其实，驼背也是需要及早治疗的，否则同样会影响人体的健康。

一名姓刘的女士，早在十几岁的花样年华里就出现了早搏的现象，时常感觉身体难受。直到现在，刘女士已经年近60岁了。几十年来，她去过很多医院，反复做过各种检查，但始终没能确诊刘女士到底是患上了什么疾病，而且刘女士的身体状况也始终不能好转。尤其是近几年来，刘女士腰酸背痛的毛病也开始变得越来越严重，以至于整个人都始终无精打采的。前一段时间，刘女士去了一个在当地享有盛名的老中医处就诊，在老中医为她仔细检查了脊背后，立刻就发现了问题的所在，原来是因为刘女士小时候个子太高，在人群中非常显眼，使得刘女士总是感到不好意思，因而养成了低头含胸的习惯，时间一长，形成了驼背，因为胸背部遭到人为的过分弯曲，压迫到了从胸背部延伸出的心血管。当血管因长时间的受压而变窄时，心脏阻力也会随之增大，如果只是短期这样，身体还是能够承受得了的，但时间一长，任谁也无法支撑下去，所以心跳的节奏就开始紊乱，这就是引发刘女士身上的疾患原因。

刘女士因为长期驼背，胸椎之间还会因为受到压力而使得其间的间隙变狭窄，使得人体内的胸腔就好像被胸椎困住一样，使得人体无法自由顺畅地进行呼吸，而且胸腔起伏过小，没有力气带动心脏泵出充足的血液供身体各部位使用。针对刘女士的这种情况，老中医建议她采取手杖健身法。这是老中医以拐杖为载体，结合其他运动创造的一种适合老年人健身的方法。它可以让人体的头到颈、躯干、四肢及其末端的手指、足指等都得到锻炼，并有针对各个部位的单独动作。如果条件允许的话，还可以将手杖与按摩手法相结合，能够显著地增加疗效。

考虑到老年人的各种器官都开始老化，使得身体的柔韧性、大脑的记忆能力以及各肢体的协调能力都相应减退，因此，老中医在编制这套“手杖健身法”时还特别考虑到老年人身体状况的特点，进而创造性地将该套手杖健身法与人体活动的基本动作、简单的武打动作以及日常劳作动作糅合在一起，从而创制出了以下几个动作：

动作一：撑杖压蹲踞跳

首先采取站姿，将两脚平行张开，两手并握手杖撑于身体前端，将头部摆正，保持身体直立，尽量不要弯曲，同时让眼睛往前平视。

动作二：左弓步压腿

让右手扶着拐杖，然后抬起上体慢慢进行左转动作，同时保持左腿膝盖弯曲成左弓步状，将左手扶在左膝上；右腿则要向后伸直。两脚的脚前掌都要着地，但将脚跟提起，然后向下做压腿的动作，共做9次。

动作三：右弓步压腿

在结束左弓步压腿的动作后，将身体向后转180度，将姿势自然过渡成右弓步的姿势后，同时，将扶着拐杖的右手换成左手，扶膝盖的手则换成右手，再向下做压腿的动作，也是做9次。

动作四：跨步跳

跨步跳分为两个方向的动作，先做向左跨步跳：用右手扶着拐杖，将身体向左做45度转体动作，然后左脚向左跨一步，右脚也跟着向左跨一步。左脚再向左跨一步，接着左脚起跳（使自已的脚不要离地），同时屈起右腿的膝盖向左前自然轻松地摆动。

做完向左跨步跳，紧接着应该是向右跨步跳：在结束了右腿屈膝自然向左前摆动的动作后，将右脚向右后回摆着地，同时身体向右转动，撑杖之手换成左手，然后左脚向右跨一步、右脚也跟着向右跨一步，接着用右脚起跳（保持脚始终接触地面），同时弯曲左腿膝盖向右前自然轻松地摆动。这两组运动可以轮换着各做3次。并且，在整个跨步跳的过程中，都应该始终保持全身处于一种自然、放松的状态下，让动作尽量协调且富有节奏感。

手杖健身方法是一套完全结合老人的特点创造出来的非常有效健身方法，但在使用过程中要注意：动作用力均匀，轻缓柔和，以防发生损伤；握杖要牢固，防止手杖从手中掉出；下蹲时量力而行，下蹲的动作尤其要轻缓。只有这样，才能真正让手杖健身法的良好健身功效发挥出来。

捶颈、拍颈、按颈，三管齐下治双椎

颈椎疼痛是上班族的常见困惑之一，也是颈椎病前期比较常见的症状之一。现如今，这个群体已经逐步扩大到老年人群体中来。其主要病因是因经脉气血失畅所致。老年患者与上班族患者都有一个共同点——动得少。简单来说，出现颈椎酸痛的原因，很重要一点就是长期坐着，缺少足够的运动。

常某，男，55岁，患颈椎病7年多，神经性耳聋已有五六年，右耳较重，双耳发闷，经常头晕、头痛，颈、肩部疼痛。曾去过不少大城市医院就诊，结果还是久治不愈。经多方打听，于2010年3月选择捶、拍、按颈的物理治疗方法治疗，两个疗程后，头痛、肩膀疼痛明显减轻，颈部可以活动，2个月后，颈椎痛基本消失，精神状态也有了明显好转，他十分高兴。

这种捶、拍、按的物理治疗方法的具体操作事宜是：先进行两侧背部肌肉的按摩，以轻拍为主，然后让操作者站到患者腰部的右后方，用双手合十的手法，为患者胸椎两侧加强按压。慢慢按压到接近颈部的地方后，换成双臂交叉的方式再从胸椎的最下方（腰部位置）开始沿着脊椎往上按压。这两种按摩的方式，不但可以加速脊椎两侧肌肉

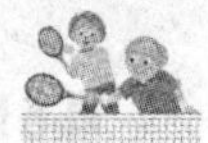

的放松，而且可以一节一节地打开胸椎骨之间的间隙，达到减轻驼背和开阔胸腔的双重功效。具体步骤如下：

第一步：捶打颈部。取坐位姿势，头部自然伸直，两眼平视，用左手捶打左侧颈部（天井穴位和天窗穴位）500次。换右手捶打右侧颈部，方法及次数与左侧颈部相同。然后捶打后颈中部风池穴位500次。捶打时用力适中，次数由少到多，逐步增加，循序渐进。捶打后，颈部有舒适、轻松的感觉。

第二步：拍打颈部。坐位姿势如上述，先用左手，五指并拢，手指略为弯曲，手掌心成空心状，适当用力，拍打左侧颈部200次，其穴位与上相同。然后换右手，拍打右侧颈部，拍打穴位次数与左侧颈部相同。

第三步：按摩颈部。五指并拢，用左手掌紧贴颈部皮肤，横向按摩右侧颈部200次。然后换右手掌横向按摩左侧颈部200次。按摩速度由慢到快，用力由轻到重。按摩后，颈部有温热的感觉为好。

上述三种保健疗法简便易行，但每天早晚务必捶打、拍打、按摩颈部一遍，需时约30分钟。只要坚持，颈椎病的各种症状，将会逐步减轻或消失。

需要注意的是，长期积累下来的“老病”不可能凭借一次两次的按摩就能完全治愈，必须持之以恒，并注意平时的保健。上面的方法都不难做到，晚上家人一起看电视的时候，不妨分享一下，权且当作家庭里的小游戏，笑谈之间用双手相互传递健康、温暖与关爱。

学会“揉面团”，给双椎减负

颈椎和腰椎，哪个出了问题都不好受，而此两者的健康密切相关。颈椎和腰椎分别为脊椎骨重要的两大环节地带，也是人体活动度较高，承重较多的位置。在老人易患的骨骼疾病中，颈椎病和腰椎病极为常见。而且，大多是由于脊椎退化和不良的生活习惯造成的。

王某，51岁时因为劳累引起腰腿疼痛，痛苦难忍，服用止痛片及打针不能缓解疼痛，小腿肚有撑胀感，左足外侧麻木，颈椎偶尔会出现酸麻感，平时往后仰头时酸麻感加重。CT诊为腰椎间盘突出。后听自己的外甥女介绍，接受了物理治疗。治疗当晚，疼痛缓解，头部可做深度后仰。一个疗程后小腿胀感消失，腰可以直起来。后来又巩固两个疗程后基本康复。

王某老人所接受的物理治疗是滚法治疗，简单地说就是医者手握空拳，手背吸附在一定的施治部位交替进行往返滚动的方法，俗称“揉面团”。

这种治疗方式只适合于腰椎、颈椎病痛不太严重的患者。

具体的手法要领是：患者取坐位或卧位。医者以单手或双手自然屈曲，似握空拳，肩背放松，略屈肘，将手背及手掌侧吸定于患者的施治部位，以腕部关节轻松自然地内外一扣一翻进行往返滚动，在用小鱼际侧掌背至中指、食指背部的交替往返着力的同时，做手指的自然屈伸外旋滚动的连续动作，使手背部呈滚动状态。在滚动时小鱼际及掌背部着力与施治部位相互贴紧，吸附于施治部位，不可跳动。操作时用力均匀，动作协调，并有节奏，不可忽快忽慢，时轻时重，患者应感觉施治部位舒适而轻松。医者操作时需要注意的是，要以腕部的自主旋滚带动掌背呈滚动状态的一种手法，不宜以手臂的拖动进行操作，以避免手背与施治部位的摩擦。

此方法有通经活络，行气活血，缓解疼痛，引血下行，通利关节，增强肌肉活动能力，促进血液循环，消除肌肉疲劳的多种功效，主治风湿酸痛，肢体麻木，腰椎疼痛，运动功能障碍等。

有人可能会问：都有哪些疾病才适合做物理治疗呢？物理治疗与药物治疗相比，对老年人而言，又有哪些优势呢？

物理治疗是现代医学与传统医学中非常重要的一分子。物理治疗师所擅长的包含疼痛处理、肌力的训练、关节活动度的增进、心肺功能的训练、小儿物理治疗等。这种治疗方式主要是借着自然界中的物理因子（声、光、水、冷、电、热、力）、运用人体生理学原理法则等，针对人体局部或全身性的功能障碍或病变，施以适当的非侵入性、非药物性治疗来处理患者身体不适和病痛的治疗方式，使其尽可能地恢复其原有的生理功能。所以，物理治疗的低伤害性对老年人而言最为适宜。

拉毛巾，帮你治好冻结肩

肩周炎又称肩关节组织炎，这是肩周肌肉、肌腱、滑囊和关节囊等软组织的慢性炎症，它的主要表现是以肩部逐渐产生疼痛，夜间尤甚，逐渐加重，肩关节活动功能受限而且日益加重，到某种程度后逐渐缓解，直至最后完全复原。50岁左右的人比较常见，多见于体力劳动者，女性发病率略高于男性。当人体软组织退行性病变，导致对各种外力的承受能力减弱是基本因素。现代都市的快节奏生活让很多的年轻人由于长期伏案工作，也会导致肩部的肌肉韧带处于紧张状态，所以肩周炎在50岁以下人群中也不少见。肩周炎往往在肱二头肌肌腱炎、肩峰下滑囊炎、冈上肌腱炎等软组织劳损性、炎性病变或外伤、受寒的基础上发病。

中医认为，肩周炎多为肩部受风寒所致，便称它为“漏肩风”，又因患病后肩关节僵硬，活动受限，好像冻结了一样，所以又称它为“冻结肩”“肩凝症”。

某广告公司的经营者汪女士，现年58岁，是一个典型的现代女强人。由于长期长时间的伏案工作，加上休息时间少，她在体检中查出患了肩周炎。每天上班时，她在电脑前坐的时间稍微一长，肩膀、脖子就又酸又胀，疼痛得厉害，这严重影响了她的工作质量。为此，她多次去医院就医，用过不少的药，也试过很多方法，但是治疗的效果都不是很好。后来，偶然间听一名朋友介绍说用拉毛巾法能够有效治疗肩周炎。于是汪女士就抱着试试看的想法坚持锻炼了2周，结果发现这一方法对肩周炎还真有效。

拉毛巾的具体方法：取一条长毛巾，分别用两只手各拽一头，放在身后，其中一只手在上，另外一只手在下，然后就像搓澡动作一样先上下拉动，再横向拉动，反复进行。每天3次，每次锻炼15分钟左右。

值得一提的是，肩周炎患者刚开始做这个动作的时候，可能双手的活动因为疼痛会受到一些限制，但是不可着急，要平静心态循序渐进，动作幅度可由小到大，锻炼的节奏可由慢到快，每天一共3次，早、中、晚各做一次。

肩周炎属于一种慢性病，所以患者应注意营养及避免肩部受寒，同时加强体育锻炼，这是预防和治疗肩周炎的有效方法。但治疗肩周炎贵在坚持。如果不坚持锻炼，不坚持做康复治疗，则肩关节的功能难以恢复正常。只要持之以恒，肩周炎的症状就会得到控制和改善。

治病不如防病，对于肩周炎这样一种慢性疾病，应做到无病早防，预防该病的发生。肩周炎的预防方法如下：

1.要积极锻炼，持之以恒。每天坚持跑步、广播操、太极拳、武术、划船等与肩关节相关活动，能防止或延缓人体退行性病变的发生。

2.防止持续性过久吹风。天气热出汗后，不宜使肩部外露在风扇下或阴凉通风处过久，否则很容易导致肩周炎的发生；注意防寒，要加强冬季的保暖，晚上睡觉时要防止肩关节外露。

3.掌握正确的坐姿和手部姿势。大腿与腰、大腿与小腿应保持90度弯曲；上臂和前臂弯曲的弧度要保持在70°～135°；手腕和前臂呈一条直线，避免工作时手腕过度弯曲紧张，尽量避免长时间操作电脑。

肩周肿痛有炎症，食疗药粥解烦忧

人到老年，身体出现衰退，对疾病的免疫力降低，各种急症开始纷纷找上门。肩周炎就是很多老年人常见的疾病之一。肩周炎是肩关节周围炎症的简称，是肩关节周围肌肉、韧带、肌腱、滑囊、关节囊等软组织发生损伤、退变而引起的关节囊和关节周围软组织的一种慢性无菌性炎症。患者大多数的年龄都在50岁以上，因此，该病又被称为“五十肩”，并且，在所有的患者中，女性患者占大多数，且体力劳动者更容易患上这种疾病。

肩周炎是一种慢性炎症，病程通常会在1年以内，较长者可能会持续1～2年。人们之所以会患上肩周炎，一是因为遭风寒侵袭受凉受冷所致。因为风寒湿邪入侵人体的时候，会导致肩关节疼痛，使之难以抬举，活动不灵，严重的时候就会引发肩周炎；二是因为肩部受到损伤，根据临床研究观察所知，通常肩周炎患者都有一些或轻或重的肩部受寒史、偏瘫史，或是曾经肩部受到过别的损伤等；三是因为劳累所致。体力劳动者之所以更容易患上此病，就是因为劳累所致，一些经常使用肩部的工作者尤其要注意预防肩周炎的发生，在平时的工作中，要注意肩部保养，经常活动活动肩部，防止肩周炎的发生。

57岁的王某有两个孩子，父母也还健在，一家老小住在一个屋檐下，从结婚起她就一直是一名家庭主妇，承担着照顾一家老小的重任，非常辛苦。长期的劳累使得她早在两年多前右肩就开始疼痛，经医院诊断为右肩关节周围炎。患病期间，她的右肩时常疼痛酸软，伸屈困难，一遇上寒冷阴凉天气或者到了晚上，肩周炎的症状就会愈发明显，而且时不时还伴有烧灼感，肩胛前后压痛明显，动起来会加剧疼痛。后来她用了老家一食疗偏方，9天后，肩关节居然就能活动自如，功能也都完全恢复正常了。随后她又坚持食疗3次，巩固疗效。之后2年内肩周炎未见复发。下面就和大家一起分享一下该食疗偏方。

莲党杞子粥：取莲子60克，生党参40克，枸杞子15克，大米50克以及适量冰糖。先将莲子用温水浸泡一段时间，将莲子心剥去，再将生党参、枸杞子、大米用水淘洗干净，然后将上述全部原料都一起放入锅中，加上适量水，用大火烧沸，再改用小火煮熟，最后加入冰糖适量调味即可食用。

莲子在中药学上为味甘、性平之物，具有补脾止泻、益肾固精、养心安神等功效。从现代养生学上看，莲子的功效更加显著，能降血压，能帮助人体维持正常血压水平；还能强心安神，莲子心泡茶向来被看做宁神静气的绝佳饮品，主要是因为莲子心所含生物碱可以强心宁神，还可以抗心律不齐；还能防癌抗癌，通经脉，活气血，使气血畅而不腐。此外，莲子还能滋养补虚、止遗涩精，对于久病、产后或老年体虚者是非常有益的营养佳品。而党参是临床上常用的中药之一，可用来补气、止痛、通经活络。其最显著的两个功效当属补气和活血了。党参由于其具有良好的补气功效，通常适用于平时常感倦怠乏力、精神不振、声音绵软无力、稍一活动就气喘的肺气虚弱的患者。同时党参兼能养血，因而对于气血两虚、气短心悸、疲倦乏力者尤其适用。枸杞子的作用则主要在于其能补血安神，补肾益精，养肝明目，生津止渴，润肺止咳。主要用来治疗肝肾阴亏、腰膝酸软、头晕目眩、目昏多泪、虚劳咳嗽、遗精之症。此款食疗莲党杞子粥可以有效缓解肩周炎的症状，减少疼痛，帮助患者安神静气。

拔罐疗法，妙治肩关节周围炎

老年人经常会出现不同程度的长期肩周疼痛，肩周炎是这些疼痛的主要原因，俗称冻肩。中医学认为，肩周炎的发生，除了与年老正气不足关系密切外，主要是肩部受到风寒湿邪的侵袭，如久居湿地、野外露宿、夜寐露肩当风，以致风寒湿邪侵入血脉筋肉，影响经络气血流通，脉络拘急而疼痛，寒湿之邪入侵筋肉则致屈而不伸，就发生了肩周炎。肩周炎的患者局部特别怕风，中医称之为“漏肩风”。

那么，为什么肩部周围炎症多发于老年人呢？如果把人体形象地看作是一台不停运转的机器，那么，随着日积月累的磨损，各个零部件的退化和衰老则是一种十分自然的现象。伴随着年龄的增长，肩关节及其周围组织与机体的其他器官组织一样也发生着退行性改变，50岁以后，肩关节滑膜面的部分纤维可发生不完全撕裂、磨损或破碎等病变，而且，这种退行性改变随年龄的增长而愈加严重。

李某，男，50岁，柳州机车厂工人。三年前感觉右肩部周围疼痛，入夜尤甚，影响睡眠，上举、旋后、外展等活动受限，梳头、穿衣极困难，无法骑单车上班。在厂医院做颈椎拍片检查未见异常，医生诊断为肩关节周围炎。经口服消炎药、理疗，并外用膏药敷贴，治疗2天效果不佳。后在医生建议下，在曲池穴、肩髎穴连续拔罐后，患者感到很轻松和舒服，疼痛顿减，活动1分钟后，右手即能抬高至头，旋后外展活动范围加大，第二天一早患者告知病已痊愈。痊愈后两年内未见复发。

此拔罐法的具体操作方法如下：

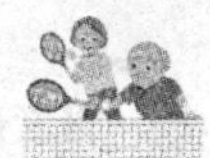

找到曲池穴。曲池穴位于肘横纹外侧端，屈肘，当尺泽穴与肱骨外上髁连线中点。

穴位消毒后，在穴位上用闪火法拔罐，留罐10～15分钟，一天1～2次，皮肤会出现紫红色瘀血。

找到肩髎穴。肩髎穴位于臂外展时，于肩峰后下方呈现凹陷处。

肩髎穴位于肩部，穴位消毒后，在穴位上用闪火法拔罐，留罐10～15分钟，每天1～2次，皮肤会出现紫红色瘀血。

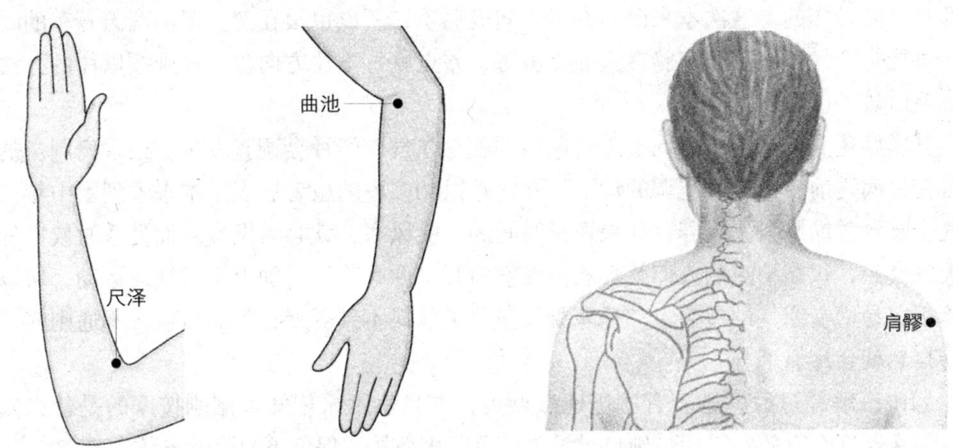

尺泽穴、曲池穴、肩髎穴的位置

以上两个穴位拔罐均可起到改善肩部血液循环的作用，对症治疗肩周炎症十分有效。因为此方操作简便，经济安全，所以受到患者的普遍欢迎。

肩周炎经过一段时间的治疗和正确的功能锻炼，可达到肩部疼痛减轻，活动功能改善的效果。部分患者甚至肩部疼痛完全消失，肩关节功能完全或基本恢复。当然也有一些人由于体质虚弱，或治疗方法不恰当，症状没有改善。

另外，对于肩部关节炎症的预防也是相当重要的，且有季节重点。夏日炎炎，酷暑难熬，有些老人爱冲凉水澡，肩膀因此受寒冷的刺激；夏天纳凉，许多人爱久坐于林荫道、屋檐下，只图凉爽，而遭受风寒阴湿袭击；如果夏季老人晚间睡觉不注意，肩膀裸露在外，再加上电扇、空调冷气较长时间吹拂肩部，都会成为患肩周炎的诱因。因此老年人在夏季应特别注意，避免风寒，预防肩周炎。

肩周发炎就找它的克星肩井穴

肩井穴是足少阳胆经的重要穴位，在大椎穴与肩峰连线中点，肩部最高处。肩井穴取穴时一般采用正坐、俯伏或者俯卧的姿势，此穴位于人体的肩上，当大椎与肩峰端连线的中点，即乳头正上方与肩线交接处。它和脚底的涌泉穴一起，构成一个循环往复的气场，按摩它，能够鼓舞全身气血的运行。气血运行通畅，身体的小毛病自然会被一扫而光。

张某，现年54岁，某企业的副总。因为常年的办公室生活使她肩膀经常酸胀得厉害。为此，她去医院做过不少检查，也吃过不少药，可是每次劳累的时候这肩膀就像不

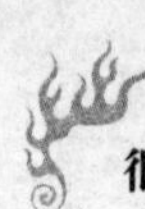

是自己的一样胀痛明显。这天，她来到一个传统的中医诊所看病，听她陈述病情症状之后，老中医让她坐下，然后用大拇指在她肩膀中间的地方按了按，可刚按下去她就痛得直叫唤。老中医用大拇指在那里重重地按了几分钟之后，她就明显地放松了很多，惊喜地说："现在感觉好多了，你这是变的什么戏法啊，真有效。"老中医告诉她，她是得了肩周炎，而且发病的时间不短了，病因可能是跟她的工作习惯有关。

她自己也表示，肩膀从好几年前就开始痛了，药也吃过，针也打过，还贴过膏药，可都是时好时坏的。这次本来已经有段时间没痛了，所以也没在意。但前两天开车的时候，可能是冷气开大了，肩膀突然痛得厉害，差点就打不住方向盘了。她按以往的办法用热毛巾敷了也没什么好转。

其实她还真没猜错，肩周炎患者最怕的就是寒气。经社会调查发现，很多肩周炎的患者在发病之前，都有吹空调的记录，并且是以40多岁的患者居多。本来人到了中年，阳气会衰弱，筋脉失去濡养，如果还长时间的经受风寒，就容易发炎。而夏季时候室外的天气炎热，很多怕热的人们就喜欢待在室内开空调吹冷气，加上平时缺乏运动，所以肩膀很容易遭受寒气的侵袭。一旦寒凝气滞，关节得不到舒展，气滞血瘀，不通则痛，肩膀自然就会疼痛了。

老中医解释过后，她若有所悟地点点头，并且表示希望知道刚刚按摩的是什么穴位，怎么会这么有效？以后，她自己没事也可以多按按，保健下自己的身体。

老中医告诉她，按揉的是肩井穴，这个穴位是治疗肩周炎的特效穴位。

具体的按摩方法是：将大拇指的指甲剪平，然后放在肩膀的中间（左手按右肩，右手按左肩），就是大椎穴和肩峰两点的正中心，如果不清楚的话，也可以循着乳头往上走，肩井穴与乳头是直线相连的。每天在这个穴位按摩三四次，每次按摩三五分钟，左右手交替按摩两边肩膀，以穴位局部出现酸胀感为佳。1周左右就不会再痛了。

人的身体与大自然近似，躯体如大地，血管神经如水道。当水道淤塞时，土地无法灌溉，也长不出绿色的植物；在人体中，当血管神经不畅通，同样相应的部位也会产生疾病。所以除了注意良好的生活、工作习惯外，一定要经常锻炼，以促进血液循环，增强体质。

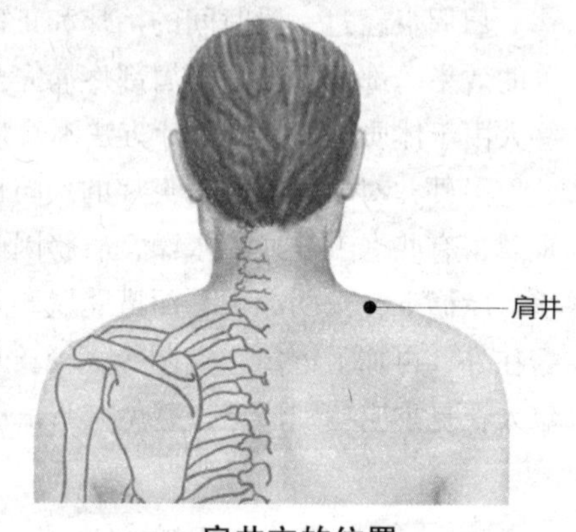

肩井穴的位置

茄虾饼，预防肩部炎症的美食

生活中，不少人刚过50岁肩颈病就找上身，患上肩周炎之类的慢性炎症。那么，肩周炎到底是怎么回事呢？肩周炎又称为肩不举、漏肩风等，在临床上其主要症状表现为肩关节疼痛，肩部转动困难，活动受限，上臂难以抬起到触及头颈部的位置，到了晚上，疼痛还可能会加剧，不能入睡。引发肩周炎的原因多认为是风湿寒邪侵袭所致，此外，肩颈过度劳累以及肩膀处受过损伤，都可能导致肩周炎的产生。而且该病多见于老

年人，因此也与人体老化，肩部活动量减少有关。

齐大爷当了一辈子农民，年轻时身强体壮，一个人操持着一大块地，养活了一家老小，没想到到了可以安享天年的时候，肩膀疼痛开始找上了门。去县医院做了检查后，大夫告诉他，他这是患上了肩周炎，并给齐大爷开了一些中西药带回家吃，可是药快吃完了，齐大爷的肩膀疼痛还是老样子。后来，一个也曾得过肩周炎的老邻居给他介绍了一个茄虾饼食疗偏方，齐大爷尝试过后，肩膀疼痛果然好了。现在，齐大爷已经完全摆脱了肩周炎的烦恼，但每次去县里，齐大爷还是会买上一袋子虾皮回来做茄虾饼吃。齐大爷说，茄虾饼不但功效好，味道也好。下面，就给大家介绍一下美味又有效的茄虾饼的做法：

首先准备半斤茄子，一两虾皮以及2个鸡蛋备用，再准备面粉、生姜、植物油、麻油、黄酒、盐、白糖、味精各适量。先将茄子洗净切成丝，用盐腌渍一刻钟后，将多余的水分挤去，然后将黄酒浸泡过的虾皮加进茄子丝里，并加姜丝、盐、白糖、麻油和味精，拌在一块儿做成馅料。另将面粉和蛋液、水一起调制成面浆。在煎饼前先往锅中倒入适量的植物油烧热，舀入一勺制好的鸡蛋面浆，摊成饼状，往中间放入馅料，再往上盖上半勺面浆，然后将双面都煎至金黄即可。

经常食用茄虾饼，可以补充人体所需要的钙质，防止骨质疏松，预防肩周炎。从其原料上看，茄虾饼也是一款不可多得的养生食品。

首先茄子所含的营养比较丰富，主要含有蛋白质、脂肪、碳水化合物、维生素以及钙、磷、铁等多种营养成分。能够起到保护心血管、抗坏血酸的作用。除此之外，茄子所含的丰富的维生素P，可以有效预防微血管破裂出血，从而保持人体的心血管处于正常的运转中。除了上述功能之外，茄子还具有防治胃癌，抗衰老的作用。在吃茄子的时候，营养专家建议不要去皮，因为茄子的主要价值就在它的皮里面。而另一原料虾皮因其富含钙质，素有“钙的仓库”之称，是市面上常见的补钙佳品。其丰富的蛋白质和矿物质，是缺钙者补钙的较佳途径；此外，虾皮中还含有丰富的镁元素，能够有效地保护人体的心血管系统，减少血液中的胆固醇的含量。对于老年人来说，常食虾皮能够有效预防因缺钙而引起的骨质疏松症，还有增强食欲和强健体质的作用。而鸡蛋就更不用提了，它是人类最好的营养来源之一，含有丰富的维生素和矿物质，以及价值极高的生物蛋白质。因为鸡蛋含有的营养非常全面且丰富，故有“人类理想的营养库”之称。

可见，茄虾饼不但能在患肩周炎的期间为患者补充钙质，治疗肩周炎，即使病愈之后，常吃茄虾饼，还能起到降低疾病复发风险和强身健体的作用。

搓脸搓耳，缓解肩部疼痛

前文我们说过，不良的生活习惯是引发病痛的常见原因。其实，反过来，良好的习惯也是祛病保健的妙招。我们以肩部疼痛为例，如果双臂长期保持一个姿势不动，那么肩胛骨部位得不到有效的锻炼，其抗病抗寒能力就会下降，就更易受到病痛的威胁。

张先生，男，54岁，从去年春天开始肩部持续疼痛，直到年底时，呈现进程性加重趋势。其弟张某52岁，经常和哥哥一起晨练。一次晨练中，哥哥的病痛发作，弟弟双手拉住哥哥的手缓缓向上牵引，然后再缓缓放下，这种慢运动的方式对减缓肩部疼痛有一定的作用。后来，他们发现，大幅度的搓脸运动姿势与此运动方式很相似，就在每日晨练时，加入了抬臂搓脸的步骤。这样坚持了一个多月后，张某感觉肩部疼痛的次数明显变少了。

其实，很多人在疲劳的时候都会搓一搓脸，这样马上就会感觉精神很多。可别小瞧了搓脸这个小动作，它能刺激面部穴位，促进人体健康保健。

搓脸是一种简单的保健方法，它不受时间、地点限制，疲劳时、困倦时、身体不舒服时，都可以搓一搓，而且它不需要借助其他任何工具，只需要一双手。搓脸前要先把双手搓热，然后用搓热的双手去搓脸，或者从上向下，或者从下向上，每次都把下颌、嘴巴、鼻子、眼睛、额头、两鬓、面颊全部搓到，这个过程可快可慢，以自己舒服为准。搓脸的附带作用就是可以锻炼肩关节，是预防和治疗肩周炎的好方法。

有时，搓脸时间过长，造成肩膀酸痛，这时不妨休息一会儿。注意量力而行。

在搓脸的同时还可以配合搓耳。中医认为，耳朵是全身经络汇集之处，人体各个部位都与耳郭通过经络形成密切的联系。按摩耳郭就能打通全身经络，活跃机体脏腑，特别是肾脏。肾开窍于耳，经常搓耳朵就是对肾脏的调理和养护，而肾在体主骨，肾功能强，必然骨骼结实，骨质疏松的症状不会发生。

搓耳朵，曾经是乾隆皇帝的日常养生之术。查遍我国的二十五史，你就会发现，在前后约230多个皇帝中，尽管他们君临天下享尽荣华富贵，但短命的颇多而长寿的甚少。在少数的长寿者中，乾隆皇帝仅在位就有60年，更是活到了89岁高寿。乾隆皇帝之所以能独享高龄，原因就是习惯搓耳朵。

耳朵该怎么搓呢？具体做法如下：

双手手掌心相对，前后揉搓或者顺时针旋转，两手用力以使手掌迅速发热，然后迅速将两手置于耳朵处，先前后揉搓50次，再上下揉搓50次即可。这里的50次可以分5次进行，每次将手掌的劳宫穴揉搓10次至发热后，用手覆盖耳朵再揉搓10次即可。

由此可见，每天搓脸和搓耳，老年人就能获得红润的面色和强健的身体，获得对健康生活的信心。

对治背痛的三种民间妙法

你有没有体验过每天白天站立时背不能直，坐下时背不能弯，到了晚上睡觉，背痛得你动也不敢动的感觉。这都是因为背痛在作怪。随着年龄的增长，人们身体各处都在发生退化，背部也不例外，脊椎与肌肉都在发生衰退性病变，从而导致背痛的产生。

现年70岁的益老太太是她住的那片小区里最关注生活健康资讯的“老灵通”。据益老太太说，她出身贫苦家庭，从记事起就开始干活，就因为以前干活太多，以至于年老时落下了背痛的毛病，严重时真是痛得一刻也坐不住。迫于无奈之下，益老太太开始求医问诊，四处寻找治疗背痛的方法。试过无数的药物、针剂，进行过无数次的按摩、理疗、针灸、拔罐等各种中西医方法，总结起来，益老太太认为有三种方法既简单又管用。下面就来分享一下益老太太治背疼的简单好方法：

第一种：双手相握法。

大家乍一听到此方法，大概都觉得过于简单，简单到让人怀疑是否真的有效。难免会生出“我们每天都至少有一次会双手相握，为什么还是背痛的照样背痛呢？”类似的疑问。其实，益老太太说的双手相握并不是指我们日常生活中的两手从身体前侧相触，一只手握在另一只手上，而是一只手从肩膀往下，一只手从后腰际往上，两手最后从背后相接触。据老人说，这种方法可以有效地缓解背痛，她已经将这种简单有效的方法介绍给了很多有同样毛病的亲戚朋友。

第二种：背后双手合十法。

背后双手合十也是锻炼腰背、缓解腰痛的一个好方法，坚持每天做两次，每次持续5分钟可以让持续疼痛疲劳的腰背部得到很有效的缓解。但是对于很多人来说，刚开始用双手在背部合十时，也许会感觉非常吃力，不能把动作做到位，这时候不要着急，首先尽自己的力量伸展，然后坚持下来，很快就会觉得它越来越容易做了，这时候缓解背痛的效果也随之变得明显起来。

第三种：背部撞墙法。

这又是一个乍听上去很奇怪的治疗方法，其实稍加思考，就可以发现，其实日常生活中很多人在感到腰酸背痛疲劳时，都会捶捶背部，或者去按摩店推拿、按摩一下背部，背部撞墙法其实和这原理一样，只不过按摩用的器具或手换成了墙而已。之所以人们会在背痛或疲倦时敲捶背部，是因为人体的背部分布有很多穴位，经常刺激它可以有效地治疗背痛。具体做法是：首先站在距墙15～20厘米的地方，全身自然放松，脚掌始终贴在地面原地不动，然后背部倾倒，自然向后撞击墙壁，待身体受力撞击弹回后，再撞击，保持1秒钟撞一下的频率。

在撞击的过程中要随着撞击的节奏自然呼吸，同时要保证撞击的适当力度，不要用力过猛，以免撞伤背部。碰撞的部位也是可以调整的，可以是背上部、下部、腰、左右肩胛、左右侧背部，最好是将整个背部全部撞到。所以，当你感到背痛疲劳时，不必一定要去按摩院，自己也可以利用身边的墙壁锻炼一下，让背部得到放松。

现在越来越多的人站立、坐卧时不能使用正确的姿势，直接导致腰背处肌肉疲劳疼痛。这类背痛的人在早晨刚起来时不会觉得有异样，因为一晚上的休息让背部得到了很好的放松，但随着白天时间的进行，背部的疼痛感会从无到有到越来越明显，偏偏还找不到痛点，整个背部都处在不舒服的范围内。有时候腰方肌产生疼痛时，还会让人误以为肾脏出了问题。

对于因为姿势不良引起的背痛，最好的应对方法还是在于预防，平时就应该养成良好的生活作息姿势。不要长时间保持同一个姿势，要学会适当地放松自己的腰部，或伸展腰肢，或扭转脖子；要学会劳逸结合，在工作的过程中要中途休息；对于体形过胖者来说，减肥也是保持背部健康的必要措施，因为过于肥胖，会给身体造成太大的压力，不利于腰背部的健康；另外对于睡觉时的床垫的选择也很重要，不要选择过软的床垫，这样的床垫对人体的脊柱不好，也不能起到很好的支撑腰背部的作用，因此，硬床垫通常认为是对健康有益的。一般来说，因为姿势不良引起的腰酸背痛持续时间通常不会太长，因此像上面益老太太介绍的三个简单有效的治疗背痛的方法，以及热敷等方法都可以起到很好的治疗和保健作用。

掌握了上述三种治疗腰背痛的好方法，可以让你在学习、工作、娱乐的同时又能保持腰背的健康，真是一举多得。

模仿动物做运动，有效防止颈椎病

随着生活节奏的加快，人们生活和工作上的压力也在增加，让人们更加忽视了自己身体锻炼的重要性，尤其是颈椎健康的重要性，让颈椎病变得也越来越流行。不仅年轻人如此，老年人更是如此。中国的老年人，尤其是承担家庭家务，帮助子女带孩子的老年人，颈椎健康状况更加堪忧。

在现代医学中，颈椎病是引起血压不稳、心脑血管病及慢性五官科疾病的重要因素；颈椎病可以引起头痛、眩晕、耳鸣、视物模糊、记忆力差、反应迟钝等；可以引起手麻、肩颈酸疼、握物不稳等；也可以引起心慌、胸闷、气短、呃逆、心律失常等；还可以引起慢性胃痛、胃肠功能紊乱……和颈椎病变相关的病症多达四十余种，约占各种类慢性病的八成以上。由此看来，如果颈椎不健康，那它所带来的严重后果会变得复杂多样，几乎可以说从头到脚每一个部位都有可能会出现问题，而这些问题的根源很可能都在颈椎上。

那么，到底应该怎么样来预防颈椎病呢？其实，最简单也最方便、有效的方法就是运动疗法。

“生命在于运动”，从这句话当中可以看出运动对身体的帮助是多么大。掌握了良好的运动习惯，不但可以通过伸筋活络来预防疾病，维持健康，还可以起到瘦身减肥和美容的效果。因此在这里为大家介绍两种运动疗法，它们可以让大家随时来锻炼自己，帮助维持自己的健康，特别是对颈椎病有很大的帮助。

马某，现年66岁，原本是一家船舶设计院的高级设计师。退休后一直赋闲在家，后来为了减轻儿女负担就和老伴一起承担起了带孙子的重任。因为有轻微的精神衰弱症状，再加上孙子太小，每晚哭闹不停，一连几个月下来，老两口真有些吃不消。去年夏天，老人发现颈椎不适，走路也变得小心翼翼，后经过医生诊断为颈椎病初期。老人一下慌了神，在家人和医生的安抚下，老人每天坚持做治疗操，纠正了一些不良的生活习惯，和老伴两人制订了更为详尽的轮班式带孩子的方法，在一定程度上减轻了疲劳程度。坚持做治疗操后4个月复诊，病情有所好转。

这里所用的治疗操，其实就是以模仿动物姿势为主的一种颈椎病辅助运动。详细内容包括鸟功和蛙泳两部分。具体如下：

鸟功

所谓鸟功，就是模拟鸟类展翅飞翔的动作而来的，这个动作对缓解颈、肩部肌肉的疲劳有很大的好处，对治疗颈椎病也有很好的疗效。

具体动作为：

起式：身心放松，双臂自然垂放于身体两侧，双脚并拢，呈立正姿势。按个人习惯向前迈出左（右）脚，前脚跟距离后脚尖大约半个脚的距离，两脚间略微分开，距离约

一个半脚掌宽，以此来保持身体的稳定。

展翅：双手臂不要弯曲，缓慢地向前举至与肩同高同宽时，再缓慢向后外展开双臂，其间手臂可略微地弯曲。同时头部向前缓慢伸至可承受的最大限度，保持展臂伸头的姿势略停留2～3秒。这个时候脑子里可以想象自己是一只悠然的海鸥飞翔于蓝天碧海之间，呼吸着清新的空气，感受着温暖的阳光。让自己的心情慢慢平静下来，然后再将双臂按照原来伸展的线路返回，头也缓慢恢复至原位。每组动作反复做10遍，每天做1～2组即可。

蛙泳

电视上经常可以看到激烈的游泳比赛，其中就有蛙泳。大家可以看到蛙泳运动员在换气时颈部会从平行于水面的方向后上方仰起，头部露出水面呼吸。像这样每换气一次，颈部都需向后上方仰起的动作，可以起到反向治疗的作用。老年人每周只需游泳1～2次，每次30分钟，就可以起到很好的锻炼颈椎的效果。

当然，除了运动之外，生活习惯对于颈椎病的防治也有着不容忽视的作用。不管有没有颈椎病，我们在平时都要注意颈部不能受凉，包括食物的寒凉和外来的风寒。要让颈肩部肌肉得到锻炼，在工作空闲时，做头及双上肢的前屈、后伸及旋转运动，既可缓解疲劳，又能使肌肉发达，韧度增强，从而有利于颈段脊柱的稳定性，增强颈肩顺应颈部突然变化的能力。纠正不良姿势和习惯，避免高枕睡眠，不要偏头耸肩，谈话、看书时要正面注视。要保持脊柱的正直。注意颈肩部保暖，避免头颈负重物，避免过度疲劳，坐车时不要打瞌睡。及早彻底治疗颈肩、背软组织劳损，防止其发展为颈椎病，劳动或走路时要避免挫伤，避免急刹车时头颈受伤，避免跌倒。只有自己重视了疾病的预防，才能让身体长时间保持健康。

颈椎疼痛先动头，止痛去疲劳

患上颈椎病的老人，常常会有肩臂疼痛、麻木，或眩晕、瘫痪等各种表现。而在这众多的颈椎病患者中，有的是因为肝肾亏虚引起，有的是因为筋骨衰退所致，还有的则是外感风寒湿邪引起的病症，其症状通常表现为一侧的颈肩臂疼痛明显；血常规检查在正常范围内，但血沉的速度会加快；如果照颈椎X线线片会发现椎体骨质有增生，但无任何破坏迹象。

在颈椎病的类型中，肩颈部慢性劳损引发的颈椎病很常见。慢性劳损是指当肩颈部的活动超过了正常生理活动范围的最大限度或局部所能耐受的临界值时所导致的慢性损伤。对于引发慢性劳损的因素也有很多，最主要的是因为不适当的体育锻炼。适当的体育锻炼有助于健康，但如果运动时太过剧烈，或者运动前准备活动没做好，都容易在运动时加重颈椎的负荷，引起肩颈慢性劳损。

王某是一科研机构的资深研究员，主要从事生物器官方面的研究。她虽然已经年过六旬，但仍旧带领自己的团队奋战在科研第一线上，受到同行的赞誉。长年累月的研究工作，后来她在体检中发现患上了颈椎病。究其原因，主要是肩颈部慢性劳损引发的。在了解了自己的详细病情之后，老王和朋友说起自己的病：“我不可能因为这而放弃我的工作，我的工作时间也不可能因此而缩短。我能做的就是在非工作时间找到一个适合的缓解病痛的方式。”后来，老王在一名瑜伽教练的指导下选择了头部运动疗法进行治疗，3个月后，病情得到缓解。后一直沿用此方，使病情得到有效控制。

由此，我们看出，要治疗肩颈慢性劳损引起的颈椎疼痛，先要活动活动头部，不但能缓解疼痛，还能去除疲劳，让人神清气爽。下面介绍几种活动头部的方法：

方法一：旋转头部法。

端正坐好，双掌平放于地，上身挺直，将双手自然放于膝盖上，先向左旋转颈部90度，然后再慢慢旋转回来，恢复成起始姿势，接着再向右旋转颈部90度，再恢复，依次反复进行，多练习几次，可以预防颈椎功能障碍。

方法二：头手对抗法。

可坐可站，将双手十指交叉，双手掌放于脑后部，然后用力地往前推头部，而头部同时要用力顶住正在施力的手掌，以此持续4～5秒钟，然后放松1～2秒。反复进行30次，每天做2～3遍。可以让平时很少锻炼到的颈部肌肉得到锻炼。

方法三：颈部绕环。

准备姿势是将颈部放松，将两脚分开与肩同宽站立，调整好呼吸后，首先低头，从左向右缓缓旋转头部2周，然后再从右向左旋转头部2周。重复前述动作5～10次。注意：此运动应该配合好自己的呼吸，在抬头时保持吸气，低头时则保持呼气。

方法四：拔伸牵引。

先站立，将双腿分开与肩同宽，将两手交叉放在头后。首先头尽量后仰，而两手则用力向上牵引，然后再慢慢将动作恢复。以此方法反复练习5分钟。

以上运动不但能很好地锻炼到大家长期僵硬的肩颈肌肉，还能让整个背部的肌肉都得到锻炼，可以有效防止颈椎疼痛。

需要注意的是，当颈椎疼痛的时候活动头部是好的，但在颈椎疼痛急性发作的时候，轻微的活动不但不能缓解疼痛，还会使疼痛加剧，这时候最好卧床休息。经研究发现，人在卧床休息时，对颈椎造成的压力会相对减小，因此，卧床休息可以在颈椎疼痛急性期时有效缓解疼痛。此外，卧床休息也能帮助放松颈部肌肉，让颈部肌肉痉挛和头部重量对椎间盘的压力得到减轻。不过，卧床的时间也不能太长，因为卧床太久，使得肌肉长期得不到锻炼，会引起肌肉萎缩、韧带粘连、关节僵硬等症状，从而引起颈椎的功能障碍，那时候要想再恢复正常就很困难了。事实证明，头部锻炼配合适当休息，绝对是缓解颈椎疼痛，治疗颈椎疾病的法宝。

仙草药袋挂身上，缓解颈椎疼痛

颈椎病，单纯从词义上看应是泛指颈段脊椎病变后所表现的临床症状和体征。目前国际上比较一致的看法是指颈椎间盘退行性变，及其继发性椎间退行性变所导致脊椎、神经、血管损害而表现的相应症状和体征。中医认为该病主要是气血不通畅，经脉堵塞。颈椎病是一种常见病和多发病。其发病人群主要是中老年人、长期伏案工作者及司机，大多是由于长时间保持不正确坐姿又缺乏运动所引起的。

为什么颈椎会生病，而且是这些人群易得呢？人的脊椎骨是由一个一个的椎体组合而成，有4个生理弯曲，椎体的中间有椎管，人体的神经根，很多大血管都在椎管当中。当椎体骨质增生或者椎间盘突出的时候，会导致椎管空间变小，从而挤压到椎管里的神经根，引起一系列以麻、痛为主的病症。老年人由于年龄因素，身体各部位衰老进程的加剧，使其比其他年龄段的人更易受到疾病的侵害。再加上有的老年人因为职业原因，常年积累下的身体病痛隐患会在身体最脆弱的时候爆发，所以，老年人患颈椎病的概率远远高于其他人。

刘某，47岁，因为工作原因，总是长时间坐着，加上平时缺乏运动，导致脖子和肩膀疼痛厉害，休息一下会好点，但是坐的时间一长或者太劳累的话疼痛就会加重，像针刺一般，时不时手臂还有像触电一样的麻痛。颈肩部有酸痛感，并向上肢或枕部放射样的疼痛，颈部活动受限。去当地的医院就诊，经医院诊断为颈椎骨质增生伴颈椎间盘突出，打针吃药花了很多钱，病情也不见好转，每天都是颈部疼痛难忍，班也没法上，家里的家务活也干不了，严重影响了她的正常生活。后经一老中医的介绍，使用了仙草药袋疗法的治疗，同时按医生的嘱咐多做运动，治疗了12天后，颈椎疼痛便大大缓解，人也觉得舒服多了。刘女士觉得应该把这个方法向大家推广，以帮助更多的患者。

这个方子的具体制作方法是：

当归、川芎、桂枝、川乌、鸡血藤、红花各10克，白芷12克，苏木15克，仙鹤草9克。将上述中药共同研成细末状，混合均匀后装入布袋内，并将袋口缝合。每天只需将药袋放在颈部，用细绳固定，白天用之，夜间摘掉即可。

一般用此药袋放置颈部治疗3～5天后，局部的疼痛明显减轻，差不多半个月就可达到治愈的效果。此药方不单是对颈椎病患者有用，如患腰腿痛时，将药袋固定在腰部，同样可获得很好的疗效。

一组运动偏方，肩膀不再痛

很多人都有过肩膀痛的体验，因其常见，所以肩膀痛更容易让人忽视，但如果是因为肩周炎引起的肩膀痛，得不到及时有效的治疗时，极有可能会造成肩关节活动障碍等一系列严重后果。由肩周炎引起的肩膀痛，也会因为天气的变化而有急重轻缓之分。除此之外，疼痛通常都是因为劳累而诱发，逐渐才会变成持续性的肩膀疼痛，并且逐渐加重。这种疼痛通常在晚上会更严重一些。另外，当肩部受到牵拉时，痛感会骤然加剧。

除了肩部疼痛外，肩周炎还有一些明显的症状，表现为肩关节活动受限。通常肩关节上举、外举、内外旋转时受限比其他方向更为明显一些，而且随着病情的加重，肩关节长期得不到适当的活动，会引起关节囊及肩周软组织的粘连，导致肩关节处肌肉萎缩，给人们的日常生活带来很大不便，严重时连穿衣、梳头、叉腰等简单的动作都不能完成；另一个表现就是畏寒。肩周炎的疼痛感通常在天气变冷时便加剧，这和疾病本身的畏寒相关，因此，很多患者会采取措施加强肩部保暖，防止肩部受寒吹风；还有一个表现就是肩部肌肉痉挛与萎缩，早期时，也许还只是三角肌、冈上肌等肩周围肌肉出现痉挛，到了晚期，就可能严重到肌肉萎缩，然后出现肩峰突起、上举不便、后弯不利等典型症状。通常肌肉发生萎缩的时候，疼痛感反而会明显减轻。

孙大爷已有3年的颈椎病病史，曾多方求医问药均未治愈。后孙大爷从他所在的社区居委会那里学来一套简单的运动疗法后，颈椎病的症状得到了明显缓解。现在，孙大爷手不麻木，脖子可以轻松自如地活动，生活又变得美好起来了。而且这种方法不用花钱，简单实用。最重要的是，患者可以依据自身的病情状况来选择组合运动，既能起到运动健身的作用，又能有效防病治病，真是一举两得的好事。

下面就来介绍一下帮助孙大爷摆脱了颈椎病烦恼的几种运动。

运动一：单臂上举。首先采用坐姿，保持上身挺直，先将一只手臂单臂上举，让掌心向上，然后甩动手臂做旋转运动，先以顺时针的方向旋转1分钟，再以逆时针的方向旋转1分钟，再慢慢恢复原位即可。做完一只手臂后，换另一只手臂同样进行。反复多练几次。

运动二：肘部拉肩。首先采用坐姿端正坐好，保持上身挺直，双手背在身后相握，先将双肘朝左边的方向拉伸至极限，以达到拉动右肩肩关节的效果，如此进行10次，再换一个方向拉动左肩肩关节。反复多练几次。

运动三：双臂绕肩。首先采用坐姿端正坐好，上身挺直，将双肘抬高至与眉齐平的位置，然后用双手抱住对方的肘关节，以肩膀为圆心做环绕运动，可以顺时针、逆时针各做几次，以达到拉动肩关节，促进肩关节活动，从而缓解肩周疼痛的作用。

运动四：划船运动。顾名思义，划船运动形似划船。首先取坐姿，上身挺直坐好，双肘抬高至与嘴部齐平的位置，将双臂向外展开，然后弯曲肘部做模仿划船的运动，反复练20次。经常练练划船运动，可以有效预防和缓解肩周疾病。

运动五：水中捞月。采用坐姿，保持上身挺直坐好，将右手自然放于膝盖上，而将左臂朝左下方伸出，使之与地面成45度角，然后旋转手臂，就好像在从水里向外捞月亮一样，坚持1分钟。然后换另一条手臂进行。反复操作。

运动六：梳头运动。采用坐姿，上身挺直坐好，先以左手为梳，梳右边头发，再以右手为梳，梳左边的头发，按此方式双手交替进行，反复练20次。

上述的六个小运动简单又有效，对于长期肩膀痛，患有颈椎病的人来说，实在是值得一试的好方法。

点穴法治疗颈椎病，效果不错

患上颈椎病的人，在日常生活中常见的症状有：眩晕，主要为椎动脉型颈椎病病人的常见症状。通常来说，眩晕的持续时间不会太长，数秒就会消失；头痛，椎动脉型颈椎病的病人在发病时，除了眩晕以外，通常也还会伴随有头痛的症状，这主要是因为枕部神经病变而引起的；视觉出现问题，颈椎病会引起患者椎基底动脉系发生痉挛，继而引起视觉中枢缺血性病变发生，一些病人此时会出现视力减退，严重的还可能导致失明；突然摔倒，当病人旋转颈部时，会感到下肢突然发软而摔倒，之后病人可以在短时间内自己起来，甚至行走。

刘某一直患有颈椎病，常常因颈椎疼痛得头不能转，手不能提，严重时生活不能自理。为治疗颈椎病，刘老先生去遍了市里的所有医院，但都不见好转。后来，经朋友介绍，一名资深的理疗师给他推荐了一种他集合书本知识及自己的实践总结出来的治疗颈椎病的点穴法。刘老先生接受点穴法治疗一段时间，颈椎疼痛居然消失了。下面，就来向大家介绍一下点穴法治疗颈椎疾病的具体操作方法：

第一步，选穴。治疗颈椎病时要使用到的穴位有4对：第一对腕骨穴，这个穴位位于两手掌的外侧第五掌指关节和腕关节之间；第二对外关穴，这个穴位位于两小臂的腕关节往后量三指宽的地方，正是尺、桡骨的正中骨缝处；第三对肩井穴，该穴位于两侧肩峰与第一胸椎棘突连线的一半的位置；第四对风池穴，该穴则在头后枕骨下方两旁产生凹陷的地方。上述穴位在点穴时都会有明显的酸胀感产生，因此，如果上述描述不能引领你找到正确的穴位的话，还能靠此感觉来判断是否找到了正确的穴位。

第二步，点穴。点穴应该是用拇指或食指尖端。首先从腕骨穴开始点起，顺序依次是腕骨穴之后到外关穴，再到肩井穴，最后是风池穴。点穴时施加的力道应该是由轻到重，最后停留按压5～10分钟，再在该穴位上顺时针揉按10～15分钟。在点穴的同时，还可以缓缓转动颈部，能够增加点穴的力度。

点穴疗法主要依据我国传统中医学上的经络学说制定，以上四对穴位各有其主治病症，其中腕骨穴主治头痛、脖颈强直、肩臂疼痛麻木、腕痛等症；外关穴是人体手少阳三焦经上的重要穴位，主要用来治疗头痛、胁肋痛、上肢痹痛、肋间神经痛等病症；肩井穴属于足少阳胆经，专治肩酸痛、头酸痛、眼睛疲劳、高血压、落枕等症，对于肩膀劳累疼痛者，按揉此穴可以缓解肩膀疲劳；风池穴又称热府穴，主要用来治疗头痛、眩晕、颈项强直、中风、口眼歪斜、感冒、落枕等症。按揉上述穴道，可以帮助身体通络活血益气，还有祛风镇痛的良好功效。而且，点穴法操作起来方便简单，只要熟悉手法就可，不要其他外力或物质辅助。但需要注意的是，在点穴时要施以合适的力道以及准确的定位，如果不熟练，而条件又允许的话，可以先请专业的按摩师帮忙找穴，然后再自行治疗。

临床上治疗颈椎病有多种方法，可以服药，可以牵引，也可以理疗，或是按摩和针灸等。不管用哪种方法，最好全程都在专业人士的指导下进行，以保证效果和安全。

小枕头睡一宿，颈椎病好很多

一般来说，颈椎病的发病率是随着年龄的增长而增加，多见于50岁以上的老年人，其中50～55岁的人群中发病率高达20%。但近年来的社会调查表明该病有明显的年轻化趋势。到底是什么原因造成越来越多的年轻人也会患上“中老年疾病”的呢？

究其根源，不良的生活、工作习惯是导致颈椎病的元凶。除了年龄的增大，机体功能的衰退以外，不良的姿势是颈椎损伤的另外一大原因。长时间低头工作，躺在床上看电视、看书，喜欢高枕，长时间操作电脑，剧烈旋转颈部或头部，在行驶的车上睡觉，这些不良的姿势均会使颈部肌肉长期处于疲劳状态，容易发生损伤。

今年58岁的高先生，10多年前就患上了颈椎病，整天头晕，两手及肩都发麻，严重时痛得整夜不能睡觉，身体向左卧左侧手臂发麻，向右卧右侧手臂发麻，仰脸睡两侧均麻。等第二天早上起来的时候，双手麻木无力，不能握拳。经受长时间的病痛折磨后，高先生去了医院就诊检查，医生给高先生拍了颈部的X片后，诊断为颈椎骨质增生，颈椎脊椎的生理弯曲消失，于是医生在给高先生开了药物处方的同时，叫高先生配合药物做牵引治疗。可是那时高先生每天的工作都很忙，根本没有时间坚持天天去医院做牵引治疗，所以治疗的效果并不理想。一次偶然的机会，高先生在一份医学报刊上看到一篇有关颈椎病治疗小秘诀的报道，上面有一篇用小枕头防治颈椎病的文章。于是抱着试试看的心理，高先生照着上面的介绍做了一个小枕头，试用了之后觉得效果还真不错，在不到一个月的时间里，高先生的颈椎病的症状就好了不少，接着又用了一个月后，高先生觉得双手基本上不麻木了，颈、肩周围的疼痛也都基本上缓解了，现在高先生已经基本上痊愈了。在听说了颈椎病在老年朋友中有很高的发病率之后，高先生也曾将此法介绍给了好几个关系较好的病友，那些病友在用了高先生的小枕头疗法后，疗效也都不错。下面就为大家来介绍一下这种疗效很好的小枕头秘方。

首先让病人仰面朝天躺下，然后在患者的颈下部放置一个20厘米×40厘米大小的圆筒状小枕头，患者枕在小枕头上时，使头稍向下垂，让颈部过伸，从而起到了牵引的作用。小枕头内可用棉花或木棉，亦可用稻糠壳或荞麦壳做芯。如果有些患者在有颈椎病的同时患有高血压，则可以在小枕头内加上中药，可购买一些川芎、白芷、丹参、菊花等，量适中（够一个枕芯量），用槌将药槌碎一些，然后装入枕中，这样在治疗颈椎病的同时也对患者的高血压有着不小的帮助。在自己制作枕头的时候需注意，用棉花做的枕芯一定要包紧，不宜太软，否则不能很好地拉伸颈部，会让小枕头法的疗效欠佳。

在刚开始使用的时候可能会觉得不舒服，但是只需要坚持每晚都使用，就会逐渐适应，慢慢地就可以体会出小枕头治疗的效果了。小枕头疗法对于恢复颈椎的生理弯曲有着很好的疗效。在发病时，用此法可使症状减轻，以至消失，无症状时可预防发病。

随着科技的发展，很多疾病都已经有了很系统的疗法，但是任何时候我们都应该注重疾病的预防工作。而夏季是颈椎病的高发季节，那些气虚湿重体质的人应当在入夏之际做好预防工作。想要更好地在夏季预防颈椎病，首先就要了解为什么夏季是颈椎病的高发季节：

温度高。夏季的温度是四季中最高的，人们在睡觉时经常会因为身体出汗觉得不舒服，导致睡眠中翻身次数增多，从而增大了落枕的概率。这个时候我们应尽量保持室内温度的恒定，不能太热。另外给枕头增加一个草席套也是非常有用的。

天气燥热，心情烦躁，容易诱发颈椎病。研究表明，多愁善感、脾气暴躁的人更容易患神经衰弱，而神经衰弱会使睡眠质量变差，从而影响骨关节及肌肉的休息，长此以往，颈肩部就容易疼痛，慢慢发展为颈椎病。所以，在夏天我们一定要注意保持快乐、平和的心情。

空调温度过低或猛吹风扇。空调的温度低和对着风扇猛吹容易让颈部受凉，诱发颈椎病。颈椎病跟颈部的受凉有很大的关系。夏天在办公室里，为了追求舒适，空调温度一般开得很低，特别是那些座位正对空调的，或是穿吊带装的女性，长时间处在这样的环境当中，使颈背肌肉很容易受寒，从而诱发颈椎病。

夏日易犯困，午休不良姿势容易伤颈椎。

通过了上面的描述，大家已经基本上了解了什么是颈椎病，颈椎病的诱发因素有哪些，颈椎病的症状及治疗。但是不管是什么疾病，最主要的工作还是在于疾病的预防上面，当疾病的预防工作做好了，也就不需要在治疗上面花钱花精力了。

炒盐熨敷缓解颈肩痛

颈肩痛的致病因素非常复杂，多种多样。但是，最为常见的两个颈肩痛的发病原因就是年龄与慢性劳损了。任何事物都有一个使用期限，刚开始使用时各个部件运转良好，但随着使用时间的推移，就会老化磨损。同样的道理，人体各部件一开始运转良好，但随着年龄的增长，磨损也会随之增加，这时候，颈椎也会像其他部件一样产生各种退行性变化，而椎间盘发生的退行性变化则是颈椎病发病原因中最基本和最关键的。

可是有些人年龄还不是很大，为什么也会产生肩颈痛呢?

这是因为肩颈痛还有一个重要的致病原因就是慢性劳损。慢性劳损指各种超过人体所能承受限度范围内的过度活动而带来的损伤，像长期地弯腰作业、对着电脑工作、不良的睡眠姿势、不利于人体骨骼健康的寝具等都会造成肩颈慢性劳损。另外，一些不适当的体育锻炼也会引发颈肩痛。

临床上治疗颈肩痛的方法多种多样，有药物治疗，有近年流行的微创手术治疗法，还有各种物理治疗法。其中有一种方法称作热熨疗法，这是一种从古代沿用下来的古老的中医物理治疗方法，具体做法是将某种天然物质加热后，再用布包将其迅速地包裹起来，然后放置在患者身上的特定患病部位做来回移动或画圈式的按摩。热熨疗法的原理即通过热度来刺激人体皮下组织的细小血管，使其受热扩张，以起到改善局部和全身血液循环的功效，同时还能缓解人体内部某些脏器的充血状况，让身体的气血得到调和，使经络顺畅，协调阴阳平衡。而且，热熨疗法还能与导热药物一起发挥功效，从而起到改变身体的病理状态的功效。因操作起来简单易行，不良反应很小，因而热熨疗法可以用来治疗临床上很多病症。现在，热熨疗法已经被发展到了美容美体上。

孙某常年在外打工，而且做的都是一些体力活，常年的劳累导致孙某健康状况不佳，而且时常出现肩颈疼痛。尤其是最近几年，孙某的颈间酸痛症越发严重起来，时常痛得孙某手不能抬，头不能转，极大地影响了孙某的工作和生活。后来，孙某和他的同乡吴某说到他的这种情况，吴某便让孙某去他开的理疗养生店做肩颈按摩，同时，吴某还教会孙某怎样用粗盐来炒着热敷，这在他们行内是一种非常常见而且行之有效的治疗颈肩痛的自我治疗法。孙某尝试过一段时间后，折磨他很久并反复发作的颈肩痛便消失了，又坚持巩固了一段时间之后，孙某的肩、颈一直都健健康康，再没出现过像先前那样的疼痛了。

现在就将该粗盐热敷法介绍给大家，具体的操作方法是：先准备好500克粗海盐，然后将准备好的粗盐一起倒入铁锅内干炒10分钟左右，等到发现盐有些发黄发热后，再将其倒出，先用锡箔纸包好，再在外部裹上一层棉布制成热敷包，然后将热敷包贴在颈部、肩部、背部轮番熨烫，如果包好布包后仍感觉太热，可以在待敷的患处盖一层毛巾。每次熨敷宜持续30分钟，每日坚持2～3次。此方法中的粗盐可以多次循环利用，待到反复炒上4～5次之后再换一次粗盐即可。

孙某在尝试过这种热敷法后，发现该法确实很有效果，而且孙某还指出，如果在将粗盐炒热后加入几片鲜姜片或茴香，制成的热敷包效果更加显著。

粗盐热敷之所以具有这么好的治疗颈肩痛的功效，就在于热盐敷身体能够使身体局部组织迅速升温，从而起到调节人体神经，促进人体血液循环，帮助肌肉放松的效果，这样就能帮助人体消除疲劳，缓解因长期劳累导致肩颈肌肉紧绷所产生的疼痛感。

除此之外，盐炒热后还能释放远红外线，特别是当粗海盐加热之后，能够释放出一种易于为人体吸收的波长能量，而锡箔纸能够帮助传导并反射这一波长能量。因此，在粗盐的外面包上锡箔纸能够让该波长能量更好地发挥其治疗功效。

其实，常用的热熨疗法除了用盐外，还可以用水熨，而且水熨法操作起来更加简便易行。即在热水袋或玻璃杯中装满热水，然后在容器外裹上一层毛巾，保证最后接触到皮肤上的温度不超过80℃即可，然后将其放置于患处来回熨帖，直至冷却。水熨法对于缓解一般的胃痛、腹痛、腰痛、关节酸痛等有良好的功效。

如果长期劳累过度产生颈肩痛时，试试上述热熨疗法，可以在短时间内就将折磨你的颈肩痛彻底驱逐，让你的工作和生活不再受颈肩痛所扰。

中药配合耸肩操，调治五十肩

很多人在一天的忙碌结束后，会发觉脖子上像压了一座大山一样，僵硬而不舒服。这种症状就是颈椎长时间受压迫导致的恶果。肩膀肌肉的这种僵硬、酸痛与一般因运动而产生的肌肉疼痛不同，如果置之不理，则有慢性化的可能，如果严重的话，则会导致心浮气闷，对工作提不起劲，每天生活不愉快。本来“五十肩”是属于老年病，现在竟连年轻人和中年人也常患此病，甚至十多岁的学生也有肩膀酸痛的症状。肩部疼痛，如果颈部能转动的话，即刻就能治愈，如果严重的话，如手臂无法上举、无法系皮带、头晕、耳鸣、恶心等，那么将对日常生活产生很大影响。如果成为慢性症的话，那几乎是患者无法忍受的。

之所以中老年朋友易得“五十肩”，是因为人的年纪一旦过了50岁，气血就会逐渐衰弱，血不养筋，从而造成肩膀疼痛。

王某，男，51岁，去年4月20日到6月22日，左肩关节疼痛3个月。患者于春节前因夜卧不慎肩关节受凉，复加挖土劳累，引起左肩胛骨及肩关节酸胀疼痛，活动受限，夜痛尤甚，经用当归注射液、风湿宁等药物治疗月余，症状依然。症见左肩关节活动障碍，上肢不能抬举，局部有明显压痛点，经过中医诊断为气滞血瘀型五十肩。针对此病的病因，若能结合中药调理和运动疗法双管齐下，往往能收到不错的效果。王某遵医嘱尝试了中药内服配合耸肩操的方式加以治疗，1个月后获得满意疗效。上肢活动自如，局部压痛大大减轻。

这里所使用的中药方剂是：黄芪30克，当归15克，桑枝50克，生姜20克，将这四种药材放进砂锅里，大火煮开后转成小火，煎半个小时，加入红糖即可饮用。

这里所提及的耸肩操可以减缓颈部的不适。

耸肩操：首先挺胸拔颈，头要正直，两臂自然下垂。然后尽量向上耸起两肩，注意不要缩颈，以颈部和肩膀有酸胀感为佳。两肩耸起后保持1秒，再把两肩用力下沉。一耸一沉为一次，每天早晚做3～5组，每组16次。当然也可以根据具体情况选择在任何空闲的时间里做，每天累计次数在100～120次为佳。

一边按方子喝药，一边用耸肩的方法来调理身形，对消除肩膀痛有着意想不到的效果，特别适合中老年朋友。

五十肩来袭，握拳扩胸后仰

肩膀酸痛在现代社会非常普遍，日常生活中的精神压力、运动不足、驾车疲劳、坐姿不当、长期伏案等，都是引起肩膀肌肉僵硬酸痛的原因，也可因为感受风寒邪气而发病。

肩膀肌肉酸痛或僵硬，与一般因运动而产生的肌肉疼痛不同。如果颈部能转动的话，即刻就能治愈；严重的话，如手腕无法上举、无法抬胳膊、头晕、耳鸣、恶心等，给日常生活带来许多不便。还会导致焦躁、心浮、气闷，无心工作，如果成为慢性病的话，几乎是无法忍受。

李某，现年54岁，从2011年初开始，总是感觉肩膀酸痛，胳膊也不能做大幅度动作，类似背到后面挠痒的动作都无法完成，晚上睡觉时或者翻身时都有痛感。有时，这种疼痛还放射到前臂。因为没有及时治疗，现在已经逐渐发展到穿衣服都抬不起胳膊。即使在炎热的夏季，李某也感到肩膀冰凉，在办公室坐着，有时还需拿条毛巾搭在肩上。根据症状来看，李某的这种症状是步入50岁以后的中老年人常患的“五十肩”。它大多发生在一侧肩膀，两肩同时疼痛的概率较小。有时在发病一段时间后会自然痊愈，而且不会留下后遗症。但是，如果连续相当长一段时间都没有痊愈，就会并发神经痛的疾病。所以当发现自己有五十肩的症状时，应立即处理。李某就采取了握拳扩胸后仰的方法，治好了困扰自己多年的五十肩。

五十肩和风湿性关节炎不同，得了风湿性关节炎关节处会有红肿、灼热的现象，即使不运动也会疼痛。但是五十肩只有在抬手或胳膊向后转时才会疼痛，可以说是一种正常的老化现象，不必当作关节炎或扭伤来处理。早期的五十肩很难在家中自行治疗，必须过了最初的疼痛期之后，进入了关节固定的状态，这时施以指压按摩，就可早日恢复健康。

握拳扩胸后仰的具体操作方法是这样的：

微握拳头，用双拳轻轻叩击痛处1分钟，然后做扩胸、耸肩动作各15次，最后头尽量后仰，放松纵行的肌肉，重复100次。在众多按摩治病手法中，按摩治疗背痛，是最简单的。只要坚持这样做，背痛酸沉颈僵的毛病就能被消除。请记住：背痛酸沉颈僵，握拳扩胸后仰。

用萝卜泥治疗肩酸

肩膀酸痛是指从颈到肩膀、肩胛骨周围的肌肉僵硬，觉得不适。近年来，很多人都深受其苦。人体中，肩膀必须承受颈部以上的重量，肩膀两侧又有手臂，肩部肌肉常常处于紧张的状态，容易产生疲劳。另外，运动时伸缩肌肉，固定一个姿势时间太长，也会导致肩膀酸痛。

秦某，男，57岁，因左肩关节疼痛3月余一直未见好转到医院就诊。在发病的三个月中，他的左肩关节疼痛日渐加剧，抬举后旋运动十分困难，特别是不能作后旋运动，虽经理疗及针灸治疗，但效果不明显，活动受限，局部压痛明显。

老人之所以会受这样的病痛，与他之前所从事的搬运工作有关。他年轻时经常做一些出卖体力的活计养家糊口。工作过程中就常感到肩膀酸痛，但是因为当时年轻，不少病痛都扛着。上了年纪之后赋闲在家，病痛和老毛病都一股脑地出来了。他尝试了不少减轻疼痛的方法，最终还是萝卜泥外敷的方法最有效果。

具体说来，这个方法是这样操作的：取萝卜一个，将其捣成泥状，加入适量面粉，让它凝固后，放在大块纱布上，然后外敷到肩膀上。

这里需要注意两点：萝卜泥如果加入适量的老姜汁（老姜去渣留汁）混合湿敷，效果会更好。此外，容易过敏的人用萝卜泥治疗肩酸时会起斑疹，这是因为血液循环好转的缘故，所以不必担心。

现在，肩周炎发病有低龄化趋向，其高发病症群与所从事的职业关系密切，长期使用计算机或伏案工作，得不到有效的自我锻炼，有的人在空调环境下长期工作，从而造成肩关节周围炎与颈椎病的发作，很多过去在中老年人身上才出现的疾病，现在年轻人身上也出现了。所以，对于肩颈部位的保健不仅仅是老年人应当关注的事，中青年人也应当引起相应的注意。

电吹风温熨法，缓解颈椎病

老人遭遇颈椎病，要如何应对?

颈椎病一旦找上了老人，就可能会引起头痛、眩晕、耳鸣、视物模糊、记忆力差、反应迟钝等不适症状，让老人浑身不舒服。而且，在患颈椎病的老人中，又有将近90%以上的人有自主神经功能紊乱的各种附加症状。这些症状对颈椎病都会产生不良影响，为治疗带来更大难度。

随着医疗技术的发展和人们养生意识的提升，治疗颈椎病的方法越来越多。面对五花八门的治疗方法，老年患者一时不知该如何选择。这里为大家介绍的是电吹风温熨治疗法。

陈教授现年61岁，是某大学的博士生导师，最近常感觉脖子僵硬，而且稍微动一下就感觉疼痛，到医院检查后才发现是颈椎肌肉劳损。虽然颈椎肌肉劳损还不是真正意义的颈椎病，但冰冻三尺，非一日之寒，若颈椎肌肉不注意出现炎症水肿，尚未待其恢复又再次损伤发生炎症渗出，长此以往就会发生肌肉粘连变硬，甚至引起骨质增生，颈椎病就发生了。因此，对于颈椎病需要我们早期有效地去养护，防止其恶化。在确诊之后，老陈选择了用电吹风温熨法治疗，此方法十分简便，效果也挺不错。使用一段时间后，老人脖子不再僵硬，转动的幅度也增大了许多。

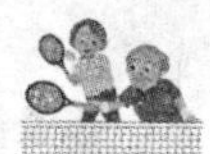

下面为大家介绍一下此方的具体操作方法：

患者以正坐姿势，用左手先在颈部扪及压痛点，随后将右手握着的吹风机接通电源，将热风对着压痛点频频温熨，这时颈部最好同时做左右旋转和前后俯仰动作，再用左手手指轻轻按摩压痛点。如熨时局部有灼热感，则可能电压偏高，或熨时过长，或吹风机距皮肤太近。为防皮肤灼伤，可关上开关，暂停操作，待灼热感消失后，续用前法，感到热风作用于皮肤的温度适宜，持续一刻钟左右即可。除炎热天气外，每天早、晚按上法分别操作一次。

除了可以用上述的方法治疗颈椎病，平时的预防也相当重要。颈椎病的罪魁祸首是肌肉损伤，因此防治颈椎病最根本的要求是要纠正长期的不良姿势。工作的视角要正确，电视、电脑中点与眼睛的高度以15度以内为宜。椅子的高度要适中，保持膝盖与臀部同高，脚能平踩地面（必要时脚下可加垫）。对于长期以坐姿工作和生活的人，定时换一个姿势很重要，隔20～30分钟稍微换一个姿势。坐着时间长了，应该稍微休息一下，喝杯水，走一走。同时，良好的睡眠对颈背大有助益，要保持正确的睡姿。无论平躺、侧卧，枕头都必不可少。此外，还要注意要保持舒适的温度，空调温度不要过低，同时避免空调风直对着人体。

后溪穴，助你摆脱颈椎病困扰

现在得颈椎病的人非常多，患者的年龄也越来越小，甚至有小学生也得了颈椎病，原因很简单：伏案久了，压力大了，自己又不懂得怎么调理，所以颈椎病提前光顾了。不仅仅得颈椎病，腰也弯了，背也驼了，眼睛也花了，脾气也糟了，未老先衰，没有足够的阳刚之气。这是当今多数人（尤其是中老年人）面临的一个严重问题。

很多人认为这些都是脑力劳动的结果，脑力劳动也是很消耗人的，其实不尽然，当长期保持同一姿势伏案工作或学习的时候，上体前倾，颈椎紧张了，首先压抑了督脉，督脉总督一身的阳气，压抑了督脉也就是压抑了全身的阳气，久而久之，整个脊柱就弯了，人的精神也没了。人体的精神，不是被脑力劳动所消耗掉的，而是被错误的姿势消耗掉的。

这些问题通过一个穴位就能全部解决，这就是后溪穴。

后溪穴是小肠经上的一个穴，奇经八脉的交会穴，最早见于《黄帝内经·灵枢·本输篇》，有舒经利窍、宁神之功，能泻心火，壮阳气，调颈椎，利眼目，正脊柱。临床上，颈椎出问题了，腰椎出问题了，眼睛出问题了，都要用到这个穴，效果非常明显。它可以消除长期伏案或在电脑前学习和工作对身体带来的不利影响，只要坚持，即可见效。

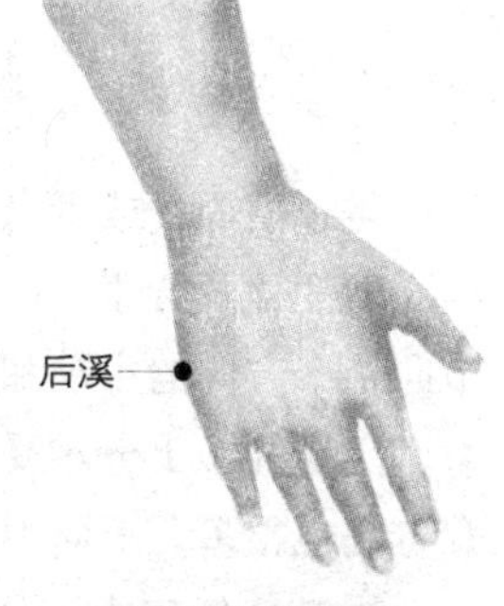

后溪穴的位置

对后溪穴的刺激不用刻意进行，如果你坐在电脑面前，可以双手握拳，把后溪穴的部位放在桌沿上，用腕关节带动双手，轻松地来回滚动，就可达到刺激效果。在滚动当中，它会有一种轻微的酸痛感。每天抽出三五分钟，随手动一下，坚持下来，对颈椎、腰椎有非常好的疗效，对保护视力也很好。

另外，我们从颈椎病的致病过程来看，预防它最主要的方法还是避风寒。有的人喜欢把空调调到最低，结果出门以后便浑身发僵、脖颈发紧，慢慢地也会形成颈椎病。所以天冷的时候，出门要穿高领的衣服或者戴个围巾，不要让风寒轻易地袭击到人体，这也是预防颈椎病的方法。

懒人肩周炎，想好就学健身操

肩周炎是以肩关节疼痛和活动不便为主要症状的常见病症，本病的好发年龄在50岁左右，女性发病率略高于男性，多见于体力劳动者。如得不到有效的治疗，有可能严重影响肩关节的功能活动。

去年，李某患了肩周炎和颈椎骨质增生病，脖子疼得不能转动，双臂不能抬，经常头晕。李某多次服用中西药及理疗和按摩治疗，但效果不佳。后来跟一个朋友学会了一套转体摆臂往后瞧健身操，经过半年的锻炼，肩关节疼痛明显减轻，头晕也见轻了。后来她又坚持锻炼半年，肩关节疼痛消失了，脖子也不痛了，头晕也好了，现在她仍坚持练这种操。

转体摆臂往后瞧健身操的动作要领：

第一节：两脚左右开立与肩同宽。第一拍右臂向左上方摆，同时上体向左转体，左臂向右后下方摆，两眼往后瞧。第二拍，左臂经体前向右上方摆，同时上体向右转体，右臂经体后向左后下方摆，两眼往后瞧。这样连续向左右转体摆臂往后瞧做24拍为第一组。

第二节：第一拍，上体向左转体时，右臂向左上方摆拳击左肩，同时左臂向右后上方摆拳击右后背，两眼往后瞧。第二拍，上体向右转体时，左臂经体后向右上方摆拳击右肩，同时右臂经体后向左后上方摆拳击左后背，两眼往后瞧。这样连续向左右转体摆臂拳击（肩和背），两眼往后瞧做24拍为第二组。

第三组动作同第一组，第四组动作同第二组。每组做完后应休息1分钟再练下一组。体质好的人可多做几组。

本病时间拖得越长，痛苦越大，功能恢复不全，有20%至30%的肩周炎者会同时患有颈椎病。因此平时注意肩部保暖，以防受风寒湿邪；坚持体育锻炼，如打太极拳、做操等均能有效防止肩部慢性劳损。

悬挂疗法，地心引力妙治肩周炎

得过肩周炎或者家里有肩周炎患者的人都知道，此病早期肩关节呈阵发性疼痛，常因天气变化及劳累而诱发，以后逐渐发展为持续性疼痛，并逐渐加重，昼轻夜重，肩关节向各个方向的主动和被动活动均受限。肩部受到牵拉时，可引起剧烈疼痛。肩关节可有广泛压痛，十分难受。但是，患者也不用过于着急，因为肩周炎并不是什么大病，治疗方法也很多，下面为大家推荐的悬挂法就是其中较为有效的一个治疗偏方。

周某今年50岁，是一个肩周炎患者。右肩周疼痛2个月，无明显诱因发生右肩疼痛

并逐渐加重，活动极度受限，右手不能梳头，不能上举、后旋、外展，如一不小心碰一下则剧痛难忍，尤其是夜间剧痛影响睡眠。在当地医院治疗无效而放弃治疗，导致病情加剧。

一连三四年，每到秋凉以后，她都得在右肩上套个棉套袖，以防风寒侵入加剧疼痛，这样夜里稍感好受一点，而第二天起来照常疼痛。

后来听说做功能性的体育锻炼能治肩周炎，她就跟别人学了鹤翔庄气功，轻轻地活动双肩，练了一段时间，疼痛逐渐减轻，右手能抬高了但未痊愈。没过多久，她又在一本《新体育》杂志上看到一种能治肩痛、腰痛的悬挂疗法，就试着照上面说的方法练起来，效果还不错。方法如下：

找一根较粗的毛竹杠子，架在一人多高的地方，双手攀住杠子，使身体悬空，脚尖略能碰到地面。这样，由于地心引力作用，全身重量大部分由两臂承担，肩部感到得力。起初一次只能悬挂两分钟，后来能延长到四五分钟。每天早、晚各练一次，每次悬吊三回。就这样练到年底，她的右肩一点也不疼了，能和左臂一样向上和向后伸得很高。

第四章
高血压偏方，平稳降压情绪佳

血压飙高，常玩铁球稳血压

家里有老人的人就会知道，高血压一直是老人最为担心的健康问题之一。从医学角度讲，高血压主要是因为高级神经中枢在调节血压的功能上发生紊乱而导致的，其主要表现便是动脉血压升高。在临床上，医生一般将达到18.6千帕，即140毫米汞柱的收缩压，以及12千帕，即90毫米汞柱的舒张压，称作临界高血压。

随着高血压患者人数的增多，现在，高血压已经成为威胁中国人健康的“第一杀手”。据统计，我国目前患有高血压的病人高达1.6亿，几乎相当于欧洲很多国家整个国家的人口数量。高血压通常没有症状，极少数人可能会有头晕、头痛或者流鼻血等现象，也就是说，是否有血压升高或血压升高到何种程度并不一定与是否有症状或症状严重到何种程度相对应。很多患高血压多年的患者，虽然长时间血压都在正常水平以上，但身体并不会感到不适。高血压真正让人害怕的，是它会危害人体心、脑、肾等重要器官的健康。所以，人们根据高血压的这一特点，而将其称之为“无声杀手”。很多患者便是被这无声杀手所害，直到其他并发症出现的时候，才知道自己已经患有高血压多年了。所以，中老年人应该定期检测自己的血压，以便及时发现高血压并及时治疗，防止高血压损害自己的身体健康。

周老先生十几年前身体健康状况就非常不好，患有多种疾病，最严重的就是肩周关节炎、脑动脉硬化以及高血压。患病的时候，肩关节一疼起来，胳膊抬都抬不起，穿衣服都得让儿女帮忙，而且无论气温多高，都得戴着护肩才行。脑动脉硬化和高血压也让周老先生十分苦恼，有时候会感到头晕，而且记忆力显著下降，有时候想到某个房间去拿东西，转眼间就会忘了自己刚才想干什么。为治病周老先生曾多方求医，均未有明显效果。

后来一次偶然的机会，周老先生玩起了健身球，刚开始玩了2个月，周老先生再测血压的时候，就发现常年居高不下的血压居然降下来了，而且他的手不麻也不抖了，记忆力也跟着大大增强，折磨他多年的顽疾都不见了。直到现在，周老先生玩健身球已有十多年的历史了。从刚开始用核桃代替健身球，后来顺手了又开始玩石球，练熟技巧

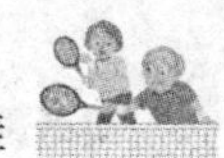

后，周老先生又开始换空心铁球来玩。近两年，周老先生居然将空心铁球换成了一对0.5千克重的实心铁球。多年来，周老先生基本上是手不离球。不但白天玩，晚上半夜睡醒，在被窝里无聊时也玩。现在，周老先生双手非常灵活，既可以将球顺时针玩也可以逆时针玩，旋转自如，快的时候在1分钟内大约能转200下。

玩了这么多年的健身球，周老先生真是获益良多。现在，他再也不用担心血压问题，也没有其他健康问题的困扰。按周老先生对健身球的评价，健身球不但能够帮助人体舒筋活血、强筋健骨，还有调节大脑中枢神经、健脑益智以及消除疲劳等多重功效。下面就来介绍一下健身球疗法：

对于初学者来说，练习铁球健身操大体上可分三个步骤：步骤一是练习铁球基本功；步骤二是在开始基本功练习时，个人可以根据自己的双手手掌大小选择适合自己练习的球，一开始可以选择类似核桃大小的，等到熟练以后可换成大号球练习。经过一段时间，如果自己的指力很灵活，腕力也得到增长，同时体力增强的时候，还可以挑战用双手各执三球、四球、五球做操，循序渐进，逐渐升级；步骤三是基本套路练习。

在练习的过程中，一般来说来，铁球操是以铁球按照双十的路线旋转开始的。根据个人习惯不同，双手旋转铁球时，既可以顺转，也可以逆转，只要一开始能将手指关节运动灵活起来，逐渐达到左右手并用即可。在刚开始练习的时候，由于不熟练，因此最好选择坐在床边，手向床里伸，或者坐在沙发上，尤其是住在楼上的朋友，坐在床上和沙发上可以避免球掉落时直接触地影响到楼下的邻居。初学者还应该注意的是，刚开始转球时不要追求速度，以每分钟30～40圈为宜，重在掌握规律，锻炼手感，从而慢慢增加至70～80圈，进而百圈。

对于广大中老年朋友来说，玩铁球既是一项不错的趣味运动，同时还有很好的强身健体，降低血压的功效，真是一项简单易行、有益身心的运动。

血压升高了，就饮古方真武汤

高血压是一种常见的老年病，它是一种以动脉血压升高为主要表现的全身性慢性血管疾病，主要与中枢神经系统和内分泌液体调节功能紊乱有关。

家住沈阳的张先生常年受到高血压症的折磨，试过很多治疗方法都不能把血压降下来。后来，张先生的朋友告诉他，有一个真传古方治疗高血压的方法其效果比打针吃药还好，张先生当即就将该古方抄录了下来，回去试用了一段时间，没想到真的让血压降了下来，之后张先生又坚持了一段时间，现在无论什么时候去医院复查，张先生的血压值始终处于一个正常的范围内。

该古方就叫作真武汤，在民间是一个非常有名的治疗高血压的偏方，其出处为《伤寒论》。真武汤的具体制作方法是：取茯苓9克，白术6克，芍药9克，生姜9克，附子炮去皮后取一枚以及破八片9克。将上述药材加水煎服，每日服用1剂即可，应用本方加味则需要制附子10克，白芍30克，生牡蛎30克，生龙骨30克，白术15克，钩藤15克，茯苓15克，全蝎6克，甘草6克，生姜6克。服用真武汤以15日为一个疗程，坚持一个疗程后即可见显著疗效。

在临床上，真武汤主要用来帮助患者提高心肌收缩力，改善人体的血氧供应。其中的原料附子、生姜两味药材中，其所含的有效成分可以帮助刺激心肌细胞受体，从而增加心肌的收缩能力。因此对于治疗高血压症有不错的疗效。

由于该方剂是从古代沿用下来的，经过历史的传承与发展后，各个年代的医生会在本方的基础上延伸出应对不同病症的不同演变方剂，所以，高血压患者在使用此方治疗病症之前最好咨询专业中医的意见，然后根据自身的病症进行加味处理，以制定适合自己使用的切实有效方剂。

红瓤大萝卜防治高血压有一手

高血压是人类最常见的疾病之一，是指人体血液循环长期持续地处在一种不正常的血压升高状态。很多老年人患有高血压很长时间后才被发现，因而高血压又被称为老年人的“隐形杀手”。

刘老太太血压偏高已有十几年，血压长期在140/95毫米汞柱之间徘徊不下，为此，刘老太太多次去医院就诊，吃了医生给开的药后，血压会下去一点，但一停药血压又会升上去。刘老太太非常苦恼自己的血压问题。一天，刘老太太去逛菜市场，看到市面上卖的紫红瓤大圆萝卜非常引人食欲，便买了几个回来吃，吃完后刘老太太又继续买，持续了一个多月，之后再测血压，没想到血压降到了125/85毫米汞柱。刘老太太非常惊奇，赶紧又叫老伴吃，因为老伴的血压也偏高，老伴仅吃了半个月血压就恢复正常了。刘老太太对自己的这一发现惊喜不已，并将其向亲友邻居推广，据尝试过的人所述，吃红瓤萝卜降血压确实是很有效果，吃过的人基本上血压都稳定地降下来了。

红瓤萝卜之所以有降血压的功效，得益于它所含的营养元素。当人体的血压处于正常水平的时候，血液是呈弱碱性的。可是患有高血压、高血糖、高血脂类疾病的患者，血液与正常水平相比却是偏于酸性，体内很多器官都无法在这种偏酸性的环境下正常工作，因此容易引发多种疾病。而红瓤萝卜中所含的钾是生物钾，其酸碱值偏碱性，易溶于水，且具有很强的活性，可以迅速融入血液，改善血液的酸性环境。同时还能乳化血液中的油脂、代谢垃圾等，并将这些垃圾排出体外，从而起到改善血液质量、疏通血管、促进血液循环的作用，这样血压也就自然降下来了。

而且，红瓤萝卜还有很好的利尿作用，能够帮助人体将新陈代谢积留的垃圾快速排出体外。因此，食用红瓤萝卜时，刚开始会发现尿液变黄、味道变重，但身体变得轻松、舒服起来。这是因为血管内多年沉积的血液垃圾随尿液排出了体外，这也是一种改善血液循环、促进血压平稳的好方法。

另外，红瓤萝卜中含有淀粉酶、触酶、糖化酶等十几种活性酶，这类活性酶能够帮助促进身体代谢，有利于消化。当人们食用红瓤萝卜，将这些生物活性酶食入体内后，就会提高人体的新陈代谢功能，同时快速分解血液中的多余脂肪，起到降血脂、降血压的作用。

最后，红瓤萝卜中还含有大量的抗氧化剂，如萝卜硫素、萝卜红色素、维生素E等，这些纯天然抗氧化剂也能帮助人体降低血压、血脂以及软化血管。

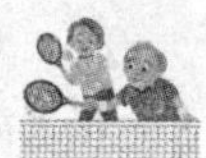

总之，红瓤萝卜含有多种对人体降血压、血脂有益的成分，可以很好地帮助血液病患者的治疗。所以，还在担心血压居高不下的朋友不妨一试，坚持吃一段时间的红瓤萝卜，血压稳定下降的奇迹就会发生。

吴茱萸药敷，平稳降压

很多老年人都患有高血压，这是一种非常常见的心血管疾病，临床上主要表现为体循环动脉压增高。高血压分为原发性和继发性两大类，其中又以原发性高血压为主。患有高血压的患者最典型的症状就是头痛、头晕、气急、心悸、疲劳、耳鸣等。而且在一开始可能只是在精神紧张、情绪波动后血压暂时升高，症状出现，但随后可恢复正常。不过随着病情的持续，血压升高会越来越明显而持久。

目前，人们还不清楚高血压的发病机制，但认为高血压是以一种与环境和遗传因素有关的疾病，而且据现有资料统计，高血压的发病可能还与下列因素有关：

劳动性质。一般脑力劳动者患高血压的概率高过体力劳动者，尤其是对于长期处于高压力状态下的工作人员来说，更容易患上高血压；

年龄与性别。通常年龄越大的人患高血压的概率越高；

体型因素。资料统计显示，体形肥胖者患高血压的机会比正常人高2～4倍；

遗传因素。虽然还没得到证实，但临床研究显示，遗传因素确实是影响高血压发病的因素之一；

饮食习惯。喜欢食肉的人群更容易患高血压，食钠盐过多也是引起高血压发病的因素之一。

李某的母亲今年65岁，原在某事业单位工作，从她第一次检查出患有高血压到现在，已经过去了十几年了，在这期间，李某带她母亲看过很多的医生，也吃过很多的降压药，要么没有什么明显的效果，要么药效持续时间太短，一停药，高血压引起的头痛、头晕症状就会更加严重，根本没法治愈高血压症。每天清晨和黄昏，李某母亲的血压都会处在升高状态中，在中午时稍低，这使得老太太晚上总是很难入睡。即使睡着，也通常是一夜噩梦，睡眠质量不佳。后来，一名老中医给老太太开了一个治疗高血压的药敷方，老太太用了一段时间后，病情明显好转，血压也趋于稳定了。

下面介绍一下老中医给老太太开的药敷方：

吴茱萸药敷方：用常见的生附子、吴茱萸研成细末，在晚上临睡前，取4克研好的细末用醋调成糊状，敷在涌泉穴的位置，再用绷带固定好，待过24小时后换一次药。这种敷药法以7天为一疗程，一般情况下，只需要两个疗程，就可以取得一定的疗效。

除了老中医推荐的敷药外，其实，高血压患者只要在平时注意一些自我调理的方法，也可以达到降压的效果。而且这些方法不但有效，还没有不良反应，更能起到养身健体的功效。合理的运动是帮助高血压患者降低血压的非常有效的方法，通过适当的运动锻炼，能够促进血压平稳的下降，减轻患者的精神压力，帮助患者保持乐观、积极的态度治疗疾病。但中老年人和高血压患者在运动时一定要注意根据自己的身体状况选择适合自己的运动种类、强度。通常来说，慢跑、快走、打太极拳等活动不剧烈的运动更加适合中老年人和高血压患者。

上述偏方和日常保健，都是帮助血压降低的有效方法，正在遭受高血压折磨的患者，不妨一试。

情绪不佳血压升，喝点皮蛋粥

俗话说："人吃五谷杂粮，哪有不生病的。"确实，我们每个人都不可能一生无病。实际上，疾病是人体进行自我调节的手段，是善意的警告，提醒我们注意身体健康。所以，生病后只要积极治疗，科学用药，大多数患者的病情都是可以控制的，也不会对日常生活造成严重的影响。

冯大爷今年60岁，家住重庆某小区，退休前曾是一名城管，因为在自己的管理区域有着不错的口碑而广为人知。心态好，人也很热心的冯大爷，最近在为自己的高血压犯愁。街坊邻居听说后纷纷为其出谋划策。在综合了医生的诊断和自己的实际情况后，冯大爷还是觉得饮食调理比较合适，于是开始尝试食疗。医生认为，食疗方法对身体有益，且几乎没有不良反应，是上了年纪的患者的较好选择，但是这种方法要有耐心，见效较慢需要个过程。在冯大爷的耐心坚持下，5个月后，他的血压平稳地下降了。在其所选用的诸多食疗食谱中，淡菜皮蛋粥是他最中意的一款。不仅有疗效，还有不错的口感，也较为适宜老人的肠胃。

淡菜皮蛋粥的具体制作方法是：准备粳米100克，淡菜（干）30克，松花蛋（鸭蛋）50克，酱油3克。先将淡菜洗净备用；皮蛋去壳，切丁备用；粳米淘洗备用；再将淡菜、皮蛋及粳米一同放入砂锅。加适量清水煮成粥，最后加适量酱油调味。

此方中的淡菜（干），其味咸、性温，归脾、肾经，具有补肝肾、益精血、助肾阳、消瘿瘤、调经血、降血压之功效；用于虚劳羸瘦、眩晕、盗汗、阳痿、腰痛、崩漏、带下、瘿瘤、疝瘕等症。而且，方中的松花蛋含有多种矿物质，脂肪和总热量却稍有下降，它能刺激消化器官，增进食欲，促进营养的消化吸收，中和胃酸，还有清凉、降压的作用。此外，松花蛋还具有润肺、养阴止血、止泻、保护血管之功效，是一款效果良好的食疗药方。

血脉瘀滞血压高，延用老方糖醋茶

高血压在全世界范围内是一种非常普遍的疾病。高血压本身并不可怕，可怕的是它带来的隐患，患高血压后并不是单纯的血压偏高，它对身体的损害会波及心、脑、肾等器官，从而导致脑血管、心脏、肾脏的病变，严重威胁人体的健康。因此，患有高血压时一定要及早治疗，控制血压水平，以防止高血压并发症的发生。

当人体血压升高的时候，往往人体出于一种自我保护的表现。当人们因为长期的熬夜，又食用过多的高脂高糖等油腻食物时，会大大增加血管里血液垃圾的生成，多余的代谢垃圾如果不能及时排出体外，时间一长就会造成血管瘀滞，导致血流不畅，甚至造成血管堵塞。而一旦血液流动不顺畅，首先受影响的便是人体的心脏和大脑，因为血液负责携带氧气为心、脑供氧，一旦血流不畅，心、脑自然就会缺氧。从而出现胸闷、气短、头晕等症状。这时候，为了应对心、脑缺氧的问题，人体会自动地采取调高血压的机制来保证重要脏器得到足够的供血。打个比方来说，当水管内有个东西堵住了水管通道，使得源源不断而来的水都堵塞在此不能顺畅流通时，这处的水管便会涨得厉害。水管涨得越厉害，也就使得此处的压力越高，而血管压力升高的原理也就同这是一样的。

因此，降血压的治疗关键就是要想办法把血管瘀阻的问题解决掉，保证血液流通顺畅。要达到这一治疗效果，西医上往往是用扩张血管的药物来治疗，以达到扩张血管壁的功效，血管一增宽，血液自然就能正常流过了。但西药都有一定的不良反应，还容易产生抗药性，所以不宜长久使用。而从中医角度来治疗高血压，最重要的就是一个“通”字，通常会使用中药将血管内积存的多余的代谢物清理干净，让气血恢复顺畅，这样一来，不但可以起到降低血压的作用，还能有效避免高血压并发症的出现。

一位患有高血压的病人，现年50岁，在某国有企业管理层工作。时常需要应酬、加班，多年的不良生活习惯使其在1年前检测出高血压。当时医生给开了降压药，服用后血压确实降到了正常水平，便逐渐减少降压药物的服用量，但服用3个月完全停药后，血压很快又反弹回来了。之后，该病人采用了糖醋茶偏方治疗，刚服用一天，血压便快速降下来了，之后又坚持了一段时间，血压便稳定在了正常水平。

在我国，人们自古就有将茶当作保健饮料的传统，时常喝茶不仅能保持身体健康，为身体补充营养，而且还有预防多种疾病的功效，尤其是对于高血压病和动脉粥样硬化的患者，饮茶对保养身体和治病的功效更加显著。下面就和大家一起分享上述糖醋茶的制作偏方：

糖醋茶的具体做法是：取白糖10克，食醋5毫升，鲜生姜3克待用。先将生姜切成碎末，放入锅内，并加入清水200毫升，煮沸，再去渣取汁。然后往姜汁内加入食醋和白糖混合均匀即成。每次于饭前10分钟服用糖醋茶10～15毫升即可。

此方中的醋自古以来便是滋补养生的佳品，并且还被当作药物用来治疗某些疾病，通常是作为药引使用，既可以内服也可以外用，或用醋来制中药。医学研究证明，醋的确有很好的治疗疾病的功效，同时也能预防疾病，尤其是对动脉硬化、高血压、流感等病症有很好的防治功效。因此，时常饮用此糖醋茶，可以有效辅助药物治疗，帮助患者保持血压处于正常水平，同时还有很好的开胃消食的功效，特别适合血压居高不下，胃口不佳的老年人饮用。

所以，患了高血压之后，首先要做的就是从日常生活着手控制疾病的进一步发展。然后再采取科学有效的治疗方法，积极治疗，相信不久就能痊愈。

热水袋敷腰，缓解高血压不适

国际心脑血管专家认为：血管是人体内最容易衰老的器官。多年来，人们都以为人老脚先老，或是胃肠、眼睛、牙齿先老。但科学研究证实，血管才是人体最先衰老的器官。随着年龄的增长，血管，尤其是动脉血管的结构和功能也会逐渐发生变化，高血压、动脉粥样硬化等病症就会随之而来。因此，延缓血管硬化是推迟老化进程的关键。

李某是街道卫生所的负责人，虽然已经年过六旬，但是依旧经常到所里去代班。因为自身是医务工作者，所以她一向很关注健康问题。只是，是人就可能会生病，医生也不例外。一次，她上楼后突然感觉头晕，原地休息了一会儿又好了。接下来的两三个月中，这种情况又出现了两三次，家里的孩子们都很担心，拿来电子测压仪帮她测了一下，原来是高血压。李某没有选择降压药，也没有吃很多具有降压功能的食物，她相信的是物理疗法。因此，她选择了热敷。

热敷是一种家庭常用的辅助治疗手段。它方便快捷，可以有效提高温度，使血管快速扩张，不但有助于病痛的恢复，还能提高组织的抗菌、抗炎能力，使炎症消退。通过一段时间的热敷，李某的高血压不适症状得到了有效缓解。

热敷方法具体的操作步骤为：选择大小适中的热水袋一个，将里面灌入热水。水温以60～70℃为宜，为了防止烫伤，在将热水袋放在腰上后，每隔1分钟左右换一侧腰。整个过程坚持15～20分钟，每日一次即可。

需要注意的是，不是任何老人都适合热敷。面部危险三角区感染、各种脏器出血、软组织挫伤、扭伤、皮肤湿疹者，应禁止热敷。

高血压性头晕，静卧后喝点山楂茶

头晕的体验相信人人都有，大家的通常应对方法就是休息一段时间，等这段头晕过去的时候，再继续之前的活动。其实头晕只是一个症状，引发头晕的原因有很多，而高血压就是引发头晕的疾病之一。

之所以患有高血压的人容易头晕，其原因就在于长期的高血压会导致人体的大脑得不到充足的血供应，从而引起头晕。另外，高血压还会增强人的脑动脉的搏动感，使得脑组织每天就像被钟摆来回敲击、振荡一样，这也是引起头晕的原因之一。还有就是长期有高血压症的患者，因为血压很长一段时间持续在比较高的状态上，所以当服用降压药让血压降下去的时候，患者反而不能适应正常的血压，这时候也会因脑血管调节的不适应产生头晕。

涂老太太是一个高血压患者，测量其血压显示为160/95毫米汞柱。在患高血压期间，涂老太太经常感到头晕，四肢无力，还出现轻微的神经衰弱。为治疗高血压，涂老太太尝试过很多药物与治疗方法，其中之一就是有一次大夫向她推荐的一款山楂茶，这是一个用来治疗高血压的偏方，但使用后的效果非常好。

这道山楂茶的偏方就是：取山楂7～10克，白芍5～10克，冰糖3～5克，将山楂、白芍用温水洗净，再和冰糖放入大茶缸内，加入适量水，再放置在炉子上煮开，即可当茶饮用。以上用料为一天的剂量，但如果使用的是新鲜的材料，还应适当增加用量。如果患者不喜食甜味，只需要将用料调整为山楂10～15克，白芍5～10克即可。按此用量分别于早中晚各煮一次，到第二天再取同样的量制作三餐茶饮，对治疗高血压引起的头晕很有效。

除了上述方法外，山楂还可以单用，直接取2～3个切成片状用开水浸泡，便可在每次饭后直接饮用，连续服饮10天，能够起到明显的降压效果。如果条件允许的话，用鲜山楂片泡服，疗效更加显著。

涂老太太用上述山楂茶饮的方法治疗高血压一段时间后，再去测量血压，发现血压明显下降了，直到后来慢慢恢复正常。

山楂茶饮治疗高血压患者效果很好，但在治疗的同时，高血压患者还应注意平时的日常生活饮食习惯，以免因为不良饮食习惯造成高血压复发。对于高血压患者来说，在日常饮食方面应忌食以下食品：刺激性食品，包括烈酒、咖啡、红茶等；含盐量较大的食物。这些食物都是极容易引发高血压症状的有害食物，因此，即使是血压正常的人士也应该少食。饮食上除了应忌食的食物外，还需要注意的是尽量减少膳食脂肪的摄入。患者如果能在平时的饮食中降低自己摄入的脂肪含量，对于控制血压非常有效。此外，还应该多吃蔬果，以补充人体所需要的钾、钙。研究显示，人体内钾的含量与血压成负相关，因此常吃蔬菜水果，补充人体所需要的钾、钙，可以有效控制血压水平，防止血压升高。

红葡萄酒泡党参稳步降血压

李大爷是某大学图书馆的管理员，虽然岗位平凡，但是他一干就是几十年。学校里的领导、老师、学生几乎没有人不认识他。大家不仅了解他是个热心的老人，也大多知道他的爱好，那就是喝酒。有时候，他在学校食堂吃完饭还要从外面买点酒回家自斟自饮一番。最近一段时间，李大爷总是愁眉不展，原来他患了血压高，不能再像之前那样开怀畅饮了。对于他来说，不喝酒生活就失去了一半的色彩。李大爷的老伴看在眼里疼在心里，想方设法四处打听，终于为他寻到一个葡萄酒泡党参的方子。试用了一段时间之后，他们惊喜地发现，李大爷的血压不但没有增高，而且还有平稳的趋势。

通常来说，对于患有高血压的老人而言，饮酒是一种危险的行为。然而，据科学研究发现，高血压患者是可以少量饮酒的。只是在酒的类别上首选红酒，因为少量饮用红酒有降血脂作用。

饮用葡萄酒对老人健康的好处是因为葡萄酒中的花青素在动脉血管壁中能稳定构成各种膜的原纤维，可降低血液中的凝血剂的产生，从而降低患心脑血管病的概率。

现代研究表明，党参含多种糖类、酚类、甾醇、挥发油、黄芩素、葡萄糖苷、皂苷及微量生物碱，具有增强身体免疫力、扩张血管、降低血压、改善微循环、增强造血功能等作用。

传奇古方：八味降压汤

一个人一生患上高血压的概率在80%左右，活到80岁的老年人70%～80%的人都会患上高血压。但这并不说明每个人一定会患上高血压。只要预防得当，就能够预防高血压。尽管目前我们对于高血压的病因还不清楚，但我们已经知道很多会导致高血压的危险因素。减少或避免这些危险因素，就能够很好地预防高血压。

生活中不少老人得了高血压却不怎么在意，因为身边的同龄人不少也都有此症状。

而且，慢性病本身就具有一种可以让人慢慢忽视的邪恶力量。事实上，忽视高血压是很危险的。在高龄的高血压患者中，有一部分人对传世古方情有独钟，这是因为古方之所以能传承下来，多是经过无数人的验证与认可的，大多具有一定的功效，可信度较高。

赵某就是这样一名老年患者，自从他得知自己患了高血压的时候起，就一直在寻找一个适合自身的方子。功夫不负有心人，经过两年多的寻觅，他从一个老中医那里寻到了一个效验方——八味降压汤。尝试了几方之后，效果真是不错。

这个八味降压汤主要的组成和用法是：准备何首乌15克，白芍12克，当归9克，川芎5克，炒杜仲18克，黄芪30克，黄柏6克，钩藤30克。先将药物用适量水浸泡1小时左右，煎两次，首煎10～15分钟，以保留药物的易挥发成分；二煎30～50分钟，文火。煎好后将两煎药液混合，总量为250～300毫升，每日一剂，每剂分2～3次服用，饭后2小时左右温服。

此方子益气养血，滋阴泻火，可治疗症见阴血亏虚、头痛、眩晕、神疲乏力、耳鸣心悸等的原发性高血压病、肾性高血压以及更年期综合征等。

知道了高血压的危害以后，我们就应该多加重视，积极治疗，并从日常生活中加以预防，把可能导致高血压的因素从我们的生活中剔除，从而大大减少患高血压的概率。

防治高血压，自酿菊花糯米酒

对于现代人来讲，高血压是被人们所熟知的老年常见病。高血压的致病原因主要是高级神经中枢调节血压功能紊乱，主要表现就是动脉血压升高。长期的不良饮食、生活习惯很容易让人患上高血压。经临床研究发现，高血压病的发病率与年龄有着密切的关系，通常发病率会随着年龄的增加而升高。

郑大爷夏天时曾经参加社区体检，测得血压值为140/95毫米汞柱，被医生诊断为高血压。在服用医生所开的降血压药物的同时，郑大爷又打听到了一个治疗高血压症的偏方，两者同时使用，仅仅1个月时间，血压便稳定地降下去，而且很有效地避免了高血压患者一直以来对降压药物的依赖性，停止服用降压药后，也没见血压反弹。现在郑大爷血压基本正常了。下面就来向大家介绍一下该偏方。

偏方名为菊花和糯米酒，原料当然就少不了甘菊花和糯米酒。取10克剪碎的甘菊花以及适量糯米酒。先将上述两种材料一同放入锅内搅拌均匀，接着往里倒入适量清水，煮沸后即可食用。每日服用2次。

糯米酒又称为醪糟、江米酒、甜酒等，是我国的一种传统民间食品。早在2000年前，我国民众们便开始食用糯米酒。糯米酒具有极好的药用和保健作用，因此深受男女老少的喜爱。从营养学角度上来讲，糯米酒含有丰富的葡萄糖、维生素、氨基酸等营养成分，而酒精含量极少，在中医看来是补气养血、通经活络、滋阴补肾、促进血液循环及润肺的滋补佳品。另外，饮用糯米酒还有开胃提神的功效，它可以刺激消化腺的分泌，促进食欲，帮助消化。因而无论是对于中老年人，还是身体虚弱者来说，糯米酒都是补气养血的上佳食物。

而甘菊花有清肝明目、祛毒散火的功效，因此，适用于眼睛劳损、头晕目眩、高血

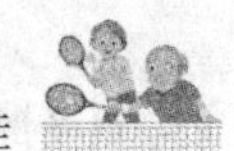

压等症的患者食用。在《本草纲目》中就有对菊花茶的药效的详细记载：性甘，微寒，具有散风热、平肝明目之功效。而且，经现代医学研究表明，菊花确实有帮助降低血压、消除癌细胞、帮助冠状动脉扩张以及抑菌的作用，如果长期饮用菊花茶，还能有效地补充人体的钙质，调节心肌功能，帮助降低人体胆固醇。因此，尤其适用于高血压、高胆固醇的中老年人饮用。

除了饮用菊花糯米酒的偏方治疗高血压外，高血压病人尤其要重视在日常生活中养成良好的生活习惯及科学、健康、合理的饮食习惯。通常来说，高血压患者在饮食上要做到控盐、控油、控脂肪量。要做到控盐，就是需要高血压患者在饮食上以清淡为主，尽量将食盐量控制在每天6克以下，因为高盐饮食对于高血压的防治是非常有害的。而控油则不仅是指控制油的“量”，还包括控制油的“质”。“质”就是要选择优质的食用油。优质的油含有大量的不饱和脂肪酸，而适量摄入不饱和脂肪酸，对于降脂和降压都有帮助，所以高血压患者应该尽量选择优质的橄榄油和山茶籽油，这两类油含有的不饱和脂肪酸高达60%～70%。而且其他油类与之相比，其不饱和脂肪酸含量就明显偏低了。而控“脂肪量”就是要控制油的摄入量了。最后，控制脂肪的摄入量对于防治高血压也是非常重要的，高血压患者尤其要少吃高脂的食物。

长期患有高血压会严重危害人体的健康，而长期服用降压药对人体的健康也是毫无益处的，在这种两难的境地里，一杯菊花糯米酒就可以轻松地解决你的苦恼，让你不用再担心居高不下的高血压了。

瑜伽腹式呼吸法，辅助降压好帮手

老人血压居高不下，家人每每忧心，而降压药大多只能起到救急的作用，无法根本治愈疾病。对很多老人来说，降压药吃得多了还会加重他们自身的心理负担。与其采用不良反应大的药物治疗方法，不如从运动中汲取养生保健经验来得实在。

有一位年过花甲的老人王某，现年64岁，是一名自由职业者，爱好绘画、摄影和集邮。老人有每个季节都外出旅行的习惯，足迹遍布大江南北。但是，自从去年冬天查出患了高血压之后，外出旅行就受到了病情的影响。作为一名摄影爱好者，老人近期最大的心愿就是去西藏拍摄一组图片。可由于自身的疾病和年龄限制，一直未能如愿。后在一次偶然的机会他开始学习瑜伽。坚持练习大约半年以后，老人惊喜地发现自己的血压稳定了，基本恢复正常值。虽然去西藏的梦想依旧无法实现，但他又可以继续自己的每季一游了。

这里老人所选择的治疗方法是瑜伽中的腹式呼吸法。所谓腹式呼吸法是指吸气时让腹部凸起，吐气时压缩腹部使之凹入的呼吸法。这种方法吸气时用鼻缓缓地吸入，此时腹部应是充满空气而膨胀，呼气时，腹部凹陷，这算是一次完整的呼吸。瑜伽最大的特点是，在练习时讲究一种同时运用腹部、胸部、肩部的深呼吸，这种呼吸能达到净化身心的目的。

腹式呼吸时，体内会产生一种叫前列腺素的物质，可消除活性氧，并且具有扩张血管的功能。当你做腹式呼吸法，活动横膈膜时，它会从细胞内渗入血管及淋巴管，去除活性氧的毒素、促进血液循环。在进行这种“腹式呼吸”时，身心会自然地放松，消除了所有的负担，使身体状态与血压都能达到平衡状态。

此外，做腹式呼吸可使腹部的各个内脏皆得以受到呼吸节奏的刺激。这种刺激透过神经，作为一种和缓的呼吸节奏的自我调节信号传至大脑，大脑在接受这些刺激之后便成为α状态。运用腹式呼吸法（呼吸意识化）进行呼吸，肺就能够完全被使用。腹式呼吸能够让体内充分取得气的功能，改善一般浅呼吸（胸式呼吸）只使用到三分之一的肺，另外三分之二的肺都沉积着旧空气的状况。同时也摄取更充足的氧气，既可净化血液，又能促进脑细胞活性化。腹式呼吸法可使脑波维持在12赫兹以下，就大脑生理而言，就是α波最容易出现的时候，同时，它通过降低腹压而降低血压，对高血压病人很有好处。

正确的腹式呼吸法为：开始吸气时全身用力，此时肺部及腹部会充满空气而鼓起，但还不能停止，仍然要使尽力气来持续吸气，不管有没有吸进空气，只管吸气再吸气。然后屏住气息4秒，此时身体会感到紧张，接着利用8秒的时间缓缓将气吐出。吐气时宜慢且长，而且不要中断。做完几次前述方式后，不但不会觉得难过，反而会有一种舒畅的快感。

呼吸要深长而缓慢，用鼻呼吸而不用口，一呼一吸掌握在15秒左右。即深吸气（鼓起肚子）3～5秒，屏息1秒，然后慢呼气（回缩肚子）3～5秒，屏息1秒。每次做5～15分钟。每天做30分钟最好。这里需要注意的是，身体好的人，屏息时间可延长，呼吸节奏尽量放慢加深；身体差的人，可以不屏息，但气要吸足。每天练习1～2次，坐式、卧式、走式、跑式皆可，练到微热微汗即可。腹部尽量做到鼓起缩回50～100次。呼吸过程中如口中有津液溢出，可徐徐下咽。

森林浴疗法，大自然给老人的礼物

中草药药材来自大自然的灵气生成，人类的生存与生活与大自然息息相关。人生了病也可以从自然中得到健康的启示，就看你是不是一个有心人。

王某，今年66岁，是江西某镇镇上小学的校长，一直全心全意扑在学校的工作上，发现自己身体不适也很少顾及。自从55岁那年查出患了高血压之后，她尝试过不少方法，也吃过降压药，但是情况总是反反复复的，心里太着急或体力不济的时候血压都会升高，头晕目眩，十分难受。一次偶然的机会，从学校毕业的学生回到母校看望她，这个学生现在已经是中医院的大夫了，知道老师的情况后，结合当地的情况和老师自身的身体状况，向她推荐了森林浴疗法。这个疗法不像饮食疗法那样广为人知，很大的一部分原因是因为此方法受到时间和地域条件的限制。下面就让我们一起来了解一下什么是森林浴疗法，它又有哪些疗效。

我国天然森林与人工森林也很多，虽然还没有建立类似的森林医院，但各地的不少公园、旅游景点都提供类似的服务。人们如果能够每天坚持在就近的森林公园中散散步、练练拳，享受大自然的美，既有益于身心健康，亦可防止呼吸系统、消化系统、循环系统和神经系统疾病的发生，有利于人体健康。

季节与时间：高血压患者进行森林浴最理想的季节是夏、秋两季（5～10月）。每天行浴的时间，以阳光充足的白天（10时～16时）最为理想。

具体方法：森林浴的气温一般宜在15～25℃，相当于凉爽空气浴的气温。行浴时，患者可先穿宽松衣服在林中散步10分钟左右，并做深呼吸，然后在机体适应的情况下，逐渐脱去外衣，最大的裸露面积是穿短衣、短裤，不宜全裸。

行浴方式：高血压病患者既可采用卧于床榻或躺椅上的静式森林浴，也可采用做一般体育活动如太极拳的动式森林浴。

第一次行浴时间为15分钟，其中半裸时间不宜过长，以后每次增加5～10分钟，逐步达到60～90分钟一次。每日1～2次，1个月为一个疗程。

患者进行森林浴时，可根据病情不同，选择多种常青植物组成的混交林，以风景秀丽、气候宜人、无瘴气、毒虫者为佳。进行森林浴时，要尽量少穿衣服（寒冷天另当别论），并可随意进行活动，如穿林跑步、练习气功、打拳、做操、做深呼吸运动等。森林疗法多在晴天进行，漫行于林间曲径，享受大自然赋予人类的美景，使人的病痛不治而愈。

限盐控压，香蕉最合适

老人得了高血压，首先要注意调节饮食，其中，限制食盐量是关键环节。但是过度限制食盐必然影响食欲，常难以坚持，也对身体健康不利。所以，要注意在控制饮食的同时多补充钾盐。这样就可促进钠从尿中排出，使高血压得到改善。

退休工人杨某的老伴患高血压多年，收缩压经常达到25.3kPa（190毫米汞柱），经常出现头晕，浑身乏力的现象，降压药吃了不少，但血压还是不见稳定，忽高忽低很是让人担忧。后来，在一次老乡聚会上，他无意间得知了“香蕉降压”的方子，回家后给老伴尝试了一段时间，大约过了半个月，老伴的收缩压降到21.3kPa（160毫米汞柱），并且后来血压一直很稳定。

有人可能会产生疑虑，有许多高血压的患者喜欢吃香蕉，为什么也没有改善呢？这个方子的原理究竟是怎样的呢？

在香蕉降压的疗法中，食用的量和方式都是有讲究的。每天吃香蕉不宜超过250～500克，或用香蕉皮100克，煎成水当茶喝，因为香蕉含有能降低血压的钾离子。另外，也可多吃含钾的柠檬、梨、绿豆等，对防治高血压也有益处。

当然，虽然这个叫作香蕉疗法，其实主要是借助了钾离子的作用，所以，凡是具有类似功效的果蔬都具有一定的降压效果。比如芹菜。用芹菜500克，用水煎，加点糖代茶喝来降压，也是经过生活实践证实的有效的降压方。

钾的补充主要依赖于水果和蔬菜，每人每天需钾量正好相当于1根中等大的香蕉内所含钾量，因此，每天吃2根香蕉，老人的高血压即可得到改善。香蕉中含有多种营养物质，而且含钠量低，不含胆固醇，食后既能供给人体各种营养素，又不会使人发胖。因此，常食香蕉有益于大脑，预防神经疲劳。

需要注意的是，香蕉中含有较多的镁元素，空腹吃香蕉会使人体中的镁骤然升高而破坏血液中的镁钙平衡，对心血管产生抑制作用，不利于身体健康。患有关节炎、肌肉疼痛、肾炎，特别是心力衰竭、水肿的病人，不要大量食用香蕉。另外，也不要吃没有熟透的香蕉，因为这样的香蕉含较多鞣酸，对消化道有收敛作用，会抑制胃肠液分泌并抑制胃肠蠕动。

李时珍药枕，轻松解决血压难题

人们对高血压都不陌生，但你们不知道的是，高血压并不是短期内就可以治愈的，一旦患上高血压，有的人会需要终身服药治疗。大家都只是熟悉高血压的症状，一旦患上高血压症，治疗一段时间，症状一消失，就停止治疗，等到血压反弹，再治疗，这样反反复复根本无法达到良好的治疗效果。

治疗高血压是一场长期的战役，要想与它战斗，并最终取得胜利，首先就应该知己知彼。目前来说，高血压治愈的可能性还不存在，因为高血压本身也是一种病症，而导致这种病症的原因很多，不根治这些致病原因，是无法真正彻底地治愈高血压的，但并不要因为不能治愈高血压就灰心丧气，因为患者至少通过积极的治疗，能够有效地控制血压在正常水平，从而摆脱高血压的烦恼，迎来健康快乐的生活。

很多人不把高血压当一回事，得过且过；有的人则是在发病的时候便吃点降压药，这些拖沓病情的方法都是对人体极为有害的。当高血压长期不能得到有效控制的时候，会对人体产生很大的危害。这些危害包括心、脑和肾脏等器官会发生一些功能性的改变，像头脑昏沉、记忆力显著下降、睡眠质量差等，这是脑部功能的一些改变；而在心脏方面的功能改变则是常会出现心慌、胸闷等；至于肾脏，其功能改变并不是很快就会发生，而是在潜移默化间，才会将变化显现出来。所以，除了个别急性高血压外，一般来说，高血压对身体的影响都是一个比较缓慢的过程，但正因为如此，患者才需要抓紧时间，尽快控制住病情，防止高血压症恶化产生的并发症。

徐先生有一个同事一年前查出患有高血压，经常动不动就头晕，精神抑郁，使用了许多降压药和治疗方法均不见好转。徐先生和该同事关系很好，看着同事的精神被高血压折磨得每况愈下，徐先生便多方查找，从古方中寻找到了一个偏方，并按照偏方找人做成药枕给同事治疗，同事每晚都枕着药枕睡觉，仅仅1周时间，血压就明显下降了很多，取得了非常显著的疗效。

该药枕偏方不是来自民间，而是来自明代著名的中医药学家李时珍。经实践证明，这个药枕偏方确实有很好的降压舒缓的效果。

该偏方需要用到野菊花、淡竹叶、生石膏、冬桑叶、白芍、川芎、蔓荆子、磁石、青木香、薄荷各20克，将其一起装到枕头里面，每天枕着该药枕睡觉，每天的时间不能少于6小时。坚持一段时间后，再去测量血压，便能清楚发现该药枕的奇特功效了。

现代医学研究显示，川芎有扩张冠状动脉、增加冠状动脉与心肌血流量的作用，并可增加大脑与肢体血流量的功能。此外，川芎还具有活血醒脑的功效，与枸杞子搭配，可用于改善失眠、增强记忆力。在辅助治疗冠心病、心绞痛等心血管疾病方面，川芎也有不错的疗效。

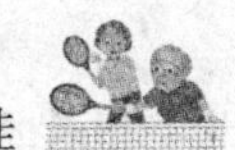

药枕是通过药物来帮助人们舒缓压力，降低血压的，患者在平时也可以通过保持一种健康的生活状态来舒缓精神，愉悦情怀，达到降压的效果。例如，不要让不良情志控制自己的精神状态，不要随便发怒，避免思虑过度；还应该保证睡眠，注意休息，或者闭目养神来放松身体。要选择安静、光线柔和的工作和生活环境，减少外界的刺激；饮食上也应该以清淡为主，多吃鱼肉等高蛋白质、低脂肪的食物；此外一些降压、宁神的茶饮也是不错的选择；对于患者来说，最好是穿平底布鞋行走，而且还要禁止爬高负重，以防跌倒。有些患有高血压的人经常表现出精神状态不佳，甚至可能精神衰弱，因此要多和同病的人交流治疗经验，保持乐观的态度。

总之，治疗高血压应该根据患者不同的症候、自身情况和发病因素，在治疗的同时，做到起居有常、饮食有节、戒烟禁酒、乐观向上，只有这样，才能尽快排除高血压带来的烦恼。

鬼针草做茶饮，防治高血压

人到中老年，身体各功能开始发生退化，使得体质下降，机体免疫力降低，许多疾病都纷纷“找上门”来了。高血压就是这些疾病之一，在所有的年龄阶段中，中老年人的高血压发生率是最高的。虽然高血压本身并不可怕，但高血压会引发很多并发症，从而严重地危害中老年人的健康，因此，患有高血压必须及时治疗。

对于治疗高血压，常用的通常都是一些血管扩张剂、钙拮抗剂、利尿降压剂等，此外还有一些降压治疗仪。但在这里要分享的高血压治疗方法，是一个致力于研究高血压治疗法的人经过8年的时间所发现的鬼针草治疗法。

提供鬼针草治疗法的人，是一位退休干部，大家都叫他王主任，在退休前曾任某县的组织部干部。退休后，王主任并没有像其他老人一样，含饴弄孙颐养天年，而是重新拾起了年轻时对传统中医的兴趣，进行了长达8年之久的鬼针草研究。在研究过程中，王主任在自家后院里种了鬼针草，并亲自收割、制药、留种。然后，为了验证鬼针草在治疗高血压上的良好功效，王主任将制成的方剂和种子寄往全国各地的患者。据患者回信所说，自从服了王主任寄来的鬼针草所制的方剂后，血压稳定了不少，身体状况良好，食欲增加，睡眠质量也好多了。很多以前因为患高血压走路困难的人，现在走上一上午的路都不觉得累了。

下面，就和大家一起来分享一下王主任历时8年之久研究出来的鬼针草药方。

用量：每次只需要鬼针草8～10克，然后加入500毫升水煎服，每天服用两次，在服用鬼针草汤剂的时候最好戒烟酒。根据使用过的患者所述，一般1～2周就可以让血压维持正常水平了。还可以一次性取30克鬼针草，加水2000毫升，用水煎后当茶饮，并在一日内服完以上用量，坚持个三五天通常就能见效，还能长期保持血压稳定。

鬼针草在中药学上又称为金盏银盘、三叶鬼针草，而在民间又有老鼠枪、长寿草等称呼。该药不仅能使患高血压的病人在服用后将血压降至正常水平，其独特之处还在于，对于血压偏低的人士，服用鬼针草药物后又可以使血压回升，而血压维持正常稳定的人，即使服用鬼针草也不会有什么变化发生。因此鬼针草确实是用来防治高血压、心脑血管病的特效药物。而且，据文献资料记载，鬼针草能够明显降低人体内所含胆固醇的量，还能减低血液黏稠度，不失为祛病健身的中草药之宝。

患了高血压不必发愁，只需要一点点鬼针草，就可以让血压长期稳定地保持在正常水平。

常饮芦荟汁，也可防治高血压

高血压是人类健康的“无形杀手”，此病患者中约有1/5的人并无明显症状，这些患者从头到尾甚至都不知道自己是不是有病，很多时候都仅仅是在偶然测血压或普查身体的时候才会发现。对于高血压患者来讲，如果能早期发现，并及时治疗，这对病人的预后会带来极大的好处。可是由于平时的疏忽，大多数病人都发现得较晚，有的人发现高血压时，病情已经有了进一步的发展。

刘某，某企业中层管理者，男，今年57岁。年轻时因为业务需要，他经常在外面陪客人吃吃喝喝，又缺乏锻炼，5年前一次偶然的机会查出自己的血压高。患高血压病的5年来，刘先生经常会出现头晕、胸闷等不适，去医院检查后医生针对刘先生脉见虚弱、气短乏力、腰膝酸软、手足心热、目涩耳鸣且舒张压高而不降等症状，给刘先生开了一些药。但刘先生的病情并没有太大好转，平时还容易烦躁。后来，一位同样有高血压的朋友推荐给他一个偏方，刘先生照着偏方坚持服用2个月后，睡眠质量提高了，头痛也缓解了，平时心情也舒畅了不少。

此偏方的方法是：取新鲜芦荟叶片切成薄片，做成糖醋渍品，也可压榨出液汁或直接用油炒后食用。而生嚼芦荟叶肉，也能够起到较好的调理和保健作用。每次生叶食量以15克为宜。对于那些生嚼芦荟叶不适应者，可采取服用新鲜叶汁的方法。成人每次一匙，每天2～3次。

芦荟是一种药食两用的植物，它含有大量的多糖体，可以降低胆固醇，并软化血管。同时，芦荟所具有的缓泻和利尿作用可以提高人体的排泄功能，这是治愈高血压不可缺少的要素。另外，芦荟可以全面调节人体免疫力，促进细胞再生，使受伤和硬化的人体组织恢复健康；还可以促进血液循环，排除体内毒素；也可以消除其他降压药物不良反应对人体的危害。芦荟对人体的作用很广泛，被人们称为维生素、氨基酸和矿物质的宝库，它可以补充很多人体所需的微量元素。

对于高血压患者来说，除了用药物控制血压以外，生活中可以用来调节血压的措施也有许多，如注意劳逸结合，保证足够的睡眠，参加力所能及的工作、体力劳动和体育锻炼。饮食方面的调节，要以低盐、低动物脂肪饮食为宜，并避免摄入富含胆固醇的食物。肥胖者应适当控制食量和总热量，适当减轻体重。

香疗降压，随身携带就能治病

近年来，随着医学水平的不断发展和提高，应对高血压的治疗方法越来越多，其中不乏简单有效的偏方。现在，不少国内外医务人员都在尝试用香味疗法作为治疗高血压

的辅助手段，并取得了不错的效果。如高血压病人采用花香疗法，可收到明显的降压作用。因为一些具有天然芳香的中草药，具有明显的降压、镇静作用。

张某是一名绣工，虽然已经年过半百，但是因为手艺出众而在当地小有名气，收徒甚多，桃李满园。随着年纪的增长，她对自己的健康状况也有隐约的担忧。因为血压高，她经常不能连续工作，身体状况大不如前，视力下降也比较明显。因为她所在的区域医疗条件还不是很发达，所以，很多生病的人都会使用较为传统的方剂，听从长辈的经验来进行自我治疗。在已知的方剂中，有一种已经被验证的，比较可靠的防治高血压病的偏方，这就是香草疗法中的一种——香袋法。张某采用的就是这种方法，并取得了不错的降压效果。

在我国民间，有许多种治疗高血压的香疗降压操作方法，香袋疗法就是其中一种，即将具有芳香降压作用的药物装入瓶袋，放于能嗅到的地方，可起到一定的降压作用。

具体制作、使用方法如下：用白菊花、艾叶、银花叶各250克，矾石120克，将一种或多种具有芳香气味的花草组合成方，研末后放进小布袋内，扎紧布袋，置于衣服内、枕头或床单下。

花香疗法就是利用天然香花的颜色、气味作用于病人，其主要作用有调畅情志、益智醒脑、活血止血等。花香疗法可针对患者不同病情，在室内外设置一定数量的香花，让患者每天接触一定的时间。

花香疗法之所以有益于健康，是因为人类能不断地发出和收到无数只有鼻子可以分辨、脑可以分析的化学信息。大多数人至少可以辨别4000种不同气味，而最受人青睐，又与人类有益的气味还要算芬芳的香味。“夕阳无语，芳草有情”，正是那些沁人心脾的茉莉香、桂花香、橙花香、夜来香、稻香、兰香、荷香等形形色色的香味，丰富了我们的生活，振奋了人们的精神，陶冶着我们的情操，从而也有利于高血压病的防治。

使用芳香疗法治疗高血压，一般要求患者宽衣，全身放松，息心宁神。饮一两口温开水，防止芳香类药物耗伤阴津。芳香疗法起效缓慢但持久，患者必须要耐心坚持。芳香疗法没有禁忌证，高血压病患者使用时，如出现不良反应，要及时予以处理。急危重患者使用香疗，只能作为辅助治疗手段，主要还应依靠内用、静脉给药等其他疗法。芳香疗法用药当辨证论治，因人而异。芳香疗法是为了缓解调理人体生理平衡，见效较慢，所以应坚持使用，才能获效。芳香疗法多选芳香性花草，孕妇及过敏者忌用。

中药足浴降压，舒适感受更健康

高血压症是老年人的常见病，但是，近年来有低龄化的趋势，这与现代社会激烈的社会竞争和快节奏的生活方式不无关联。因为高血压的高发率，人们发现了越来越多的治疗方。但是，对于高血压患者，尤其是老年高血压患者而言，选择适合自身的治疗方才是最重要的。

王某老人是一名59岁的退休医生，2011年春天发现患了高血压。患者在当地医院体检时发现血压升高达180毫米汞柱，无头痛、头晕、恶心等不适，服用多种降压药物无显著效果。当她发现自己的高血压连降压药都无效的时候曾一度恐慌，以为自己得了什么大病。后来，在家人和医生的安抚下，情绪逐渐稳定下来，在这个过程中，为了能缓解她的紧张情绪，家人每晚都会让她泡泡脚。后来，中医院的大夫听说她有泡脚的习惯后，建议她尝试中药足浴疗法。这个方法简单易行，不良反应小，也不会给老人带来什么心理压力。老人按此法坚持使用了2个月后，家人惊喜地发现，老人的血压降下来了，收缩压为140毫米汞柱，全家人都很高兴。

这里老人选择的中药足浴是足疗的一种。足部被称为人体的"第二心脏"，是人体健康的阴晴表，能准确地反映人体的疾病及健康状况。高血压病属中医学的眩晕、头痛范畴，本病的发病机制与肾、肝两脏有关。中药足浴可使药物透过皮肤、孔窍等部位直接吸收，药力进入脉络后循经而上，可以起到调气血、降血压的作用，对改善高血压症状、控制高血压有很好的效果。

一般来说，根据症状、病程及发病原理的不同，高血压患者应选用不同的中药足浴配方。为了方便所有的高血压患者，此处提供给大家的方子，也是王某老人使用过的方子，适用于任何类型高血压。

此方的主要药材构成有：桑叶30克，桑枝30克，芹菜50克。此方的具体使用步骤是：先将上述药物加水4000毫升煎煮取液，先熏足后浸足，每日1次，发作时每日2次，一剂可用2～3次，10天为一疗程。

这里需要注意：虽然中药足浴法的安全系数较高，但对于有心脏病的老人而言，仍旧具有一定的危险性。温度突然升高，血管扩张，血压迅速下降，容易发生脑供血不足，突发心脑血管疾病，造成危险。所以说，有高血压并发心脑血管其他疾病的老年患者不宜选用此种方法。比如心力衰竭、肾功衰竭、呼吸功能衰竭、内脏出血、肌肤破损出血者等。另外，在使用此方时，年老患者要有专人护理。

核桃仁粥，帮你预防高血压

随着社会的发展，人们生活水平的提高，各种高热量食物让人们在享受生活又忽略了运动锻炼的时候，身体就像吹气球一般的肥胖起来，随之而来的就是各种所谓的"富贵病"，高血压就是其中一种。

治疗高血压的方法很多，民间有一种用核桃仁与粳米一起熬成的粥，经常食用对高血压症很有效果。

具体方法是：取核桃仁15克，粳米100克。先将核桃仁放入容器加入适量的水后一起研成汁，然后过滤去渣。将去渣的核桃汁水同粳米大火煮开，小火慢炖煮为稀粥。每天食用1次，5天一个疗程，值得一提的还有，这个方子不但对高血压有效，同时适用于多痰症和心绞痛患者。

核桃，又称胡桃。果核中的"仁"称核桃仁，乃世界上著名的"四大干果"之一。核桃仁含有丰富的营养素，每百克含蛋白质15～20克，脂肪60～70克，碳水化合物10克；并含有人体必需的钙、磷、铁等多种微量元素和矿物质，以及胡萝卜素、核黄素等多种维生素。而且由于它味道鲜美，且具有补肾填精、益气养血、润燥通便等功效，所以在我国还有"万岁子""长寿果""养人之宝"的美誉。我国古代人早就发现核桃具有健脑益智的作用，李时珍说核桃能“补肾通脑，有益智慧”。核桃不仅是最好的健脑食物，还对其他病症具有较高的医疗效果。经科学研究表明，核桃中所含脂肪的主要成分是亚油酸，食后不但不会使胆固醇升高，还能减少肠道对胆固醇的吸收，因此，可将核桃作为高血压、动脉硬化患者的滋补品。

下面再介绍一个核桃粥的配方——核桃芝麻粥。方法如下：

准备核桃仁50克，黑芝麻25克，粳米100克，红糖适量。先将黑芝麻、核桃仁、粳米淘洗干净，然后一起放入砂锅，加入适量的水。先用大火烧开，然后改用文火慢熬40分钟，最后依各人口味调入适量的红糖即可。依照此配方经常食用，可以起到健脑补肾、乌发生发的功效。另外，此方还适用于头昏耳鸣、健忘、高血压等症，对早衰也有一定的预防效果。

这里需要注意的是：核桃是好，但也不能多吃、乱吃。因为核桃仁性温，含多量油脂，不宜多食，否则易生热聚痰。这在《千金食治》中有记载：“不可多食，动痰饮，令人恶心，吐水吐食。”核桃不能与野鸡肉一起食用，有肺炎、支气管扩张等病症的患者也不易食之。另外，怀孕妇女及平时大便稀薄者不宜服用。

低盐饮食加快走，稳定血压不是难事

美国研究人员在一份报告中提出，摄入较少的盐不仅能降低血压，可能还有助于全面缩减心脏病风险。他们发现那些处于高血压临界线上的人，如果饮食中钠的摄入量降低25%～35%，心血管疾病的风险将降低25%，而且这种低风险可持续10～15年。我国的流行病学调查也表明，每日食盐在10克以上者高血压患病率高，这可能是我国北方人群高血压病发病率比南方人群高的原因之一。每日限盐3～5克，适当增加钾盐的摄入，同时每天保持一定的运动量，可使多数人血压降低。

吕先生是一位公务员，今年58岁。吕先生的身体一向不错，但是前一段时间，因为家庭里的一些琐事所困扰，让他经常晚上难以入睡，有一次吕先生连续两天晚上都失眠后，一向身体很好的他出现了从未有过的头痛、头晕等症状。吕先生去了他们小区附近的诊所就诊，诊所的医生帮他一量血压，结果舒张压竟高达95毫米汞柱。这让吕先生十分紧张，为了诊断清楚并系统治疗，吕先生又去了他们当地的一所大医院。接诊的医生问清病情后为吕先生测量了血压，看着吕先生那有点紧张的表情和微微隆起的腹部，医生告诉他，其实吕先生是因为人到中年，平时的生活习惯和缺乏锻炼让他身体发福进而引起的血压偏高，然后给吕先生开出了降压药。

后来吕先生偶然看到在报纸上看到有一篇关于高血压的文章，题目为《轻度的高血压别急着吃药》，文章的作者吴博士认为如果患者不合并有其他心脑血管疾病等危险因素，属于低危状态的话，暂时是不用服降压药的，可以采取一些非药物调节的措施。文章里吴博士还为轻度高血压患者开出了非药物治疗的处方：平时注意低盐、低脂饮食，另外适量的运动也是一个很重要的辅助降压措施。

吕先生按照此方法坚持了大约1个月后，在单位体检的时候发现血压终于重回正常了。直到现在，已经两个多月过去了，吕先生的血压始终控制在正常的范围内，头痛、头晕等不适的感觉再也没有出现过。

需要注意的是，低盐饮食并不是说吃盐越少越好，更不是不吃盐。若过度限盐会有一定的不良反应。当体内钠盐摄入量不足时，会产生程度不等的水肿。若长期过度限制盐的摄入，会导致血清钠含量过低，从而引起神经、精神症状，出现食欲不振、四肢无力、眩晕等现象。

总之，高血压因该主要以预防为主，可参照以下提示：

作息时间应该有规律，最好是可以在中午小睡一会。

重视适量运动。运动除了可以促进血液循环、降低胆固醇的生成外，还能增强肌肉、骨骼与关节僵硬的发生。运动能增加食欲，促进肠胃蠕动、预防便秘、改善睡眠。

最后，平时要注意自己的情绪。不应有太大的起伏，如暴怒、忧郁等情绪都会对血压产生影响。当有较大的精神压力时应设法释放，向朋友、亲人倾吐或参加轻松愉快的业余活动。

总之，懂得调控情绪，注意生活质量，不要在年轻时用健康换金钱，而年老时却只能用金钱换健康。

涌泉穴按一按，血压平稳降下来

在我国，高血压是发生率很高的老年病之一。其实高血压本身并不可怕，可怕的是高血压给心脑血管等人体重要器官造成的危害，因此，居高不下的血压总是让患者头疼、担心不已。下面就先向大家介绍一下血压不断增高的原因。只有知其因，才能帮助患者寻找到最佳的治疗方法。

引起血压居高不下的原因之一便是动脉血管硬化，弹性降低。很多老年人因为身体自然老化原因，动脉血管都会有不同程度的硬化发生。动脉发生硬化时，心脏射血就会改变血管的体积，使之产生更大的压力，具体则表现为收缩压升高。但并不是说单纯的动脉硬化就会引起收缩压增加，而是当心脏需要将血液射入硬化的动脉血管时，要克服的阻力增大，使得心脏在射血时收缩强度增大，使更多的血液流入血管，这才是血压升高真正的动力来源。

原因之二便是血容量增多和心输出量增大。人体的血管就和橡皮胶水管一样，当往里面注入水的时候，水管就会发生膨胀，同时，注入管中的水也会对管壁施加压力。同样的道理，当人体内血液量增多的时候，血管就会被进一步撑大，管壁承受的压力也就随之而升高，结果就是造成动脉血压上升。而且血容量增多会使静脉回到心脏的血液也相应增多，导致心输出量增大。

原因之三便是外周循环阻力增大。当血液在血管中流动时，都会受到来自血管壁的阻力，而其中最主要的阻力来源就非小动脉、微动脉莫属了。当心脏停止射血时，动脉内血压的舒张期会随着血液向外周组织器官流去而逐渐降低。但此时若外周循环阻力增大，血液向组织器官流去的速度就会减慢，为保证各组织器官及时充分地获得血液滋养，动脉内压力下降的速度也就会随之减慢，以至于到心脏下一次射血的时候，压力值仍然处于偏高状态，这也就是临床上舒张压升高的一大原因。

因此，当人们患上了高血压之后，从日常生活入手治疗是最为重要的，能够有效防止疾病的进一步发展，帮助患者稳定血压。这样即使患者最后不能将血压降到正常值范围内，也能让身体的各个器官适应这种状态，从而让身体内部达到一种新的平衡，一样可以保持身体的健康。要做到从日常生活中入手治疗高血压，有一个很好的方法就是按压涌泉穴。这是一个帮助人体自身快速降压的穴位，对于高血压患者来说有很大的意义。

苏老先生自去年春节后，就一直感到身体不适，去医院测量了血压后发现收缩压高达21.3kPa（160毫米汞柱），舒张压达到了12.6kPa（95毫米汞柱），被诊断为高血压。跟朋友说起自己的身体状况时，一位离休老干部向苏老先生介绍了一个民间治疗高血压的好方法，即按摩涌泉穴来治疗高血压。苏老先生照此法做了半个月的涌泉穴按摩后，再去测量血压，这时候收缩压已经降到了18.6kPa（140毫米汞柱），而舒张压则降到了12.0kPa（90毫米汞柱）。苏老先生还不放心，又多次去检查，结果血压一直稳定在正常范围内，甚至有时候还更低些。苏老先生便又将该按摩法介绍给自己身边其他患有高血压的朋友，这些人尝试过后，均表示这是一个既经济又简便的降血压良法。下面，就来具体介绍一下涌泉穴按摩法的具体操作：

先要找到涌泉穴。涌泉穴是人体足底的穴位，位置就在第2、3指指缝纹头端与足跟连线的前1/3处的足前凹陷处。找到涌泉穴后，每天晚上用热水泡脚半小时，再按揉涌泉穴3分钟。然后坐于床上，将双脚自然向上分开，也可以选择盘腿坐位的方式。用两手的拇指一起从足跟向涌泉穴处做前后反复的推搓按摩动作；也可以用自己的双手反复轻缓地拍打涌泉穴，直到足底部产生热感为佳。

涌泉穴是全身俞穴的最下部，为肾经的首穴。《黄帝内经》对涌泉穴做了以下介绍："肾出于涌泉，涌泉者足心也。"这句话的意思就是：肾经之气从足下涌泉穴的位置发端，犹如源泉之水，灌溉全身四肢各处。由此可见，涌泉穴对于养生、保健、防病、治病等各个方面都有着非常重要的作用。

因此，血压偏高的患者不用着急，每天晚上按摩自己的涌泉穴，不但能快速降低血压，还能起到养生保健的多重功效。

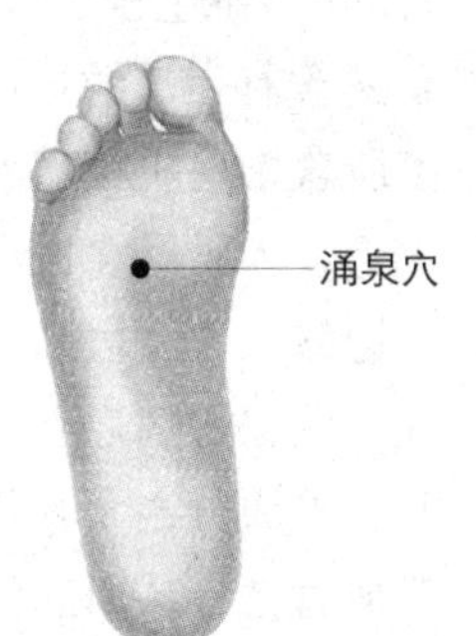

涌泉穴的位置

老人控压补虚，多吃菠菜海蜇

随着高血压患病人群的逐渐增多，患病的年龄也越来越趋向低龄化，因而高血压在我国已经被有些专家称作"国民第一病"。"高血压"一词属于舶来品，是西医研究的结果，而在我国传统中医中，根据古代的中医书籍记载，并没有"高血压"这个病名的相关论述，在中医学上，通常将高血压归类为"眩晕""头痛""肝阳""肝风"等范畴。中医通常将血压升高看作是机体自我调节的一个信息，是身体内部各脏腑阴阳失调的结果，而不是导致阴阳失调的原因。

根据传统医学的研究，高血压病大多有肝肾阴虚、肝阳上亢或阴阳双虚等类型，是一种因为中枢神经系统及内分泌功能紊乱而导致的全身性慢性血管类疾病，患有高血压的人群很容易造成心、肝、脑、肾等人体各重要器官并发受损。在其症状表现上，高血压多是虚实相夹杂，患病初期主要以实证为本而虚证为辅，随着患病时间的推移，到了后期则以虚证为主。

从高血压的症状上来看，不同类型的高血压所表现出来的症状除一致的血压高外，还有些细微的不同，因此治疗方法的偏重点也有所区别。对于肝火上炎型的高血压，其主要症状为血压高，伴随有头晕目眩、胸闷、失眠多梦、烦躁易怒等。因此，其主要治疗原则当以清热泻肝火为主；对于肝阳上亢型的高血压，因其症状除血压高外，还有目眩耳鸣、头痛头胀、时而加剧、因此在治疗时，主要应以清热息风为治疗原则；对于气血亏虚型的高血压，其伴随着血压升高外的症状还有时常眩晕，并会随着劳累或者活动而加剧，患者还会经常表现出面色苍白、唇甲无光的症状，并且睡眠质量不佳、神疲懒言、食欲不振。治疗这种类型的高血压主要是要养气补血、健胃运脾为主；对于肾精不足型的高血压，其主要症状伴有眩晕、腰膝酸软、遗精耳鸣等。因此要以补肾滋阴为其治疗原则。

尹女士现年52岁，患有高血压已经两年了，服用了不少降压药物，都不能帮助血压稳定在正常范围内，而且因为患高血压的缘故时常头痛不已，并伴有面红耳赤，头昏脑涨的症状出现。后来，经中医大夫推荐了一道治疗高血压的食疗偏方，尹女士尝试一段时间过后，常年居高不下的血压真的就降了下去，而且该食疗偏方味道也不错，虽然尹女士现在已经没有高血压的烦恼了，但仍然时不时做上一次饱饱口福。下面，就来和大家一起分享一下这道美味又极具食疗功效的食疗偏方——菠菜拌海蜇皮的具体做法：

首先将准备好的100克菠菜择洗干净，海蜇皮50克，并备好适量的香油、盐、味精调味品。制作时先要将海蜇皮用清水洗净并切成丝，再用开水将其烫一遍，然后将菠菜倒入沸水中焯一下去掉草酸，再将两者加上调料一起拌匀，即可食用。

菠菜食用起来柔韧可口，并且营养丰富。根据营养学家的研究表明，菠菜含有丰富的B族维生素、叶酸、铁和钾，是人体补充上述营养成分的极佳来源。除此之外，菠菜还含有大量的蛋白质，这在蔬菜类食物中是非常难能可贵的，研究表明，每500克菠菜所含蛋白质相当于两个鸡蛋的含量。在我国中医学中，通常认为菠菜性凉，味甘辛，无毒，入肠经、胃经。在我国中医药物学巨典《本草纲目》中，对菠菜的食用价值有以下记载："通血脉，下气调中，止渴润燥"。因此，对于治疗高血压、头痛目眩、糖尿病、便秘等病症有很好的疗效。而海蜇皮的营养成分也相当丰富，其含有人体所需的多种营养成分，尤其是碘，而且海蜇皮还含有类似于乙酰胆碱的物质，这类物质能帮助扩张血管壁，从而起到降低血压的作用；除此之外，海蜇皮所含的甘露多糖胶质能够有效地防治动脉粥样硬化。因此，常吃菠菜拌海蜇皮可以有效帮助人体降压、平肝、清热。对于因高血压引起的头晕、目眩、面赤、心悸等有良好的治疗效果。

青稞，来自高原的神奇降压方

高血压是一种以动脉血压升高，尤其突出的是舒张压持续升高的全身性慢性血管疾病，主要与中枢神经系统和内分泌液体调节功能紊乱有关，也与年龄、职业、环境、肥胖、嗜烟等因素有关。

吴大爷是某少数民族自治区的一名民间导游，除了有点胖，喜欢抽古老的袋烟之外，平日里性格活泼，爱讲笑话。可自从查出高血压之后就像变了一个人一样。带团解说也不积极了，见人也不那么爱说话了。问他为什么，他说觉得自己老了，不中用了，连自己的身子都管不好，哪有心思去管别的事。其实，吴大爷的高血压情况不是很严重，采取相应的治疗方法是完全可以治好的。在家人的鼓励下，吴大爷开始尝试一些食疗方，其中有一款青稞酒效果显著。

青稞酒的酿制过程是这样的：先将青稞洗净煮熟，待温度稍降，便加入酒曲，再用陶罐装好封闭，让其发酵。两三天加入凉开水盖上盖，隔一天，便成了青稞酒。只需要在早晚各饮一小杯，10天左右就有明显效果。

青稞酒之所以能有如此功效，完全是源自天然的力量。青稞在很多人的概念里，是一种略带神秘感的植物。但是在西藏地区，青稞在人们生活中的位置就好比是大麦，而事实上它也确实属于大麦的一种特殊类型。因为大多数高血压现象是由饮食引起的，因此，大多体重超标的高血压患者通常只要减轻体重就可以大大降低血压。高血压可以通过合理膳食得到有效预防。诸多在饮食疗法中，青稞以其独特的营养作用得到了人们的关注。

之所以选择把青稞制成酒而不是其他形式的做法，是因为这种方式能够最大限度地保留其营养成分。青稞的营养成分并不低于小麦，尤其是皮色较深的黑青稞、瓦兰青稞，蛋白质含量高达13.4%，脂肪为21%，碳水化合物为71.1%，100克青稞的产热量高达357千卡，所以，青稞既可制作成小吃，又是酿酒的上好原料。

卫生部年度报告指出，青藏高原地区心脏病与高血压发生率最低，这与藏族人民长期食用青稞有很大关系。民间用青稞酒、酥油、蜂蜜调制的“穷渣”更是治疗低血压的良药。据《本草拾遗》记载，青稞入药“味咸，性平凉”，其主要功能是下气宽中、壮精益力、除湿发汗、止泻。中医认为其性平，味咸，可补脾养胃、益气止泄、强筋力。营养学家指出，长期食用青稞可以降低胆固醇含量；降低动脉血液凝结成块的可能性，消除已形成的血液凝块；降低紧张的心情所造成的动脉压缩；降低血压；扩充冠状动脉，促进血液流动。

虽然青稞有这么多的好处，而且对症治疗高血压确有其效，但是，青稞酒也有其宜忌人群。比如，消化不良者和遗尿症患者就不宜选用。

传统草药方，治疗低血压有奇效

高血压是老年人的常见病，而实际上，低血压对老年人的危害同样严重。

低血压病人由于血管内压力过低，导致血液循环缓慢，远端毛细血管缺血，以致影响组织细胞氧气和营养的供应，二氧化碳及代谢废物的排泄。由于血压下降影响了大脑和心脏的血液供应，因此使机体功能大大下降。

王大爷长期受眩晕、乏力的困扰，一开始不知道是怎么回事，后来在一次常规体检中发现是低血压。医生告诉王大爷，这样下去有诱发中风和心肌梗死的可能。虽然发生率并不太高，但是仍旧属于危险状态，于是医生为他介绍了一个偏方。为了尽快治好自己的病，他听取了医生的建议，照方治疗，目前，血压已经趋近于正常值范围。

王大爷使用的这款中草药偏方便是参补法。

具体的操作方法是：准备人参6克、麦冬15克、五味子9克，以水煎服，每日1剂，连服1周。方中人参以野山参或高丽参为佳，也可用生晒参、红参。气阴虚损者，则可用西洋参代之。

人参中的蛋白质因子能抑制脂肪分解，加重血管壁脂质沉积，故有冠心病、高血压、脑血管硬化、糖尿病者应慎服人参。人参有促进红细胞生长的作用，红细胞增多，血黏度会更高。

那么，为什么老年人低血压会诱发中风与心肌梗死?

这是因为，随年龄增大，人的血管硬化程度会不断加重，特别是脑血管硬化与心脏冠状动脉硬化，可使它们调节血流量的功能逐渐减弱或丧失，这时只有靠一定的血压才能维持适当的血流量。当血压过低时，血流缓慢，脑血管和冠状动脉的血流量减少，造成供血、供氧不足。同时，血流变缓还容易引致栓塞，从而诱发中风或心肌梗死。

中医认为，低血压多与先天不足、后天失养、劳倦伤正、失血耗气等有关。平时可多吃山药、苡仁、桂圆、荔枝、枸杞子、栗子、核桃、红枣、人参、黄芪等；在肉食中，要多吃瘦猪肉、羊肉及鸡肉、鸽子肉；蔬菜和水果含维生素、微量元素丰富，平时也应多吃一点；黄豆、黑豆、红豆等豆类食品，对控制血压也有很大的好处。

要重视体位性低血压的预防，这一点对于低血压患者而言也是十分重要的，注意放缓自己变换体位的动作速度，比如起床时不要突然坐起，蹲下时不要突然站立。

如果发生急性的低血压，应该首先停止正在做的事情，缓慢躺下，或找地方扶稳，一般在休息后会好转。如不能好转，再急送医院。

按摩百会穴，降压美容两不误

中医认为，头为精明之府、百脉之宗，人体的十二经脉都会聚在此，是全身的主宰。百会穴位于头顶部正中央，是人体众多经脉会聚的地方，是头部保健的重要大穴，它能够通达全身的阴阳脉络，连贯所有的大小经穴，是人体阳气汇聚的地方，有开窍醒脑、固阳固脱、升阳举陷的功效。

根据中医“平肝息风”的理论，对人体上的太阳、百会、风池等穴位进行按摩，会对血压产生作用。现代医学已经证明，对以上三个穴位进行按摩不仅可以调整微血管的舒缩作用，解除小动脉痉挛，还能疏通气血，调和阴阳，对预防和治疗高血压病有着十分明显的作用。

百会穴既是长寿穴又是保健穴，此穴经过锻炼，可开发人体潜能，增加体内的真气，调节心脑血管系统功能，益智开慧，澄心明性，轻身延年，能治疗头痛、眩晕、脱肛、昏厥、低血压、失眠、耳鸣、鼻塞、神经衰弱、中风失语等症。

有效降低血压是百会穴的一大妙用。具体的操作方法是：手掌紧贴百会穴呈顺时针旋转，每次做36圈，可以宁神清脑，降低血压。

百会穴同时又是长寿穴，经常按压此穴，可激发人体潜能，增强体内的正气和抵抗力，调节心、脑血管系统功能，延年益寿。不过，该穴位疗法主要适用于原发高血压病，对其他原因引起的高血压效果不佳。

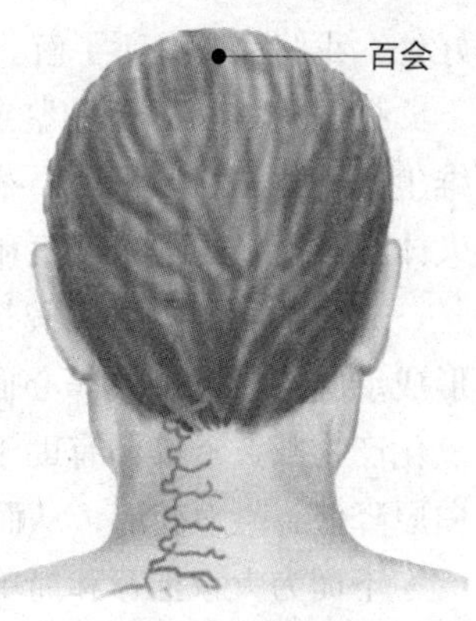

百会穴的位置

三穴合一，血压速降

高血压是一种世界性的常见疾病，世界各国的患病率高达10%～20%，并可导致脑血管、心脏、肾脏的病变，是危害人类健康的主要疾病。

现在我国高血压患者大约有1亿多，大多都在服用降压药。其实，高血压最可怕的是它带来的隐患，比如，心、脑、肾最容易受到波及，危害性最大的还是心脑血管病。所以，得了高血压之后，最重要的是从日常生活入手，防止疾病的进一步发展，控制好血压。这样的话，即使血压没有降到正常值，身体的各个器官也会适应这种状态，重新达到一种新的平衡，人一样能够健康地生活。

周某今年50岁，事业有成，家庭美满一切都很美好，却只有这个高血压让他心里有疙瘩。用过的降压药很多，自己也快成为半个医生了，可就是未能将血压稳定下来。后来他放弃了药物治疗，选择用传统的穴位疗法治疗，没过多久，血压降下来了。他心中很是兴奋。把这个方法介绍给自己的亲朋好友，希望更多的人可以从中受益。

这个穴位疗法中主要运用的是太冲穴、太溪穴和曲池。高血压一般分为肝阳上亢和肝肾阴虚两种证型。肝阳上亢的人经常脸色发红，脾气也相对比较暴躁，特别容易着急，这种人血压的波动比较大。肝肾阴虚的人经常会觉得口渴、腰酸腿软、头晕耳鸣等，一般血压波动不大。其实，不管什么类型的高血压患者，都要好好地利用人体自身快速降血压的三个关键穴位——太冲、太溪和曲池。

太冲穴可以疏肝理气、平肝降逆，不让肝气升发太过；肾经上的太溪穴可补肾阴；大肠经上的曲池穴可以扑灭火气，降压效果最好。如果坚持每天按揉这3个穴位3～5分钟，每次不低于200下，两个月就会有效果。

以下人群易患高血压，平时应多加以防范：父母、兄弟、姐妹等直系家属有高血压病史的人；过度肥胖的人；饮食偏咸，过分摄取盐分的人；过度饮酒的人。

在饮食上，高血压患者一定要戒掉一切寒凉的食物，多吃补肾、补肝的食品。平时保持心情舒畅、豁达，也能让心经、心包经畅通，有助于血压的控制。

品一口沁心茶，治好高血压

茶疗法对治疗高血压效果好。但茶不是随便喝的，要讲究方式方法，讲究取材，什么茶品对高血压有好处，为什么会有

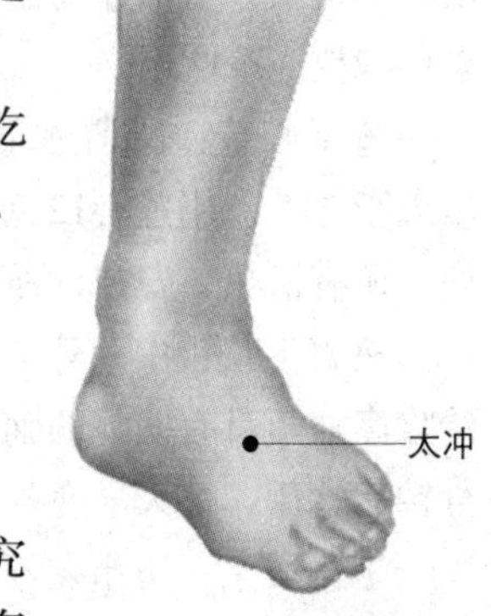

太冲穴的位置

好处，我们都要有所了解。这样才能取之有道，用之有效。

据现代科学分析和鉴定，茶叶中含有450多种对人体有益的化学成分，如叶绿素、维生素、类脂、咖啡因、茶多酚、脂多糖、蛋白质和氨基酸、碳水化合物、矿物质等对人体都有很好的营养价值和药理作用。

人体的胆固醇、三酸甘油酯等含量高，血管内壁脂肪沉积，血管平滑肌细胞增生后形成动脉粥样化斑块等心血管疾病。茶多酚，尤其是茶多酚中的儿茶素ECG和EGC及其氧化产物茶黄素等，有助于使这种斑状增生受到抑制，使可促进血凝黏度增强的纤维蛋白原降低，凝血变清，从而抑制动脉粥样硬化。

下面为大家推荐和简单介绍几种有助于降血压的茶饮。

决明子茶：中药决明子具有降血压、降血脂、清肝明目等功效。经常饮用决明子茶有治疗高血压之特效。每天数次用15～20克决明子泡水代茶饮用，不啻为治疗高血压、头晕目眩、视物不清之妙品。

荷叶茶：中医实践表明，荷叶的浸剂和煎剂具有扩张血管、清热解暑及降血压之效。同时，荷叶还是减肥去脂之良药。治疗高血压的饮用方法是：用鲜荷叶半张洗净切碎，加适量的水，煮沸放凉后代茶饮用。

首乌茶：首乌具有降血脂、减少血栓形成之功效。血脂增高者，常饮首乌茶疗效十分明显。其制作方法为取制首乌20～30克，加水煎煮30分钟后，待温凉后当茶饮用，每天一剂。

葛根茶：葛根具有改善脑部血液循环之效，对因高血压引起的头痛、眩晕、耳鸣及腰酸腿痛等症状有较好的缓解功效。经常饮用葛根茶对治疗高血压具有明显的疗效，其制作方法为将葛根洗净切成薄片，每天30克，加水煮沸后当茶饮用。

蕃楸草茶：蕃楸草是中草药，属灌木植物，具有消炎抗菌、清热解毒等功效，对血压血脂有双向调节功效，可以改善和预防心脑血管疾病。具体的用法为：每次取蕃楸草1～2克泡茶饮用，随时想喝随时喝，次数不限。

菊花茶：所用的菊花应为甘菊，其味不苦，尤以苏杭一带所生的大白菊或小白菊最佳，每次用3克左右泡茶饮用，每日3次。也可用菊花加金银花、甘草同煎代茶饮用，有平肝明目、清热解毒之特效。对高血压、动脉硬化患者有显著疗效。

山楂茶：山楂所含的成分可以助消化、扩张血管、降低血糖、降低血压。同时经常饮用山楂茶，对治疗高血压具有明显的辅助疗效。其饮用方法为，每天数次用鲜嫩山楂果1～2枚泡茶饮用。

莲子心茶：所谓莲子心是指莲子中间青绿色的胚芽，其味极苦，却具有极好的降压去脂之效。用莲心12克，开水冲泡后代茶饮用，每天早晚各饮一次，除了能降低血压外，还有清热、安神、强心之特效。

桑寄生茶：中草药桑寄生为补肾补血要剂。中医临床表明，用桑寄生煎汤代茶，对治疗高血压具有明显的辅助疗效。桑寄生茶的制作方法是，取桑寄生干品15克，煎煮15分钟后饮用，每天早晚各一次。

玉米须茶：玉米须不仅具有很好的降血压之功效，而且也具有止泻、止血、利尿和养胃之疗效。泡茶饮用每天数次，每次25～30克。在临床上应用玉米须治疗因肾炎引起

的水肿和高血压疗效尤为明显。

高血压患者在日常生活中还应注意以下几个方面：

中午小睡很有必要。工作了一上午的高血压病患者在吃过午饭后稍稍活动一下，然后小睡一会儿，一般以半小时至1小时为宜，老年人也可延长半小时。无条件平卧入睡时，可仰坐在沙发上闭目养神，使全身放松，这样有利于降压。

晚餐最好七分饱。有些中年高血压病患者对晚餐并不在乎，有时毫无顾忌地大吃大喝，导致胃肠功能负担加重、影响睡眠，不利于血压下降。晚餐宜吃易消化的食物，应配些汤类，不要怕夜间多尿而不敢饮水或进粥食。进水量不足，可使夜间血液稠，促使血栓形成。

娱乐时间有节制。睡前娱乐活动要有节制，这是高血压病患者必须注意的一点，如下棋、打麻将、打扑克要限制时间，一般以1～2小时为宜，要学习控制情绪，坚持以娱乐健身为目的，不可计较输赢，不可过于认真或激动，否则会导致血压升高。看电视也应控制好时间，不宜长时间坐在电视屏幕前，也不要看内容过于刺激的节目，否则会影响睡眠。

生活起居慢一点。早晨醒来，不要急于起床，应先在床上仰卧，活动一下四肢和头颈部，伸一下懒腰，使肢体肌肉和血管平滑肌恢复适当张力，以适应起床时的体位变化，避免引起头晕。然后慢慢坐起，稍微活动几次上肢，再下床活动，这样血压不会有太大波动。

降血压药膳，芹菜粥最有效

艾某的父亲一直都有高血压，而且属于持续偏高的类型。吃过许多降压药。有些药还是很管用的，很能够稳定病情。不过病情稳定往往只是暂时的，不久之后，血压就又上去了。这种周而复始、原地转圈的结果让艾某和家人都感到很疲惫。希望疗效能够得到巩固也许是每个高血压家庭的心声。后来，一位故友来拜访，推荐尝试药物治疗之外的办法，他介绍了一个芹菜粥食疗法。艾某的父亲试过之后感觉味道不错，治疗效果也不错，关键在于坚持。

芹菜粥的具体制作方法是：准备连根芹菜120克，粳米250克，食盐、味精各少许。先将粳米、芹菜一同放入锅内加水适量，用大火煮沸，再改用文火熬至米烂成粥。然后加入适量调味品食用。芹菜粥现煮现吃，不可久放。每天早晚餐各食用1次，连服7～8天为一疗程。

经现代药理研究表明，芹菜具有降血压、降血脂的作用。由于它的根、茎、叶和籽都可以当药用，故有“厨房里的药物”“药芹”之称。

在食用此方的时候可以同时食用与芹菜相宜的食物，比如西红柿、牛肉、羊肉、核桃、虾米、豆腐、莲藕等，这些食物不会抵消芹菜粥的功效。

与此同时也要注意不要食用可能会影响药效发挥的食物，比较常见的有海米、醋、黄瓜、南瓜、蛤蜊、鸡肉、兔肉、鳖内、黄豆、菊花、螃蟹等。

其实，利用芹菜降压不只可以做成粥品，也可以依据自身的饮食喜好选择不同的菜方。比较常见的有以下几种：

黑木耳炒芹菜。这款菜的具体制作方法是：先处理黑木耳，用清水泡发去根撕块，芹菜洗净切段，姜切片，葱切段，蒜去皮切片；将炒锅置大火上烧热，加入油，待油烧热至六成时，放入姜片、葱段、蒜片爆香；随即放入芹菜、木耳炒至芹菜断生，加盐、味精调味即成。这道菜肴能补肝肾、降血压。

凉拌芹菜叶。这是平时家庭菜肴中比较常见的一道菜，但是很多人都不曾想到它有凉血降压的功效。具体的制作方法是：芹菜叶洗净沥干水分，姜、蒜切末；鸡蛋打散后摊成薄饼状，再切成小块；将芹菜叶在开水中焯一下；将芹菜叶和鸡蛋片放在一起，放入姜末、蒜末、辣椒油、盐、生抽、醋、香油等调味料拌匀即可。此芹菜降血压菜能增进食欲、平肝清热、健脑镇静。

第五章
糖尿病偏方，远离甜蜜的陷阱

双穴按摩加足浴，隔离糖尿病

目前，临床上对治疗糖尿病并没有什么太好的办法，药物治疗主要是注射胰岛素。对于糖尿病最关键的还是加强在平时的生活中的预防，不少食物都可以有效地防治糖尿病，对一些特殊穴位的按摩也能帮助糖尿病患者。

糖尿病患者张女士，51岁，2005年11月，在医院检查出患了糖尿病，住院治疗了半个月，每天的治疗就是打针，然后检测血糖。在和医生的谈话中了解到糖尿病的治疗在现阶段主要就是控制血糖，再加上现在一般的药店里都有血糖检测笔的出售，考虑到医院昂贵的费用后，张女士便决心回家自己治疗。从朋友那了解到一种穴位按摩的方法可以有效帮助糖尿病患者后，张女士便自2006年2月起，坚持每天按摩，经过10个月的治疗，效果相当让人满意。去医院重新做了血糖、尿糖化验，结果也都在正常范围内，“三多”症状和手、脚心发热的症状也都消除了，体重也恢复到患病前的水平，现在张女士每天都一直坚持自己测量血糖，其结果也都处于稳定状态。

具体的做法是：糖尿病患者可自己运用按摩手法在一定穴位进行刺激，这种按摩方法不受时间、地点的限制，而且手法简单，易于掌握，患者只需每天实施并坚持下去。常用方法有：

1.揉擦穴位，其顺序是肾俞、中脘穴、气海、手三里，合谷、内外关、足三里、三阴交。每一轮的按摩是按照上述穴位顺序推拿一遍，每个穴位各推拿20～30次为佳。每天早、晚各做一轮为宜，每做完一轮大概需要30分钟。

2.一指禅推法。让患者俯卧，按摩者以一指禅推法在两侧膀胱经推拿治疗，推拿路径为自肺俞到肾俞，推拿时往返操作，以局部明显压痛点为治疗重点，每次推拿耗时约10分钟，然后在沿着膀胱经实施擦法，其程度以局部肌肉、皮肤透热为度。

当推穴与穴位按摩时，患者能感到局部有酸、痛、胀、热、麻等。有感觉的时候均为得气，也就是说在自我按摩时，不要急于一次就能定准穴位，如果定穴后按摩没有什么感觉，可以向四周略挪位置，体会是否有得气的感觉，如果有则证明穴位选准。穴位选得准不准对疗效的影响很大。

按摩是人类最古老的医疗方法。远在两千年前的春秋战国时期，就有我国古代名医扁鹊用按摩、针灸等方法成功地救人的记载。医疗按摩又称为“按摩推拿”，是中医外治疗法之一，它以中医的脏腑、经络学说为理论基础，并结合西医的解剖和病理诊断，用手法作用于人体体表的特定部位连续动作以调节机体生理、病理状况，疏通气血经络，改善局部循环代谢，达到理疗的目的。从性质上来说，它是一种物理的治疗方法。

应该注意的是，用按摩疗法治疗轻中型糖尿病虽然有一定疗效，但对重症糖尿病则只能起到辅助治疗的作用。运用按摩疗法的同时，一定要配合饮食治疗、药物治疗等疗法，否则很难收到让人满意的疗效，甚至还可能出现因糖尿病急性代谢紊乱而带来的不良后果。

血糖高身体虚，鳝鱼药膳补气降糖

糖尿病是一种慢性消耗性疾病，主要表现为多尿、多饮、多食、消瘦等表现，即“三多一少”症状，患者得了糖尿病以后，会食欲旺，吃大量食物却仍易饿，并喜好大量甜食，它会给人带来痛苦的折磨。遗憾的是，大多数糖尿病患者都不了解自己的病情，因为一开始患有糖尿病的时候，人们不会感觉自己有什么不舒服的地方，很多人甚至不知道自己什么时候已经得了糖尿病。所以，大家应该主动学习有关糖尿病的知识，普遍提高对这种病的认知度。

不少的食疗方案对高血糖有着很好的控制效果，在享受美味的同时又能治病防病。83岁高龄的李老先生为我们推荐了一种药膳，李老先生自己患有糖尿病、高血压，经常住院，是医院的常客。为治疗自己的病，以便让自己的身体少受罪，李老先生非常喜欢到处打听和研究食疗方案。用他自己的话说：“东西吃对了，身体才会健康。”因为自己曾经身受其苦，所以李老先生很愿意和其他人交流他自己的心得。他也希望可以帮助到更多的人。李老先生为大家推荐的药膳菜谱是炒鳝鱼丝。

炒鳝鱼丝的具体做法是：

先要准备好以下材料：净鳝鱼50克，冬笋丝30克，酱油少许，盐、味精、料酒、香油适量，葱、姜、蒜末少许，油100克（备用）。首先要将鳝鱼和冬笋都切成7厘米左右长的丝，然后将葱、姜、蒜末放入碗中，再在碗中放入盐、料酒、香油、味精拌匀调成一碗汁备用；取锅，将100克的油倒入锅中，加热至八分熟，然后放入切好的鳝鱼丝和冬笋丝，打散小炒一会儿，捞出备用。除去多余的油，锅内仅保留底油，放入汁后开大火爆香，待香味炒出来后再放入弄好的鳝鱼丝、冬笋丝，大火继续翻炒直至炒熟，出锅前淋上少许的香油即可。

糖尿病严重的患者要特别注意日常的饮食，平时的饮食里应该补充充足的维生素和铁质，动物类食品与植物类食品同时选用，可促进铁质的吸收利用；可选择少量多餐，保证设计的膳食量能够充分摄入；经常监测体重，一旦体重恢复至正常，应调整饮食至正常水平，不要导致体重超重而矫枉过正。平日饮食当中要特别注意，对于含糖食物的要禁食。另外，保证足够的休息时间，对延缓糖尿病并发症的发生也有很重要的作用。

长期坚持规范治疗是很重要的，糖尿病患者更应该主动配合，在生活中积极地防治糖尿病。在现实生活中，偶尔会看到患有糖尿病的患者放弃了自我治疗能力，虽然听从医嘱而吃降糖药，但在平时的生活和饮食规律上却是放任自我，最后导致了脑血栓。另外，患者在生活当中要注意饮食清淡，低油低脂，少盐少糖；并坚持适量运动，合理用药以及注意多休息、控制体重等。

口渴多饮，白扁豆天花粉丸对症

口渴多饮是糖尿病的三大典型症状之一，无论是胰岛素依赖型糖尿病，还是非胰岛素依赖型糖尿病，此症状均为常见，且以口舌干燥、烦渴欲饮、饮水较多、饮不解渴为特点，多见于上消症。其发生率占糖尿病患者的60%～70%，且多饮与多尿常并见。

口渴多见10多种疾病中，尤多见于热病，伴有所患疾病的临床症状，其特点以口渴饮水、不伴多食、多尿、尿甜，或可伴有饥不欲食、尿少或小便不利等。糖尿病的口渴，伴有多食、多尿、消瘦、尿甜等特点，且血糖、尿糖升高，符合糖尿病的诊断。

刘老先生，现年73岁，他的老伴经医院确诊为糖尿病，之后住院30天，治疗费用高达8000元，即便出院后每天也要以注射胰岛素度日。后来，他得到一个偏方——白扁豆天花粉丸，在使用这个偏方为老伴治疗了2个月后，老伴的血糖被控制住了，体重也增加了，现在看起来感觉和正常人一样。后来去医院复查血糖的结果都是在正常范围内，为此全家人都感到非常高兴。

下面就为大家介绍一下白扁豆天花粉丸的制作和使用方法：

先准备好原材料：白扁豆、天花粉各100克，蜂蜜适量。首先将白扁豆浸泡水中，然后去皮，随后取出晒干并研磨成粉末状，天花粉也同样研磨成粉，将二者放入干净容器中，拌匀后加入蜂蜜一起搅拌并捏成丸，每个丸子如梧桐子般大小。每次食用20～30丸，以天花粉15克煎熬出来的汁送服。

天花粉为葫芦科植物栝蒌的根，是一种中药，为清热泻火类药物，其具体功效是清热泻火，生津止渴，排脓消肿。对于治疗糖尿病，常用它与滋阴药配合使用，以达到标本兼治的作用。而白扁豆又称蛾眉豆，是一种百姓的日常蔬菜，白扁豆能补气健脾，兼能化湿，药性温和，补而不滞，可消热止咳，适用于糖尿病口渴引饮。把二者按一定比例配合食用对糖尿病可以起到意想不到的效果。

除了选择合适的方剂之外，糖尿病患者还应注意做到以下几点：

第一，树立自信心。糖尿病患者应该去了解糖尿病并认真学习治疗糖尿病的知识，要勇于实践，在病情严重时不要惊慌，当病情好转时也不要自满，要不断总结经验教训，摸清规律，提高疗效。

第二，自己常做尿糖化验，做到心中有数，随机应变。现在一般大点的药店里都有售血糖检测仪，所以糖尿病患者都应该买一个常备家中，方便自己每天监测血糖，以帮助自己适当调配饮食品种和数量。

第三，探索验方，坚持治疗。要多看看古今中外医书里有关糖尿病的文章，多和病友及医生交谈，根据自身情况调理出适合自己病情的验方。

第四，坚持量力而行的体育锻炼。保持每日步行2000米，饭后散步200米，早晚打打太极拳，有空就玩健身球。总之，多做一些简单有效的有氧运动，以增强自身的体质，增强抵抗疾病的能力。

每天快走 120 步，运动疗法降血糖

世界上最早确认和治疗糖尿病的医生是中国唐代名医王焘。王焘根据其父口渴难忍，饮量大增，身上多疖疮，小便水果味，并根据甄立言《古今条验》一书中指出的：消渴病者小便似麸片甜。于是他亲口尝其父小便，果然是甜的。600年之后英国医生托马斯·威廉才提到病人的小便“其味如糖似蜜”。据考证，糖尿病在古代为帝王贵族之病，多发生在肥胖、多食富有者之中。

现在人们对于糖尿病的症状的基本理解就是“三多一少”。三多，就是尿得多，吃得多，喝得多。怎么叫“多”？就是比自己原来的情况要多，但是同时体重和体力都下降，这就是“一少”。

张某，原是一名普通维修工人，患糖尿病已经4年了，多次治疗服药，疗效均不理想。老人的症状明显，每日上厕所次数频繁，食量明显增多，后来，经过药物和运动疗法的双重治疗，原来空腹尿糖4个加号，空腹血糖10.9毫摩/升，3个月后，经医院化验，尿糖已经正常，血糖8.9毫摩/升，继续服用2个月后血糖6.6毫摩/升，现在已基本恢复正常。

这里的药物疗法需要遵照医嘱严格执行，而用的运动疗法就是快步走。

快步走是一项完美的运动。快步走要求走路跨大步、速度敏捷、双臂摆动，比慢跑安全，比散步有效。其动作要领为：步伐要大，跨步后脚跟先着地，再有意识地顺序让脚底、脚指着地，接着再以脚指用力蹬离地面，膝盖最好微弯。而且，在进行快步走的时候，一定要抬头挺胸。双臂要主动运动。摆动双臂使下臂呈约90度，有节奏地摆到胯后，向上则摆到与肩同高。通常以每周3次，每次30分钟为宜。

快步走如果能每天进行，可以减少20%患乳癌、30%得心脏病、50%患糖尿病的机会，而且帮助你活得健康、活得长寿。

最平凡的方法，常常有最不凡的效果。快步走不但可以增加人体的心肺功能，增加骨头、肌肉力量，还能解除紧张、控制体重，最重要的是，快步走让人感觉很好。

云南白药换个用法，可以防治糖尿病足

糖尿病是一种“富贵病”，在我国，多发于40岁以上的中老年人。我国传统中医认为，之所以患此病，是因为日常饮食不节、任性纵欲、情志不调等。

中老年人在患糖尿病初期，很容易忽视身体的一些病理反应，以至于病情不能得到及时控制，因此，很有必要了解早期糖尿病的症状。这些症状主要有：肩关节疼痛，重度关节活动受限；肌肉无力、疼痛、骨盆肌和下腹肌发生萎缩等，有时候，肌肉萎缩严重常被误诊为甲状腺功能亢进或恶性肿瘤；精神心理异常：包括精神萎靡不振、抑郁难消、焦虑、悲观失意以及记忆力下降等；体重明显下降；足部皮肤出现大疱，通常在

一周内会消失，但极有可能反复发作。以上这些症状都是中老人患糖尿病早期的典型症状。因此，当发现身体出现上述症状时，一定要加紧治疗，以防病情延误。

随着患病时间的延长，患者会表现出一系列典型的糖尿病症状，像多尿，这是因为患者在患病期间血糖过高，而肾小管又不能重吸收肾小球滤液中的葡萄糖，从而导致渗透性利尿发生。因为多尿，糖尿病患者身体的大部分水分会流失，导致时常口渴，因而患者喝水次数会增加，而且喝水解渴的功效会大打折扣，这也是糖尿病的典型症状之一。再者，因为患者尿中流失掉了大量的葡萄糖，为补充身体缺失的这一部分，因而会导致患者多食，而且患者通常会有葡萄糖利用障碍，也会引起饥饿反应。最后，糖尿病的典型症状还包括患者体重迅速下降，消瘦。这主要是因为患者葡萄糖利用障碍导致脂肪和蛋白质大量消耗。

糖尿病对人体的危害很大，国外将其称作“沉默的杀手”。现在，糖尿病已经成为三大最影响人类健康的疾病之一。患者在患病初期如果不能及时有效地控制病情，会引发很多严重的并发症，这些并发症可能遍及全身，影响全身组织器官正常功能的发挥，甚至连头发、指甲这些细枝末节也会受到影响。而且，糖尿病的治疗费用不低，可能会给患者本人及其家庭带来沉重的经济负担。

李先生早在十多年前就患有糖尿病，虽然当时及时进行了治疗，平时生活中也很注意保养身体，可病情还是加重了，李先生的左脚拇指开始出现发红、肿大的症状，去医院就诊过多次，但都没有收到好的治疗效果，病情反而越来越重。又过了2年，右脚的大拇指由发红开始变黑，脚指周边还化脓了。李先生赶紧去省级医院就诊，当时的确将病情控制住了，右脚拇指也恢复正常了，但谁知病愈的状况仅持续了5个月，就又复发了。李先生也尝试过擦碘酒、用蜂胶等偏方，但效果都不好，最后还是听从朋友的建议用了云南白药，没想到真的有效控制了病情。

下面，就来看看怎样利用云南白药治疗糖尿病：

首先准备半瓶云南白药，将其倒入酒杯中，并加上适量白酒调成糊状，然后将调和均匀的云南白药涂抹在患病的脚指头上，再用干净布包好固定住。

如果担心药干得太快，还可以在外面再包层塑料薄膜。据李先生讲，当时他用云南白药调白酒治疗糖尿病引起的脚指发黑化脓时，一共在脚上包了5天才拆开看，结果发现右脚大拇指整整小了一圈，而且肤色雪白，在拇指皮肤上还布满了大大小小的沟，用手一摸还挺硬的。李先生当时误以为右脚大拇指坏死了，可把他吓坏了。之后，李先生将敷药的大拇指用温水洗干净，再用软布包好，等到一星期以后发现右脚大拇指恢复了原样，才安下心来。但是过了没几天，李先生感觉到病指指甲根部有一些压痛感，李先生便又用碘酒擦涂该处，1周后这点压痛也不见了，只是脚指甲至今没有长好。后来当李先生左脚也出现了同样的病症的时候，他在用云南白药治疗时，便会每天都拆开观察一次再包好，直到脚指恢复正常才完全拆除。

这个方子虽然据李先生讲很有效，但它并不是民间流传甚广的方子，因此还没有得到足够的临床验证，不知道是否适合每一个糖尿病性足病患者。因此，在尝试用该方子治疗前，最好能咨询一下专业医生的意见。而且，还要注意的是，这个方子只是用来辅助治疗糖尿病的，可不能将它完全代替糖尿病的临床治疗。

自制黑豆磁石枕，有效预防并发症

糖尿病并不可怕，但由糖尿病引起的多种急、慢性并发症却在大幅度地增加，尤其是各种慢性并发症给患者的生活造成很大影响，不但使患者生活质量下降，甚至可能会致残。因此，如何防治糖尿病的各种慢性并发症已刻不容缓。糖尿病并发症是由于糖尿病及糖尿病属血糖状态而继发的急性或慢性疾病以及临床症状，病变可涉及一个脏器，也可涉及多个脏器、多个系统，与糖尿病的病程长短及控制好坏有关。

张女士是某医院的主治医生，57岁，因为医术高明在业界一直享有不错的口碑。她给成百上千的患者解决了疾病难题，使患者重获健康，但是，医生也是人，也会生病，在最近的一次体检中，她发现自己得了糖尿病，而且有引发并发症的可能。其实，近半数的糖尿病患者可无明显症状。有的患者可有头痛、头晕、头胀、耳鸣、眼花、失眠、健忘、胸闷、乏力、四肢麻木、心悸等症状。张女士发现自己近期有耳聋耳鸣的症状，并且一次比一次时间长。耳朵里总感觉有异响，有时候耳鸣过后还出现轻微的头晕症状。因为自己是医生，所以她明白事情的严重性，在经过初步诊断之后，同事建议她选择物理治疗。后来，再三权衡之后她选择了黑豆磁石枕治疗法。使用一段时间后，效果不错。

这个方法的具体内容是：

将生磁石1000克打碎至高粱米粒大小，与1000克黑豆混合拌匀，装入枕内，制成药枕。该方具有滋补肝肾、养阴降糖的功效。适用于糖尿病并发耳鸣、失眠患者。

黑豆能增强胰腺功能，促进胰岛素分泌，还能延缓糖类的吸收，降低血糖值。因为方剂对症，所以才能收到意想不到的良好效果。

除了使用上述方剂，对于糖尿病并发症的预防，患者还应当努力做到以下几点：

多懂一点糖尿病的知识及其并发症的危害及防治措施。这样做可以提高预防糖尿病的自觉性和主动性，避免因对糖尿病的无知而多走弯路。

注意饮食保健，无论是否是糖尿病，都必须要合理、科学的膳食。注意饮食平衡，热量摄入适当，低盐、低糖、低脂、高纤维、充足的维生素是最佳的饮食配伍。这一点是预防糖尿病的关键。

心理放松一些，开朗、乐观、豁达，注意劳逸结合，避免过度紧张和劳累。一定要保持一颗平常心来对待治疗。

不排斥药物治疗，依据老人的病情状况，必要时可服一点药物。因为糖尿病也是代谢综合征的一部分，所以，预防糖尿病也包括发现和治疗代谢综合征，如高血压和血脂异常等等。

刮痧、拔罐主七穴，辅助治疗糖尿病

糖尿病是当胰腺产生和释放的胰岛素绝对或相对不足时，或者胰岛素本身出现问题以及其他一些原因而引起蛋白质、水、糖、脂肪及电解质代谢紊乱的一种综合病症。治

疗糖尿病的方法有很多，其中刮痧、拔罐也是不错的方法。

现年52岁的郭太太，早年患有糖尿病，为辅助临床治疗，尽快摆脱糖尿病，郭太太接受了医生的建议，采用了刮痧和拔罐的方法。事实证明，这确实比单独的临床药物、针剂治疗收效更快，效果也更显著。

下面，就向大家介绍辅助糖尿病治疗的刮痧与拔罐法。

首先来看刮痧。治疗糖尿病时选取的主刮穴位为：大椎、神堂、大杼、膏肓、肺俞、脾俞、肾俞。配刮穴位则包括：尺泽、内关、外关、血海、曲池、足三里、太溪。在刮痧时，实证用泻法刮拭上述主、配刮经穴部位3～5分钟；虚证则用补法刮拭关元、肾俞、太溪、足三里等经穴部位3～5分钟。

其次是拔罐。拔罐治疗糖尿病主要针对脾俞、肺俞、三焦俞、肾俞、三阴交、足三里、太溪这七个经穴部位。具体操作时，先取上述各穴位，采用单纯火罐法吸拔穴位，并留罐10分钟，每日拔罐一次。也可以采用背部俞穴走罐的方式进行，先在肺俞至肾俞段抹上润滑剂做准备，然后走罐至皮肤潮红或皮肤出现瘀点即可，两日进行一次。

传统医学中的拔罐疗法是选用不同口径的玻璃罐、陶瓷罐或竹罐等作为拔罐工具，通过燃火、蒸煮或抽气等办法使罐内的气压与外界正常气压值相比偏低，形成负压，并根据病人的病情及自身特性的不同，将罐吸拔特定治疗部位的皮肤来治疗疾病。拔罐通常具有舒筋活络、通血散瘀、吸毒排脓的功效，还可以借助经络的内外连通作用，达到调节全身功能、平衡人体阴阳、扶正祛邪的效果。因而，糖尿病患者可以通过拔罐来调节自身的各内脏功能，并帮助改善自身的脾胃功能，调整内分泌紊乱状态，从而起到降低血糖的效果。

糖尿病引起的一系列并发症对人体影响极大，严重时会危及生命，因此，一定要及时治疗，上述刮痧、拔罐法就是不错的辅助治疗手段，配以临床治疗，相信能收到不错的治疗效果。

芝麻核桃做零食，辅助治疗糖尿病

叶某是某跨国企业的中方代表，现年55岁。最近一段时间里，因为工作、生活压力所致，她总是觉得整个人神倦乏力、口干且无食欲。一开始她认为只是这段时间太累了所致，所以也没放在心上，但是休息了一段时间后，她的精神反而更加不好了。在家人的劝说下，她去了医院就诊，为她看病的是一位经验丰富的老中医，老中医在详细地询问她的病情后，诊断她是得了糖尿病。得知自己有糖尿病后，她一脸紧张。老中医给她介绍了一个偏方，并告诉她，虽然糖尿病很麻烦，但并没有人们想象的那么可怕。没想到的是，她用了老中医给的偏方一段时间后，效果还真是不错，不但血糖得到了控制，并慢慢稳定了，整个人的精神慢慢好起来了，生活和工作又慢慢回归了正轨。

老中医给的偏方具体内容是：取黑芝麻、核桃仁各500克，共同研末备用，每次服用10克，用温水送服，服后嚼服大枣3枚。15天为一个疗程。

这个偏方的效果之所以会这么好，完全得益于其中的材料。

此方中的芝麻，不仅口感香醇，还具有补肝肾、益精血、润肠燥、降血糖的作用。

多用于头晕眼花，耳鸣耳聋，须发早白，病后脱发，肠燥便秘。芝麻中含有丰富的维生素E，食用后可以消除人体内的自由基，保护胰岛细胞。而且，芝麻对心脏病、高血压、糖尿病、肥胖症均有预防作用，能有效防止相关糖尿病并发症的产生。

而核桃中所含的ω-3脂肪酸能够帮助改善胰岛功能，调节血糖。核桃中含有的维生素E和生育酚，也有助于预防糖尿病并发症。

饮食治疗是治疗各型糖尿病的基础，无论病情轻重，有无并发症，是否用药，都要严格执行饮食治疗原则。近十年来，随着糖尿病基础和临床研究的深入，让人们越来越看重糖尿病的饮食治疗，同时对糖尿病的患者饮食疗法也提出了一些新的认识和原则性要求。曾经留学美国的医学博士、教授、同济大学附属东方医院营养科主任技师谢良民，便写了一本名为《碳水化合物交换法》的书，书里面详细介绍了制订糖尿病饮食控制计划的简便方法以及碳水化合物交换法三个步骤，可以让人们轻松制订适合自己的糖尿病控制饮食，而不用担心餐后血糖无法控制。比如饮酒。适量的饮酒可以起到活血通络、御寒、调节精神等作用。如果糖尿病患者的病情较轻，遇到节假日，亲戚朋友相聚，可以少量喝一点，以啤酒或低度酒为主；如果病情处于不稳定时期，或伴有肝脏、心血管疾病，应禁止饮酒。因为糖尿病人稍不注意控制，便可引起病情恶化。

自制自饮银杞汤，预防糖尿病并发症

对糖尿病并发眼疾的患者而言，合理补充眼睛所需的营养素，对保护眼睛、防止视力伤害、防治眼疾、提高视力非常重要。

糖尿病对眼睛的损害，最常见的为白内障，此外，糖尿病还可引起玻璃体出血、青光眼、屈光改变以及眼肌神经损害，尤其是糖尿病性视网膜病变，晚期常可致盲。因此糖尿病患者应当有预防意识，在出现轻微视力模糊、视力下降的初级阶段，决不能掉以轻心，应定期检查眼底，以利于早期预防、早期发现、早期治疗。

某法院的唐女士，2008年患糖尿病，空腹血糖9.0，餐后2小时18.7，并且血脂偏高。自2008年11份以来失眠严重，有时一夜吃3次安定都睡不着，并有两腿发软、心慌气短、大汗淋漓、面色黄、左侧牙根肿烂、抑郁、易怒等症状，几乎失去了生活的信心。去医院检查后，医生提醒她不要滥用药物，否则会增加并发症的发生率。后来，经过朋友介绍，她开始尝试清肝明目银杞汤，并配合运动疗法一起坚持使用了60天，病情明显好转。睡眠时间长了，失眠好转。现在，就算一片安定不吃也可以睡够6个小时。心慌出汗的症状减轻，血糖空腹达到5.9以下。良好的治疗效果让唐女士又重新鼓起了生活的勇气。

下面我们就为大家介绍清肝明目银杞汤：先准备银耳15克，枸杞子15克，鸡肝100克，茉莉花24朵，水豆粉、料酒、姜汁、食盐各适量。然后将鸡肝洗净，切成薄片，放入碗内，加水豆粉、料酒、姜汁、食盐拌匀待用，之后，再将银耳洗净，撕成小片，用清水浸泡待用；茉莉花择去花蒂，洗净，放入盘中；枸杞子洗净待用；最后，将锅置火上，放入清汤，加入料酒、姜汁、食盐和味精，随即下入银耳、鸡肝、枸杞子烧沸，撇去浮沫，待鸡肝刚熟，装入碗内，将茉莉花撒入碗内即成，佐餐食用。这款食疗方具有

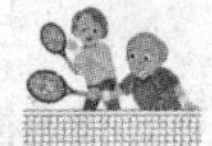

补益肾脏、明目降脂的功效，适用于预防糖尿病性眼病。

预防是防止糖尿病眼病的最主要的一环，由于糖尿病视网膜病变的早期可以没有症状或疼痛，在疾病进展之前视力可以没有变化。所以，从患糖尿病开始就要做全面的眼部检查，检查项目包括视力（近距离、远距离）、瞳孔对光反射、扩瞳后查眼底、眼压测定、眼底照相，必要时做眼底荧光血管造影。至少每年检查一次，以便及早发现病变和治疗。

桂枝丹参泡脚，缓解糖尿病不适症

糖尿病是老年人内分泌代谢疾病中最常见的疾病之一，它包括60岁以后才发病或者60岁以前发病而延续至60岁以后的，以非胰岛素依赖为主。老年糖尿病大多患病时间较长，患者一般伴随多种疾病，常无症状或者症状不典型，甚至或被其他慢性疾病所掩饰。因此，一旦感觉身体不适就要及时去医院检查清楚。在临床上要采取相应措施加以处理和治疗，生活中要选择安全而又合理的用药及饮食。而且，经过不断摸索，我们发现，不仅食疗、药疗对疾病有益，正确的生活方式也能起到一定辅助治疗的作用。

王大爷是一名退休环卫工人，50岁时的一次单位体检中查出患有糖尿病。因为发现得比较早，所以症状不明显，王大爷自己也没有什么特别的感觉。所以一开始的时候王大爷并没有往心里去，因此延误了病情，错过了最佳的治疗期。后来在接受医生的临床指导下病情才得以稳定下来。为了尽早地摆脱病痛折磨，王大爷一直没有放弃寻找良方。在一次机缘巧合中，他发现了一个泡脚秘方。王大爷自己试过一段时间后，不但感觉身体舒服多了，精神也好了很多。后来在医院的复查中发现，自己的高血糖比以前低了不少。王大爷自己认为这个泡脚秘方对糖尿病，尤其是老年的糖尿病患者有一定的辅助治疗作用。所以就把此方的详细内容与大家分享：

此秘方名为桂枝丹参水泡脚法，详细的内容为：需要准备桂枝、制附片、忍冬藤、丹参各50克，黄芪60克，乳香、没药各20克，将所有药材洗干净后，一同放入锅中，加入适量清水后，煎煮30分钟。煎好后去渣取汁，再与2000毫升沸水一起倒入盆中。药水准备好后不要急着泡洗，先把双脚放置水盆上方熏蒸，熏蒸至药水温度适宜时再泡洗双脚，每天1次，每次熏泡差不多40分钟即可，30天为一疗程。

本方温阳通络，活血化瘀，发表散寒，止痛生肌，适用于糖尿病。据医学典籍记载："人之有脚，犹似树之有根，树枯根先竭，人老脚先衰。"因而早在几千年前，中医就很重视对双足的锻炼和保养，并运用足部泡脚按摩法来防病治病。现代医学也已证实，"小看脚一双，头上增层霜"，这说明了脚的健康不仅关系到人的健康，而且和寿命有很大关系。所以说，很多养生的方式其实就在我们的生活当中，这些保健方法很简单，实施起来也很方便。但是重要的是在于你是否有恒心，是否能够持之以恒。养生不是朝夕之间的事情，它就像'水滴石穿'的典故一般，只有坚持一段时间以后，才能看到效果。

坚持用羊角瓜治糖尿病

人们对于糖尿病最基本的认识都是血糖升高，去医院检查，医生也是通过化验患者血糖浓度来确定是否为糖尿病。而为了控制血糖浓度，专家引入了血糖指数的概念，即参照类似葡萄糖或白面包等食物摄入人体后引起的血糖浓度的变化程度相比，含糖食物会让人体血糖水平相对升高。控制食物的摄入以及食疗才是糖尿病患者治愈疾病的最佳方式。

刘奶奶，在3年前去医院做过一次全身检查，意外地检查出尿糖两个加号。自从那以后，刘奶奶严格遵照医生的意见，服用了很多治疗糖尿病的药物。虽然这些药的确控制住了病情，使得糖尿病没有进一步恶化，但也没能完全治愈该疾病。后来，经附近厂里职工医院张大夫介绍，在民间，很多人会利用羊角瓜治疗糖尿病。刘奶奶听后便从农村亲戚家捎来一些羊角瓜和鸡蛋一起食用。没想到，这道简单的偏方真的治好了刘奶奶的糖尿病。之后，刘奶奶再去医院检查，化验尿糖为减号，刘奶奶看到化验单后非常开心，并将该偏方告诉了很多邻居朋友。

下面，就来和大家一起分享刘奶奶治愈糖尿病的偏方：

羊角瓜最好取用晒干的，方便省事，又不会影响治疗效果。患者在每天早晨早饭前可以取一些晒干后的羊角瓜先用清水洗净，然后将其放入铝锅里，往里倒入两小饭碗水一同煮开，再打上两个鸡蛋进去，和羊角瓜一起煮，等到鸡蛋煮熟后，便可盛出食用了。食用的时候，将鸡蛋与汤水一同全喝下去。在夏天的时候，羊角瓜煮1次之后，最好是另换新的。但在其他的季节，干的羊角瓜可以连续煮3次。坚持服用1年，每天服用1次，可以起到治愈糖尿病的效果。

羊角瓜又称生瓜，是一种野生植物。它含有大量的水分、蛋白质、脂肪、碳水化合物、粗纤维、灰分、胡萝卜素以及多种维生素和矿物质，有益气和胃、消渴以及治疗食欲不振的效果。据食用上述偏方的人介绍，坚持长期食用，基本上都能摆脱糖尿病的困扰，是一种不错的治疗糖尿病的野生植物。

除了使用上述偏方外，糖尿病人尤其需要控制饮食，在平时应该科学合理地安排自己的饮食结构。糖尿病患者最忌暴饮暴食，更不能接触那些高糖、油腻、辛辣的食品，而且还应该适当地减少碳水化合物的摄入量，同时要增加蛋白质的摄入量。在患病期间，保持良好的情绪也是非常重要的，大喜大悲的情绪波动以及反复无常的情绪状态对于治疗糖尿病都是百害而无一利的。

总之，通过食疗的方法治疗糖尿病，不但效果显著，而且安全无不良反应。同时，只有做到上述的饮食原则，才能在日常生活中做好身体的保养，防止病情进一步恶化。

猪胰子山药汤，血糖下降好帮手

食疗即利用食物来影响机体各方面的功能，使其获得健康或愈疾防病的一种方法。中医很早就认识到食物不仅有营养，而且还能疗疾祛病。如近代医家张锡纯在《医学衷中参西录》中曾指出：食物“病人服之，不但疗病，并可充饥；不但充饥，更可适口，用之对症，病自渐愈，即不对症，亦无他患”。可见，食物本身就具有“养”和“疗”两方面的作用。而中医则更重视食物在“养”和“治”方面的特性。现代医学经过研究认证后也认为，食疗可以防治疾病，是一种安全、可靠、有效的治疗方法。食疗对糖尿病患者有其特殊的调治作用。因此，在日常生活中科学地选择、控制饮食是治疗糖尿病的重要基础。否则，糖尿病患者就是花再多的钱，服用再多、再好的降糖药也是无济于事的。

糖尿病对人们的生活和健康有极大的危害，其所引起的病痛和治疗措施给患者带来的精神和肉体上的痛苦，非糖尿病患者是很难体会到的。身体健康的人想吃什么就吃什么，想喝什么就喝什么，想不锻炼就不锻炼。而糖尿病患者则必须要控制饮食，坚持锻炼，还要吃药打针。另外，糖尿病患者可能全身不适，口干舌燥、体力不支、酸胀麻痛、视力模糊等，这种状况很可能就是绵延无期。

2005年，老王因为老伴患糖尿病而忧心忡忡。看着老伴的身体日渐消瘦，而尿化验的检验结果中含糖量为4个“+”号的时候，老王心里很着急。他带着老伴也去过不少医院就诊，但是一般医生都是建议让他的老伴住院治疗，其治疗方案都是主张定时注射胰岛素治疗，并适当控制饮食。但是老王的老伴十分不愿意住院打针，用她自己的话说是：“在医院里没病都要住个病出来的。”于是经过家里人商量后，并未继续坚持让她住院。回到家中，老王一边细心照看老伴，一边寻找良方，因为自己开始对糖尿病也不太了解，老王就每天到处找资料去了解糖尿病。后来，他查到猪胰子山药汤可辅助治疗糖尿病的信息，就试用此法去帮老伴治疗。经过一段时间后，老伴的病情见好了，脸色红润多了，人也精神多了。于是老王决定继续让老伴服用。

猪胰子山药汤的具体用法是：买猪胰脏若干，放冰箱冷冻室贮藏好备用。每次要用时解冻一个，每个猪胰子可分两次煮汤用。先将解冻的半个猪胰子洗净切成薄片，再取山药50克，也切成片（特别提示：山药选材最好是市场上卖的新鲜山药，如果没有，也可到中药店买干山药代替）。将切好的猪胰片和山药片放在一起煮汤，先开大火，待水煮沸后再转小火慢熬20分钟即可，煮汤时不加盐及任何调料。将煮好的汤放至温度适宜便可服用。一次的汤料可以煮3次汤服用，每日只需服一次。

老王的老伴连续服用2个月后，再去医院化验时，其化验结果让医生都觉得惊奇。并且从那时至今，老王太太的糖尿病症状都未再犯过。

猪胰也叫猪胰脏。中医上介绍猪胰说：其味甘，性平，微毒，具有益肺、补脾、润燥之功效。一般可用于治疗脾胃虚热、消渴等症。现代医学证明，猪胰可用于调节人体血糖值，对糖尿病患者的病情有辅助控制作用。猪胰中含有的C肽和胰岛素原可以直接参与调节胰岛素水平，起到控制人体血糖和脂类物质的代谢，非常适合糖尿病患者作为食疗食品。除调节血糖之外，猪胰还能润燥，改善糖尿病患者口渴、尿频、饥饿等症状。

山药因其营养丰富，自古以来就被视为物美价廉的补虚佳品。曾经有人为山药是否具有降血糖的作用而做了个实验，他每天都定时定量地用山药水煎剂给小白鼠灌胃，连续灌了10天，结果发现小白鼠本来是正常的血糖降低了；另外经研究发现，山药对小白鼠的糖尿病有预防及治疗作用，并可对抗由肾上腺素或葡萄糖引起的小白鼠血糖升高。因此，山药被广泛运用于防治糖尿病的食疗当中，山药可以代替粳米，以减少相应主食（如粳米类）的用量。

醋豆疗法，给糖尿病患者的惊喜

有人说世界上的树叶，没有哪两片是一模一样的。同样的道理，虽然很多患者得了都是糖尿病，但是由于年龄、性别、身体素质等个体差异，也导致在治疗时每个人的食疗方案都是不同的。适合用于糖尿病的食物选材有很多种，但是身为一个糖尿病人你到底要为自己选择哪种食物作为自己的食疗原材呢。

退休干部张老先生和他的老伴都是年近古稀的老人。以前年轻的时候，张老先生和自己的老伴由于工作紧张劳累，积劳成疾，到老年退休后，身体一直不适，多种疾病缠身，常年需要进医院看病吃药，花钱多不说，还总是根治不了，而且随着年龄的增长，体质越发不好，身上的病症有增无减，又患上了其他多种疾病，如肩周炎、风湿病、胆囊炎、糖尿病等症。常年用药不断，也让他的抵抗力直线下降。到后来形成越吃药，病越多；越吃药，病情越加重的恶性循环。到退休那年的年底检查结果已经是糖尿病3个加号。他的老伴也于退休后1年患上类风湿、冠心病。别人以前忙事业，退休后就享享清福。而张先生老两口退休几年来却是忙着到处就医，无论是大医院的专家门诊，还是个体医生诊所内的民间秘方，为了身体的健康他们耗费的精力财力根本无可计算，光是平时为看病所花的公共汽车费、挂号费1年下来就有上千元。

后来，张老先生偶然看到《老年报》上有一篇报道“小黑豆治大病”的文章，仔细阅读后很高兴，为了详细了解这篇文章的真实性，他翻阅历年的《老年报》装订本，发现很多年以来都有关于这方面的报道。于是张老先生立即在市场买了黑豆和醋，按照介绍的方法配制和服用（共花14元钱）。本来是打算叫老伴一起来尝试的，可老伴却不太相信，她说：“我吃名药‘心血康’‘丹参’‘山海丹’多少年了，可是病情也没有什么好转，难道几千元的药都吃不好的病，吃几十元钱的醋跟黑豆子就能见效？我不用，你自己吃吧！”无奈张老先生只能自己试用，在服用半个月后，张老先生首先感到夜间能睡觉了。看到希望的张老先生每日早晨起床稍微做点锻炼后，就专吃醋和黑豆，严格按照介绍上所写的方法来保健身体。又过了3个多月后，张老先生逐渐开始感到有胃口能吃饭了，吃得多了身体也就有劲了，人也比以前精神多了。老伴见张老先生服用的秘方这么有效果，她的心里也开始动了起来。于是慢慢地她也开始服用醋和黑豆，果然，在服15天后她就感到夜间的睡眠质量提高了很多，从此老两口一直坚持每天服用这个秘方。直到现在，张老先生老两口身体比以前硬朗多了。糖尿病的“三多”现象消失了，能吃能睡，身体也有劲了。他的老伴也恢复得和患病前一样了，身体不像以前那般消瘦了，每天照常干活也不感觉太累。一年来老两口吃黑豆1500克，米醋6瓶，一共也才花了30多元钱。为了巩固已取得的效果，他们打算今后继续服用醋和黑豆。

醋豆疗法的具体配方为：先准备黑豆100克，米醋300毫升。然后将黑豆放在平底锅内，以中火炒至表皮爆裂。再将黑豆装入瓶子或罐子内，加入米醋，凉后将瓶盖封好，

待黑豆吸收了醋膨胀之后便可食用，一般需要2～3日时间。每天吃30粒即可。

黑大豆乃补肾利水除风之剂，久服延年益寿。中医认为，其味甘，性平，无毒。有解表清热、养血平肝、补肾滋阴、补虚黑发之功效。李时珍曰："黑豆入肾功多，故能治水、消胀，下气，治风热而活血解毒。"民间多用来治疗病后体虚或慢性病者虚弱引起的水肿、晕眩、自汗或盗汗等，主要用作滋补强壮，豆类植物固醇竞争性地抑制内源性和外源性固醇的吸收，与增加胆固醇的排泄，均可降低血脂。

苦瓜肋排汤，辅助降糖效果好

经常看到有人向医生咨询，糖尿病患者什么能吃，什么不能吃。旁边也不时有人告知，糖尿病患者这不能吃，那不能吃的。事实上，糖尿病患者需要进行饮食控制是一回事，但并不是说要过"苦行僧"的生活，什么都不能吃。而社会上的很多误传，也给人造成糖尿病人大部分食物都不能碰的错觉，如"不能吃肉、不能多吃米饭、不能吃水果"等。因而，很多患上糖尿病的患者，一上饭桌就开始愁眉苦脸，不知道自己还能碰哪一样，万一不小心吃了什么加重病情，引起并发症可不好。以至于整天抑郁，觉得人生中的最大乐趣被无情剥夺了。但这样做的通常结果是不但不能有效地控制血糖浓度，反而造成了体重下降、血浆蛋白降低、全身乏力，身体出现营养不良的症状，还会造成自身免疫力下降、感染性疾病的发生率增加的后果，使得本来患病后就大打折扣的生活又下降了一个台阶。

曾经患有糖尿病的高先生就是受到糖尿病"这不能吃那不能吃"论断所害的人之一。高先生本身好与人为乐，因此和邻里朋友关系都不错。患病期间，大家对高先生表示了充分的关心，每次去看他，或者在外面碰面时，都要告诉他一番什么能吃什么不能吃，担心高先生不小心碰了那些食物加重病情。结果高先生悲哀地发现自己日常食用的大部分食物都不能吃或只能少吃。为了自己身体的考虑，高先生只好忍住尽量不碰。可谁知一段时间后，高先生的血糖浓度非但没有得到有效的控制，还经常感冒，而且全身乏力，懒怠难动。后来，高先生经一位老中医的治疗，安排了合理健康的饮食，还开始食用起了一道苦瓜肋排汤的偏方治疗糖尿病，一段时间后，果然收到了很好的降糖效果。

下面和大家一起分享这道偏方的制作方法：

准备新鲜猪肋排500克，苦瓜150克，榨菜100克，味精适量。做的时候先将猪肋排用清水洗净，将其切成均匀大小的小块，然后放入沸水中焯烫，将血水去掉，捞出备用。而后将苦瓜去皮，去瓤，用清水洗净后切成小块，再将榨菜也用清水洗一遍。将准备好的猪肋排放入炖汤用的瓦罐中，加入适量的清水，先用小火煲1小时，再往里放入苦瓜、榨菜。接着将火调至中火炖半小时后，加上味精调味即可食用。

苦瓜原产地为印度尼西亚，但早在宋元时期便传入了中国。研究表明，苦瓜含有丰富的蛋白质、脂肪、钙、铁、维生素A、维生素B_1、维生素B_2、维生素C、丙氨酸、谷氨酸以及果胶等多种营养成分。苦瓜中所含有的苦瓜多肽类物质具有调节血脂、血糖及增强免疫力的作用，是辅助治疗糖尿病的佳品。而在我国传统医学中，苦瓜属于性凉，味苦植物，有很好的清热解暑、补气养血、健脾养肾、滋肝明目的作用。而且从古代起，苦瓜就作为药物用于临床治疗，在《救荒本草》和《本草纲目》等古文献里，都有提到苦瓜的治疗效果。而在我国民间，苦瓜“苦味能清热、苦味能健胃”之说也流传甚广。而且，苦瓜虽然本身很苦，但如果和其他的菜一同烹制，却不会导致其他的菜染上苦味，就因为苦瓜的这一特点，使得它又获封了“君子菜”的雅称。

经过科学研究表明，之所以苦瓜能够帮助糖尿病患者降低血糖，就在于苦瓜的种子。苦瓜种子含有一种特殊的蛋白质，这种蛋白质具有类似于人体分泌的胰岛素的功能。众所周知，胰岛素能够将血液中的葡萄糖转换为热量，并以此调节人体内的血糖水平，使它始终保持在正常的浓度内。而苦瓜的种子所含的特殊蛋白质也可以起到促进糖分分解，使人体内过剩的糖分转化为热量的作用，从而达到降低血糖的效果。此外，使用苦瓜种子的萃取物还能帮助减肥以及缓解便秘。因此，苦瓜是具有很高食疗价值的降糖食物。

而且，糖尿病病人在患病期间，通常会因为高血糖而影响到白细胞，造成免疫力低下，从而使得感染类疾病入侵人体，不但容易感冒，而且容易得皮肤化脓症。这时候，除了食用苦瓜外，苦瓜的叶子和藤蔓也有一定的治疗效果。

虽然苦瓜对于治疗糖尿病来说很有疗效，是不错的食疗选择，但苦瓜性寒，因此对于脾虚寒、腹泻以及体质虚弱的患者来说，不适合多吃。

综上所述，糖尿病患者应该控制饮食，少吃高油脂、高盐、高糖的食物，但同时也应该享受进食的乐趣，保证自己每天摄入足够的营养，只有这样才能更快地治好疾病。

中药降糖，首选黄芪

糖尿病是由于人体内胰岛素分泌不足，引起脂肪、蛋白质代谢紊乱和继发水、电解质代谢紊乱的一种慢性疾病，其特征为血糖过高，尿糖、葡萄糖耐量降低。本病除中西药物治疗外，合理控制饮食，选择适当的饮食疗法亦很重要。

黄某，男，58岁。糖尿病病史3年。出现了“三多一少”的明显症状，据调查有家族遗传史，但是没有其他病史。一直在做食疗，但是情况时好时坏。后来，选择了食疗和泡脚相结合的疗法。两种方法的结合效果比单独食疗要好很多，黄某在使用此法约1个月之后，多尿、多饮的症状都有所改善。

这里就为大家详细介绍一下这组搭配疗法的详细内容，以便让更多患者朋友从中获益。黄芪党参水泡脚法：将黄芪45克，党参、苍术、山药、玄参、麦冬、五味子、生地黄、熟地黄、牡蛎各15克，洗净，一同放入锅中，加清水2000毫升，煎至水剩1500毫升时，滤出药液，倒入脚盆中，先熏蒸，待温度适宜时浸泡双脚，每晚临睡前一次，每次40分钟，20天为一疗程。适用于气阴两虚型糖尿病，还可以预防糖尿病足，疗效非常好。而这里选择的相配合的食疗方是黄芪降糖羹。主要材料有：黄芪30克，大枣10枚，当归、枸杞子各10克，猪瘦肉50克，盐适量。制作方法：猪肉切片与以上各药共炖汤，加盐适当调味，佐餐食用。此食疗方可适用于糖尿病气虚血瘀者，有益气活瘀通络之功效。

拍打八髎，站桩，补脾胃降血糖

糖尿病是老年人的常见病和多发病，因为起病时症状不明显、不典型，所以大多糖尿病患者都是在普查时才发现；并且糖尿病容易诱发相应的并发症，还有不少患者就是在诊治糖尿病并发症时发现的。想要减轻患者的痛苦，尽早治好糖尿病，光靠打针吃药可不行，平时也要注意饮食，适当增加身体锻炼，要重视自然疗法的作用。只有各方面一起配合好，糖尿病才能早日康复。

退休干部老刘，今年65岁。老刘的身体硬朗，很少生病，因为他每天早上都有去他家附近的公园里进行晨练的习惯，说起这个习惯还要从3年前开始。3年前老刘在一次单位为老干部组织的体检中发现自己得了糖尿病。老刘很迷惘，于是一切按照常规，住院、打针、吃药，虽然血糖得到了控制，但是老刘的精神却没以前好了，而且体重减轻，时不时就感冒发热。一个平时经常和老刘下棋的棋友得知这一情况，便劝说老刘每天早上和他一起去站桩练气，同时拍打八髎和夹脊关下半段。开始老刘只是抱着放松心情的想法跟着去了，可是坚持了1个月后发现自己精神好了很多，平时容易得的小感冒也很久没有得了。这让老刘除了吃药以外，更加坚定地每天都去锻炼。1年后，单位的再次体检中，老刘发现自己的血糖竟然已经控制在了正常范围之类了。

每天坚持站桩10分钟，可以让自己的阳气能尽量地升腾起来，对糖尿病人来说这很有好处。站桩简便易行，只需安静地站立，四肢关节弯曲，双手呈抱球状置于胸前，如大树之立于大地。刚开始站桩时，为减小运动量，双手可放在小腹前，适应后逐渐抬高。每个人可根据自己的体力来调节腿部关节的弯曲度，以控制运动量。站桩时要双目微合，意守丹田，要求心静神宁，稳稳地站立。年老体弱者刚开始时可少站一会儿，身体不能支持时便休息，然后逐渐延长时间，加大运动量，手抬更高、腿更弯曲，直至能站桩1小时。

要注意的是为防止跌倒，开始可站于床边或桌边。站时为防枯燥难耐，可听听音乐或收音机的广播节日，但最好不要看电视，以免分散注意力。站桩功还有其他的益处，如加深睡眠、改善食欲等。只要你能坚持下来，就会见到效果。练站桩需持之以恒，如果三天打鱼，两天晒网，可不会有效果。

还有就是经常拍打八髎和夹脊关下半段，这样能够起到疏通中焦的气血瘀结点，从而使全身的气血运化更加通畅。

另外，你也可以温灸八髎和夹脊关下半段，每次灸30分钟；每次重点灸腹部中脘、建里和神阙30分钟，可以培元固本、补肾健脾，让脾胃整个的气血运化得更好。

因此，糖尿病虽是顽固性疾病，但只要认真对待，治疗得法，仍旧可以彻底治愈，当然，这对老年人也不例外。不过，现在很多人都对糖尿病存在以下几个误解，在此为大家一一辨明。

误区1：人们认为吃糖太多会引发糖尿病。迄今为止，没有任何科学证据表明，吃糖多会得糖尿病。糖尿病的发生原因极为复杂，涉及遗传、感染、基因变异、环境、饮食等因素，至今未被医学界完整清晰地阐明。因此，不可将糖尿病与吃糖太多简单地画等号。

误区2：肥胖引发糖尿病。体重指数超过一定程度只是引发糖尿病的诸多危险因素之一。有很多体重超重的人身体完全健康，一些体重正常的人却得了糖尿病。

误区3：患上糖尿病就意味着饮食要异于常人。其实，不论健康人还是糖尿病患者，都需要健康的饮食，即选择低脂、营养全面、热量适中的食品。

误区4：只有成人才会得糖尿病。儿童和青少年糖尿病以1型居多，可如今，他们患上2型糖尿病的可能也增加了。预防措施就是让孩子养成良好的生活习惯，包括少看电视、多参加体育运动、少吃垃圾食品等。

妙用玉米须治疗糖尿病

糖尿病是最常见的慢性病之一。它是由于胰岛素分泌不足以及靶组织细胞对胰岛素敏感性降低，这种情形的出现会导致连锁反应，以至于出现系列代谢紊乱的现象，其中高血糖是最常见的一种表现。随着人们生活水平的不断提高，人口老龄化以及肥胖率的增加，糖尿病的发生率呈逐年增长的趋势。糖尿病属中医学中“消渴病”的范畴。其病因病理，中医学认为是“久病入络”，消渴病久治不愈，伤阴耗气。

在利用偏方治疗糖尿病时，玉米须治疗法得到了不少患者的认可。

吴某，女，58岁。一年以来，常常感觉口渴，喝水也不怎么管用，最近形体又消瘦了不少。到医院一检查，诊断为糖尿病。后经一老中医开了一药方，就是用黄芪、玉米须、糯稻根各30克，炒糯米10克。煎水代茶，分数次服。每日一剂，连服3个月。适用于气虚型糖尿病性肾病，症见神疲乏力，面色萎黄无华，尿蛋白日久不消。吴某服用了2个月，病情也稳定了。

玉米须是禾本科植物玉米的花柱和花头，成熟于每年的夏秋之际。玉米原产美洲，明代始传入中国，入药始载于《滇南本草图说》。现在，玉米已成为我国重要的粮食作物，因此，玉米须在全国各地均有分布，其药用部位为玉米须的花柱，一般在收获玉米时采收，晒干或烘干，生用。

玉米须价格便宜，且养生功效十分显著。在多部医学经典著作中都有对玉米须功效的介绍。由于其作用广泛且无毒性，因此被广泛用于临床上很多疾病的辅助治疗。

玉米须具有利尿消肿、清肝利胆的作用，是消肿的良药。临床上，常将玉米须用于辅助治疗水肿、小便不利、小便短赤等症。玉米须还有降血糖、抗癌、抑菌、增强免疫功能、降血压等作用。中医典籍《岭南采药录》中也记载：玉米须与猪肉煎汤，能辅助治疗糖尿病，煎汤炖服还能辅助治疗小便淋漓。

此外，玉米须也可用于辅助治疗因肝胆湿热引起的肝炎、胆结石等。

玉米须以内服居多，可将其煎煮成汤汁服用，药用量不宜过高，常用量15~30克。外用时，一般烧存，研末，烧烟吸入。玉米有季节性，过了就没有玉米须，因此，可以在玉米须成熟的季节多贮存一些以备后用。具体方法是：将玉米须从玉米棒上取下，放在干燥通风处晒干封存。

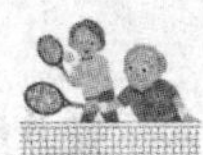

糖尿病不用愁，绿豆南瓜熬成粥

糖尿病被认为是一种富贵病。在传统的中医学里，这种病又被称为“消渴”“消中”“三消”“消痒”等，多因嗜酒厚味、损伤脾胃、运化失调、消谷耗津、纵欲伤阴而致。《黄帝内经》说：“此肥美之所发也，此人必素食甘美而多肥也，肥者令人内热，甘者令人中满，故其气上溢转为消渴。”《景岳全书》上也说：“消渴病，其为病之肇端，皆膏粱肥甘之变，酒色劳伤之过，皆富贵人病之，而贫贱者少有也。”这与现代医学对糖尿病病因的分析是一致的。

医学专家指出，血糖的高低与胰岛素的分泌以及进食的多少和质量密切相关，因而，在临床治疗时，无论何种类型的糖尿病，无论其病情轻重或有无并发症，也无论采用何种药物治疗，患者都会被严格要求控制饮食，很多东西都不能吃，而且能吃的东西也不能一次性吃得太多。这让患者感到非常难受。

在机关任职的老李患了糖尿病，很多东西都不能吃，能吃的东西又没有胃口，不得不在“忍饥挨饿”中煎熬。吃药对他来说不是经济负担，但吃药只能控制病情，却不能让他“解放胃口”。没办法，终于有一天，他敲开了邻居老友的门，说：“老夏，有没有一种食物，既能治我的病，又能消除我的饥饿感。”周围的朋友都很理解老李的心情，于是给他推荐了两道食疗汤：清水南瓜汤和绿豆南瓜汤。具体做法是：

清水南瓜汤：用250克鲜南瓜，加入清水，煮熟后放少量的盐，起锅即可食用。绿豆南瓜汤：30克绿豆，250克切成块的南瓜，加入适量清水煮熟食用。

老李回去照着这个方法“解放胃口”，不再有饥饿感，再辅之以药物治疗，血糖逐渐下降，精神状态也好了很多。

需要说明的是，采用食疗的方法治疗糖尿病，不仅要注意控制血糖、血脂，以预防或延缓并发症的发生和发展，而且还要注意维持血糖、血脂的正常含量，以改善身体对胰岛素的敏感性。

菠菜根，给血糖打的“镇静剂”

继癌症之后，糖尿病成为现代疾病中的“第二杀手”。其实，糖尿病本身并不可怕，可怕的是它的并发症，糖尿病带来的危害几乎都来自它的并发症。

有一位患者，患糖尿病好几年了，但是因为在饮食上一直保持着良好的习惯，并且配合医生治疗，所以从检查出糖尿病直到现在，他的病情不仅没有加重，反而比以前减轻了许多。他的精神很好，完全看不出是一个曾经患有严重糖尿病的人。这一切都归功于他在饮食上下的工夫，一本《本草纲目》都快被他翻烂了，他还把这几年从各种中医书上摘抄下来的食疗方送给别人，下面就是他提供的食疗方：菠菜根汤饮。

这个汤的具体制作方法是：先准备鲜菠菜根60～120克，干鸡内金15克。然后以水煎服。每日一剂，2～3次分服。此方具有敛阴润燥、止渴的功效，适用于糖尿病、消渴饮水无度。

此外，李时珍在《本草纲目》里一再强调吃东西要吃对，吃得合适了，不仅不生病，还有强身健体的作用。然而，很多糖尿病患者出于忌口的原因，始终与水果保持距离。其实糖尿病患者也可以吃水果，关键是根据病情科学合理地选择。

水果中的糖类包括果糖、葡萄糖及蔗糖，这些糖都属于简单糖，食后血糖很快上升。其中果糖在代谢过程中不需要胰岛素的参与，所以糖尿病患者可以在营养师的指导下，根据病情选用部分水果。

豆腐食疗方，糖尿病的“克星”

糖尿病在中医中被称为消渴病，是一个善于潜伏的“杀手”，很容易让患者对它掉以轻心，经常悄无声息地前来袭击我们的身体。简单地说，造成糖尿病的根本原因在于饮食不当。在患糖尿病的人中，如“久嗜咸物，恣食炙腻，饮酒过度”，导致“燥甚于胃”。因此，糖尿病的治疗也以饮食治疗最为重要。合理的饮食搭配，能有效预防糖尿病和缓解糖尿病症状，把好身体健康这道大门。

糖尿病滋生的病根在于饮食，人们要想远离糖尿病，必须建立合理的膳食结构，从根上保证身体的健康。比如不暴饮暴食，三餐有规律，吃饭要细嚼慢咽，多吃蔬菜，尽可能不在短时间内吃含葡萄糖、蔗糖量大的食品，这样可以防止血糖在短时间内快速上升，对保护胰腺功能有帮助。更不要吃过量的抗生素，以免诱发糖尿病。

糖尿病患者要控制食糖，并非完全不食糖，关键要选用血糖生成指数比较低的食物，同时要供给充足的膳食纤维，即多吃含糖量低的水果与蔬菜，如没有出现肾功能异常，可适当食用一些肉、鱼、虾、豆制品等。要控制脂肪摄入量，每日10～20克为宜，要注意限制盐的摄取，每日不要超过6克，还应通过摄取蔬菜，来保证充足的维生素和矿物质的供应，糖尿病患者也不宜饮酒，还应合理安排每日三餐，定时定量，早、中、晚餐能量按25%、40%、35%的比例分配。每日总热量按每千克体重为25～40千卡（1千卡=4.18千焦）热量计算，糖类约占60%，蛋白质占15%，脂肪占25%。

对于糖尿病患者，我们给大家推荐以下两款养生食谱：

苦瓜烧豆腐的具体制作方法是：先准备苦瓜150克，水豆腐100克，植物油、食盐适量。先将苦瓜去籽切薄片，入锅炒至八成熟，加入豆腐、食盐，烧至熟透即可食用。此方中的豆腐有清热、利尿、降糖之功效。

香菇烧豆腐的具体制作方法是：准备嫩豆腐250克，香菇100克，盐、酱油、味精、香油各适量。豆腐洗净切成小块。在砂锅内放入豆腐、香菇、盐和清水。中火煮沸改文火炖15分钟，加入酱油、味精，淋上香油即可食用。适量服食，不宜过热。此方清热益胃，活血益气。豆腐味甘性凉，益气和中，生津润燥，清热解毒；香菇有益气活血，理气化痰之功。此方对烦热、消谷善饥兼见瘀血型糖尿病患者尤为适宜。

俗话说：“良医治未病。”糖尿病的预防是非常关键的，在日常生活中，我们应当遵循以下饮食原则：

尽可能地维持理想体重，定时定量，每餐饮食按照计划分量进食，不任意增减；少吃油煎、炸、油酥及猪皮、鸡皮、鸭皮等含油脂高的食物。烹调多采用清蒸、水煮、凉拌、涮、烤、烧、炖、卤等方式。不可太咸，食盐摄入量6克以下为宜；清淡饮食，少吃胆固醇含量高的食物，例如腰花、肝、肾等动物内脏类食物。含淀粉质高的食物及中西式点心均应按计划的分量食用，不可随意吃。少吃精制糖类的食物，如炼乳、蜜饯等。多食苦瓜或苦瓜茶，苦瓜降糖更安全且无任何不良反应，糖尿病预防和控制要比治疗简单得多。

滋阴汤饮，治糖尿病的独门秘方

在中医里，糖尿病又被称为消渴病，其主要的症状表现是：口渴、易饿、尿频，而且多数患者伴有不同程度的疲劳感。日渐消瘦、舌质胖大也是较为常见的现象。

糖尿病的致病因素是综合性的，主要与情志不畅、嗜酒、喜食厚味有关，不论何种因素，其在治疗上都讲求对症而治。

不少糖尿病患者都在治疗过程中身心疲惫甚至彻底放弃，一生都饱受其折磨。但这并不意味着没有治愈的可能，只要对症下药，再加上患者自身的积极配合，便能够恢复健康。

依据现代医学研究发现，治愈糖尿病的关键在发病后期。这个时候，患者的常见症状已经消失了，但血糖、尿糖却没有减少，甚至比前一阶段更高，伴有疲倦乏力、口干、腰脊下肢酸软的现象。此时当以滋阴为首要任务，以达到补肾的目的，从而对病症起到良好作用。

下面为大家推荐两个治糖尿病的古方——蚕茧滋阴汤和玉竹人参饮，以供参考：

蚕茧滋阴汤的制作方法很简单：贮备蚕茧30～50克，生地黄50克，知母50克，黄精15克，天冬15克，白术15克，天花粉15克，葛根15克，鸡内金20克，肉桂3克，红花5克，黄连2克。然后以水煎服。实践证明，此方具有固本培元，补益气血，适用于常见症状消失而血糖、尿糖反增的糖尿病患者。如果在治疗时遇到病情严重者，蚕茧可用至60克；血糖不降，生地黄可用至100克之内，尿糖不下，知母可用至100克之内；兼酮症者，加干姜5克，其他如白蔻、生姜等辛润通阳之品均可选加。

玉竹人参饮虽然配料繁多，但是具体操作起来却没有想象中那么复杂：我们先要准备黄芪50克，人参15克（或党参30克），玉竹20克，生地黄25克，山药25克，枸杞子20克，天冬20克，菟丝子15克，女贞子15克，玄参20克，然后以水煎服。此方可以补益肝肾，滋阴润燥，益气生津，适用于糖尿病日久气阴不足者。依据患者的病情严重程度可适当增加熟地黄、覆盆子、麦冬、天花粉、牡丹皮等补肾滋阴之药。

糖尿病患者平时还要注意控制饮食，忌暴饮暴食，忌高糖、油腻、辛辣之品，适当减少碳水化合物的进食量，增加蛋白质进食量。另外，还要保持良好情绪，切忌情绪波动，反复无常。

糖尿病患者也可通过自我按摩来平衡阴阳、调和气血、疏通经络、益肾补虚，以达到祛病保健之功效。比如可以选择叩击左侧肋部法：轻轻地叩击肋骨和上腹部左侧，约为2分钟，右侧不做。或者，选择操作更为简单的，按摩三阴交法。用拇指按揉三阴交，左右侧各做2～3分钟即可。

黑豆、黄豆可治糖尿病

某工厂退休职工宋某患糖尿病长达9年之久，病情一直时好时坏，吃了很多药都不见好转。后来应用一种治糖尿病的偏方，医治不到半年，她的病情便大有好转。她所使用的偏方其实就是黄豆和黑豆。具体的制作方法如下：

每天空腹状态时，用鸡蛋两个与黄豆7粒，黑豆7粒，花生仁7粒，红枣7个，核桃仁2个，共六样32粒（个）放在一起，用砂锅熬煮，当鸡蛋熟后，用勺捞出，去皮吃掉。锅内余下的五样东西多煮会儿，待烂熟后吃完。煮熬时切忌使用铁、铝、搪瓷等炊具，以免降低治疗效果。此方没有不良反应，长期服用疗效明显。

血糖与进食量的大小和食物种类密切相关，故而控制饮食是糖尿病治疗的首要原则。糖尿病患者要根据自身体质和工作性质选择适合的饮食。

一般说来，轻体力劳动者每千克体重每日消耗30～35千卡热量；中等体力劳动者每千克体重每天消耗35～40千卡热量；重体力劳动者每千克体重每天需40千卡热量。如果发现食疗过后仍旧没有显著效果，那么，一定要及早就医，不要再尝试其他方剂。

老叶粗茶降血糖

近年来，喝茶辅助降血糖在许多糖尿病患者朋友中已成为一种时尚。茶叶能降血糖，已被国内外大量研究所证实，但是到底茶叶的哪些成分能够降血糖呢?它又是如何发挥作用的呢?

现代科学研究表明，茶叶中已鉴定出的化合物有500种左右，其中具有药用价值的有机物主要有多酚类、咖啡因、茶多糖、茶色素、维生素、氨基酸等，此外，还含有人体必需的14种微量元素。

中国及日本民间常用粗老茶治疗糖尿病。在日本，用30年或100年以上树龄的茶树老叶制成淡茶或酽茶，经糖尿病患者饮用一段时间后，可使尿糖减少、症状减轻。我国民间已经有患者利用粗老茶治疗糖尿病的病例，而且疗效不错，表明粗老茶确实具有降血糖的作用。

茶叶味甘、苦、涩，性微寒，有止渴生津、消食利水、兴奋提神、除湿清热、去油腻、解酒除烦、助消化、法暑热、消脂减肥、解毒止泻的功能。一般来说，多饮茶对人体是有益处的，但茶对肾及膀胱有清利作用，小便清长及肾脏虚寒患者应慎饮之。茶能使人兴奋，会造成失眠，故患有失眠症者亦应慎饮之。

茶叶含嘌呤类生物碱，以茶碱为主，富含多种矿物质、氨基酸等营养成分，以及茶多酚、茶色素、鞣质等功能因子。饮茶降糖，确实是一种简便易行、便于坚持且十分经济地控制糖尿病病程发展的好方法。

具体的制作方法是：选择陈年老茶30克，不要袪除茶根。或者选择树龄在30年以上的茶树根煎饮。早晚各一杯，10天为一个疗程。糖尿病患者只要能每天坚持，每日饮茶，血糖和血脂都能慢慢地降下来。

当然，喝茶降低血糖只能当作糖尿病治疗的辅助手段之一，不可耽误糖尿病的正规治疗。患者对自己的病情要保持乐观的态度，精神作用是药效发挥的关键因素。

三七妙用，解除甜蜜的“病咒”

糖尿病是一种由遗传基因决定的全身慢性代谢性疾病，由体内胰岛素的相对或绝对不足而引起糖、脂肪和蛋白质代谢的紊乱，典型的症状是多尿、多饮、多食，重者会影响到生活，轻者却可以毫无察觉。

糖尿病发病初期，有时很难发现，很多人常常是糖尿病的并发症出现后，才知道已患上糖尿病。例如，因贫血、水肿就诊于内科的病人，经检查发现为糖尿病性肾病；还有人因视力模糊到眼科就医，眼底检查发现糖尿病性视网膜病变证实为糖尿病，其时糖尿病早已存在。

应对很“黏人”的糖尿病，传统的药物治疗也许未必对每个患者都有用。在此同时，不妨尝试民间经典的食疗方。相信可以对病情起到辅助治疗的作用。这里为大家推荐的是三七山药粥。这是一款在民间广泛流传的食疗方，不少人都有食用的经历，且对糖尿病的治疗确实有效。

三七山药粥的具体制作方法是：准备三七5克，生山药60克，粳米60克，酥油适量，粳米加水如常法煮粥。将山药去皮，煮烂为糊后用酥油炒，用匙揉碎，和三七一起放入粥内拌匀，可做早点食用。此方有润肺健脾、益气、抑制糖尿病恶化的功用，适用于气阴两虚或阴阳两虚型糖尿病。尤其对于神疲乏力、口干咽干、食欲减退、腰膝酸软、大便郁结或泄泻与便秘交替出现者，或兼见心悸自汗、眩晕耳鸣、肢体麻痛、视物模糊的患者特别有效。

三七花对糖尿病有保健作用的。在使用此方的同时，糖尿病轻者需要从饮食上进行调节，控制主食及淀粉类、脂肪类食品，加强运动等，如果血糖控制不理想可以适当服降血糖药，如二甲双胍等，也可以找中医辨证用中药治疗。

自我按摩四穴齐下，血糖跟着下

降糖的方法有很多种，其中按摩也是一种不错的方法。适当的按摩可以增加胰岛素的分泌，通过按摩加速糖的利用，使糖的吸收降低，并调整中枢系统，使糖尿病的代谢区域正常及改善微循环，从而预防并发症的发生。

牛某是一名卡车司机，2010年9月，去医院检查血糖，在空腹状态下，其血糖高达7.6。医生说属糖尿病初期，并嘱咐治疗以食疗、运动为主，不可盲目服降糖药。后来他采取穴位按摩加偏方的方法，使自己的血糖得到了明显的控制，3个月之后再次去医院检查，血糖已经降到5.4，第二年年初再检查，血糖降到4.2，之后检查血糖也稳定在4.9以下，保持正常。

其具体的原理和操作方法如下：

揉血海穴（屈膝，在髌骨底内侧缘上2寸，当股四头肌内侧头的隆起处）。用手指

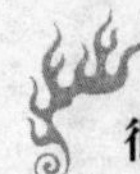

按揉每侧血海穴1分钟左右。

揉梁丘穴（屈膝，在髂前上棘与髌骨外上缘连线上，髌骨外上缘上3寸）。用手指按摩每侧梁丘穴1分钟左右。

揉承山穴（在小腿后面正中，委中穴与昆仑穴之间，当伸直小腿和足跟上提时腓肠肌肌腹下出现凹陷处）。用手指按揉每侧承山穴1分钟左右。

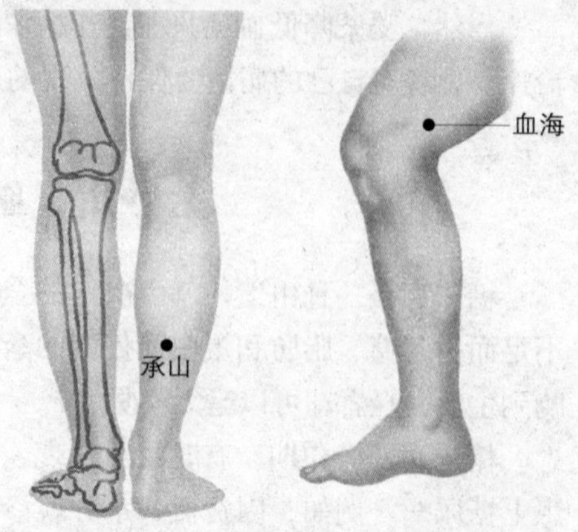

承山、血海两穴的位置

按摩劳宫穴。该穴定位于第二、三掌骨之间，握拳，中指尖下。按摩手法采用按压、揉擦等方法，左右手交叉进行，每穴各操作10分钟，每天2～3次，不受时间、地点的限制。也可借助小木棒、笔套、笔杆等钝性的物体进行按摩。

按摩涌泉穴。该穴定位于足底（去指）前1/3处，足指跖屈时呈凹陷处。按摩手法采用按压、揉擦等方法，左右手交叉进行，每穴各操作10分钟，每天早晚各1次。也可借助足按摩器或钝性的物体进行自我按摩。

双手自然交叉，两个手掌的掌根按在双侧大横穴（位于肚脐两侧的一个横掌处）上，双手小拇指按在关元穴上（位于肚脐下方四个手指处），双手手指抵住中脘穴（位于肚脐上方一横掌处），位置找好后，轻轻下压腹部5分钟左右。

糖尿病有一个较常见的并发症，就是周围神经的病变，表现为下肢麻木疼痛，感觉障碍，用上述按摩的方法进行治疗，效果也非常不错。这组动作要做10分钟左右，按到有酸胀感为宜。

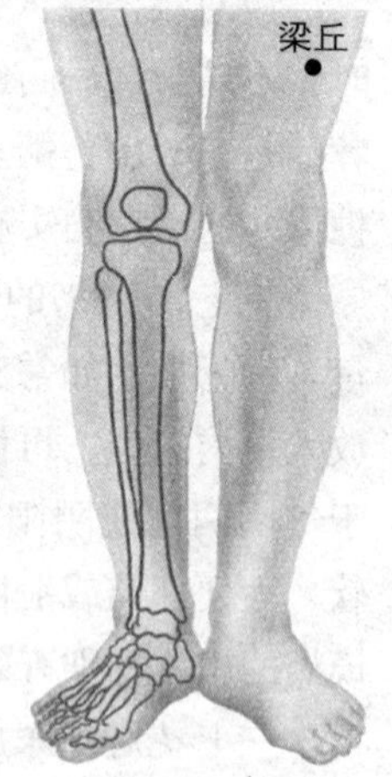

梁丘穴的位置

蜜汁鹅肉，世间最美味的降糖药

近年来，全球的糖尿病发生率增长迅速，糖尿病已经成为继肿瘤、心血管病之后的第三大严重威胁人类健康的慢性病。随着经济发展、生活富裕，我们改变了以素食为主的饮食习惯，开始大鱼大肉地大肆吃喝，我们不再步行上班，而以车代步，我们的身体却逐步走向衰弱，体内的代谢系统负担变得重了，血糖渐渐升高，越来越多的人患上糖尿病。

郑某今年49岁，受糖尿病困扰1年多了。其身上具有糖尿病的典型临床表现：多饮、多尿、多食和身体消瘦。幸好还在糖尿病早期，所以想要治好还是很有希望的。她不仅遵循医嘱积极治疗，也积极调理自已的身体。采用的是传统治疗与食疗相结合的综合治疗方式。在这个治疗宗旨下，病情有所好转并相对稳定下来。

她所选用的食疗方是蜜汁鹅肉。具体的制作方法是：取活鹅1只，盐、葱、花椒末、蜂蜜、料酒各适量。将鹅宰杀后洗净，用盐擦鹅腹内；葱去须洗净，与花椒末一同

塞入鹅腹中，以满为度。蜂蜜拌料酒成稠汁状，涂遍鹅身，鹅盛于大容器中，密封不透气。锅内放料酒和水一大碗，将鹅上笼蒸之，小火慢慢蒸至肉烂，中间将鹅翻一次身。

鹅肉具有益气补虚、和胃止渴的功效，对糖尿病患者较有助益。

中医讲，糖尿病是由阴虚、饮食不节，或情志失调、劳欲过度等原因所致，由此表现出肺燥胃热、肾阴亏损等症状。在针对糖尿病患者的饮食中，要本着养阴津、清虚热为原则。目前的医疗水平还无法根治糖尿病，我们只能通过调节饮食结构，尽力将血糖维持在一个合理的范围内，不让糖尿病这个“沉默的杀手”兵临城下，攻克我们的身体防线，损害我们的健康。

第六章 高血脂偏方，血脉流畅降血脂

干荷叶小末茶，辅助治疗高血脂

高脂血症在老人中是一种比较常见的病症，属于一种以头昏、头痛、胸痛、胸闷、腹胀、肥胖等症状为主的脂类代谢过剩性疾病。在临床诊断上，通常将人体内血浆脂质浓度超过正常高限时确诊为高脂血症。从其发病原因上看，高脂血症可分为原发性高脂血症和继发性高脂血症。原发性高脂血症通常是由于遗传因素以及后天日常生活中的不良饮食习惯造成的；而继发性高脂血症则是由于其他原发疾病引起的，这些原发疾病有糖尿病、肾脏疾病、肝脏疾病、甲状腺疾病以及肥胖症等。

在我国传统医学中，没有“高血脂”这一病名，现代中医专家根据临床症状显示以及病理生理学，将高脂血症归类于传统中医中的“痰浊”“血瘀”范畴。中医认为，高血脂的发病与肾气虚衰，脾胃功能失调，痰浊湿阻，气滞血瘀等有密切关系。

今年59岁的孔太太，从去年清明节开始就时常感觉头晕、头痛、胸闷，而且这些症状到了晚上会表现得越发明显，而且伴身体肥胖。去医院诊治时，医生告诉孔太太这是高血脂在作祟，并给她开了些降血脂的药，但她服用后都没有什么显著的效果。后来，孔太太从同事那里了解到了一个民间用来治疗高血脂的小偏方，这个偏方做法非常简单，但效果却很显著，孔太太的病情很快就得到了控制。

下面，就向大家介绍一下这个小偏方的具体做法：

干荷叶茶：需要准备适量的干荷叶。制作时先用手将干荷叶撕成小片，将其装在干净的罐子里备用。每次泡茶的时候只需要取用撕碎的干荷叶15～30克，装入大茶杯里，倒入开水泡1刻钟左右，出茶色时即可。每天饮用2次，坚持喝1个月。

这道干荷叶茶的主要功效就在于减肥降脂。用到的干荷叶除了可以去各大中药店购买外，也可以自行制备干荷叶。要自己制作干荷叶，需要在夏季（一般是6～9月中的一个时间点），先将摘下来的新鲜荷叶用清水洗干净，再将其叶柄去掉，放到太阳底下曝晒至七八成干，然后将晒好的荷叶收集起来，每片后再放到通风背阳处让其自然阴干；荷叶茶最好不要在天气热的时候喝；每次饮用时，宜选择饭前半小时。

传统中医认为，荷叶是一种很好的中草药材，具有良好的减肥瘦身和调节血脂的功

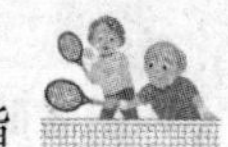

效，能够有效地辅助治疗高血压症，防止动脉硬化的发生，还可以治疗脂肪肝，同时还具有清热解暑、消退水肿、凉血止血等作用，对于现代人的养生保健是非常适合的一类药材。而且干荷叶茶制作起来方便省事，也便于患者服用，更好的是制作干荷叶茶的原料一年四季都有，有利于患者持续服用，对于大部分降血脂以及减肥的人群都很适用。同时，干荷叶还具有清痰、泄气的功效，如果能配上苍术一起泡茶喝，能更好地发挥其疗效。

要治疗高血脂，除依靠药物治疗以及上述偏方的辅助治疗外，最重要的还是从平常生活习惯入手，才能更彻底地起到预防和缓解高脂血症的作用。

要做到从日常生活习惯入手，首先就是要重视平时的饮食调养。如果能安排合理、健康的饮食，从而调节体内的脂质代谢，对于防治高脂血症来说是具有非常重要的意义的。适合高血脂患者的食物通常是低脂、低糖的食物，因此，患者尤其要注意减少动物脂肪的摄入量，多吃香菇、葡萄等，这些食物对于降低血脂都是很有助益的。同时，少吃甜食，食油宜选择花生油、豆油、菜油。每餐饭量都应该以让自己感觉到饥饱适度为标准，因为不但过饱不好，过度的饥饿也会加速体内脂肪的分解，使酸增加，对于身体健康是极为不利的。进食时间的选择主要以进食前半小时感觉到饥饿感为佳。

除了饮食调养外，适度运动对于高血脂的防治也是非常有利的。因为，通过积极的体力活动可以辅助降低人体内的血脂含量，而且经过科学研究也证实：运动可以有效促进人体的新陈代谢，提高体内脂蛋白脂酶的活性，从而让体内脂质的运转、排泄更加迅速。除此之外，运动对于改善人体内的糖分代谢，改善人体血凝状态以及调节血小板功能，降低血液黏度，改善心肌功能也有很好的作用。

因此，对于患有高血脂的患者来说，一方面不能放弃专业医生的治疗方案，另一方面不妨试试上述的偏方辅助治疗，同时注重日常生活的调理，相信一定能更快地恢复身体健康。

血脂居高不下，坚持太极晨练能助疗

吃得好了，运动少了，慢慢地血脂自然就高了。当今社会，高脂血症的患者极为普遍，它包括高胆固醇血症、高三酰甘油血症及复合性高脂血症，这是导致动脉粥样硬化和冠心病的主要因素之一。它对肾脏、末梢循环、胰脏、瘙痒症、免疫系统、血液系统疾病也产生不容忽视的影响。《儒门事亲》所曰：“膏粱之人……酒食所伤，胀闷痞满，酢心。”这是反映高血脂的征兆，当血液中的胆固醇和三酰甘油过高时，就会导致高血脂的症状，它的直接损害是加速全身动脉硬化，因为全身的重要器官都要依靠动脉供血、供氧，一旦动脉被粥样斑块堵塞，就会导致严重后果。动脉硬化引起的肾衰竭等，都与高脂血症密切相关。高脂血症是脑卒中、冠心病、心肌梗死、心脏猝死独立而重要的危险因素。

高脂血症患病率高的人群大多是中老年人，他们的身体相对较弱，容易患病。因此对健康问题非常敏感，平时只要生了病，心里就充满恐惧、悲观。其实，完全不用这样，他们把病想象得太复杂了。对于人类来讲，生病总是难免的，也并不可怕，治疗的关键是要找准病症，了解它后再找出治疗它的方法。即使是某些看起来要人命的病，只要对症下药，找准方子，要治好它，也并不难。

李女士是一家小区旁边超市的店主，今年57岁了。自从生过小孩后她就开始慢慢变胖了，加上整天就是坐在店里也没怎么活动，所以近年来身体有点走样。前一段时间只要在店里坐的时间稍微久点就会感到有点头晕、胸闷、心悸，而且感觉人也经常容易失眠健忘、肢体麻木。她对此很困扰，经常和身边的人说她可能要瘫痪了。家人和朋友都劝她应该去看看医生，李女士也认为应该要去看看医生了。于是在一个朋友的介绍下，李女士去了一个老中医开的诊所，在诊所里老中医给她把了把脉，并询问了一些情况后，诊断她患了高血脂。也没有给她开什么药，就是嘱咐李女士改变一下平时的生活习惯，比方说不能常坐着不动，不能吃太油腻的食物，特地交代让李女士每天早上去公园里练练太极。李女士照着老中医吩咐的几点坚持1个月后，果然感觉人精神了很多，脸上的气色也好多了，四肢麻木等症状都不见了。

太极拳要求清静无为，通过自我意念控制，使身体和精神获得最大限度的放松，以缓解精神紧张和压力，使情感活动趋于平和稳定，减少致病的内在因素，从而提高健康水平。太极养生锻炼过程中肢体的运动就意味着经络气血贯通，而身法则意味着气血阴阳的调整。众所周知，太极拳对于改善人体的血液循环有十分重要的作用。但是具体到对每一种疾病产生多大影响，人们却知之甚少。这里仅对太极拳锻炼产生的调节动脉血压的效果加以说明。从科学试验来看，太极拳锻炼对于人体动脉血压具有明显的调节作用。尤其收缩压练习前后差异显著。特别值得指出的是，通过对部分中老年知识分子的对照观察，发现长期坚持太极拳锻炼可以提高高密度脂肪蛋白水平，降低低密度脂肪蛋白的浓度，因此有利于防治或减缓某些心、脑血管疾病的发生和发展。情绪变化对高血压病的发生发展有密切的关系，太极拳锻炼可以通过调节情绪变化，增强副交感神经的活动，促进脂肪分解，减少体内脂肪含量，防止老年人因过分肥胖而致病。

人体时刻不停地进行着新陈代谢而消耗着能量，而新陈代谢的能量来源主要是糖和脂肪两类。我们知道人体内糖的贮存量是很有限的，而脂肪的贮存量却很丰富，当人体在短时间内运动时，主要是靠消耗体内的糖来提供能量。但在长时间的持续运动时，贮量有限的糖就不能持续供应能量，而逐渐转为靠消耗体内脂肪来提供能量。所以当一个人坚持长时间运动的时候身体的新陈代谢就会增加，消耗的脂肪也会随着新陈代谢的增加而增加，比如那些马拉松运动员，一个个的体形都是很消瘦的那种，不像别的运动员。人们生活中的保健并不需要像运动员那般的强度，但还是要坚持每天都能够去做锻炼，有病治病，没病强身，而且经常锻炼还可以起到一定的美容作用。比如，那些练武术的人皮肤都很好。

何首乌粥，降低血脂次次有效

高血脂与许多疾病密切相关，它可以导致动脉粥样硬化，对人体产生严重危害，被人们视为心脑血管疾病的凶手。统计显示，我国每年死于心脑血管疾病者达200万人以上，占病死人数的40%，居各类死亡原因之首，被称为危害人类生命和健康的“第一杀

手”。高脂血症最严重的后果是导致动脉粥样硬化，损害心脑血管，导致冠心病、高血压病、心肌梗死、脑梗死、脑萎缩等严重疾病。

孙某，祖籍东北，性格豪爽，年轻时脾气火暴，喜好肉食。如今年过五旬，性格趋于平和，但喜欢吃肉的习惯依旧。不久前，在一次社区组织的体检中他发现自己得了高血脂，血脂很高（血清胆固醇值在230%毫克以上及血清三酰甘油值在150%毫克以上时可诊断为高脂血症。）

医生给出了调节饮食的建议，一开始他还努力坚持，但是没过几天就抛之脑后了。后来，在家人的劝说和建议下，也才开始接受食疗调理，逐渐控制了病情。这里就为大家推荐其选择的一款较为有效的食疗方：何首乌粥。

何首乌粥的具体制作方法是：先准备何首乌20克，粳米50克，大枣2枚。具体的制作用法：将何首乌洗净晒干，打碎备用，再将粳米、红枣加清水600毫升，放入锅内煮成稀粥，兑入何首乌末搅匀，文火煮数沸，早晨空腹温热服食。实践证实，此款药膳适用于高血脂患者，降脂理气，对高血脂有一定的辅助治疗功效。

除了食疗，老年人患有此症应该采取如下措施治疗：

第一，坚持适量的体育锻炼，有助于降低血脂水平。

第二，选择合理饮食，主要是避免动物性脂肪饮食和减少糖分摄入，并要适当节制饮食，避免每日摄入过多热量。

第三，选用有效药物。体内胆固醇增加明显时，可选用降脂平、脉康、首乌片等。

仙人掌泡白酒，化痰降脂最拿手

高血脂是一种全身性疾病，它是指人体脂肪代谢或运转异常，从而使血浆中一种或多种脂质都高于正常。目前，高脂血症的患者非常常见，它包括高胆固醇血症、高三酰甘油血症及复合性的高脂血症。高血脂是导致动脉粥样硬化和冠心病的主要因素之一。

血脂是人体血液内一种很重要的物质，有着非常多的功能。但如果血脂过多，容易造成血液黏稠，然后在血管壁上沉积，逐渐形成小斑块，当这种小斑块到一定程度会堵塞血管，使血流变缓，严重时可让血流中断。这种情况如果发生在心脏，就会引起冠心病；发生在脑部，会出现脑中风。

2002年，世界卫生组织指出危害人类健康“十大危险因素”当中，高胆固醇就名列其中。高血脂可以说是“血液中的隐形杀手”，不痛不痒，这样的疾病就像武侠小说中的暗器高手一般，总是在不知不觉的时候就出手伤人。要预防这样的疾病，首先就要重视，更要了解。高脂血症的病因一般说来，可分原发性高血脂和继发性高血脂。原发性高血脂是跟先天遗传和后天饮食环境有关，遗传基因会影响人体合成和代谢胆固醇能力；而继发性高血脂则是指由于其他中间原发疾病所引起者。为了能及时发现高脂血症，美国国家胆固醇教育计划建议20岁以上成年人应至少每5年测一次血脂。如果家族遗传基因有2个或2个以上的危险因子，则应1～2年检测一次。

今年61岁的余女士，形体肥胖，平日非常喜欢食高脂肪、高蛋白类饮食，由于体形肥胖导致平时容易头昏脑涨，不时地口吐痰涎；而且感觉口苦而黏，胸腹痞闷，肢体麻木，步履沉重。去医院检查化验证实，余女士的症状属于典型的痰瘀阻络型高脂血症。医生嘱咐余女士平时因该注意饮食，适当锻炼、减肥，可平时舒服惯了的余女士根本坚持不了长期锻炼。一位朋友给余女士介绍了一种方法，就是常喝仙人掌酒。余女士试了2个多月后明显感觉人精神很多，仿佛身体内细胞也都要比以前活跃很多，这让余女士慢慢开始喜欢上了锻炼。之前的身体不适都一扫而光。

仙人掌酒的配方如下：仙人掌150克，白酒1000克。制作时，先将仙人掌去皮和刺，然后洗净，切为小块，放入白酒中，将白酒密封浸泡仙人掌1周后便可以饮用了。饮用时每日2次，每次30～50毫升。其功效为化痰降脂。

高血脂忌口多，柴胡降脂效果好

老年人由于机体的老化及不良环境和生活方式的影响，不少慢性病如高血压、高血脂、高血糖、冠心病等也在不断增加已是不争的事实。生活中，许多人 常对高血压、糖尿病、冠心病等比较重视能及时就医，而对血脂异常却认为小事一桩无关痛痒。其实这是认识上的误区。

高血脂虽然不似高血压、冠心病、糖尿病那么惹人注目麻烦多多，但它是很多疾病的危险因素之一，尤其与冠心病、心肌梗死、脑卒中等有密切的联系，是引起老年人心脑血管硬化的主要因素。故对高血脂不能等闲视之，而要及早防治。而在防治高血脂的种种方剂中，食疗方以其温和有效、简单易行的优势占据了高血脂治疗的首位。

王某是一个具有特殊体质的人，同时也是一个比较贪嘴的老人。脂肪胆固醇很容易在血管中沉积，影响血液流通。因此，他总是对于自己的心脑血管健康提心吊胆。医生告诉他不可以摄入任何脂肪和胆固醇。很多年来，他严格遵守医生的告诫，非常注意每天的食物。他的饮食里，不再有肉、乳酪、牛奶，以及含有脂肪胆固醇的植物干果。偶然他想吃几样炒菜，也只敢放少量的最健康的橄榄油。不过，他整个人精神抖擞，身体也比较结实。所以说，要获得健康并不难，关键在于坚持，在于你追求目标的决心。尤其是对食欲较好的老人而言，调控饮食就是调控血脂的第一步，也是最重要的环节。王某在调控自己的饮食同时，还有侧重地选择降脂药膳，这也是他后来病情得到好转的关键。他选择的药膳是柴胡疏肝粥。

这款药粥的具体制作方法是：先购买和准备柴胡、白芍、香附子、枳壳、川芎、甘草、麦芽各10克，粳米100克，白糖适量。然后将上七味药煎取浓汁，去渣，粳米淘净与药汁同煮成粥，加入白糖稍煮即可。按照这样的做法，坚持每日2次，温热服，就能达到疏肝解郁、理气宽中的功效，有效防止血脂升高。

这其中的药理作用是：有用部分为柴胡的根或全草，味苦，性微寒，入肝肾二经。主要含柴胡酮、植物甾醇、脂肪酸。柴胡皂苷具疏气、解郁、散火之功效，能降血脂。

海带漂漂入菜肴，降脂利尿效果好

高脂血症和高血压一样，在前期几乎是没有什么症状，很多人得了病后自己根本

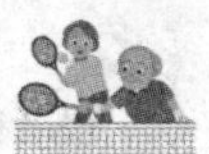

就不知道。他们总是感觉身体就跟以前一样，没有什么太多的不舒服。那么高脂血症有没有什么前期征兆呢，人们总不能时刻惦记着要去医院做化验检查吧？人体脂质代谢异常，血中脂质成分或脂蛋白含量超过正常标准时就称为高脂血症。

高血脂前期一般会出现以下几点症状：①常出现头昏脑涨或与人讲话间隙容易睡着。早晨起床后感觉头脑不清醒，早餐后可改善，午后极易犯困，但夜晚很清醒。②睑黄疣是中老年妇女血脂增高的信号，主要表现在眼睑上出现淡黄色的小皮疹，刚开始时为米粒大小，略高出皮肤，严重时布满整个眼睑。③腿肚经常抽筋，并常感到刺痛，这是胆固醇积聚在腿部肌肉中的表现。④短时间内在面部、手部出现较多黑斑（斑块较老年斑略大，颜色较深）。⑤记忆力及反应力明显减退。⑥看东西一阵阵模糊，这是血液变黏稠，流速减慢，使视神经或视网膜暂时性缺血缺氧所致。

一旦平时生活中出现上面所述不适时，就要警惕。很可能就是得高脂血症的前期征兆。这个时候要赶紧采取措施，该锻炼的锻炼，该食疗的食疗。

赵先生今年53岁，经常被朋友叫出去吃吃喝喝，缺乏锻炼，身体肥胖，特别是那个大肚子，他自己开玩笑说自己是怀胎8个月了。前一段时间因他们所里的事情稍微多了点，赵先生就感觉自己身体吃不消了。每天头昏脑涨不说，还总是犯困，精神极度不好。可是这段时间单位事多，也没办法请假，于是只能撑着。之后赶紧去医院做检查，结果是高血脂/高血压。其实这些结果对赵先生来讲都是预料之中的事，他早就做好了心理准备，可是当化验结果放在他面前的时候心里还是忍不住地紧张，和朋友出去吃饭看到带肉的都是想吃不敢吃。偶尔有一次他在报纸上看到一个食疗汤，上面介绍说有很好的降脂作用，赵先生回去后便让妻子给他天天做。经过一两月后，赵先生明显地感觉身体比以前舒服多了，头脑也感觉清醒很多了。朋友们见到他都问他这段时间到什么地方养生去了，气色好了很多啊。于是赵先生把他坚持喝了一两月的南瓜海带减脂汤介绍给了朋友。

南瓜海带减脂汤具体做法：需要准备干海带半条，南瓜约750克，瘦肉200克，盐适量。具体做法：先将海带洗干净，泡水至软后，切成2寸长的小段；南瓜去皮、籽后洗净，切小块；瘦肉洗净备用。将三项材料一起放入汤锅中，加水1500毫升，先用大火煲煮滚后，改中小火煲煮1.5小时后加盐调味即可。

经研究表明，海带中含有岩藻多糖，是极好的食物纤维，糖尿病患者食用后，能延长胃排空和食物通过小肠的时间。这样一来，即使在胰岛素分泌量减少的情况下，血糖含量也不会上升，从而达到治疗糖尿病的目的。海带中所含的昆布素，是一种特殊的氮基酸，它具有降低血压的功效，可预防高血压和脑出血。海带中所含有的藻胶酸和海带氨酸有降血清胆固醇的作用；海带还含有有机碘，摄入人体后，能促进胰岛素及肾上腺素激素的分泌，提高人体脂蛋白醋酶的活性，促进葡萄糖和脂肪酸在肝脏、脂肪、肌肉组织的代谢和利用，从而有效发挥其降血糖、降血脂的作用。对肥胖型糖尿病患者来说，经常食用海带，既可减少饥饿感，又能从中获取多种氮基酸和无机盐，是很理想的饱腹食物。

此外，高脂血症的患者还应当在饮食上注意以下几点内容：奶油、奶酪、蛋糕、蛋黄、海鲜类等含有食物胆固醇量较高的，要少吃或不吃。少吃甜食、少喝饮料，避免糖分在体内转换成中性脂肪。减少食用油脂，减少猪皮、鸡皮、鱼皮、肥肉等的摄取。鱼肉含有丰富的不饱和脂肪酸，可以降低坏的胆固醇和中性脂肪浓度，因此在平时的饮食中，可用鱼类替代其他肉类。

老年高血脂患者切忌暴饮暴食，一则避免过于肥胖，二则食入过多，脘腹胀满，也会压迫心脏，造成心气遏阻。饮食调理方面要少盐少油，尽量保持大便通畅，以避免病情日渐严重。

食粥降血脂，荠菜荸荠马兰头

现在，人们对于健康知识的需求已经到了狂热的地步，这本是好事，但同时也说明了我们对于“什么才是真正的健康”，“健康与身体的关系”也越来越迷茫。要保证身体健康，首先要从平时的生活习惯上看：坚持锻炼，坚持正确的饮食；要有良好的心态等，这些都很重要。那么，什么才是营养、正确的饮食呢？

简单总结为一下“六”宜：宜早，人体经一夜睡眠，肠胃空虚，清晨进些饮食，精神才能振作，故早餐宜早；宜缓，吃饭细嚼慢咽有利于消化，狼吞虎咽，会增加胃的负担；宜少，人体需要的营养虽然来自饮食，但饮食过量也会损伤胃肠等消化器官；宜淡，饮食五味不可偏食，多吃淡味，于健康大有好处；宜暖，胃喜暖而恶寒。饮食宜温，生冷宜少，这有利于胃对食物的消化与吸收；宜软，坚硬之物，最难消化，而半熟之肉，更能伤胃，尤其是胃弱年高之人，极易因此患病。

正确的饮食是健康的保证，可在社会当中，越来越多的脂肪肝、高血压、心脑血管等疾病的泛滥却暴露了现代人对科学饮食的无知。科学饮食并不是吃的肉越多越好，也不是平时吃得越补越好，就像很多广告里说的那样，需要营养均衡才对。那么如何才能从日常饮食中达到营养均衡，怎样吃才能远离高血脂的困扰呢？对于高血脂来说，有时候食疗比药疗更有效果。这点已经得到很多人的证实。

河南省安阳市某搬家公司的会计张女士，对待工作勤勤恳恳，在自己的岗位上一干就是28年。50岁之前，张女士的身体都很硬朗，虽然偶尔会有点小毛病，但大多不用吃药，只需两三天就可以熬过去。在张女士50岁那年，一次体检中她发现自己得了高血脂。虽然平时暂时还没有什么症状出现，但是也让她心里紧张了一阵子。随后张女士想开点药，医生却说暂时还不需要药物治疗，只让她平时注意下自己的饮食习惯。可是到底要怎么样才能控制血脂呢？

后来，张女士听取了一位朋友的意见，采用荠菜荸荠马兰头粥食疗来辅助治疗，虽然一开始见效并不快，但是在张女士坚持了小半年之后，血脂逐渐回到正常值范围内。这让张女士感到很高兴，没想到一分药钱不花，就这样吃着吃着就把病给吃好了。其实对于高脂血症来说，有不少食疗方都对高血脂患者有益，不但能够加强营养，同时还能帮助控制血脂，张女士这里所选用的荠菜荸荠马兰头粥就是其中一款。

荠菜荸荠马兰头粥的制作方法比较简单，成本也很便宜；首先需要准备以下原料：荠菜200克，荸荠、马兰头各100克，粳米60克，盐、味精、麻油各适量。具体的烹饪方法是：先将荠菜、马兰头洗净切碎，荸荠也去皮洗净切碎，放在一旁待用。再将粳米淘洗后煮粥，用小火慢慢熬。等到粥快要熬成时，将切好的荠菜、荸荠、马兰头一起加入其中，按照各人的口味加入调味料直至煮沸煮熟即可。此粥具有清热解毒、去脂降压的功效，适用于肝火上炎型高血脂患者食用。

民间有着“三月三，荠菜胜灵丹”的顺口溜。现代医学研究表明，荠菜含有各种人体所需的微量元素和多种维生素成分，其中很多成分比胡萝卜、大白菜、菜豆还要高。荠菜每百克含水分85.1克，蛋白质5.3克，脂肪0.4克，碳水化合物6克，钙420毫克，磷73毫克，铁6.3毫克，胡萝卜素3.2毫克，维生素$B_1$0.14毫克，烟酸0.7毫克，维生素C55毫克，还含有黄酮甙、胆碱、乙酰胆碱等。荠菜含丰富的维生素C和胡萝卜素，有助于增强机体免疫功能。还能降低血压、健胃消食，治疗胃痉挛、胃溃疡、痢疾、肠炎等病。

关于荸荠，荸荠皮色紫黑，肉质洁白，味甜多汁，清脆可口，自古有“地下雪梨”之美誉，北方人视之为江南人参。荸荠既可作为水果，又可算作蔬菜，是大众喜爱的时令佳品。传统医学认为，荸荠性寒味甘，能清热止渴，利湿化痰，降血压，其中所含有的磷是所有根茎类蔬菜中最高的，它能很好地促进人体生长发育和维持生理功能，对牙齿骨骼的发育有很大好处，同时又可促进体内的糖、脂肪、蛋白质三大物质的代谢，调节酸碱平衡。荸荠多津，可治疗热病津伤口渴之症，还对糖尿病尿多者有一定的辅助治疗作用。

马兰头嫩茎叶含水分、钙、磷、铁、胡萝卜素、钾、B族维生素、烟酸等，中医认为马兰头性味辛凉、微寒，归肝、胃、肺经；有清热解毒、凉血止血、利湿消肿之功效。

由此食疗方中我们不难体会到高血脂患者食疗的饮食原则：高脂血症患者的饮食配方要科学合理，食量应控制，才能有效地将体重控制在正常范围内，防止肥胖；高脂血症患者的饮食宜清淡，可以素食为主，并配以适量的荤食；并且高脂血症患者宜用素油，如豆油、菜油、芝麻油、玉米油，忌用荤油，如猪油、牛油、鸡油、鸭油等；最后高脂血症患者忌暴饮暴食及肥腻甘厚的食物；高脂血症患者应在饮食中经常补充膳食纤维的摄入量。

醋泡花生米做零食，辅助降血脂

可以治疗高脂血症的食疗偏方有很多种，有很多都是粥类或者汤类，这类的食疗配方对一些经常需要出差或应酬的人来讲比较难以坚持每天食用。但是有一些食疗配方做出来的食物几乎是当成零食来吃的那种，不管你在什么地方，只需要事先准备好，随时备于身上便可坚持服用。这类食疗偏方其中有一味被人们称为是科学的“天仙配”。这个所谓的“天仙配”其实就是醋跟花生米的组合。醋泡花生有清热、活血的功效，对保护血管壁、阻止血栓形成有较好的作用。长期坚持食用可降低血压，软化血管，减少胆固醇的堆积，是防治心血管疾病的保健食品。

何某，现年52岁，是某地方劳动局干部。因为平时的应酬比较多，再加上不规律的作息时间，让他在单位组织的体检中，连续两年均被检查出患有高脂血症。自从知道了自己有高脂血症后，他看过很多次医生，也用过很多种药物，但疗效甚微，为此他很苦恼。在平时的饮食方面，他也了解过不少食疗配方，只是平时工作时间并没有固定，加上应酬多，所以并不能很好地坚持下来。一次偶然的机会，他从保健手册中看到“醋泡花生米治疗高血压和血栓”的偏方，仔细看了他觉得这个应该不错，因为只要提早将泡好的花生米备在身上，哪怕是出去应酬了也能坚持每天吃到。于是他就让自己的太太按偏方泡好花生米，每天坚持服用。一段时间后，等单位再次组织体检的时候，他欣喜地发现自己的血脂已经在正常范围内了，血压、心率也都恢复正常了，高脂血症完全消失不见了。

醋泡花生米的做法很简单，只需要将准备好的花生米泡在适量的醋里面1周左右，便可拿出来吃了，每天早晚各吃一次，每一次约吃10颗，连吃1周为一个疗程。它可以降低血压，软化血管，减少胆固醇的堆积。要注意的是吃后一定及时漱口，否则对牙齿不利。

醋是人们常用的调味品，其药用价值也非常高。据有关医学记载：醋，味酸微苦，性温，有散瘀、止血、解毒、杀虫等功效。现代营养学发现，食用醋中含有丰富的氨基酸、乳酸、醋酸、琥珀酸等有机成分，能使食物中所含有的钙、锌、铁、磷等无机物溶解出来，从而提高食物的吸收利用率及其营养价值；醋能有效保持食物中某些维生素的有效成分，降低脂肪类物质被人体吸收后产生的不良反应，从而降低血脂，预防血管硬化，并降低血压；此外，食醋还具有解毒及促进新陈代谢的功能，有抗菌杀菌作用。

花生的营养价值比粮食类的还要高，可与鸡蛋、牛奶，肉类等一些动物性食品的营养价值相媲美。花生中含有大量的蛋白质和脂肪，特别是不饱和脂肪酸的含量很高，很适宜制造各种营养食品。因其含油量高达50%，因此花生被人们誉为“植物肉”。生食花生米易患病，因为花生长在地里时，其外壳多被病菌或寄生虫卵污染，生食时很容易受其感染而患上疾病。而花生米经火炒或油炸后，它所含有的维生素会被炒炸时的高温破坏掉，蛋白质、纤维素和新鲜花生衣也会部分碳化或全部碳化，这样其营养价值和药用价值也就很低了。所以花生米不宜火炒或油炸食用。水煮花生米既能杀菌消毒，也能完好地保存其营养成分和药用成分，而且味道鲜美，对人体益处多多。

花生含脂肪40%~50%，是大豆的2倍，比油菜籽还高。含蛋白质30%左右，相当于小麦的两倍多，是大米的3倍。而且花生易被人体吸收，消化系数在90%左右。此外，花生还含有核黄素、钙、磷、卵磷脂、胆碱、不饱和脂肪酸以及多种维生素，具有很好的滋补功效，有助于延年益寿，因此又被人们称为“长生果”。同时花生也是一味良药，适用营养不良、脾胃失调、咳嗽痰喘等症。另外，花生仁红衣（花生仁皮）能抑制纤维蛋白的溶解，促进血小板新生，加强毛细血管的收缩功能，对血小板减少、肺结核咯血和泌尿道出血等疾病患者有好处。其实，除了醋泡花生米外，醋泡黄豆也有类似的降脂作用。

醋泡黄豆的制法为：将炒熟的黄豆放入瓷瓶中，倒入食醋浸泡，黄豆与食醋的比例为1∶2，严密封口后置于阴凉通风干燥处，7天后即可食用，每次服15~20粒，每日3次，空腹嚼服。经常服用醋泡黄豆有防治高血压与降血脂、降胆固醇的作用，并可预防动脉粥样硬化。

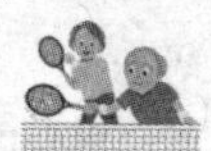

山楂两味方，妙治高血脂

高血脂引起的心血管疾病每年夺走千万人的生命，已经成为威胁人类健康的头号大敌，而且据有关专家表示，亚洲人受到高血脂引起的心血管疾病威胁尤其大。在临床上，高脂血症是指人体血浆（或血清）中的胆固醇、三酰甘油、磷脂和未脂化的脂酸等血脂成分出现增高并超过正常限度的一种血脂失调症。高脂血症出现的主要表现就是其并发症，它可以导致多种威胁人体健康的严重并发症，像动脉粥样硬化、心脏类疾病、脑子供血的问题或者肝、肾功能异常等，甚至有些患有高血脂的患者还会出现高脂血症胰腺炎。而且对于中老年人来说，高血脂是心脑血管疾病的罪魁祸首，因此，患有该疾病，一定要及早治疗，防止其并发症的发生。

在中医中，高脂血症属于“痰湿”“湿阻”“血瘀”范畴。多数中医专家认为该病的基本病理变化是本虚标实，本虚即是指是人体的肝、脾、肾器官出现气虚，而标实则是指痰浊、血瘀等症状。因此，中医中常用平肝潜阳法、祛痰化浊法、清热利湿法等来治疗高脂血症。

已经在一家钢铁厂工作近30年的职工杨某，形体肥胖。近两年来，经常会出现头脑发晕发痛、耳鸣目涩、腰膝酸软等症状，后去医院检查，被告知其血浆中的胆固醇偏高。后得到两个药方，坚持服用了数月，上述症状便消失了，再去医院复查，结果显示杨某的胆固醇已经恢复到了正常水平。下面，就来看看这两个疗效显著的药方。

药方一：山楂、鸡内金治疗高脂血疗效好。在日常生活中，山楂多被作为消食药使用，可改善消化不良、泻痢腹痛、病气疼痛、瘀血经闭等症。而在现代临床上，常将山楂作为治疗高血压、高血脂、冠心病、心绞痛的辅助药物。鸡内金指的是家鸡的砂囊内壁，是家鸡的消化器官，用来研磨食物，自古就被用作药材使用，主要用来治疗消化不良、遗精盗汗等症，效果极佳，因而其名字中得一“金”字。但其实，其和山楂一起食用，对于治疗高血脂也是很有效果的，能够有效地缓解高血脂引起的头痛、头晕、耳鸣目涩等症，而且山楂酸甘微温，鸡内金味甘，性平微寒，两者同食，一可以活血化瘀，二还可以固涩止遗，同时还具有健脾养胃的极佳功效。

药方二：山楂荷叶汤

制作该汤时要准备干荷叶、茶叶各60克，花生叶15克，生薏米、生山楂各10克以及橘皮5克。将准备好的6味材料放到一起研成细末，待服用时用沸水冲泡代茶饮即可。

这道药方主要就是用来降血脂、治疗动脉粥样硬化。其中山楂平常人们都很爱吃，其自古以来就被人们作为健胃消食、活血化瘀的良药。在《随息居饮食谱》一书中记载道山楂的功效时述：“醒脾气，消肉食，破瘀血，散结消胀，解酒化痰，除疮积，止泄痢。”而花生叶具有镇静降压的作用，对于失眠、多梦、睡眠质量不佳者，可以常饮用花生叶茶。生薏仁又叫作薏苡、薏仁、六谷米等。其在我国具有很长的栽培历史，自古就是人尽皆知的药食皆佳的粮种之一。而且基于薏米极高的营养价值，还获得了“世界禾本科植物之王”的美誉。薏米本身非常容易为身体所消化吸收，因而无论是滋补还是医疗，作用都很缓和。根据营养学家的研究显示，薏米含有多种维生素和矿物质，对于促进人体新陈代谢、养胃润肠有很好的作用，也可以将其作为病中或病愈后体弱的补益食品食用。此外，薏米还具有强肾的功能，并能清热利尿。最后一味药材橘皮，又称作陈皮，研究显示其在降低血清胆固醇方面有功效，还能帮助治疗和改善主动脉粥样硬化病变。

高血脂又与脂肪肝、糖尿病、肥胖病、冠心病、高血压等五症并称富贵病，而上述两个药方，可以让你迅速走出富贵病的饮食怪圈，使你的身体更加健康。

自制“寺院菜”，健康轻松降血脂

现在，社会上掀起了一股素食养生热潮，已经有相当多的人开始爱上了素食。素食养生也逐渐得到越来越多人的认可。这不仅因为适当食素确实对人体有益，也因为荤菜中含有太多的脂肪和胆固醇，常吃对健康不利。无论是色、味还是香，素食都可以满足你的需求，所以，当长久吃荤已经有些腻味的时候，适当调理饮食，吃点素食也未尝不是件好事。而且，对于上了年纪的老人而言，食素不宜引发心脑血管性的疾病。

文某是某小区的街道负责人，今年已经60岁高龄了，因为自身患有高血压、高血脂。所以，他自从退休之后就一直在钻研食疗养生的东西，他多次在小区的周末茶话会上向老同志们传授相关的养生知识。在最初患病的时候自己也走过不少弯路，但现在通过调养，血压、血脂都较为稳定，不再居高不下了。也许是因为病情得到了有效的控制吧，人的脾气也变好了，不再暴躁易怒，还抽时间把自己的养生经验告诉别人，儿女们都以他为骄傲。

在他向老伙伴们推荐的调养方法中，素食养生方——寺院菜是他个人十分看好的方子。当他遇到了爱吃荤的同龄人，同时又是高血脂患者时，他就会忍不住先向人介绍这个方子，至此，已经有不少人试过，效果普遍不错。

其实，中国民间早在先秦时就有素食风俗。梁武帝时，南京建业寺有一僧厨，素菜烹调技艺精湛，“一瓜可做数十肴，一菜可变数十味”。唐代湖北梅山五祖寺的煎春卷、烫青芽、烧春菇和白莲汤，制作精美，味道可口，是佛门弟子的最爱。五祖寺的春卷是采用寺院山上的野菜，配上豆腐干、豆豉汁、面筋和各种调料，外用青菜叶或油皮包好煎成的。

宋元至明清，寺院素菜已能配成品位甚高的全素席。许多菜肴，以荤托素，如素鸡、素鸭、素鱼、素火腿等，不但与荤菜形似，而且味道也略有一点相近。寺院斋厨可以用白萝卜或茄子加发面等原料制成“猪肉”，可以用豆制品、山药泥烹制出“油炸鱼”，可以用绿豆粉掺水仿制成“鸽蛋”，用胡萝卜加土豆仿制成“蟹粉”，厨师的巧思和手艺满足了人们饮食情趣上的需要。

寺院素菜中的一道名菜“罗汉斋”，是用十八种原料做成的，寓意对佛教十八罗汉的虔敬。上海玉佛寺的罗汉斋是用花菇、口蘑、香菇、鲜蘑菇、草菇、发菜、银杏、素鸡、素肠、土豆、胡萝卜、川竹笋、冬笋、竹笋尖、油面筋、黑木耳、金针菜加调料做成的，外形丰肥，口味清鲜，可以与鸡鸭鱼肉之味相媲美。此外，扬州大明寺的“笋炒鳝丝”（主料香菇）、重庆慈云寺的“回锅腊肉”（主料面筋）等均属素斋中的名菜，

其形、色、味和质感都可乱真。

现在，已经有更多的佛教寺院开设面向俗众的素餐菜馆，精美的素菜正在得到越来越多人的喜爱。佛家素食主张中的一些观念，也在不断地融入现代人的生活理念之中。从种种迹象可以看出，受佛家素食主张的影响，新的素食主义正在世界范围内兴起。

血脂过高烦恼多，多喝红薯汤

高脂血症是由于脂肪代谢或运转异常使血浆一种或多种脂肪高于正常值产生的疾病。随着生活质量的提高，高脂肪、高胆固醇饮食的增多，加上运动量减少，血中过多的脂质不能被代谢或消耗，从而导致高脂血症，其症状主要表现为头痛眩晕、胸闷气短、急躁易怒、精神不振、肢体麻木、倦怠乏力、少气懒言等。

高脂血症是动脉粥样硬化产生的原因之一，而全身的重要器官都要依靠动脉供血供氧，所以一旦动脉被粥样斑块堵塞，就会产生连锁反应，导致众多相关疾病。为了避免发生不良连锁反应，我们必须从知道此病开始就加以预防，一旦发现及时治疗。

张某是某棉纺厂的退休职工，今年56岁，患高血脂已经3年多，一开始的时候不怎么当回事，后来她发现自己经常感到浑身没劲儿，有时候还会无故的憋闷。这才引起了她的注意，开始治疗和调理。在她尝试的诸多治疗方法中，饮食调养效果最好。她找到学营养学出身的姐姐支招，为她量身定做了一系列的调理食疗方。其中她个人认为受益最大的就是红薯汤。看起来平凡无奇的红薯汤，其实对高血脂患者有着极好的养生效果。

红薯汤的详细制作方法是：玉竹3克，炙甘草2克，桂圆肉5克，红薯50克。红薯不要去皮，洗净，切块，用500毫升的水加其他配方药材一起煮沸后，再用小火炖煮2分钟即可。经常食用此汤，可缓解脂肪肝引起的不适症状。

红薯对人体器官有特殊的保护作用，可抑制胆固醇的沉积，保持血管弹性，防止肝肾中的结缔组织萎缩，防止胶原病的发生。它还是一种理想的减肥食品，因其富含膳食纤维，而具有阻止糖分转化为脂肪的特殊功能。

对血脂过高的人而言，多喝点红薯汤对稳定病情很有好处，提倡高蛋白质、高维生素、低糖、低脂肪饮食。不吃或少吃动物性脂肪、甜食（包括含糖饮料），多吃蔬菜、水果和富含纤维素的食物，以及高蛋白质的瘦肉、河鱼、豆制品等，不吃零食，睡前不加餐。

洋葱降脂，效果看得见

高血脂因为过于普遍而常常被人所忽略。这也是诸多慢性病最为可怕的地方。而降血脂并非像有的宣传那样，如乘下行电梯那样轻而易举。患者首先一定要了解什么是高血脂；其次要将生活科学化，在医护人员的指导下，按比例吃饭、运动，将规律保持一段时间后，再测量血脂。这样的数据才更客观。最后，要在正规医院的医生指导下服药，科学的生活方式依旧不可变动。当然，如果患者有足够丰富的养生知识，善于利用生活中的宝贝来为自己服务的话，病痛减轻并不是什么难事。

张某是某陶瓷厂的老员工了，退休后一直在家待着，早晚遛弯，偶尔还会去老年大学听课学习书法绘画。本来很惬意的生活被查出的高脂血症打乱了。遛弯的时候会感觉浑身乏力，精神头儿大不如前，而且，在室内休息的时候，偶尔会感觉胸闷、气短，虽然这样的经历并不是天天都有，但是也出现过不少次了。在老伴的陪同下，他去医院做了身体检查，知道是高血脂。本以为是大病的他长出了一口气，这个神情被医生敏感地捕捉到，医生提醒他："大爷，这虽然是慢性病，但也不是什么小毛病，如果不多加留心，置之不理的话，很容易引发大病的。"张某开始学习高血脂的相关知识，他接受了医生的建议先从食疗开始，当他看到推荐的食疗方的时候还是小小的吃惊了一下：洋葱？！他怀着半信半疑的心情开始尝试。没想到，效果却不错，虽然见效的周期稍长，但是每周两次，坚持了3个月之后，血脂稳定。相关不适症状均有减轻。

这个洋葱食疗方就是麻辣葱片。只需要准备洋葱500克，盐、味精、辣椒油、花椒末、麻油各适量。将洋葱剥去外皮，洗净后切成片状，放在沸水中焯一下捞出，控净水放凉备用。另碗中加入食盐、味精、辣椒油、花椒末各适量，搅匀放入焯好的葱片混匀，再淋入适量麻油即成。此食疗方适用于各种类型高脂血症，对高脂血症伴发高血压、糖尿病患者尤为适用。

洋葱成菜，既可单独烹调，又可作为调味底料，是深受人们喜爱的一种大众蔬菜。不仅如此，洋葱还具有保健价值，研究发现，多吃洋葱有利于降脂。20世纪70年代初有则趣闻：一位法国人将吃剩的洋葱给患有凝血病的一匹马吃了，不久发现马的凝血块消失，病也痊愈了。这一意外的疗效引起了医学家们的重视，后经药理研究证实，洋葱中含有一种洋葱精油，可降低高血脂患者的胆固醇，提高高血脂患者体内纤溶酶的活性，对改善动脉粥样硬化很有益处。

美国的科学家还发现，洋葱中含有前列腺素A，能降低人体外周血管阻力，降低血压，并使血压稳定，对血管有软化作用，具有舒张血管的功能。洋葱还含有较多的谷胱氨酸，这是一种抗衰老物质，能推迟细胞的衰老，这些都有益于老年人，久食使人延年益寿。洋葱性平味甘，有清热化痰、解毒杀虫、和胃下气的功效。

方法得当，散步也能降血脂

西方有句名言："腾不出时间运动的人，早晚会被迫腾出时间生病。"运动、阳光、空气与水，是生命的四大基石。运动可以使身体的心肺、血液、消化、内分泌系统得到锻炼，对外界反应更加敏捷，同时使全身肌肉、骨骼强壮，还能陶冶情操，让人有回归自然的感觉。

王某，60岁，因为出生于军人世家，自身又热爱运动，所以，晨练是他一直坚持的事。在一次晨练过程中，他结识了一名患有高血脂的老人。后来经常一起结伴锻炼。为了帮助这个老人，老王特意请教了养生专家，选择了散步疗法来帮助老人锻炼治疗，同时自己也不间断晨练。在他们两人的不断努力下，老人的病情得到了改善。这种散步降脂的运动处方也逐步在朋友中推广。因为简单易行又几乎没有不良反应，所以流传速度很快。

具体说来，这个散步疗法有三个基本内容：三个三、一个五、一个七。

三个三：每天应至少步行3千米。可以将一天的运动量分成3次进行，每次30分钟，根据个人的身体情况每次走10分钟、1千米。

一个五：每周至少运动5天以上。

一个七：如果步行不能达到上述要求，只要达到七成就可以防病健体。

对高脂血症患者来说，步行运动最易进行，节奏、时间最灵活且好掌握，不良反应小，不需要特殊设备和环境条件。一般来说，只要有路，腿脚行动自如且无严重器质性疾病者皆可做到。

世界卫生组织（WHO）也提出：最好的运动是步行。这是因为人是直立行走的，人类的生理与解剖结构最适合步行。有关专家研究证明，适当有效的步行可以明显降低血脂，预防动脉粥样硬化，防止冠心病发生。步行对于高脂血症者来说，不仅能强身健体，更可以治疗疾病。但步行要达到防治高血脂的目的，还要掌握科学要领，即做好坚持、有序、适度三点。

现将散步及医疗步行锻炼的要点、注意事项分述如下：

散步适用于中度以上的高脂血症患者及其并发肥胖症、高血压病、冠心病、糖尿病、溃疡病的老年患者。锻炼要点：每次散步宜持续30分钟左右。散步速度以每分钟60～100步为宜。散步时，呼吸要平稳。依据年龄大小确定运动次数，以免运动过度，得不偿失。

散步的注意事项：

由于散步是种速度缓慢、全身放松的步行，是一种全身性有氧运动，因而须选择空气清新、道路平坦、有阳光、有树木的场所，避开雾天。

年老体弱者须结伴而行。

高脂血症伴严重心肺功能不全以及伴高血压病且其舒张压大于14.6kPa（110毫米汞柱）时，不能外出散步。

泡泡温泉，血脂下来健康多

人体的血脂主要包括三酰甘油、胆固醇、各类磷脂以及游离脂肪酸。当血脂在正常范围内时，对于人体健康是非常有利的。像正常范围内的胆固醇是保护生命健康的守护神，具有形成胆酸、构成细胞膜等重要功效；而三酰甘油也被称作三酰甘油，是人体所需能量的重要来源，还有保护人体避免高温、高寒的作用。但是当这些血脂类物质的含量一旦超过正常水平，引起高脂血症，很容易就会引发动脉粥样硬化、冠心病、糖尿病、高血压、脑血管等急症，从而给人体的生命健康带来巨大的威胁。而引起高血脂的原因也是多种多样的。一些高血脂患者主要是因为遗传因素所导致的。经研究显示，遗传可以通过多种机制引起高血脂。而且高血脂多是因为基因缺陷使得细胞表面蛋白质缺陷或某些酶缺陷而导致。还有些患者则是因为日常生活中没有合理饮食，经临床数据显示，医院中有很大一部分病人患有高血脂都是与其饮食密切相关的。此外，某些疾病，像糖尿病、高脂蛋白血症、肥胖症也是导致高脂血症的罪魁祸首。

现年60岁的老周，两年前检查出患有高脂血症，由于患病，经常头晕、头痛，而且因为年纪大了，家里人都非常担心高血脂会引发心脑血管疾病，到时再治疗就难了。为此，多方打听良医妙药，后经一位中医告知，经常泡温泉能助降血脂。为此，家里人一直坚持让老周每日泡一次温泉，1个月后，再去检查，没想到血脂真的恢复到了正常水平。家里人在长舒一口气的时候，纷纷感到泡温泉确实是一个不错的降低血脂的方法。

通常讲的温泉疗法就是利用温泉水内服外用，从而达到防治疾病效果的一种方法。该方法自远古以来就被用于防治疾病上。而且经现代科学研究显示，温泉水的确是具有医疗价值的。因为温泉水含有一定量的无机盐，或含有某种气体，或水温较高，或者上述特性兼而有之，这对于控制和预防人体的多种疾病都具有一定的保健治疗功效。而且温泉水是因为地壳深处的地下水受地热作用而形成，因而含有大量的偏酸、溴、铜、锶等有益于人体健康的矿物质元素，这些矿物质元素与高水温一起，能使温泉水在治疗肥胖症、神经系统疾病、早期轻度心血管系统疾病、消化系统疾病、风湿、关节炎、痛风、皮肤病等多种疾病方面起到一定功效，同时还有舒筋活络、强身健体、润肤养颜、安神定气、延缓衰老等多种保健作用。

从其作用上看，温泉水还可以分为特异性和非特异性两方面的作用。非特异性主要指的是温泉水温、水压等对人体产生的物理作用。举例来说，当泉水的温度达到25摄氏度或以上的时候，就可以起到扩张毛细血管，促进人体血液循环的作用，而其高盐所带来的高浮力则能起到收敛、按摩、消肿的功效。特异性则主要指的是泉水所含的无机盐的化学作用。大多数的温泉水都含有锌、铂、碘、锰、铅、铁、硫酸盐、硫、氟、硼等有益人体的元素，因而能够防病治病。

对于治疗高血脂、高血压来说，疗效最好的泉水当属氢泉和氯化钠泉。高血脂患者在进行氢泉浴时，最适宜的水温是34～37℃，有条件的最好每日洗一次温泉浴，每次持续10～20分钟，坚持15～20次为一个疗程。在洗浴过程中，为了能让氢与皮肤更大范围地接触，可以让泉水不断流动，要做到这一点，患者可以自己用手慢慢划动周围的池水，划水时要缓不宜剧烈，以免造成氢气逸散，导致泉水的治疗功效大打折扣。

温泉水对人体的保养是非常有效的。但要防止高血脂，平时的饮食也非常关键。对于高血脂患者来说，要多饮水，以此来冲淡血液，降低血液的黏稠程度，起到促进体内血液循环顺畅的功效。还应该多吃新鲜蔬菜与水果。这类食品除了本身就含有大量水分外，还含有丰富的维生素C及粗纤维。其中维生素C能帮助降血脂，而粗纤维可以抑制肠道对胆固醇的吸收。多吃大豆食品也是非常有好处的，大豆中含有的最有益成分就是其丰富的卵磷脂，这类脂类可以透过血管壁为人体所吸收利用，从而降低血液中的胆固醇，改善血液的黏稠度，能有效防治高脂血症。此外，高血脂患者的饮食宜以清淡为主，少食高盐、高糖的食物。

总之，对于高血脂患者来说，常泡泡温泉，不但能帮助降低血脂，而且还能舒缓身心，再加上平时的饮食调养，高血脂便再也不用愁了。

黑芝麻方控血脂，口碑效果都不错

经医学研究发现，不良的饮食、生活习惯，诸如吸烟、酗酒、缺乏运动等，均会对

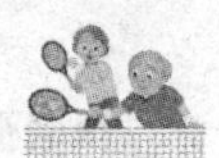

你的血脂水平有严重的影响。此外，一些个人因素，如年龄、职业、性别、心理因素等也都会对血脂产生或多或少的影响。因为饮食习惯不良，长期吃不对东西而生病的例子也比比皆是。

张女士是某报社总务处的老干部，今年55岁。因为早年丧偶，自己又不是很会做饭，所以经常是瞎凑合，尤其是孩子们各自成家之后，她自己一个人的时间越来越多了，孤独感也加深，没有给自己做饭的心情。时间一长，肠胃功能紊乱、高血压、高血脂等病就接二连三地找上了她。张女士一下就陷入了情绪和身体的低潮期。后来在朋友的关心下，开始学习用食疗的方法来稳定病情。其中，芝麻的降脂功效得到了张女士的认可，并推荐给不少朋友。

这里就为大家介绍两款以黑芝麻为主要材料的食疗方：

先来看黑芝麻桑椹糊。此方需要先准备黑芝麻、桑椹各60克，白糖10克，大米30克。然后将黑芝麻、桑椹、大米分别洗净后，同放入罐中捣烂。砂锅内放清水3碗，煮沸后加入白糖，待糖溶化和水再沸后徐徐放入捣烂的三味药物，煮成糊状服食。香甜可口，除病益身。此方有滋阴清热，有降低血脂之良效，对症治疗高脂血症。

其次是芝麻青鱼。需要准备以下几种原材料：面粉50克，酱油30克，黑芝麻10克，白芝麻10克，料酒10克，姜末5克，取鱼肉段4块，植物油适量。首先，先将鱼段洗净，沥去水分，用姜末、料酒、酱油浸泡10～15分钟，裹上面粉，一面撒上黑芝麻，另一面撒上白芝麻，用手压实以免脱落。待油锅烧热，将鱼段滑入锅内，炸至金黄色，沥油盛盘。进食时，可加些蔬菜。

除了正规治疗及妙用偏方之外，还要注意日常的饮食控制。高血脂患者必须要严格控制能量的摄入，每人每天的能量摄入要控制在29千卡/千克体重之内，折合主食每天不宜超过300克。

由此可见，调控饮食，选择对症的食疗方是老年高血脂患者必须要学习的功课。换句话说，饮食治疗是高脂血症治疗的基础，无论患者是否决定采取药物治疗，在此之前都必须接受饮食疗法。饮食治疗无效时，或病人无法忍受时，医生才会建议患者选择药物疗法。即使是使用了药物疗法，在降脂药物使用期间也应注意饮食控制以增加药物的疗效。

指压法降血脂，最安全无忧的治疗方

高脂血症、肥胖症是血脉中的病症，高脂血症为血中之痰浊。痰浊之血为污秽之血，其临床表现为血脉不畅、气滞血病，痰阻脉络等经络气血运行失常。通过大量的临床和实验观察，运用指压、针刺等刺激人体体表一定穴位，发挥相应经络的作用，可促使血脉流畅、血脂降低。随着肥胖症、高脂血症患者的增多，人们对其治疗的需求也日渐增加。国内有关研究表明，指压、针刺治疗肥胖症、高脂血症具有安全、无毒不良反应、疗效显著且持久等优点，它符合国际上对减肥方法的要求，即不产生厌食、腹泻、体力下降等不良反应，是值得推广的治疗肥胖症、高脂血症的好方法。

刘某，56岁，7年前被诊断为高血脂，为图省事，开始自行服用降脂药物，两个月后发现皮肤上出现大块皮疹，就去医院进行相应检查，检查结果是服用降脂药物的不良反应，医生建议他立即停药。3个月后，刘某感到整天乏力，精神不振，还伴有头痛头晕的症状，在医生的指导下，刘某到专业的医疗按摩中心接受了为期2周的指压疗法治疗。也许，现在还有很多人不了解指压疗法，其实，这是以指“压”为基础，并延伸有扪压法、捏压法、揉压法等多种操作方法的物理治疗方式，虽然已经在少数地区推广，但因为适用病症范围所限而未能被广大患者了解、认知。刘某所接受的2周治疗是组合型治疗方案，是将指压疗法中的扪压法、捏压法、揉压法三种合而为一的成系列的治疗方法。

下面就让我们一起走近指压降脂法，来了解其中的保健奥秘吧。

扪压法。扪压法是指用手指指端在选穴上较重按压的一种方法。扪压法可用单指（一般是用拇指或中指的指端在穴位上进行扪压）来操作，称为单指扪压法；用双指（即双手的单指并用）来操作，称为双指扪压法。单指扪压法常用于腹、背部及四肢部穴位，如中院、合谷、足三里等穴；双指扪压法常用于头面颈项、腹部、背部穴位，如风池、阳白、太阳、四白、天枢及背俞穴等。扪按时，指端紧紧按压皮肤及皮下组织，通过指端将扪按时产生的作用力深入穿透达到穴位深处，使患者产生酸、麻、重、胀、热、痛等感觉。

捏压法。捏压法是指用两个手指对称用力捏压穴位的一种操作方法。它具有活血化瘀、通络导滞、行气止痛、调整脏腑等功能。捏压法多用于四肢部穴位，如曲池、合谷、外关、内关、太溪、太冲等穴。

揉压法。揉压法是指用手指的末端在穴位上做环形揉按的一种操作方法。揉压操作时，指端压在穴位的中心点上，且以穴位中心为圆心做环形揉转。医者手指的末端不可离开被压穴位的皮肤。手指犹如“吸附”在穴位上，连同皮肤及皮下组织做小范围转动。揉压法中，以揉转一圈为一次，揉按频率可快可慢，一般以每分钟60次为宜，每次揉按2～3分钟。这里需要注意的是：由于病情的不同，揉按的频率及每次揉按的时间均有所不同。

第七章
冠心病偏方，老人健康从“关心”开始

十指连心，勤做手指操辅助治疗冠心病

心脏是人体最重要的器官之一，它就像一个时时刻刻都在工作的泵，将携带新鲜氧气和营养物质的血液送到人体各个部位，从而为人体各组织细胞新陈代谢提供必要的营养物质。而心脏自身要获得氧气和营养还需要分布在其主动脉根部的两条动脉来帮忙，这两条动脉就是人们所熟知的冠状动脉。当人体发生脂质代谢紊乱时，血液中的脂质就会在原本光滑的动脉内膜上沉积下来，以至于在动脉内膜内形成一些类似粥样的脂类物质堆积，这就是人们所称的动脉粥样硬化病变。而冠心病就是当这些粥样的脂类物质堆积渐渐增多时造成动脉腔变窄，血流不顺畅，从而导致的心脏缺血，产生心绞痛。

在所有的致病因素中，以下几类尤其容易导致冠心病的发生：首先便是年龄因素。冠心病本身就是威胁中老年人身体健康的一大疾病之一，其发病与年龄有密切的关系，据统计资料显示，当年龄超过40岁以后发病，患病率会在每增加10岁的时候增高1倍；其次是性别因素，冠心病尤其爱找上男性。而女性患病比例则比男性少了一半有余；再次是遗传因素，如果家族中有过患有冠心病的病人，尤其容易患上此病，这主要是因为遗传因素会造成一定的基因缺陷，从而引发高脂血、内膜损伤、肥胖、高血压等症，这些病症都有可能导致动脉粥样硬化，引发冠心病；还有就是肥胖。临床上冠心病的发病群体多见于肥胖者；最后，吸烟也是冠心病的致病因素之一。现代医学已经公认吸烟对心血管健康会产生极大的危害，并且其危害程度仅次于高脂血症与高血压，是冠心病的第三大治病因素。

郭先生曾经在某机械厂工作，现已退休，早在其还是十几岁大的孩子时，便检查出心律不齐、早搏等症，当时家里人都很担心这个病，在后来的漫长治疗中，又被某医院确诊患有冠心病。郭先生的一个老朋友告诉他说，经常做手指操可以治疗冠心病。郭先生听后，便尝试着做了起来。做了一个阶段的手指操后，郭先生明显感到冠心病的病情得到缓解。又经过了1年，冠心病便再也没有犯过了。现在郭先生已经53岁了，冠心病好了，心跳恢复了正常，心慌、心悸的症状也都消失不见了。

下面，就和大家一起分享一下手指操的具体做法：

练习者在每日早晨起床前和晚饭后1小时平躺于床上，全身放松，同时将两只手的手指用力伸直，双手分别从拇指开始，按着拇指、食指、中指、无名指、小指的顺序依次用力弯曲，共做10次；再用左手拇指，从右手手心开始顺着手指指骨向上搓到每个手的指尖，接着用右手拇指同样从左手手心开始顺着每只手指的指骨向上搓到手指尖；然后用自己的右手掌贴合在左手手心、手背处用力搓，再换用左手掌用力搓右手手心、手背；最后一步则是用右手的大拇指和食指掐左手各手指的根部，次数越多越好。

此外，通过适当的练习手指运动，还能起到缓解心绞痛的作用。

具体做法是：用一只手的拇指指甲掐另一只手中指的指甲根部，直到明显感到压痛时，再放开，双手轮换着互掐2～3次，坚持一段时间可以使心绞痛的症状明显缓解。

事实上，指压疗法在我国很有渊源，自古以来就是传统医学中的一种操作简单、疗效明显的自我治疗法或说是相互救治的民间疗法。而且，经过一代代人的验证，指压疗法对于治疗常见的病症，往往可以起到意想不到的效果。尤其是对于冠心病，也就是常说的冠状动脉粥样硬化性心脏病有疗效。冠状动脉粥样硬化导致血管腔阻塞，引起心肌缺血缺氧造成的心脏病与冠状动脉功能性改变（痉挛）一起，统称为冠状动脉心脏病，也被叫做缺血性心脏病。而在中医的角度上来看，人体的手部位集中了许多关系人体健康的重要穴位，这些穴位会与人体的各脏腑相连，因而给予这些经络穴位适当的刺激，就可以帮助人体保持健康活力的状态。

掌握一套简单易学的“健指操”，就能够锻炼手指的灵活度以及指关节的柔韧性，并进一步健康全身。

血管脆化危险多，猪肉榨菜先预防

“冠心病”是冠状动脉性心脏病的简称，是一种最常见的心脏病，是指因冠状动脉狭窄、供血不足而引起的心肌功能障碍和（或）器质性病变，故又称缺血性心肌病。常由于人体内脂质代谢不正常，导致血液中的脂质沉着在原本光滑的动脉内膜上，在动脉内膜一些类似粥样的脂类物质堆积而成白色斑块，这些斑块称为动脉粥样硬化病变。随着这些斑块渐渐增多造成动脉腔狭窄，使血流受阻，导致心脏缺血，产生心绞痛。心脏是人体的重要器官，它的作用就好比是一个永不停止工作的泵，随着心脏每次收缩将携带氧气和营养物质的血流经主动脉输送到全身，以供给各组织细胞代谢需要。而心脏本身的养分是从什么地方供给的呢？原来在主动脉的根部分出了两条动脉，负责心脏本身的血液循环，这条动脉就称为冠状动脉。

冠心病一般分为五型：隐匿型（无症状型心肌缺血）、心绞痛型、心肌梗死型、心力衰竭型和猝死型。冠心病的危害很大，症状开始表现为胸腔中央发生一种压榨性的疼痛，而后会逐渐蔓延至颈、颔、手臂、后背及胃部，常伴有眩晕、气促、出汗、寒战、恶心及昏厥等症状，严重者可能发生心绞痛，甚至心肌梗死。冠心病的危害还表现在其发病率和死亡率都很高，每一年都有很多患者因冠心病而猝死。

“古月、高秀敏、侯耀文、谢晋……”这些都是人们平时所熟悉的名字，他们曾经给我们带来了无数难忘的荧屏形象，但如今他们都已经离我们远去，随着时间的推移，慢慢走出了人们的脑海，而夺走他们生命的，就是冠心病！随着我们生活水平的提高，冠心病的发生率也在逐年提高，据统计，中国每年死于心血管疾病的人数达300万。而这些死者当中，每年心脏病死亡患者中，统计显示有48%是冠心病。冠心病，已经严重危害着人们的身体健康和人身安全。

退休干部老张，今年62岁了。前一段时间因为身体不适，胸部出现有压迫窒息感、闷胀感、剧烈的烧灼样疼痛，去医院检查后得知自己患了冠心病。老张心里是七上八下的，陪他一起来的家人也很紧张，随后医生给开了不少药。回家后一段时间里老张的病情发了几次，每次都是呼吸短促、头晕、恶心、多汗、脉搏细微，皮肤湿冷、脸色看起来灰白很吓人，但是还好都挺过来了。从这以后，老张是药不离身，但是神情很落寞，因为谁知道这病什么时候发呢，说不定什么时候睡一觉就醒不过来。有一次，老张在家没事翻看着报纸杂志，偶尔看到一篇有关冠心病的文章，里面还提到经常喝猪肉榨菜汤对缓解病情有帮助。老张看到这就像如获至宝一般的高兴，照着配方坚持喝汤。说实话，老张开始并没有感到身体喝了汤后变得好了，但是等到半年后才意识到自己的病情竟然已经很久没有发作过了。

猪肉榨菜汤具体做法如下：主要食材是瘦猪肉和榨菜。准备瘦猪肉250克，榨菜25克，将瘦猪肉切成丝，用普通制清汤法煨制清汤，肉烂后将之撕碎，加入榨菜丝煮开。酌加味精，饮汤食肉。此食疗方具有温补活血的功效，适用于脾虚聚痰，阻遏心络型冠心病的患者。

猪肉味甘，咸、性平，归脾、胃、肾经，具有补肾养血的功效。猪肉为人类提供优质蛋白质和必需的脂肪酸。猪肉可提供血红素（有机铁）和促进铁吸收的半胱氨酸，能改善缺铁性贫血。

需要注意的是，榨菜在这里应当经过过滤，不要将含盐分很高的刚刚腌制的榨菜直接放锅里，这样做非但不能起到养生的作用，还容易诱发高血压和血管硬化。

生姜药膳，防止血液凝固，补充心肌血

冠心病是由于冠状动脉粥样硬化，使心肌的血液供应发生阻碍引起的心脏病。临床上根据冠心病可以分为五型，而每一型冠心病的表现有不同形式，大家需要详细地了解冠心病的临床症状，只有了解疾病，才能更好地做出相应的处理措施。

首先，心绞痛的临床表现为阵发性的前胸压榨或疼痛感觉，主要位于胸骨后部，可反射至心前区、左肩、左上肢，常发生于劳累或情绪激动时，持续3～5分钟，很少超过10分钟，于休息或用亚硝酸脂制剂后迅速消失。

其次，心肌梗死临床表现剧烈且较持久的胸骨的疼痛、休克、发热、白细胞增多、红细胞沉降率加快、血清酶活力增高及进行性心电图变化等表现。心肌硬化表现为心脏增大、心力衰竭、心律失常以及心电图改变等。

最后，隐匿型的病人一般并没有感到过心绞痛的发生；心律失常者部分患者原有心绞痛发作，以后由于病变广泛，心肌广泛纤维化，心绞痛逐渐减少到消失，却出现心力衰竭的表现，如水肿、乏力等；猝死型是指从发病到死亡间隔很短，有很多病人猝死

时，家人都还不清楚是怎么回事。

刘大爷今年73岁了，十多年前就发现自己有冠心病了。刚发现有冠心病的时候，在很长一段时间里都是提心吊胆的，心脏病发作时的那种濒死感时刻折磨着刘大爷。后来在一熟人的推荐下坚持多吃生姜后，刘大爷的病情慢慢稳定下来。虽然现在因为年龄的因素让刘大爷身体并不是很好，但是以前那种心脏病发作时的濒死感却再也没有出现过了。下面介绍刘大爷推荐的两种与生姜有关的治疗方：

姜葱焖仔鸡的具体制作方法：先准备仔鸡100克，甜米酒30克，洋葱头25克，食油20克，生姜20克，酱油30克。然后将所有配料放入锅中以微火焖约30分钟，待汁干加香油少许食用。此方主要治疗冠心病寒凝心脉型：卒然心痛如绞、痛彻胸背、遇寒痛甚，心悸气短，手足不温，舌淡暗，苔薄白、脉紧。

葱姜螃蟹汤的具体制作方法：先准备螃蟹200克，生姜10克，葱头5个，冰糖20克。水煎后喝汤吃螃蟹，每日1次。此方主要用于治疗老年人冠心病及手足不温的等症。

口嚼生姜，可引起血压升高。姜辣素对口腔和胃黏膜有刺激作用，能促进消化液分泌，增进食欲，可使肠张力、节律和蠕动增加，有末梢性镇吐作用，有效成分为姜酮和姜烯酮的混合物。对呼吸和血管运动中枢有兴奋作用，能促进血液循环。生姜中所含的姜辣素和二苯基庚烷类化合物的结构均具有很强的抗氧化和清除自由基作用，还有抑制肿瘤作用；吃姜能抗衰老，老年人常吃生姜可除“老人斑”。营养学家发现，生姜中含有的辛辣成分被人体吸收后，能够抑制体内过氧化脂质的生成，其抗氧化作用比目前应用的抗氧化剂——维生素E的作用还明显，因而具有很好的抗衰老作用。生姜中还含有一种化学结构与阿司匹林中的水杨酸相近的特殊物质，这种物质能降血脂、血压，防止血液凝固，抑制血栓形成。

合理的饮食能预防冠心病、心绞痛和心肌梗死等疾病。平时饮食要清淡，因为盐分过多会加重心脏的负担；不要暴饮暴食，戒烟限酒；多吃一些养心的食物，如杏仁、莲子、黄豆、黑芝麻、木耳、红枣等。

冠心病老人的佐餐药膳：蜂蜜决明汤

冠心病是“冠状动脉粥样硬化性心脏病”的简称。心脏不停地跳动需要大量的血液来供应消耗的能源——氧和营养物质。供给心脏血液的动脉就是“冠状动脉”。冠状动脉由左右两支冠状动脉及若干分支组成，它的形状像是一顶帽子扣在心脏上，因而得名“冠状动脉”。动脉粥样硬化使冠状动脉的管腔变得狭窄，好像是一条河道逐渐被淤泥堵塞了。这样，血流就不畅，甚至完全不通，心脏得不到足够的血液供应，这就引起冠心病。

冠心病容易加重和诱发便秘。冠心病多发生于中老年人，而中老年人因饮食习惯改变，纤维素摄入减少，饮水量减少，活动量减少，加上内分泌改变，各脏器功能下降，肠蠕动功能减弱，易患各种类型便秘。同时，便秘又可以加重冠心病病情，加重心脏负荷。

张某就是深受其害的一名冠心病伴有便秘的患者。这种情况已经持续2个多月了，

张老为此很是苦恼。他担心用单独用治便秘的药物会对心脏健康不利，而什么都不做的话，又很难受，严重影响了日常生活。最后，在咨询过相关中医的意见之后，他选择了蜂蜜决明汤来治疗。一周过去，事实证明，效果很好。为了能使更多的病友获益，他向身边的朋友分享了这个药方：

蜂蜜决明子汤的具体做法是：决明子60～90克，蜂蜜适量。决明加水160毫升左右，煮40分钟，过滤取液加入蜂蜜。1日内分次服用。此汤具有滋阴清热，润肠通便。适用于肠燥便秘。此方不会对血脂、血压产生不良影响，冠心病患者可以放心使用。

有人可能会问，有些具有通便效果的水果不是一样可以起到缓解症状的作用吗，水果和药方相比不良反应更小，为什么不选用呢？注意了，这里的冠心病引发的便秘和一般的便秘引发原理不完全相同。而且，便秘引起的腹胀可使膈肌升高，影响肺的通换气功能及心脏的供血与供氧状况。尤其是排便时，由于排便费力，耗氧量增加，使心跳加快，心肌耗氧量增加，心肌缺血状态加重，诱发心绞痛，甚至发生心绞痛性晕厥，或导致更为严重的心肌梗死。所以，对于冠心病引发的便秘应当做到对症下药，不要盲目跟从生活常识。

仿古人垂钓静心，辅助治疗冠心病

对于患有冠心病的老人而言，听到医生对自己嘱咐说“你的身体不太好，需要静养”这样的话并不会感到意外。在反复的临床实践中，冠心病与其他老年性疾病不同，主张静养而不是动养。

所谓静养，就是节奏慢，包括呼吸慢、心跳慢、吃饭慢、动作慢……总之，一切都优哉游哉。女人较之男人一般都运动少，吃得少，所谓少吃少动，没事多睡觉，一句话，活得舒服自在。就像龟和蛇一样，善于节能，善于静养，于是阳气耗散得少，阴津保护得好，因而寿命就长。具体到老年冠心病患者，就更应遵守此原理，制订适宜的调养方案。

白某，男，53岁，劳动局退休老干部。因心前区疼痛2年，加伴胸闷气短，曾有过短暂的住院经历。出院后，因为脾气暴躁，生活上感受的压迫感较多，冠心病常于饭后发作，每次持续3分钟左右，休息后症状减轻，好几次都把家人吓得不轻。在经过医生的初步诊断之后，在药物治疗方面采取比较保守的治疗方式，在生活调养上医生给出了更为具体的建议。希望白某可以通过改变生活方式来涵养性情，这样对病情的控制是大有好处的。白某听从了医生的建议，每周都到郊外垂钓，坚持了半年左右，他猛然发现，自己发病的次数减少了，心情也好了很多。

钓鱼也是一项十分有益于身心的休闲运动。钓鱼时，需要凝神贯注，紧盯着浮标。鱼将上钩时，浮标会颤动，此时又要求眼疾手快，心、手协调。所以在钓鱼这项活动中，动态与静态皆存。静态中，人存养元气，积聚精力；动态时，人活动筋骨，培养协调感。一静一动间，人的心智和身体都得到了锻炼和养护。

钓鱼更重要的是陶冶性情。耐心是钓鱼的一大要求。一个急躁的人是不会喜欢钓鱼的，他会总是心浮气躁的提起浮标看有鱼上钩没有，这其实也是一种急功近利的表现。

急躁焦虑的心态正是健康生活的大忌。我们常听说“心态决定命运”这句话，其实说“心态决定健康”也不为过。但凡长寿之人，即便在年轻时经历过风雨磨砺，到晚年也都有了平和心态，不再追逐功利，耐心度日，这样才能颐养天年。这正是钓鱼所要求的状态。

一直以来，各种各样的宣传方式上似乎都是宣扬运动养生，却忽略了“静养”，其实，动养生和静养生同为东方养生的两大法宝，各有利弊。按照《周易》的阴阳原理，动则生阳，静则生阴。也就是说，经常运动的人精力就比较充沛，看上去比较有活力很精神；而练静功的人则看上去比较安静，但因为练静功对人体的消耗较少，人的寿命也相对较长。

关于这个道理我们可以用生活中常见的一个现象来解释，那就是很多老奶奶的寿命比老爷爷的寿命长。世界上许多国家的人口统计也显示：女性寿命一般比男性要长5~10年。这其中就有静养生的功劳。

冠心病传世名方：穴位贴敷疗法

冠心病的主要表现有心绞痛、心肌梗死、猝死、缺血性心脏病及心力衰竭、隐性或无症状性冠心病。心绞痛大多有心前区压迫、憋闷、紧缩、堵塞等不适感。心肌梗死则多有突发性、剧烈、持续较长时间的心绞痛，伴有大汗淋漓、心律失常、面唇青紫乃至呼吸困难、神志模糊等症状。

冠心病是心脑血管疾病中最常见的一种，其发病原因与生活方式有很大关系，如精神长期处于高度紧张状态、饮食无规律、喜爱油腻及高脂肪食物。当然，冠心病的形成还与遗传因素有关，不过与不良的生活方式相比，遗传因素算不上主要的危险因素。

王某，男性，现年61岁。一个多月前，感觉左臂疼痛，手都抬不起来，心慌气短。到医院拍心电图、彩超、CT等检查，发现左心房扩大、心律失常，血压正常，其他未见异常。在医院接受一段时间的药物治疗后，医生建议辅助物理治疗。后经有经验的朋友介绍，尝试使用了穴位贴敷疗法做辅助治疗。一个疗程过去后，不适症状减轻，整体身体状况逐渐恢复。

治冠心病的贴敷疗法的具体操作方法为：将丹参、川芎各2份，细辛、桂枝、檀香、青木香、血竭、乳香、降香、赤芍各1份。按比例研细为末，再加入麝香0.1份，以生姜汁调成糊状，做成2分硬币大小的敷片（生姜汁需在治疗前半小时榨取），取下列穴位进行敷贴：心俞、足三里；膻中、三阴交；内关、脾俞；心俞、涌泉；膻中、肾俞；内关、膈俞。12日为一疗程，隔日一次，每次贴1~2组穴位，每次贴敷24小时。

有朋友可能会问，用贴敷疗法治疗冠心病有何医学依据，其出处又是从何考究呢？

冠状动脉疾病的中医药疗法——穴位敷贴疗法，是祖国医学众多治疗方法之一，属中医外治法范畴。“敷贴”又可称“贴敷”“敷灸”，也有“穴位贴药”的别名。该疗法，简单而言，就是在与疾病相关联的体表部位贴敷药剂，或者靠涂布药剂而产生治疗效果，治疗局部或者全身性疾病。该疗法的历史可以追溯到战国时代。我国最早在公元前413年战国时代的《五十二病方》里就已经有明确记载。由此可见，穴位贴敷治疗冠

心病是千年古方，十分值得一试。

用醋豆治冠心病真灵验

有些人对冠心病了解甚少，这就给冠心病的治疗带来了很大的困难和障碍。因此，让患者了解一些冠心病的基础知识，对防治该病是很有必要的。只有对疾病有了较详细的了解，才可能对其进行严格预防或者是按照医生的指示进行自我监控，从而取得较好的防治效果。

吴先生于2006年6月发现自己可能患有冠心病，胸骨后的压榨感，闷胀感，伴随明显的焦虑，持续时间在4分钟左右，这种闷胀感常常发散到左肩部，身体的整体感觉是虚弱无力的，稍微做点体力劳动就会胸闷。因为从小就讨厌去医院，所以一直拒绝就医。家人担心他的身体状况，但又拗不过他的固执脾气，就从一位老中医那里打听相关的治疗方子，得到了醋豆治疗方。他使用了3个月后，不适症状大大缓解。

这里所说的醋豆疗法的具体治疗方式是：取好黄豆洗净晒干，于砂锅内微炒，然后放入玻璃空瓶中，约占瓶子的三分之一。再倒入食醋，加盖，放阴凉处，1周后即可食用。食用频率在每日早晚各一次，每次10～20粒，3个月为一疗程。这里需要注意的是，醋豆疗法虽然能对冠心病起到辅助治疗的作用，但并不能证明对所有冠心病患者皆有相同程度的疗效，所以，在此要特别提醒大家，一旦发现患上冠心病，第一选择还是就医确诊，将此方作为辅助治疗更为适宜。

醋豆之所以能起到一定的治疗效果，是因为醋豆虽小但却能治多种疾病，对高血压、冠心病、便秘、肝炎、糖尿病、肩周炎、颈椎病都有理想的疗效。这是因为黄豆与醋结合后，含有40%~50%蛋白质，还含有皂苷素、不饱和脂肪酸、碳水化合物、胡萝卜素、钙、铁、烟酸酯等，这些物质能有效地消除血管壁上的脂肪，降低胆固醇含量，为此，醋豆有防治动脉硬化、脑血栓和肥胖症的功效。此外，醋豆不仅有大豆的还有黑豆的。黑豆、大豆制成的醋豆在壮肾方面可与枸杞子相媲美，醋豆优于单纯黑豆药用，与醋结合后，不仅治病的范围更广了，而且黑豆药用又有新的发展。

猪心食疗方，安心静神两不误

民以食为天，老年人更是如此。饮食是影响老年人健康的重要因素。这一点，无论是对健康老人还是患病老人都是一样的。良好的饮食习惯和合理的膳食结构是不可或缺的健康要素。每个人的成长都离不开食物的支撑，老年人的长寿与健康也离不开食物的营养支持。

具体说来，在老人多发的常见病中，饮食疗法起到的治疗作用是十分重要的。冠心病、高血压、糖尿病等症的治疗方法中，食疗都占据了重要的位置。

王先生，今年58岁，患冠心病已有六七年了，他一直在被心律不齐、心绞痛等症状折磨，而且随着年纪逐渐增大，对病痛的承受力也逐渐降低，每次感觉不适的时候都非常痛苦，住院治疗两三次，病情得到缓解，但是到易发病季节还是偶尔发病。已花了三四万元严重地影响了日常生活。为此，产生了少花或不花钱也治病的想法。后来，王先生在报刊上看到了利用猪心做食疗辅助治疗冠心病的方子，就抱着试试看的心情尝试了。虽然这个方子没有能彻底治愈冠心病那么神奇的疗效，但事实证明，确实能帮助患者缓解不适症状。在王先生坚持食用一段时间后（每周食用2次），心绞痛的程度降低，再次就医时，病情已经得到基本的控制。

这里王先生所选用的以猪心为材料的食疗方有以下两款，介绍给大家，以供参考：

方一：玉竹猪心

需要准备的原料有玉竹50克，猪心500克，生姜、葱、花椒、食盐、味精、香油各适量。具体的制作方法是：先将玉竹洗净，切成节，用水稍润，煎熬2次，收取药液1000克。将猪心破开后洗干净，不要残留血水，再将其与药液、生姜、葱、花椒同置锅内在火上煮到猪心六成熟时捞出晾凉。然后将猪心放在卤汁锅内，用文火煮熟捞起，揩净浮沫。在锅内加卤汁适量，放入食盐、白糖、味精和香油，加热成浓汁，将其均匀地涂在猪心里外即成。每日2次。

方二：灵芝猪心

需要准备灵芝15克，猪心500克，卤汁、料酒、精盐、味精、白糖、葱段、姜片、花椒、香油适量。具体的制作方法是：将灵芝去杂洗净，煎煮滤取药汁。将猪心剖开洗净血水，与灵芝药汁、葱、姜、花椒同置一锅内，煮至六成熟捞起。然后将猪心放卤汁锅内，用小火煮熟捞起，揩净浮沫。取卤汁，加入精盐、味精、料酒、香油，加热收成浓汁，均匀地涂在猪心里外即成。

功效：以上两种食疗方皆有补气益血，养心安神的作用，适用于冠心病、心律不齐等症状，亦可作为白细胞减少症患者的食疗。

这里，之所以选择猪心为主要的食材，是因为其含维生素B_1、维生素B_2、烟酸、蛋白质、脂肪等成分，具有营养血液、养心安神的作用。猪心性平，味甘、咸，能养血安神，对心虚多汗、惊悸恍惚都有一定的疗效。

由此我们不难看出，人的饮食习惯和膳食结构与冠心病有着非常密切的关系，尤其是那些平时喜欢吃高胆固醇食物的人，极易受到冠心病的袭击。从健康方面看，我们应该养成良好的饮食习惯以及合理膳食，防止冠心病的发生。

你知道吗？醋蛋液也可防治冠心病

老年人如何才能获得健康，是靠自己的努力还是上天的恩赐？这本来是一个非常简单的问题，但是放眼人世间，却有太多的人在身体还算健康时，或拼命劳作，或尽情享乐，或心情郁闷，给身体带来了太多伤害，并由此引发了各种疾病的产生。冠心病就是其中之一。

有些人对冠心病了解甚少，因为不够了解所以难免会有误解，无形中便加大了治疗的难度。因此，让患者了解一些冠心病的基础知识，对防治该病是很有必要的。

王先生是东北人，从事文学创作近50年，虽然不是大家，但也算小有成就，因为自身身体比较肥胖，3年前患上了高血压和冠心病，吃了不少中西药均未治愈。后来，经

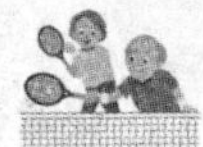

过一个学中医的朋友介绍，选择了醋蛋液疗法。王老按照朋友提供的方法制作醋蛋液，连续服5个醋蛋液后到医院复查，发现自己的血压比之前降低了不少，冠心病奇迹般痊愈了，且无不良反应。接着，又连续服5个醋蛋液，以巩固疗效。大半年后再到医院复查，仍正常。现在精神很好，思维正常，无不适之感。

现将醋蛋液的配制和服用方法介绍如下：将洗净的鸡蛋1个放入玻璃瓶内，然后取优质醋（最好是四川保宁醋、上海食醋、山西陈醋）倒入瓶里，以能淹没鸡蛋为宜，最后将瓶口盖上。经两天两夜浸泡，待蛋壳完全软化，用筷子将软皮挑破，把蛋清、蛋黄与醋搅匀即成醋蛋液。每天清晨起床后空腹服用；每瓶醋蛋液分6次服完；每次对温开水4倍左右，再加适量白糖（最好是蜂蜜）混匀服下；软蛋皮可随醋蛋液一次服下。在服用剩下两天量时，再制第二瓶醋蛋液，这样可连续服用不间断。

此疗法之所以能有治疗效果，与醋蛋液本身的组成和功效密不可分。醋蛋液主要由米醋、鸡蛋以及蜂蜜组成，因此，醋蛋液中富含大量的蛋白质、卵磷脂、有机酸、氨基酸、微量元素、维生素以及葡萄糖和果糖，可见营养成分极为丰富。醋蛋液的功效有调整与弥补人体的营养状况，改善和提高新陈代谢的水平，增强体质，提高抗病、免疫等防治疾病的能力，对高血压、脑血管后遗症、气管炎、风湿痛、失眠、便秘、胃下垂、肩周炎、糖尿病等效果显著，并对结肠炎、心脑供血不全、神经痛、神经衰弱、动脉硬化、盗汗、腹泻、肾炎、皮炎、质增生、口臭等多种疾病有一定疗效。在已经被证实的功效中，与醋蛋液相关的保健养生功效就有70种之多，可见，其健康价值已经得到医学界和普通民众的广泛认可。

治疗冠心病小帮手：桑椹膏

膏方养生是中国古老的养生方法之一，经过历史的积累和发展后，演变成多种原料的对症疗法。膏方养生的最大优势是根据患者不同体质特点和不同症状、体征而组方，充分体现了辨证论治和因人、因时制宜的个体化治疗原则，针对性强，非一般补品可比。膏方对多种疾病有治疗作用，特别是对一些慢性、难治性、反复发作性的疾病的治疗有较好的效果。另外，还可以作为重病后患者的康复补品使用。

张某，某中学的退休教师，冠心病史2年，曾有住院治疗经历，后病情情况较为稳定便回家调养。但偶发有心慌心悸现象。在此期间，曾尝试多种调补方，均无较明显效果，后经亲戚介绍尝试食用桑椹膏。虽然不是严格意义上的膏方，但张某服用两个月后，感觉身体气血更顺畅，心慌现象消失。

这里就为大家详细讲解一下这款膏方的组成和制作方法：

桑椹膏的原料是由200克干桑椹，300克白砂糖组成的。制作时，要先将白砂糖放入砂锅内，加少许水用小火煎熬至较稠时，加入干桑椹（碎末），搅匀，再继续熬至用铲挑起即成丝状而不黏手时停火，将其倒在表面涂过食用油的大搪瓷盆中，待稍冷，分割成小块，即可食用。本方具有补血滋阴、生津止渴、润肠燥等功效，可辅助治疗冠心病后肝肾阴虚者。

这里需要说明，桑椹味甘酸，性微寒，归心、肝、肾经，为滋补强壮、养心益智佳果。桑椹中所含脂肪酸主要为不饱和脂肪酸亚油酸，故有降低血脂、防止血管硬化的作用。其丰富的维生素E及较高硒含量，是中老年人保健佳品。

此外，冠心病患者如果想要选择和试用其他膏方，一定要遵医嘱或者在有相关经验的人士指导下进行，可以适量选用能培补心气、活血通络的药材与食物，如燕白等。此外个人的饮食习惯及平时的调养也很重要。具体说来，冠心病患者宜多吃新鲜蔬菜和水果、豆制品及植物油；减少胆固醇的摄取，少吃红肉和高脂奶制品；限制钠的摄入（每天应在5克以下）。此外，也要戒烟、酒及浓茶等。

巧吃鱼，预防老年冠心病

很多鱼类中所含的脂肪，不但不会升高血脂，反而还是降血脂的“能手”。猪肉、牛肉、羊肉等肉类中的脂肪主要是由饱和脂肪酸组成，这种脂肪吃得过多，膳食搭配不好，就会成为诱发高脂血症的重要原因。而很多鱼类中所含不饱和脂肪酸较多，能帮助人体排除多余的“垃圾”，有效降低血脂和胆固醇，对防治动脉硬化、冠心病有非常好的效果。

说到鱼，现在的养生书已经写得非常丰富了。鱼的确有各种各样的好处，但我想说一点可能大家还不知道的，就是那些生长在水域边上的人，患上湿疹这样的皮肤病的人反而不太多。这是为什么呢？笔者认识的一位老先生曾经无意中对我透露，在他们当地，很多母亲都知道，给孩子吃点鱼就可以少得很多小毛病。最近，笔者在阅读国外的医学资料时发现，在一项由瑞典科研人员主持的研究中，科研人员共跟踪调查了约1.7万名婴儿。结果发现，9个月前就开始吃鱼的婴儿，到1岁时患湿疹的概率比不吃鱼的婴儿低24%。可见，我国民间的很多东西，虽然老百姓讲不出什么大道理，但非常实用。正可谓是，实践才是检验真理的唯一标准。

鲫鱼：有益气健脾、利水消肿、清热解毒等功能。腹水患者用鲜鲫鱼与赤小豆共煮汤服食有疗效。用鲜活鲫鱼与猪蹄同煨，连汤食用，可治产妇少乳。鲫鱼油有利于增强心血管功能，降低血液浓度，促进血液循环；鲫鱼子能补肝养目；鲫鱼胆有健脑益智的作用。

鲤鱼：有健脾开胃、利尿消肿、止咳平喘、清热解毒，强心健体等功能。

之所以列出此两种鱼为例，是因为此两种鱼为常见品种，且都对冠心病有一定的辅助食疗作用。患有冠心病的老年人可以将其纳入日常饮食调养的食谱中。

柏子养心丸，疗心良方可放心

在五脏中，心处于最高位，但它上面还有个元气，一个人如果元气尽了，心脏也就要快停止跳动了。因此，中医认为，一个人患心脏病的根本原因是肾经和真阳元气不足了，治疗的时候应从固摄真阳元气入手。所以，在调养心脏相关疾病时，中药方剂往往在选择上具有一定的指向性。

徐某，今年72岁高龄，是某旅游公司的创始者，高血压病史7年，冠心病史2年，

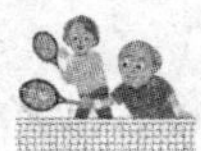

心律基本正常，但心音稍弱，且时常感觉胸闷，就像有锤子闷闷地敲打胸口。一开始未确诊之前以为自己是劳累过度所致的暂时不适，确诊之后尝试服用西药护心，但都只能起到暂时的缓解作用，病情几次反复。因为自身为过敏体质，对西药的不良反应抵抗力更差，所以，在家人的建议下接受尝试中药调养方——柏子养心丸。定时定量服用两周后，胸闷现象有所缓解。

下面就为大家详细介绍一下柏子养心丸的具体组成和服用方法：

柏子养心丸包含柏子仁、党参、酸枣仁、远志（制）、五味子（蒸）、肉桂各25克，炙黄芪、川芎、当归、半夏曲各100克，茯苓200克，炙甘草10克，朱砂30克。以上十三味，朱砂水飞成极细粉；其余柏子仁等十二味粉碎成细粉，与上述粉末配研，过筛，混匀。每100克粉末用炼蜜25～40克加适量的水泛丸，干燥，制成水蜜丸；或加炼蜜100～130克，制成小蜜丸或大蜜丸，即得。口服，水蜜丸一次6克，小蜜丸一次9克，大蜜丸一次一丸，一日2次。

这其中，柏子仁首载于《神农本草经》。它味甘性平，归心、肝、肾、大肠经，功能养心安神。党参的主要功效是补中益气，强壮身体，这有助于老年患者提高自身的免疫力。而酸枣仁的性能是味甘、酸，性平，有滋养心肝、安神、敛汗的功效。由此不难看出，柏子养心丸是有医学依据的值得一试的良方。

对冠心病有好处的老北京杂面

老北京人常将玉米面和黄豆面混合做成杂面吃，这是一种非常科学的饮食方式。国外研究发现，将25%黄豆与75%玉米混合在一起，磨成粉、熬成粥或制成各类食品，营养价值明显提高，几乎可与牛肉媲美。因为，玉米面所含蛋白质中色氨酸、赖氨酸含量都低，而黄豆的蛋白质中这两种氨基酸含量都比较高，将这两种食物混合食用，就提高了蛋白质的营养价值。

黄豆含有丰富的蛋白质，其含量高达38%～40%，并含有较多植物性脂肪和丰富的铁质等。玉米不仅含有蛋白质，而且含有丰富的镁、钙等矿物质。特别是玉米油中不饱和脂肪酸含量高达85%以上，可降低人体血液中的胆固醇含量。对于患有冠心病和动脉硬化症者有较好的辅助疗效，是预防心脑血管病的最佳食用油。

玉米中还有丰富的维生素和胡萝卜素，而且多种氨基酸之间的配比较为合理，更适合人体的需要。此外，黄豆和玉米都含有较多的纤维素，摄食后能加强肠的蠕动，有预防大肠癌的作用。

接触过冠心病患者的人都知道，医生在给患者诊治的同时，也会向他们交代很多日常生活中应该注意的问题，例如不能过多食用油腻食品，不能暴饮暴食，晚餐不能吃得过饱，饮食要以清淡为主，少餐多食等，以免诱发急性心肌梗死。

这里就为冠心病患者介绍一款食疗方，即北京杂面中的羊肉杂面。

具体的制作方法是：材料需要准备羊肉1000克，绿豆面800克，黄豆面200克，酱油150克，精盐10克，葱段10克，姜片5克，花椒、八角各3克，香菜、酸菜各50克。先将绿豆面和黄豆面以8：2的比例掺匀，加水和成硬面团，擀切成细面条。再将羊肉洗净，切成小块，故入沸水锅中焯煮，捞出去掉锅内原汤杂物。酱油、精盐、葱段、姜块、花椒、八角及焯过的肉放入锅内，加适量水用微火炖至肉烂为止。然后，往锅内加清水，烧沸，下入杂面条煮熟，捞出装碗，浇上羊肉汤，放上炖好的羊肉、香菜末、酸菜丝及葱花即可。

另外，冠心病患者在饮食调养方面主要应该注意以下几个方面的内容：

主食以谷类为主，粗细搭配，少吃甜食，如甜点心、糖果等。

每天要进食适量蛋白质。蛋白质占总热能的15%左右，以奶类、豆类及制品、蛋类、畜禽类瘦肉相互搭配提供蛋白质。

控制脂肪摄入的质与量，控制胆固醇摄入。少食肥肉、动物内脏、蛋黄、鱼子等含脂肪和胆固醇高的食物，尽量不使用动物油烹调，最好使用植物油烹调。

保证维生素、无机食盐摄入，为此冠心病患者要保证每日膳食应多样化。维生素C、维生素E、烟酸等能降低血中血胆固醇、三酰甘油的水平，改善冠状动脉形成，防止血栓的形成。

特效食疗套餐，帮你击退冠心病

对于冠心病的认知，很多老人都处于迷茫状态，即使在病发就医后也很难将这其中的原委搞清楚。其实，简单地说，冠心病就是缺血性心脏病，是一种多发生在40岁以上（中老年）人群中的常见病。因为病症特征的差异性而包含不同的类型，较为常见的有心绞痛型、急性心肌梗死型等。

张某是某外贸公司收发室的收报员。在这个普通的岗位上，张伯从40岁开始至今已经过去27个年头了，因为工作不是很累所以一直坚持着。最近半年，张伯时常感觉心胸窒闷，肢体沉重，而且经常无故吐痰。一开始以为自己着凉受寒了，吃了几片感冒药，后来非但情况并没有缓解还增加了嗜睡的不良反应。后来一个偶然的机会，老乡请客吃饭，而且这个老乡还是一个营养专家。对美食有所偏爱的张某在饭桌上得到了意外的礼物，一个强心健体的食疗套餐。张伯后来时不时就吃一次，一开始是想着不管有没有作用，至少确实是好吃的饭菜这样简单的想法。后来他发现这其中真的蕴含了养生的奥秘。坚持了3个月后，张某不再无故吐痰了，肢体也轻快了许多，虽然胸闷的症状还是时有发生，但终于比以往要舒心多了。这里我们就把这个食疗套餐介绍给大家，希望更多患者从中受益。这一套餐是荷叶米粉肉加猕猴桃果汁：

想要自己动手制作荷叶米粉肉需要准备荷叶5张，瘦肉200克，粳米150克。先将粳米炒至焦黄，肉切成长条，用调料浸泡一日，然后用荷叶包好，上笼蒸熟，起锅分食。

猕猴桃果汁的制作需要准备猕猴桃100克，荸荠50克，西瓜80克。将此三者共同榨汁后饮用即可。

猕猴桃中有良好的膳食纤维，它不仅能降低胆固醇，促进心脏健康，而且可以帮助消化，防止便秘，快速清除并预防体内堆积的有害代谢物。此外，猕猴桃中含有的血清促进素具有稳定情绪、镇静心情的作用，对成人抑郁有很好的预防作用。

鸡蛋清炒蚯蚓，让冠心病不再吓人

随着社会的发展，人们对食物上的需求也是越来越高；这个需求不单是要吃得好，吃得饱，吃得健康，甚至很多人喜欢吃出新意；很多让人听了就毛骨悚然的东西，如一些虫子、蝎子等现在也有不少人喜欢吃。其实那些人的爱好并不奇特，经过科学研究后发现那些食物具有很高的保健和药用价值。这些食物只要处理得当，细心制作后不但营养丰富，而且味道鲜美。

冠心病是中老年人最容易患上的常见病，危害极大，一旦家里有人发了这种病，全家人都会提心吊胆。中医理论认为，冠心病的起因多与寒邪内侵、饮食不当、情志失调、年老体虚等因素有关。因此，患上此病的中老年朋友要重视日常保养，调理好自已的情绪，在辅之以适当的药疗时，一定要高度重视食疗的作用，只要食疗得当，持之以恒，是可以逐步治好它的，下面本书要介绍蚯蚓对冠心病的作用。

50岁的谢先生，1年前便在医院里查出了自己患有心脏病。近段时间以来病情经常反复发作，常常觉得胸口处像是有一块巨石压着一般，呼吸不到氧气；心脏强烈地跳动，像是要从喉咙里跳出来一样，颜面部像是面包一样的发肿起来。去了几次医院，医生给开的药也没有太大的效果，病情并没有得到很好的控制。后来，谢先生经人介绍去一位老中医那看病，开始，他见了老中医给他配的“药”有些害怕，只少量地吃了一点，后来渐渐有了效果，也就放心大胆地吃开了。不知不觉中2个月过去了，通过中药的调理让谢先生全身的经络被疏通了，痰也少了。治疗的头几个月谢先生的心脏病还偶尔发作一次，可是半年后，基本不发作了。是什么方法有如此好的效果呢?

谢先生回忆起以前的治疗经过。首先老中医让他必须稳定情绪，同时戒烟戒酒，然后放宽心态，配合食疗。治疗初级阶段病情发作时，还是让谢先生用常规的临床处理办法，含服硝酸甘油迅速缓解病情，此外老中医还给他的一个食疗方子，并让他长期坚持食用。

老中医给他开的食疗方子是：鸡蛋清炒蚯蚓。

做法：蚯蚓3～5克，鸡蛋3～4个。先将蚯蚓放入盆内2～3天，使其排出体内泥垢，剖开洗净，切成小段，将鸡蛋清与蚯蚓同炒，放入适量的盐调味，将其当菜吃。每天一次，3～5日为一个疗程。这道菜能涤痰化疲，活血通络，是治疗冠心病的最佳食疗方子之一。

蚯蚓又叫地龙，主要作用是通经活血。现代科学研究表明，蚯蚓有许多人们想象不到的临床价值。有人拿兔子做过实验，发现蚯蚓解热碱可使兔子血压缓慢下降，如静脉注射可产生休克样血压下降。所以第一，蚯蚓具有降压的作用；第二，则是对平滑肌的作用，有报告称在对多种离体平滑肌脏器及兔耳的实验中，证明蚯蚓浸出液的直接作用为使血管收缩，而中枢作用则使血管扩张；第三，蚯蚓水浸剂及蚯蚓解热碱对大肠埃希菌毒素引起的人工发热之家兔均有良好的解热作用；第四，蚯蚓还具有镇静、抗惊厥的显著作用。

中医也认为蚯蚓可以清热，平肝，止喘，通络。治高热狂躁，惊风抽搐，风热头

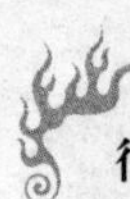

痛，目赤，中风半身不遂，喘息，喉痹，关节疼痛，齿衄，小便不通，瘰疬，痄腮，疮疡。《本草纲目》："蚯蚓，性寒而下行，性寒故能解诸热疾，下行故能利小便、治足疾而通经络也。"

事实证明，冠心病虽然吓人，不过，只要找准了对付它的方法，也没有什么可怕的。控制膳食总热量、低脂、低胆固醇膳食、限制蔗糖及含糖食物的摄入，提倡饮食清淡，多食富含维生素C（如新鲜蔬菜、瓜果）和植物蛋白（豆类及其制品）的食物，尽量以植物油为食用油。

夜间三杯安全水，冠心病不发作

生活中，不少冠心病人都会在夜间突然发作，心如刀绞般的疼痛感阵阵袭来，甚至发生心肌梗死和脑血栓，严重者将失去抢救机会。究其原因，是由于平卧睡觉时，回流于心脏的静脉血量比站或坐时增加，使心脏负担加重，难以负荷的冠心病就此发作。

针对冠心病的预防方法，王大爷有自己的妙招。他虽然没有读过多少书，但是自从退休之后就一直研究养生方，让自己身体更加健康的同时也让身边的朋友获益，是大爷一直的理想。王大爷的父亲曾是一名冠心病患者，并最终因此离世。所以，王大爷一直都关注养心方。这过程中也得到不少病人朋友的支持，他发现对于冠心病患者而言，如果能多注意夜间的保健，就能很大程度降低突然发作的危险指数。具体说来，冠心病患者尤其应当注重夜间喝水，及时补足体内水分，降低血液黏稠度，这样能够有效地防止或减少冠心病发作。

冠心病人睡前在床头备好水，一夜最好喝3杯，临睡前喝第一杯温开水，以降低血液黏稠度，增加晚间血液流速，溶解血栓等；根据脑血栓和心肌梗死好发于午夜2～4时的特点，在深夜醒来时也要主动喝上第二杯温开水。特别是出汗多或腹泻的病人，更需喝水，给肌体补足水分，以缓解病情；第三杯"安全水"应在清晨醒后起床之前喝，醒后稍加活动四肢，慢慢地坐起，第一件事是喝一杯温开水。因为清晨是最容易发病的。

清晨患者体内水分不足，经过一夜尿液排泄、皮肤蒸发和口鼻的呼吸会丢失不少水分，使血液黏稠度增高，血液循环阻力增大，造成心、脑供血不足。此时及时喝一杯温开水，可迅速被人体吸收，使黏稠的血液得以稀释，不但利于改善脏器循环与供血，亦利于胃肠和肺、肾代谢，能更好地排泄体内废物，所以冠心病患者夜间喝3杯"安全水"的作用不可低估。

其实，预防夜间冠心病发作的方法还有很多，患者可以根据自身条件和病情加以选择。比如，冠心病伴有心绞痛的患者夜间睡眠可选择倾斜10～15度的倾斜床，即保持上身高、下身低的睡姿，或者将床头垫高，使床头比床脚高15～20厘米。这样可以有效避免或减少心绞痛的发作，而且能克服服药带来的头痛、头昏等不良反应。

此外，冠心病人要养成睡觉前用热水泡脚的习惯，这对预防冠心病夜间发作有一定作用。冠心病人由于血管管腔狭窄，心脏动力不足，如果久站久坐，易造成离心脏较远的脚掌血液循环不畅，出现踝关节以下发胀现象，如果在睡觉前、起床后用热水泡脚，能使脚掌上神经末梢兴奋，通过神经反射，使脚部皮下血管扩张，血流量增加，改善脚

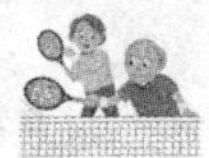

部的营养状态和脚部的血液循环，也增加了全身血管的弹性，能有效消除脚部肿胀，预防冠心病发作。

左归饮治血虚型冠心病

冠心病属中医胸痹、心痛范畴，是以胸部憋闷、疼痛，甚至胸痛彻背、短气、喘息不得卧等为主要表现的病症。中医认为本病多因思虑过度，劳伤心脾；饮食不节，痰饮内生；情志不畅，肝郁气滞等引起，而以年高肾虚者为多见。临床上把它分为气阴两虚、寒凝血脉、痰浊阻滞、心血瘀阻等四型治疗。

叶先生，59岁，患有冠心病多年，其症多于上午发作，心胸刺痛，或起床洗漱时发作，常伴有心烦燥热，潮热盗汗，耳鸣目涩，腰腿酸软，舌红少苔，舌有裂纹。这种属于冠心病辨证为阴血亏虚者。治宜以滋肾养阴，柔肝解痉为原则。后用左归饮治疗，效果不错。

左归饮方子构成：生、熟地黄各12克，山药12克，山萸肉12克，女贞子12克，墨旱莲12克，天冬12克，当归15克，白芍30克，枸杞子12克，丹参20克，生甘草6克。用法每日1剂，连服数周。

此方适用于症见阴血亏虚、血脉失荣、筋脉挛缩引起的冠心病。如果患者心动过速则加龙齿、磁石镇心定惊；如果患者伴有心烦、少寐明显则加五味子、柏子仁养心安神；如果患者伴有胸闷刺痛明显加川芎、降香活血通络；如果水不制火，热灼津伤者加地骨皮、丹皮、知母；如果潮热、盗汗严重者加鬼版、鳖甲。

这里需要注意的是：冠心病患者不宜长期服用中成药，主要是因为中成药药物的组成含有芳香走窜的中药，经常服用会损耗气血。所以，这里我们提醒大家，在可以选择其他治疗方式的时候尽量避免使用中成药。

藕藏花生，预防冠心病的小零食

对任何疾病而言，预防的意义远远大于治疗。虽然冠心病是人类健康非常危险的杀手，但它也是可以预防和控制的。因为冠心病多发于中老年人，人一过了40岁，冠状动脉硬化的发生率明显增加，老年期更是如此。但其动脉硬化的病理基础却始发于幼年，这就为冠心病的预防工作提供了很宝贵的几十年的时间。预防包括多种含义，没有得病的时候要预防，已经生病的要防止再发生病变，只有这样才能够减少冠心病的发病率和病死率。

庄某今年57岁，是一名普通的清洁工人，同时也是高血脂患者。去医院就医时，医生特别提醒他要注意预防冠心病，他的高血脂病情很可能会引发冠心病。在得知这一情况后，庄大爷每天除了清晨上班之外，每日中午都会在午饭里给自己多加一个下饭菜：藕藏花生。这不是单单为了解馋，而是一个预防冠心病的食疗方。这个方子虽然来自民间，但已经经过验证，不少老人从中获益。

那么，就让我们一起来看看这款食疗方究竟怎么组成，又对哪些老人的健康切实有利呢？

藕藏花生需要准备大藕1000克，花生米300克，白糖适量。第一步，先在藕节的一端切开灌入花生米，灌满后将切下的藕接在切口处用竹签固定，然后将其放入锅内用冷水浸没，中火煮2小时至藕酥熟后，挤汁水2碗，食用时用刀切成厚片即可。具体的用法：每日2次，以白糖佐食。

此食疗方中所蕴含的保健效果：藕是保健佳品，生食能清热润肺，凉血行瘀，熟吃可健脾开胃，止泻固精。本品有补脾润肺、止血化痰的功效，适宜于高血压、心血管病等症。

由于冠心病的病因是多方面的，所以预防措施也应是综合性的。膳食营养安全措施无疑是非常重要的，总的原则是平衡膳食，合理营养。主要措施包括：限钠增钾；减少脂肪摄入，成人每天摄入脂肪热量占总热量的比例不要超过25%，胆固醇应低于300mg（相当于吃1个鸡蛋黄）；控制膳食总热量，三餐热量比例是早餐25%、中餐50%、晚餐25%；常吃鱼、瘦肉、蛋、奶、豆制品和杂粮；不吸烟少饮酒，红酒比白酒更利于保健；如果有高血压、高血脂，更要遵医嘱调节饮食。

心悸不再，草药方的神奇功效

心悸是许多疾病的一个共同表现，其中有一部分心悸的患者并无器质性病变，因而病史对于心悸的诊断尤为重要。如应仔细询问患者心悸的发生是否与体力活动、精神状态以及应用药物等因素有关。若心悸常在轻度体力活动后产生，则病变多为器质性的，应进一步询问既往有无器质性心脏病的病史，若心悸发生在剧烈运动之后，或在应用阿托品等药物之后，则为机体的一种生理反应。

距退休还有10年光景，王某就患上了心悸、怔忡症，常自觉心中悸动、惊恐不安，有时竟不能控制自己的情绪，且伴有失眠、健忘、眩晕、耳鸣等症。为了工作，他对治疗特别积极。最近他脸色红润，一改工作丢三落四的毛病，做事也越发有信心了。原来他用益气温阳活血汤治好了他的心悸、怔忡症。

益气温阳活血汤的具体制法和用法是：党参、黄芪、丹参各30克，补骨脂、附子各9克，川芎12克，桂枝、甘草各6克。每日一剂，水煎服。

引发心悸的原因有很多，比较常见的有体质虚弱，久病体虚，饮食不当，七情刺激，感受外邪、药物过量等。

体质虚弱：素体不强，久病或劳欲过度，或各种失血，造成气血阴阳的亏虚，以致心失所养，发为心悸。

久病体虚：热病伤阴或房事过度，均可导致肾阴亏损，心火妄动，扰乱心神，形成心悸。

饮食劳逸不当：劳倦太过伤脾，或久坐久卧伤气，引起生化之源不足而致心血虚少，心失所养，神不潜藏，引起心悸。

七情刺激：平素心虚胆怯之人，如骤遇惊恐，或情怀不适、悲哀过极、忧思不解等致七情扰动，不能自主而心悸。或长期忧思惊恐，精神情绪过度紧张，心气虚怯，阴血暗耗，不能养心；或心气郁结，生痰动火，痰火扰心，心神失宁而为心悸。或大怒伤肝，大恐伤肾，怒则气逆，恐则精却，阴虚于下，火逆于上，亦可动撼心神而发惊悸。若郁热内蕴，复加恚怒，变生肝火，肝火扰心；或痰火扰动心神，心神失宁，也易导致心悸。

感受外邪：风、寒、湿三气杂至，合而为痹。

药物过量：药物过量，可以损害心气，甚则损伤心体，引起心悸。

因此，心悸患者应保持精神乐观，情绪稳定，坚持治疗，坚定信心。应避免惊恐刺激及忧思恼怒等。生活作息要有规律。饮食有节，宜进食营养丰富而易消化吸收的食物，宜低脂、低盐饮食，忌烟酒、浓茶。轻证可从事适当体力活动，以不觉劳累、不加重症状为度，避免剧烈活动。重症心悸应卧床休息，还应及早发现先兆症状，做好急救准备。

拔火罐，身心都舒服的自然疗法

心绞痛，是老年冠心病中最常见的一种症状。《圣济总录·心痛总论》说：“心痛诸候，有寒气卒客于脏腑，发卒痛者；有阳虚阴厥，痛引喉者；有心背相引，善瘛伛偻者；有腹胀归于心，痛甚者；有急痛如针锥所刺者，有其色苍苍，终日不得太息者；有卧则从心间痛，动作愈甚者；有发作积聚往来，上下痛有休止者。或因于饮食，或从于外感，中脏既虚，邪气客之，痞而不散，宜通而塞，故为痛也。”

冠心病发作时服用硝酸甘油可以缓解，但有时不能持久。尤其是在发作频繁、症状加重、发作时间延长时，硝酸甘油往往不发生作用。实践经验证明，当冠心病人发生心绞痛时，采用我国古老的民间疗法——拔火罐疗法，会使心绞痛很快减轻或消失，胸部憋闷也会相应地减轻或消失。每日一次，3～5日症状即可全部消失。

方法很简便，取直径5～7厘米的拔火罐6个，拇指大的酒精棉球或小纸团6个。先将应拔部位洗净擦干，取1个酒精棉球或小纸团，点燃后，立即投入火罐内，将罐很快扣在脊部脊柱左边的大杼穴位上，罐子即被吸在上面。再用此法将第二、第三个火罐分别扣在背部脊柱左边上的心俞和肝俞穴位上。然后，用同法将另三个罐子分别扣在背部脊柱右边的大杼、心俞和肝俞三个穴位上。过15分钟取下火罐后，扣罐口处的皮肤有的有点微痛，只要轻轻抚摸几下，痛觉即可消失。

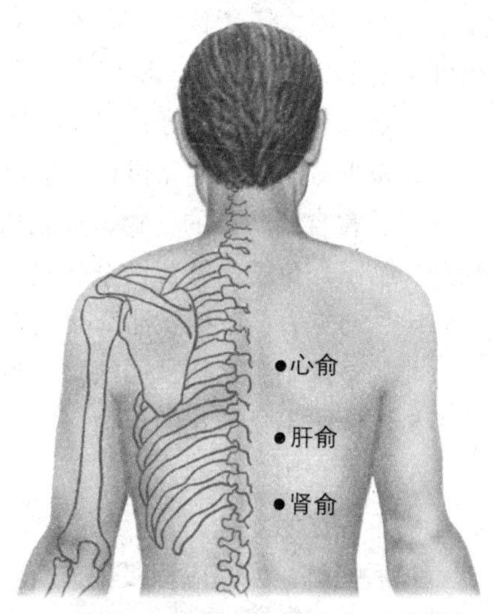

心俞穴、肝俞穴、肾俞穴的位置

拔火罐疗法，又叫瘀血疗法，其作用主要是刺激局部周围的神经及血管、肌肉等，使血管扩张，血流加快，新陈代谢旺盛，营养充足，脏器功能活跃，活血散瘀，消炎镇痛，促使炎症吸收和消散。因此，对由于供血不足造成的冠心病心绞痛有较好的疗效。

事实证明，平时定期拔火罐，对心绞痛和心肌梗死的发作有预防作用。如能结合练气功、太极拳和服用必要的药物，则效果会更佳。

瓜荷姜三汁饮治疗冠心病

不要对消极情绪无所谓，它可是会致命的。在对200名46～55岁的中年人进行了长达1年的研究后，结果显示，消极的心理情绪如抑郁、焦虑和愤恨等，均会对心脏造成损害，特别会引起冠心病。

人的心跳速度能够根据外界的变化呈有规律的波动，那些带有消极情绪的人会使心脏的这种有规律的变化减少，从而对心脏系统产生压力。46～55岁是人一生中较为特殊的年龄段，处在这个年龄段的人，精神负担和经济负担都很重，健康长期处于“透支”的状态，加之消极情绪，很容易会引起心血管系统疾病，特别是冠心病。

刘某今年已经有70岁，性格开朗，腿脚利索，只是因为有冠心病这个隐忧，儿女都忍不住为他担心。四处为其寻医找药，最后，小女儿从一本医书中看到一个传世偏方，全家人经过再三的分析和考量之后决定应该让老人试一试。

就这样，刘金山按照方子上所说的步骤试用了1周，去做了一次常规检查后发现，心率恢复正常，而且没有胸闷气短的现象了。他自己也感到有些意外。这么好的方子被发现，也许是自己福气吧。他所选用的治疗方是以荷叶、黄瓜和生姜为主要材料的药方。具体的制作方法是：取荷叶汁15毫升，黄瓜汁30毫升，生姜汁3毫升。一次服下，每日2～3次。7日为一个疗程。

这其中的医理很简单，荷叶汁具有滋阴润燥等功效。黄瓜所含的丙醇二酸，有抑制糖类物质在机体内转化为脂肪的作用，肥胖者、高血脂患者、高血压患者、冠心病患者吃黄瓜有一定益处。姜对大脑皮质、心脏、延髓的呼吸中枢和血管运动中枢均有兴奋作用，是心血管系统的有益保健品。

所以说，瓜荷姜三汁对治疗冠心病有很好的疗效。

此外，因为属于食疗方，所以对冠心病患者的饮食禁忌要求很高，如果屡屡犯忌，很可能会影响治疗效果，所以大家都有必要了解一下：

1. 吃水果和蔬菜虽好，但要维持营养平衡。

2. 减少盐的摄食量。摄食盐量低可以降低血压，并且减少患冠状动脉病的危险。

3. 忌食含脂肪高的食物，如肥猪肉、肥羊肉等；忌食含高胆固醇的食物，如猪皮、猪肝、脑髓、鱼子、蟹黄、全脂奶油、腊肠等；忌食含高热能及高碳水化合物食物，如冰激凌、巧克力、蔗糖、油酥甜点心、蜂蜜、各种水果糖等。

4. 忌辛辣刺激之物，如辣椒、芥末、胡椒、咖喱、咖啡等。

5. 不要吃不易消化的食物。

6. 不宜食用菜籽油。

7. 不宜饮酒。

最后提醒，人们应积极调节自己的情绪，特别是那些长期带有消极情绪的中年人，更应学会调节情绪。

按压内关穴，妙治冠心病

冠心病是老年人的一种常见病，是冠状动脉粥样硬化性心脏病的简称。它是由于脂肪物质的沉积，使冠状动脉管腔变窄或梗死，影响冠状动脉的血液循环，使心肌缺血、缺氧而造成的高血压、高血脂、内分泌疾病，生气、劳累、紧张、失眠、过饥过饱、气候变化等，均可诱发本病，此外也与遗传有关。临床上主要表现为心绞痛、心律失常、心力衰竭，严重时发生急性心肌梗死或突然死亡（猝死）。

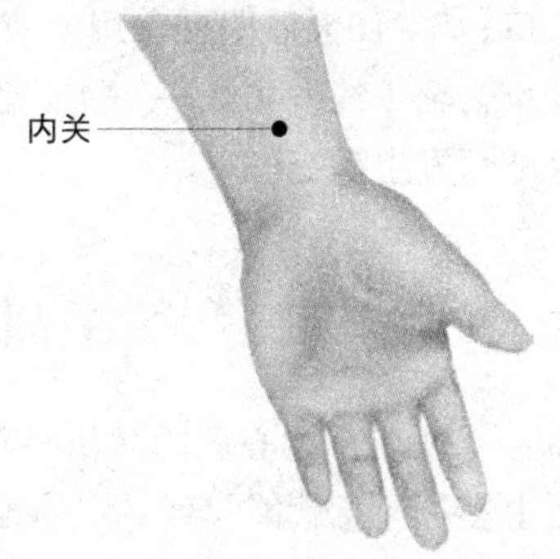

内关穴的位置

按摩内关穴对症状的缓解和消除有一定的作用。具体操作方法：以一手拇指指腹紧按另一前臂内侧的内关穴位（手腕横纹上3指处，两筋间），先向下按，再做按揉，两手交替进行。对心动过速者，手法由轻渐重，同时可配合震颤及轻揉；对心动过缓者，用强刺激手法。平时则可按住穴位，左右旋转各10次，然后紧压1分钟。

按压内关对减轻胸闷、心前区不适和调整心律有帮助，摸胸和拍心对于消除胸闷、胸痛有一定效果。

另外，做两腿下蹲运动，每次5～10分钟，就可以调动全身经脉；增加腹式呼吸的次数，可降低交感神经兴奋性，减少收缩血管物质的产生，对改善冠状动脉的血液供应和促进侧支循环，有非常重要的作用。

当老人突发心律不齐时，拇指、食指同时从手掌的正、反两面按住劳宫穴，用力向下压，左右手交替进行，各60～80次，心律会很快恢复正常。

吃萝卜醋豆治好冠心病

冠心病是冠状动脉粥样硬化性心脏病的简称，是危害人类健康的一大杀手。一个人的血管发生了严重粥样硬化或者痉挛，就会导致给心脏输送营养物质的通道变狭窄甚至堵塞，其严重后果是导致心肌缺血缺氧，因此又被称为缺血性心脏病。

金某是一名电力工程师，由于患有冠心病，常常会感觉气短，动则喘，不能弯腰，蹲着系鞋带一头汗，走上三层楼得停歇3次。2009年春节期间，邀朋友吃饭，同席的一位老中医介绍，吃萝卜醋豆可有效缓解和治疗冠心病。于是他便很快泡出一罐子，一日三餐以它当菜。吃3个月之后，奇迹出现了：能弯腰拎水、做饭、生炉子，上五层楼不用停歇，心律不齐也消失了，脸上充满了红润。

中医认为，萝卜味辛甘，有健脾消食、化痰、定喘、清热顺气、消肿、散瘀之功。近代医学发现萝卜含有木质素，能把人体内的巨噬细胞的活力提高2～3倍，增强人体免疫能力。黄豆有宽中下气、治神经衰弱、降低胆固醇的功效，主治便秘、贫血和体虚。醋可助消化，增进食欲，消肿止痛，预防感冒，驱灭蛔虫等。

下面就是此方的具体制作方法，有需要的朋友可以按需取用：

按坛子的容量准备一定量的红皮萝卜，把红皮萝卜洗净，带皮切成手指头般粗细的条。黄豆经过挑选，先煮至七成熟时，再下萝卜，文火焖烂，以筷夹不溃、吃之软绵为度。焖制的火候很重要，必须做到不糊、不干。熟烂后要留有少量原汤，趁热加盐、加醋（米醋也可）、味精适量。原汤和醋要把萝卜和黄豆淹没，然后用干净的纱布盖好口，7～10天后即可食用。萝卜、黄豆、醋的下料比例：以萝卜为主（约占60%），黄豆为辅（约占40%），醋量要按自己的口味习惯而定。夏季泡剂量要少一些，以防萝卜醋豆发生霉变。

酸甜甜的食疗偏方治愈冠心病

现在，冠心病的队伍每年都在壮大。这种看似凶猛的疾病，其实只要平时在饮食上多加注意就能起到一定的预防作用。可是有些人，非得等到得了病才想起来要注意饮食，这种健康误区使越来越多的人受害。

那么，应该怎样从饮食上保养自己呢？下面是两则防治冠心病的食疗方：

1.山楂蜂蜜饮：取红山楂5个，去核切碎，用蜂蜜1匙调匀，加在玉米面粥中服食。每日服1～2次。

2.菊花山楂茶：准备菊花、生山楂各15～20克，水煎或开水冲浸，每日1剂，当成日常茶水饮用即可。

俗话说，吃得好睡得香，身体免疫力自然强。那么，对于冠心病患者来说，怎样科学睡眠，才能达到最好的保健效果呢？

晚餐应清淡，食量也不宜多，宜吃容易消化的食物，并配些汤类，千万不要怕夜间多尿而不敢饮水，饮水量不足，可使夜间血液黏稠；睡前看电视也应控制好时间，不要看内容过于刺激的节目；按时就寝，养成上床前用温水泡脚的习惯，然后按摩双足心，解除疲乏。

此外，还要注意睡眠体位和晨醒的时间。强调这两点是因为对冠心病人至关重要。

冠心病人宜采用头高脚低右侧卧位，以减少心绞痛的发生。冠心病人若病情严重，已出现心衰，则宜采用半卧位，以减轻呼吸困难，避免左侧卧或俯卧。

因为清晨是心绞痛、心肌梗死的多发时刻，也是冠心病人最危险的时刻。因此，冠心病患者早晨醒来的第一件事不是仓促穿衣，而是仰卧5～10分钟，进行心前区和头部的按摩，做深呼吸、打哈欠、伸懒腰、活动四肢，然后缓缓坐起，再缓缓下床，慢慢穿衣。起床后及时喝一杯开水，以稀释变稠的血液。

冠心病营养药膳——枣香皮冻

冠心病本是老年病，正常情况下是50岁以上发病，但现在冠心病有1/5的患者不足50岁，年轻化越来越严重！这与现代人工作和生活压力大、长期精神紧张、生活缺乏规律以及抽烟、酗酒、吃喝无度、高热量高脂肪饮食、缺少运动等不良生活方式密不可分，正是这些不良生活方式导致了肥胖、高血压、高胆固醇血症、胰岛素抵抗等代谢性

疾病，而这些疾病又最终导致了心血管疾病。

焦某今年57岁，她在2008年年末突然感觉自己经常胸闷，透不过气来，而且总是不由自主地叹气，胸口好像总是有一块大石头压在那里一样。最近这半年来又有了一个新的毛病，有时会突然一下胸部很痛，痛得动都不能动。但很快又会缓过来，位置大概是在横膈膜的地方（靠近心脏）。她吃了一些止痛药但是不见什么效果，后来无意间吃了邻居家做的枣香皮冻，觉得很好吃，就当做零食自己做来吃，结果，一个月后，她发现，不知不觉中自己的心口不经常痛了，也不气闷了。后来经过证实，的确是这个“零食”的作用，这让她喜出望外。

这个偏方的具体制作方法是：先准备大枣25枚，猪皮500克，鲜姜5片，白酒、熟猪油、绵白糖各适量。然后放在砂锅内放适量清水，将大枣洗净，待水沸时放进去煮5分钟左右捞出，去皮和核，然后捣成枣泥备用。将洗净的猪皮放锅内汆水5分钟后捞出，将猪皮切成小块备用。砂锅内重新放适量清水，将切好的猪皮小块放入锅中，将鲜姜和白酒放入，用小火把猪皮煮熟，再放入绵白糖、枣泥，再煮10分钟左右，等猪皮烂熟时捞出。

最后，碗的内壁上涂抹熟猪油，将煮至烂熟的猪皮放入，冷却结成皮冻后倒出，切成长条或小块即可食用。

要问这其中的治疗医理，就现在已知的情况：大枣可降低血清胆固醇，可软化血管；猪皮含有大量胶原蛋白，在煮制过程中可转化成改善细胞生理功能的明胶；鲜姜可促进血行，并有姜辣素，可对抗体内有害的氧自由基。枣香皮冻具有补血、止血作用，可改善血液循环，加快血红蛋白和红细胞的生成，对冠心病等症具有辅助治疗和营养康复功效。

第八章
老慢支偏方，妙方在手炎症不愁

扩胸运动每日做，轻松告别老慢支

慢性支气管炎是老年人常见病，发生率达12%以上。炎症缘由机体对气温环境失去适应性，致使心肺功能失调。医学临床论证，药疗可治病，但并非唯一疗法。扩胸疗法可提高患者全身功能和体力，增强自身抵抗力。病情稳定后，就可进行体疗，早期可安排增强呼吸功能的呼吸操，旨在增加通气，改善缺氧，促进肺部血流，减轻心脏负荷。

陈某，今年58岁，是有名的环保爱好者。自从赋闲在家就开始励志从事环保宣传工作。因为工作需要，常常要四处奔波，但自己的身体一直不是很好，八九年来一直受到老慢支的侵害。遇到必须做运动的时候他都很发愁，生怕自己病情恶化。因为是慢性常见病，所以，在治疗上也一直拖着。直到在环保协会和一个朋友相遇，这位朋友是来自台湾的张女士，个人很注意养生保健。她了解陈某的情况后建议他每天晨练时做几组扩胸运动，长久坚持下去，一定会有成效。陈某抱着试试看的心情坚持做了一段时间果收其效。现在他一口气上五层楼，也不会觉得呼吸困难，喘不上气了。

扩胸运动为主的自我锻炼方法，既可配合治疗颈椎病，也可有效地消除肺部因伏案而造成的压抑感，增强心肺功能，辅助治疗老慢支，预防呼吸道相关疾病的发生。

扩胸运动的具体做法是：站立，双臂展开做扩胸动作，每次舒展胸廓3～5分钟。同时，活动颈部，耸双肩，左右转体，并进行深长呼吸，捶打按摩腰部肌肉。一般每伏案工作1～2小时，即应做一次。

其实，此保健方法不仅针对老年老慢支患者有效，对女性患者还有一定的修身效果。当然，此方在采用时要特别注意量。俗话说得好：心急吃不了热豆腐。慢性病的根除绝对不是几天锻炼这么简单的事，也不是三天打鱼，两天晒网就能取得成效的。老人对于自己的病要有足够的耐心和信心。这样病才能好得快，好得彻底。

杏仁当零食，预防老慢支

究竟什么是慢性支气管炎？说得通俗易懂一些就是气管在慢性发炎。而老慢支就是慢性支气管炎的俗称。引发此病的主要诱因，有可能是大气污染，也有可能是不良的生活习惯（比如吸烟、嗜酒），还可能是由于受到外界感染及气候变化的影响。

关于此病，实际上，“老慢支”的大多数病人有长期吸烟史，而引起咳嗽的基本原因是支气管黏膜的杯状细胞增多，黏液分泌增多。可是支气管纤毛已被广泛破坏，支气管内出现了大片“不毛之地”，缺少了纤毛运动，痰液不易排出，只得用咳嗽动作来努力排出这些非炎性的分泌物。此外，在吸入烟雾、冷空气侵入或并发感冒时，咳嗽也会增多，当这些因素去除后，咳嗽症状就会随之减轻。

张某是某建筑公司的工程监督人员，从22岁到52岁一直奋斗在建筑行业第一线。多年来，张某一直患有严重的支气管炎，50岁刚过，他发现自己的支气管炎有加重的趋势。平时稍不注意，气管炎便会急性发作，发作起来，咳喘不止，胸闷气短，肋部疼痛，肺部发热。一些止咳、消炎药根本不起作用，必须去医院挂几天点滴再加服药才能缓解病情。一次偶然的机会，后来他发现报上刊载了治疗支气管炎的偏方：杏仁400颗，初伏第一天用醋加冰糖泡之，当年立冬第一天开始服用，每天清晨空腹服下4颗，另饮少许醋。400颗杏仁服完，支气管炎也就基本好了。一年多来，他除了服用醋泡杏仁外，还经常用开水冲泡桔梗、甘草当茶饮用，有时熬点款冬花水喝。因为这些中药均有清肺、祛痰的作用，所以，至今为止，他基本上不服用抗生素，但支气管炎却一天比一天情况好转。

其实，杏仁自古就是治疗气管疾病的食疗佳品。现在被我们所了解的就有杏仁饮。这个杏仁饮不是饮料而是一种简易的食疗方。

杏仁饮的具体制作方法是：准备杏仁15克、蜂蜜1茶匙。将杏仁反复捣烂加水滤汁，再加蜂蜜1茶匙，用开水冲服，每日2～3次。

虽然以杏仁为主要材料的食疗方可以有效对治老慢支，但这并不意味着患者可以随意行为了。患者应当在治疗期间严格控制饮食。具体说来，在饮食上，注意清淡，尽量不吃海鲜、辛辣等发物。如果有足够的时间，同时坚持晨练就再好不过了。

对于慢性支气管炎的病人必须首先戒烟；平时进行适当的体育锻炼，以改善肺功能；从夏季起每天用冷水洗脸，以增强耐寒力；气候多变时，要注意保暖，尤其是脚的保暖，因为“寒从脚起”；另外，当有气急症状时不可自行服药，一定要在医生指导下服用平喘或止咳药物，以免出现意外情形伤害身体健康。

嗅醋气可使气管炎迅速治愈

慢性支气管炎是常见病、多发病。有人曾经对6000多万人进行调查，发生率为3.9%，有1%～2%的慢性支气管炎患者发展为慢性阻塞性肺气肿及慢性肺源性心脏病。随着年龄的增长，慢性支气管炎的发生率也逐步增高。这和老年人的抵抗力低，以及老年人呼吸道的特殊改变有关。本病的流行与地区、环境卫生和吸烟等因素有密切关系。北方气候寒冷且干燥，发生率明显高于南方。空气污染严重，医疗、卫生、住房条件差的地方发病率高。山区发生率较平原高。吸烟者发生率也明显高于不吸烟的人。所以，我们应该戒烟，同时我们应该保护好我们的居住环境，这样既有利于大家的健康也有利

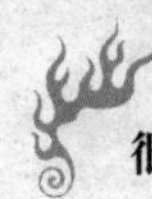

于自己的健康。

王某今年68岁，从儿时起就患有慢性支气管炎。后来为了病情能够得到缓解，戒了烟。生活中，他最害怕的事就是感冒。因为每有感冒就咳嗽不止。特别是春、秋、冬季节越发严重，经中西医治疗也不见效。后来，老伴为他找到了一个已经经过验证的民间偏方——白醋疗法。具体的做法是：买几千克白醋，每晚上用250克醋，倒入小铁锅中，炖在煤炉上，坐在跟前用鼻闻嗅蒸发的醋热气，就这样坚持了1周之后，他的气管感觉舒服很多，入冬后也很少咳嗽了。

其实，在民间，治疗气管炎的偏方很多，但是否有效却难以鉴别。如果不是验证方最好不要轻易尝试。如果想用，也可以选择材料天然，对人体不会造成额外伤害的。如果引发气管炎的原因不是常见的原因，就要在选择处方时候更加慎重。

“呼吸操”帮老人改善炎症症状

支气管炎是冬季中老年人的常见病。多因急性支气管炎未及时治愈转变而成。医学界认为，凡是1年当中有3个月咳嗽，这种情况连续2年以上，而且咳嗽不是由于心肺等其他疾病所致，就可诊断为慢性支气管炎。此病的发生是由于感染、理化刺激、过敏及气候变化等多种因素长期相互作用的结果。

慢性支气管炎（尤其是肺气肿）是老年人常患的疾病，病人因长期咳嗽、气短、炎症刺激等，肺功能会有不同程度的减退。药物治疗对慢支、肺气肿症状有缓解效果，但药物对改善肺功能却基本起不到作用。

有研究显示，运动对慢支患者改善肺功能有较好帮助。

下面介绍一套有助于改善和增强肺功能的卧式呼吸操。

仰卧，两手握拳在肘关节处屈伸5～10次，平静深呼吸5～10次；两臂交替向前上方伸出，自然呼吸5～10次；两腿交替在膝关节处屈伸5～10次；两腿屈膝、双臂上举外展并深吸气，两臂放回体侧时呼气，做5～10次；口哨式呼气：先用鼻吸气一大口，用唇呈吹口哨状用力呼气，做5～10次；腹部呼吸，两腿屈膝，一手放在胸部，一手放在腹部，吸气时腹壁隆起，呼气时腹壁收缩，做5～10次。

运用以上卧位锻炼一段时间后，也可选取坐位或立式进行。注意：每次应按顺序做完，由慢到快，循序渐进，每日可做2～3次，每次用8～15分钟完成；身体要自然放松，不要屏气、换气过度，以免造成头昏、眼花、胸闷等症状。注意用鼻吸气，用嘴呼气，呼气比吸气时间长约1倍；当有呼吸道感染或合并心衰时暂不宜锻炼。

体育锻炼可促进健康，增强体质，增强病人的抵抗力，从而减少感染和过敏的机会。体育锻炼还可增强心肺功能，增强心肺系统的代偿能力，改善呼吸功能，减轻气道压力，可有效地改善慢性呼吸道疾病病情。

耐力锻炼可以延缓呼吸肌功能的退化，改善病人的呼气过程，使膈肌活动幅度增加，增加已阻塞气道的气体流量，使肺中残气充分呼出，有效地改善肺通气量。体育锻炼还能增加呼吸道分泌物的排出，减少感染机会，减轻支气管的炎症和咳嗽症状，维持呼吸肌力量，增加肺通气量。此外，体育锻炼能增强病人的免疫力，改善全身代谢，提

高心肺功能，加强吸氧能力，从而缓解气喘和气短症状。

有咳有痰气不畅，有氧体疗来帮忙

对于气管炎患者来说，运动疗法相比其他疗法，见效更为直接，这是由疾病的类型所决定的。对于呼吸系统疾病的患者，功能锻炼、有氧锻炼都是很好的选择。药疗是很多疾病的主要治疗方式，但绝对不是唯一的疗法。有氧体疗法可提高患者全身功能和体力，增强自身抵抗力。

王某，年近六旬，嗜烟如命，近40年的烟龄使咳嗽成为他的家常便饭，而且时常有痰，严重时呈连续性咳嗽，夜间难以入睡。一开始是浓厚白痰，后转为黄痰，早晨起床后量多。因为自身对支气管病比较重视，近两年来病情减轻，咳嗽时常伴气喘，腹胀，上腹痛，严重时气喘不能平卧，就医后调理了饮食，痰量减少，但咳嗽症状并未有明显好转。后来听从了老友的建议，一起做有氧健身，以此作为辅助治疗的方式。没想到，坚持运动两个多月后，喘咳现象得到明显抑制。

既然有氧锻炼有这样的疗效，凡是有气管性疾病的老人都值得一学。那么，究竟什么是有氧锻炼，它又有哪些具体的运动要求呢？

在有氧体疗中，步行的方式最适合老年人。这是因为步行体疗法可配合全身的呼吸锻炼，即腹式呼吸，能更有效地改善心肺功能，减轻老慢支症状。老慢支患者适用于以下有顺序的步行体疗法：

凡事讲求“循序渐进”，在运动刚开始的前两周，要遵循低运动量的原则。适宜的运动步频为：男性110～115步/分，女性100～105步/分；最佳的运动持续时间：男性4～5分钟，女性3～4分钟。

到了运动开始后的第3周和第4周：逐渐从低运动量往中等运动量发展。运动的步频保持在以下范围较为适宜：男性125～130步/分，女性115～120步/分；持续时间也不宜过长，男性4～5分钟，女性3～4分钟即可。

中等运动量：男性135～140步/分，女性120～125步/分；持续时间：男性6～8分钟，女性5～7分。

在这样的步行运动中，要随时观察运动者的身体反应，及时掌握和调节运动负荷。尽量选择在天气较好的条件下进行，而不宜在空气湿度大、温度低的场所进行，步行时宜使用鼻吸口呼方式，如果患者此时正好患有感冒则不宜采用此运动方式。此外，还要注意，在运动时尽量不要空腹，最好能在运动前半小时左右喝一杯牛奶或吃点易于消化的食物。

有氧锻炼是指人在体内充分供氧的情况下，进行体育锻炼。多数中老年人喜爱的运动项目，如慢跑、步行、游泳、骑自行车、跳健身舞等，都属于有氧锻炼。它的好处是能充分化解体内的糖分，在一定程度上消耗体内脂肪，降低心脑血管病的发生率，提高心肺系统和大脑的功能。不过，有氧锻炼也有一定要求，即锻炼者每次必须保证一定运动时间，运动者心跳每分钟必须达到一定的频率，每周必须坚持一定的锻炼次数，否则难以收到明显效果。

知道吗？吹泡泡能治老慢支

如果能在娱乐休闲的时间里把病养好，应该是很多患者都乐于见到的局面。对于老年支气管炎患者来说，选择一种舒缓、安全并且有效的锻炼方式，不仅是对病情有益，还是一种终身适用的运动。

金先生，今年65岁，常常笑自己是“哼哈大将”，原来，他有10多年的老慢支、哮喘，生活中经常出现喘息不均的声音，对金先生来说，抗生素、吸氧治疗都是家常便饭，秘方也用了不少，可是病情却没有得到根本的缓解，胸闷、胸胀、胃口差、睡眠质量低下，一年四季咳嗽不停，稍微运动一下就气喘吁吁。后来，他做了爷爷，经常陪着孙子玩耍，孙子喜欢看彩色的泡泡，金老先生就给孩子做泡泡水，吹泡泡。经常吹泡泡之后，他无意间发现自己咳喘的频率降低了。难道是因为经常吹泡泡的作用吗？金先生经过一段时间的坚持和确认，基本可以肯定，病情的改善与此相关。吹泡泡在锻炼呼吸系统的同时，对心血管系统也有促进作用，还能缓冲紧张情绪。既然这是一个对气管病有辅助治疗作用的方法，那么，对于老慢支患者而言就有了解的必要。

要想吹好泡泡就必须先做好泡泡水。做泡泡水的方法其实很简单，下面就和大家一起来共享：

准备杯子2只，袋泡茶1袋，白糖、开水、洗涤剂适量。先取一只杯子倒入开水，放入袋泡茶；在空杯子里加入1～2匙白糖，倒入一些洗涤剂，倒入茶水，用筷子搅拌一下，泡泡水就制作好了，用这种泡泡水吹出的泡泡大而且不易破。

此外，也可以按照下面的方法制作：先把香皂切成小薄片放在杯子里，冲进热水把香皂片溶化，再往杯子里加入适量的砂糖和一包袋泡茶，盖好盖子放置一夜。等一切都就位，又卫生又环保的超级泡泡液就制作好了，效果非常理想。

在吹泡泡的过程中，没有什么特殊要求，缓缓地运气出去，尽量保持较长的呼气过程即可。在环境温度条件上，不适宜在过冷或过热的条件下进行。比如，夏季太阳酷晒下，冬季刮风的户外等都不适宜。最好能在树荫下，或者通风良好的室内。

当然，必须要提醒患者，吹泡泡疗法只能作为治疗老慢支的辅助治疗方式，而不是说只用这一种方法，病就能去根。所以，最好能在接受正规治疗的前提下，将其作为生活辅助疗法。

老慢支排痰三妙招，一学就会

一到冬天，老年人的呼吸道疾病就变得严重起来。尤其本来就患有老慢支的人，更是常常咳嗽不止、喘息难平，有时甚至会因为咳痰不利而危及生命。因此，对于这些病症的治疗必须强调积极排痰，有效地清除呼吸道分泌物，以保持呼吸道畅通，改善症状，缓解病情。那么，如何才能做到积极排痰呢？

李某，61岁，7年前，患上了老慢支，只要遇到冷空气就咳嗽得厉害，时常还伴有气短、喘息等，浑身没力气，吃不下饭，最让他头痛的还是痰浓痰多。很多时候早上起

床他都有喘不过气的感觉，因为嗓子、气管都已经被浓痰阻塞了。在去医院就诊之前，他也曾去过一些地方诊所和医院进行治疗，治疗效果不明显。后来医院专家详细询问其病情和治疗情况后，对其采取“物理疏通”疗法进行治疗，治疗4个月，咳嗽与哮喘症状明显减轻，后又巩固治疗一段时间，基本痊愈。

在这个过程中，李某尝试了湿化疗法、蒸汽疗法等几种物理治疗方式。排痰效果都挺不错。这里就详细为大家介绍一下：

湿化疗法：

有些老人的痰液很稠，容易出现排痰困难，因此，最好的解决方法就是湿化气道、稀释痰液。采用这种方法，首先要鼓励患者多饮水，保持每天有1500～2000毫升的液体摄入量，即喝水不少于8杯，如有心功能不全者，则应适当限水。饮水时以少量多次为好，每次30～50毫升，每10～20分钟饮水一次，就能够对呼吸道保证较好的湿化效果。其次是增加室内湿度，尤其是在气候干燥的冬春季节，应保持室内湿度不低于60%。可使用加湿器、经常往地上洒水，勤拖地板或在暖气片上放置一盆清水等方法来增加空气中的水分。

蒸汽疗法：

在老人咳痰出现困难时，可以在直径10～15厘米的深杯中盛上半杯开水，然后将口鼻靠近杯口，用力吸蒸汽。待水稍冷再换开水，反复2～3次，就能将痰顺利咳出。不过，需要提醒的是，湿化温度应控制在35～37℃，湿化的时间一般以10～20分钟为宜，以防止诱发支气管痉挛和加重心脏负荷。另外，干结的分泌物湿化后膨胀，易阻塞支气管而发生窒息，所以应帮助病人，尤其是体弱、无力咳嗽者翻身、拍背，及时排痰。

翻身助咳痰：

翻身对于需要卧床静养的慢阻肺患者或神志不清的患者来说，不仅有利于痰液排出，还可防止肺泡萎缩和肺扩张。一般情况下，每1～2小时翻身1次，若痰量过多，应每10～20分钟翻身1次，也可起到体位引流的作用。翻身时动作不可过快、过猛，应缓慢逐步翻至所需体位。翻身时应配合拍背、深呼吸及有效排痰，不能单纯地只是为了翻身而翻身。

在拍背时，要让老人采取坐位或侧卧位。手指指腹并拢，掌侧呈杯状，以手腕力量，从肺底自下而上、由外向内、迅速而有节律地叩击胸壁，每一肺叶叩击1～3分钟，每分钟120～180次，叩击时需要发出一种空而深的拍击音才表明手法正确。另外，叩击时应该用单层薄布保护胸廓部位，避免直接叩击引起皮肤发红，同时也应避免过厚覆盖物降低叩击时的震荡效果。还要避开乳房、心脏和骨突部位（如脊柱、肩胛骨、胸骨）和拉链、纽扣部位。

对于卧床时间较长的病人，其咳喘症状都较为严重，行动也感吃力。因此可采用走动转体法，即在气候较为温暖的中午，让稍能走动的患者在室内外散步。确实不能起床者也应由家属经常为之翻身、叩背，这些活动所造成的体位改变和肺部震动，有利于血液循环和体液循环，从而利于痰液排出。

此外，某些有严重慢性支气管炎伴肺气肿的老人，很可能因感染严重、炎症渗出白细胞，或脱落的上皮细胞太多而形成大量块状痰，容易发生气道阻塞，这时就要采用紧急抠痰法，即病人发生痰阻时，家人立即用餐匙柄压舌，将裹有纱布的手指伸向其喉咙，将阻塞的痰块抠出，达到急救的目的。

热掌熨颈止咳，辅助治疗老慢支

老人得了老慢支，生活中较为常见。但是，慢性支气管炎形成的原因却是多种多样的。长期刺激，如吸烟、吸入过量粉尘、病毒细菌感染、机体过敏、气候变化、大气污染等。

王某，男，62岁，是个急脾气的人，患老慢支10年，近期呈现加重趋势。他的病情具有一定的季节性，春天和冬天比较严重，其他时候还好。老人说自己从小就爱喝生水，很少喝热水。这种习惯一直到两年前才改掉。现在王老的基本病症是痰多，夜重昼轻，病情严重的时候躺着都很难受，腰部板得慌，发皱。平日汗少，很少感冒。血压不高。做过一阵的药物治疗，但是效果反复。后来就没再继续吃药。他的老伴是一名营养专家，平日里对养生知识的积累比较丰富。以前就曾经劝说王老改掉不良的生活习惯，现在面对久病的老伴，她提倡用热掌熨颈法进行治疗。虽然王老连这个方法的名字都没有听说过，但是他信得过老伴，就毫不犹豫地尝试了。2周过去，王老发现自己的痰变少了，晚上也能躺下睡个踏实觉了，病情确实有所好转。1年后，王老再也不担心难熬的冬天了，一年四季对他的气管而言都是舒服的。

那么，这个热掌熨颈法究竟应该怎样操作呢？

热掌熨颈法的实施，其实只需要准备水壶和半壶清水，可以说几乎是零成本。先将小半壶水置于炉子上，待水烧沸腾时。口对准壶嘴里冒出的蒸汽，一口一口地吸入（注意：当口腔对准壶嘴时，口与壶嘴要保持一定距离，在不伤口腔的前提下，尽可能多的吸入蒸汽），每次持续10分钟，然后再将头部上扬，以颈部对准蒸汽出口，以热气熨10分钟，这样两个步骤为一组，每天进行2~3次。

这个小偏方，取材简单，操作简单，也不费时间。而且，经过多方验证，对咳嗽疗效十分显著，尤其是外感风寒所引起的急性气管炎及支气管炎疗效更好。

三穴敷贴法治疗老慢支，长期使用效果好

老年慢性支气管炎，是老人的多发病和常见病。患者咳嗽，咳痰不止，严重时伴有胸闷、喘息等症状。虽说老慢支、肺气肿、哮喘的症状在夏天里相对缓解，但现在用得越来越多的空调对老年人的呼吸系统却是个考验。尤其在密闭的空调房里，细菌容易繁殖，一不小心就入侵呼吸道，加上进出空调房的温度差异，可能会导致老慢支复发。所以说，慢性支气管炎治疗的难度不仅在于病症的顽固性，也在于它的敏感程度。

古时候，医学中就有“大病慢治”的理念，其实“慢病也多慢治”。想通过几片药物就轻松搞定的疾病，往往会给以后的健康埋下隐患。

吴先生，53岁，患有慢性支气管炎已8年，平时气管里总是痒痒的，觉得有稀痰，咳不出也咽不下，十分难过。近期，出现了浓痰多，偶尔痰中带血的情形，而且还时常

感觉气短。早上起床前、晚上上床时咳嗽加重，体质差，只能靠一些激素药品来维持，但病情一直不见好转，而且激素类药物的不良反应让他身体的免疫能力受到了冲击。后来，在家人的陪同下找到了经验丰富的中医，采取穴位敷贴的方式进行治疗。治疗的时候正值夏季，效果显著，3个月后，初秋已至时，他已经基本无痰了，呼吸也顺畅了很多。

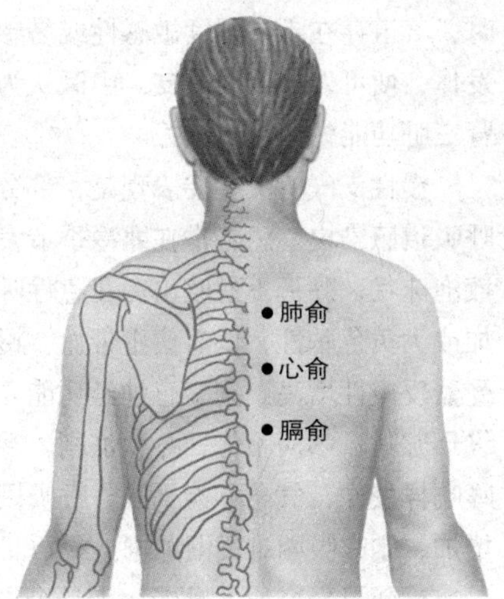

肺俞穴、心俞穴、膈俞穴的位置

这个方法的全称是三穴敷贴疗法。只要选取以下三处穴位：肺俞（双）、心俞（双）、膈俞（双）。

药物组成：生甘遂20克，白芥子35克，延胡索20克，细辛35克，肉桂10克（儿童用量酌减），醋或酒适量。

制用方法：上药共研细末，装瓶备用。用时取药粉适量，用醋或酒调成糊状，做成圆形药饼（约6克），摊在直径5.5厘米的硬塑料纸上，分别贴在肺俞、心俞、膈俞3个对称的穴位上，用胶布固定。嘱患者喝温开水，微微出汗。于夏季初、中、末三伏之首日贴敷，每伏贴1次，15岁以下儿童每次贴4～6小时；成人每次6～8小时。

使用此法时需要注意的是，对药物不敏感者可适当延长时间，但以患者耐受程度为度，灵活掌握。

穴位敷贴疗法对人体发挥养生保健功效的理论依据是“调节经脉，平衡阴阳”。因为十二经脉内属于脏腑，外络于肢节，同时，又能行气血，营阴阳，濡筋骨，利关节，温滕理，因此，调经脉之虚实，可以治百病。穴位敷贴疗法是中医学的一种复杂干预疗法，其作用机理比较复杂，是经络穴位与药物等多因素综合效应的体现。清代名医徐灵胎曾谓：“用膏药贴之，闭塞其气，使药性从毛孔而入其滕理，通经贯络，或提而出之，或攻而散之，较之服药尤有力，此至妙之法。”

三伏天里吃西瓜，能治老慢支

慢性支气管炎是由于感染或非感染因素引起气管、支气管黏膜及其周围组织的慢性非特异性炎症。其病理特点是支气管腺体增生、黏液分泌增多。临床出现有连续2年以上，每持续3个月以上的咳嗽、咳痰或气喘等症状。它是一种常见病，本病为一常见多发病，根据中国20世纪70年代全国6千多万人的普查，发生率为3.82%。随着年龄增长，发生率递增，50岁以上的发生率高达15%或更多。本病流行与吸烟、地区和环境卫生等有密切关系。吸烟者发生率远高于不吸烟者。北方气候寒冷发生率高于南方。工矿地区大气污染严重，发生率高于一般城市。其病情进展缓慢，常并发阻塞性肺气肿，甚至肺动脉高压、肺源性心脏病。

慢支病因尚未完全清楚，一般将病因分为外因和内因两个方面。当机体抵抗力减弱时，气道存在不同程度敏感性或易感性的基础上，有一种或多种外因的存在，长期反复发作，便可发展成为慢支。中医认为此病的发生与发展常与外邪的反复侵袭，肺、脾、肾三脏功能失调密切相关。

慢性支气管炎主要表现是，部分患者在起病前有急性支气管炎、流感或肺炎等急性呼吸道感染史。患者常在寒冷季节发病，出现咳嗽、咳痰，尤以晨起为著，痰呈白色黏液泡沫状，黏稠不易咳出。在急性呼吸道感染时，症状迅速加剧。痰量增多，黏稠度增加或为黄色脓性，偶有痰中带血。慢性支气管炎反复发作后，支气管黏膜的迷走神经感受器反应性增高，副交感神经功能亢进，可出现过敏现象而发生喘息。随着病情发展，终年咳嗽，咳痰不停，冬秋加剧。喘息型支气管炎患者在症状加剧或继发感染时，常有哮喘样发作，气急不能平卧。呼吸困难一般不明显，但并发肺气肿后，随着肺气肿程度增加，则呼吸困难逐渐加剧。

现年已经68岁的孙老太太是个老慢支患者，多年前就已经诊断得知。每年冬天孙老太太的老慢支都会发作，咳嗽不停，深受其苦，以至于每年冬天都要去医院住院一段时间。后来老太太偶然得到一个偏方，根据偏方的介绍，坚持服用后，可以很好地控制并慢慢缓解病情。孙老太太看到后就心动了，因为每年去住院都是只在病发时去控制，但是如果有什么办法可以让病情慢慢变得不复发的话该多好。孙老太太照着方法就服用起来，服用两年后已经取得了很好的疗效，今年甚至都没有去医院住院了。

孙老太太所用偏方的具体方法是：在夏伏天买一只大约2 000克重的西瓜。在顶部切开一个小口，挖去中间的瓜肉，留瓜瓤大约3厘米厚。将蜂蜜、麻油各150克，鲜姜片100克，红枣10粒去核，放入西瓜内。然后用切下的盖儿把瓜口盖好，放入锅中固定，往锅内加水至瓜的1/3处，炖煮1小时即可。

吃的时候要趁热吃瓜内之肉，后吃姜片，不要吃枣肉。吃完最好睡上半小时。如果能一次吃完最好，假如一次吃不完那么第二次吃时仍需炖热。这个方法一般一年只需吃一次即可，当年冬天即能见到效果；为了巩固疗效，次年伏天可再吃一次。小儿食用可酌情减量。注意在食疗期间要忌烟及辛辣食物。

中医认为，慢性支气管炎这一类的慢性疾病，其标在肺，基要在肾。就是说，看起来咳嗽是肺部疾病，但本质是肾虚，肺主呼，肾主吸，肺主宣发，肾主纳气。病情急骤时，以宣肺清热、平喘、豁痰为治，病情缓解时以补肾、纳气、益精、养气为治。预防慢性支气管炎更重要的是食疗，食疗有很高的营养价值，能增强机体抗病能力，对改善症状、促进康复有良好的作用。

用鲤鱼炖野兔治气管炎

食疗是防病治病的有效手段之一，它是通过食物种类的巧妙搭配、摄入数量的适当控制、烹调方法的合理运用，从而达到防治疾病的目的。其优越性在于既可避免一般药物的不良反应，又能使人容易接受，且可持之以恒。

单纯慢性支气管炎患者通常无营养不良，但当合并肺气肿时，部分患者可出现营养不良，表现为一般营养状态、白蛋白、血红蛋白、总淋巴细胞都显著低于健康人。患者急性发病时，因咳喘频发与劳累，营养消耗增加，所以说，对于气管炎患者而言，营养食疗有时反而是最有效的治疗方式。而且，与其他治疗手法相比更安全。

郑老太太，60岁。因反复咳嗽、咳痰5年，伴气促、心悸2年，下肢水肿，偶有腹胀的现象。前感冒后发热、咳嗽、咳脓痰。以后每逢冬春季常咳嗽、咳白色泡沫痰，有时为脓痰，反复加重。3年来，在劳动或爬坡后常感心悸、呼吸困难。2年前开始反复下肢水肿，用手一按就一个凹陷。后来，不小心受凉发热、咳嗽加重，感觉胸口、身体都空空的。

在经过医院的紧急救治之后，医生认为郑老太太的身体状况已经比较虚弱，不适宜再继续用药物治疗，最好能通过食疗的方法加以调养，给身体一个自我恢复的过程。但不宜大补。郑老太太的家人听从了医生的建议，用鲤鱼和野味搭配给老人补身体。一段时间过后，身体元气得到了一定的恢复，下肢水肿现象也得到了明显的改善。而且，老人不再感觉自己身体空空的了。

这其中，很重要的食疗方有鲤鱼炖野兔。这个方子猛听上去，组合的两种食材有些奇怪，事实上却是很科学营养的组合。具体做法如下：

首先，选择大而鲜的鲤鱼1条，野兔子1只，把鲤鱼的鳞和五脏去掉，扒去野兔的皮并去掉五脏，而后洗净各切成小块，混合放入锅中炖，适当放入调料，熟后可食，吃完为止。此法不仅可食到味美的鱼肉、兔肉，还可有助于去掉病根。

制作过程中要注意：鲤鱼的大小可依野兔来定，基本比例为1∶1，在炖时是否放盐，可以根据个人的口味来定。放盐不可太多，因为它作为一种主食；在食用此药膳的时候，少量喝酒是可以的，但一定不可吸烟。

冰糖炖葵花，防治慢性支气管炎

慢性支气管炎也就是我们前面常说的老慢支，此病多在冬春两季发作。慢性气管炎初期症状较轻，但容易反复发作，导致肺气肿、肺源性心脏病等并发症，病因病机是由于感染和各种理化因子的刺激，使人的呼吸道局部防御功能遭到损坏，导致气管黏膜损伤而引起。临床症状多因感冒、呼吸道感染而加重，常以咳嗽、咳痰、喘息为主症。

王某今年68岁，40多岁时就患上了慢性气管炎。因为病程长久，所以尝试过不少方剂，但大多中途放弃。一方面是因为性格使然，总是很难坚持一件事，另一方面也是病情反复。后来，女儿结婚后，女婿从外地出差带来了冰糖炖葵花的偏方，说效果不错值得一试。其实，此时的王某已经开始对自己的病抱着放任的态度了，只是孩子一片孝心也不好置之不理。于是就从深秋开始到初春，尝试了两季，病情大有缓解，后来又坚持了两季，病患彻底根除，至今未复发。

这里就为大家介绍一下冰糖炖葵花治疗慢性支气管炎的具体制作方法：

先准备向日葵花2朵，冰糖适量。然后将向日葵去籽，再加冰糖炖服。最好是趁热服用，不要晾置和隔夜。

需要注意的是，不要在服用此方时吃辛辣、油腻的食物，以免影响疗效。慢性支气管炎患者相比其他患者，更应注意饮食宜忌。宜多食新鲜蔬菜，如萝卜、刀豆、马兰头，蘑菇、冬瓜、菠菜、油菜、胡萝卜、西红柿、黄豆及豆制品；宜多食水果及干果，如梨、枇杷、莲子、百合、核桃、栗子、松子、金橘、橘子等。少食过于甜、咸或辛辣刺激的食物。这类食物可刺激咽部使咳嗽加重，且甜食过多加重通气负担；少食易致过敏反应的食物，如虾、蟹、牛奶、蛋黄等食品。

此外，增强机体免疫力是老年人抗击慢性病的主要方式。为增强体质，多进行户外活动，如打太极拳、练气功等。注意呼吸锻炼，常练深呼吸、腹式呼吸。进行耐寒锻炼，从夏天开始，用冷水洗手、洗脸和洗脚，可能时洗冷水浴，天气转冷时应调整水温。平时注意保暖，避免着凉。遇到感冒流行时，尽量不与感冒病人接触，用盐水漱口腔和咽部，或服些预防感冒的中药。得了感冒，要及时治疗；吸烟者坚决戒烟，这些都是预防慢性支气管炎的有效方式。

吸烟引发的老慢支，胎盘山药最有效

有一定烟龄的老人，在早起的时候往往会出现咳痰现象，并且痰质浓稠，这是由于支气管内的分泌物经过一夜积聚于咽喉处所致，这同时也是慢性支气管炎的征兆。戒烟能大幅地提升复原的机会，戒烟后，支气管炎会逐渐改善。在饮食方面，慢性支气管炎患者应以清淡饮食为主，每天的食物中，果菜汁对慢性支气管炎有较好疗效，它不仅能止咳化痰，而且还能补充维生素与矿物质，对疾病的康复非常有益。

尹某，患气管炎病症已经 8 年多。期间，曾住院治疗2次，花去医疗费2000余元，但是只能缓解而已。后来，在朋友和老乡的极力推荐下，尝试了胎盘山药方，用过之后，病情得到明显的改善，坚持使用后，逐渐康复。

胎盘山药方的主要原料：胎盘、淮山药、补骨脂、红枣、生姜、白酒。具体构成是，胎盘1个，山药30克，补骨脂15克，红枣5～8枚，生姜9克，白酒适量。先将胎盘洗净，擦盐，入开水中烫煮片刻，再用冷水漂洗数次，切块，入锅加白酒，姜汁炒透，再移至瓦锅内加水与诸药炖至烂熟，调味后分两次服食。每周1～2次，连服10次。

此方中胎盘、山药、补骨脂有和气温补的功效，适用于寒痰型慢性支气管炎。其中，淮山药又可药食两用。既可单独入药，还可与一些食材制成美味的汤品或粥，益肺气、养肺阴，改善肺虚痰多久咳之症。

香薰泡脚疗法，让老人自在呼吸

桉树、薰衣草、松木和迷迭香的精炼油可帮助缓解呼吸不适、鼻充血。通过深吸气，吸入由以上一种或几种精油涂在手帕上的芳香气味即可。此外，也可将精油混合放入热水中，将毛巾浸湿，然后盖住头面部，并在芳香蒸汽中进行自由呼吸。本法可缓解支气管炎。

“香薰疗法”源自欧美。精华油采自植物的花朵、树叶、种子、根茎等。“香薰疗法”是一种天然疗法，它可用于按摩、香薰疗法能调节生理功能，舒缓精神压力；使人心灵舒畅，心旷神怡，激发人体潜在生命力；提神醒脑，增强记忆力；安抚烦躁，舒解压力、失眠、头痛，令心情愉快。实验证明，经常闻花香，能对情绪和健康产生一定的影响。这是因为花所散发出的香味是由数十种挥发性化合物组成，含有芳香族的脂类、醇类、醒类、酮类等物质。这些物质能使大脑得到充分的氧气，调节人的神经系统，促进血液循环，让精力、思维和机体活力达到极高水平，让人充满能量。故香薰疗法可以沉淀心灵，让身心达到平和、宁静，从而帮助睡眠。需要注意的是，孕妇切忌使用香薰疗法。

泡脚疗法为什么能对疾病起到治疗作用呢？人的双脚远离心脏，血液供应较少，加上脚上的皮下脂肪薄，保暖性差。气温降低，很多人喜欢睡前用热水泡脚，但泡脚不仅仅是冬天的事情。古语说："春天洗脚，升阳固脱；夏天洗脚，暑热可祛；秋天洗脚，肺润肠濡；冬天洗脚，丹田温灼。"所以泡脚是老少兼宜，不分季节，每天都可以进行的健康行为。

泡脚疗法的具体内容是：配方葛根30克，红花6克，光杏仁10克，鱼腥草15克，川贝母、百部、款冬花各10克。此偏方具有功效化痰止咳，解痉活血的功效，主治慢性支气管炎。具体用法是：将上药加适量清水泡10分钟，煎数沸后，取药液倒入脚盆中，先熏蒸，待温度适宜时浸泡双脚。每次30分钟，每日2次，10天为一个疗程。

患者在用泡脚疗法治疗期间，忌食生冷、过咸、辛辣、油腻及烟、酒等有刺激性的食物，这样才能保证疗效的正常发挥。

猪肺煎仁剂，治好老慢支

慢性支气管炎是由于感染或非感染因素引起的气管、支气管黏膜及其周围组织的慢性非特异性炎症。其病理特点是支气管腺体增生、黏膜分泌增多。临床出现有连续两年以上，每次持续3个月以上的咳嗽、咳痰或气喘等症状。早期症状轻微，多在冬季发作，春暖后缓解；晚期炎症加重，症状长年存在，不分季节，严重影响工作和健康。疾病进展又可并发阻塞性肺气肿、肺源性心脏病。

王先生，今年61岁，是个业余摄影爱好者，退休之后经常外出采风。有一次去西藏的时候受寒着凉，高烧不退，加上有高原反应，着实难受了一阵。后来病好后落下了气管炎的病根。时不时就咳嗽，嗓子痒痒，本想通过体育锻炼治疗，后来坚持晨练一段时间后发现效果不大。之后，受到老邻居的帮助，尝试了以猪肺为主要食材的食疗方。效果还真不错。嗓子不痒了，咳嗽的次数也少了。再加上王大爷比以往起居更加有规律，防风措施做得也到位，没多久病就好了。其实，以猪肺为主料治疗气管病的方剂渊源久远，种类繁多。这里为大家介绍两个操作较为简单，且对老年慢性气管炎有益的食疗方：

第一个是猪肺杏仁煎剂。制作此方需要准备猪肺250克，杏仁10克，姜汁1～2汤匙。将猪肺洗净，切块，放入杏仁及清水煲汤，汤将好时冲入姜汁，加少许盐，调味，饮汤食猪肺。杏仁味苦、性微温，有止咳平喘的功效，适用于老年慢性支气管炎患者。

第二个是薏苡仁猪肺汤。制作此方需要准备猪肺500克，薏苡仁50克，料酒、葱姜、食盐、味精各适量。制法：将猪肺洗净，加水适量，放入料酒，煮七成熟，捞出，切成丁，同淘净的大米、薏苡仁一起入锅内，并放入葱、姜、食盐、味精、料酒，先置武火上烧沸，然后文火煨炖，米熟烂即可，可当饭吃。经常食用此方有补脾肺止咳的功效，适用于慢性支气管炎。

之所以选择猪肺作为主要的食疗食材，因为其功效对症。在李时珍所著的《本草纲目》中有猪肺的药用记载："猪肺味甘，微寒，能补肺，疗肺虚咳嗽，治肺虚咯血。"由此可见，猪肺入食，其对症治疗呼吸系统疾病的功效能够得到发挥。老慢支患者选择其作为食疗的方剂是有理可循的。

枇杷叶粥治疗慢性支气管炎

为什么老年人会比其他人群更易被慢性支气管炎侵害呢？这是因为随着年龄的增长，老年人的胸壁和肺组织都发生了衰变、退化现象，这种结构上的异常，影响了呼吸系统的生理功能，使肺组织的通气和换气功能下降。支气管黏膜本身的自我防御功能，如分泌型免疫球蛋白A减少，纤毛运动减弱等都会使支气管黏膜容易发生感染。再者，老年人周身免疫功能下降也必然影响机体的抗病能力。如此众多的自身因素，再加上气候骤变、病毒感染、吸入具刺激性气体等外界因素，必然会使得老年人较中青年人易患慢性支气管炎。但也并不是说，老年人对此就束手无策。虽然此病病程长，但还是有控制病情的好办法的。

某镇上有一位靠传统手艺谋生的工匠，他叫杨某。在当地是个手艺出众的锻造师傅。工作环境和辛苦程度影响了他的身体健康。今年已经50岁的他依旧坚持在自己喜爱的岗位上。但是秋天一到，他难免会休息一阵。这都是慢性支气管炎惹的祸。一到秋天，稍有不慎，杨某的干咳、咽痒、咽喉疼痛症就会随之而来，有时还会有出现鼻唇干燥，鼻塞寒热等症状。每当这时，杨某年过七旬的老母亲就会从外地赶过来帮他煮枇杷粥吃，还生怕儿子会忘记配方和做法，每次都会把制作方法找人帮忙详细写下来。虽然路途辛苦，但是每次喝过母亲做的药之后没几天，杨某身体就好多了。

这个偏方很简单，具体做法如下：枇杷叶10～15克（视症状轻重而定），粳米50克，冰糖适量。先用布将枇杷叶包起来水煎，然后去渣取浓汁，再加入粳米和水煮粥，粥将成时加入冰糖稍煮，每天当早餐和晚餐吃。

为什么此方能有立竿见影的效果呢？这是因为枇杷树是一种常绿乔木。枇杷叶味微苦，性微寒。归肺、胃经。清肺止咳，降逆止呕。主要用于肺热咳嗽、气逆喘急、胃热呕逆、烦热口渴等。

虽然这个方子已经得到民间诸多患者的证实，但是对于患有支气管扩张、肺心病、肺结核以及糖尿病患者还是应在医师指导下服用。若服用1周后病症仍无改善，应停止服用，并去医院就诊。

遭遇老慢支，外包足心有显效

有的老人不能确定自己是不是老慢支，对于自己身体出现的不适症状，习惯性地用经验来做判断。比如，一感觉嗓子痒痒就觉得是感冒，一发现咳嗽就以为是受凉，简单

认为多穿点衣服，喝点热水就可以了。事实上，这些症状的发生频率和时间都是帮助判断老慢支的条件。老年人一旦患者此类炎症，不可怠慢。不管不理的结果往往是加重病情，拖得时间越久病就越不容易去根。

王某，现年58岁，患气管炎病四年，经常发作，十分痛苦，在治疗此病过程中花费大量治疗费，但均无持续效果。因为他是个素食主义者，所以，他并没有第一时间采用医生推荐的食疗方法。而是在家人和朋友的帮助下，找到了适合自身的治疗方——外包足心。按此方贴足心治疗，谁也没有想到，此方却神奇地治愈了老王的病。虽然这只是个例，尚不能证明是否具有普遍性，但此方对慢性支气管炎有一定治疗效果的事实是被确认的。下面就让我们一起来具体了解一下这个神奇的方子。

栀子等药包足心治气管炎的配方及用法：栀子、桃仁、杏仁各2钱，白胡椒6分，江米7粒。五味共研成细末，用两个鸡蛋清调和后摊在纱布上，然后包扎脚心上（男左女右）。一般头天扎上，次日就愈。注意，患者在使用此法期间一定要戒烟戒酒。换言之，此方不适用于有多年烟龄或酒龄的老年患者，因为他们很可能会因为犯瘾而使治疗效果大打折扣。

或者也可以用下面的方法，可以收到相似的效果：取糯米、白胡椒、桃仁、杏仁各7粒，栀子9克，共研末，以鸡蛋清调和均匀后敷于足心，然后用布包好即可。此方对老年慢性支气管炎有很好的辅助治疗效果。

其实，除了选择有效的治疗方外，注意生活调养也很重要。相比其他病患，老慢支患者更应多注意天气变化。天气变化与人们日常生活及身体健康密切相关。一年四季经历着春温、夏热、秋凉和冬寒的变化，人的身体内部也相应地发生变化，以适应这一环境变动规律。

慢性支气管炎病人多在冬天犯病，翌年春天开始缓解，便是这个道理。与支气管炎有关的气象因素为气温、季节风。常因气温、季节风、气压等因素的综合作用，使慢性支气管炎发病或病状反复以及病情加重。特别需要留心的是：入冬和开春日温差变化较大，可达10～20℃。这个时期正是慢性支气管炎容易复发和加重的季节。

简单刮痧疗法，治好老慢支

王大爷，今年60岁，是个很注重身体健康、性格潇洒的老人。但他也有难以启齿的小秘密——从年轻时候就害怕打针吃药。正是因为这个原因，他一生病，首要的选择不是看医生，而是自己到药房买些药吃。一些常见病这样应对也许还能勉强过关，但是，在他得知自己患了老慢支之后，还想吃药解决就不是这么简单的事了。

在他服用药物一段时间后，他发现，身上类似感冒的症状看似痊愈却仍咳嗽不断。实在撑不住的时候去医院就诊。医生说，因为他身体内的药物残留会对治疗产生不良作用，所以不建议他采取药物治疗。王大爷对此病的认识较浅显，尚未意识到问题的严重性，所以，没有在生活上加以注意，有时候还是会到冷气开放的地方待着。一次，他去银行取钱，里面冷气十足，没一会儿，他就感觉胸口发闷，咳嗽不断。后来，在学医的姐姐的劝说下，尝试了刮痧疗法。坚持了一段时间后，症状缓解，病情稳定下来。

刮痧是我国民间流传甚广的一种传统的治疗方法。对不同类型的疾病，刮痧的方法和部位也是不同的。

具体到慢性支气管炎，方法是用刮痧板刮拭背部、胸部及双肩。若慢性支气管炎已成宿疾，一经刮痧，这些部位会立刻呈现紫黑色，胸部会感觉舒畅无比，心情也马上轻松起来。连续刮痧数次，直到病症消失，刮痧时皮肤不再有疼痛感或红紫色的出疹痕迹时，慢性支气管炎即可痊愈。

这其中的治疗原理临床实践表明，施术者借助工具，运用刮痧手法，将力作用于患者身体特定部位的肌肤，可达到治病健身的目的。据中医学的经络学说，所谓经络是人体上下内外运行气血的通路，它内属脏腑，外联肌肤、感官，具有刺激神经、输注气血的功能。人体由五脏六腑、四肢百骸、五官九窍、皮肉血脉筋骨等组成，它们具有不同的生理功能，但又共同进行着有机的整体活动，使得机体内外、上下保持协调一致，构成一个整体。人体所有正常的生理活动，都离不开经络对气血的传输。通过运用一定的工具刮人体皮肤，作用于某些穴上，产生一定的刺激作用，从而达到疏通经络、调畅营卫、和谐脏腑的目的。

调治气管炎的高招：海蜇牡蛎丸

吴某是一名被气管炎困扰多年的患者。他病情的基本状况是干咳，常伴胸骨后闷胀或疼痛，偶有发热现象但多能在2天之内恢复正常。但是，由于多喘，使其运动受限，平时基本不敢跑步。跑一小会儿就要休息半天。每次难受发病的时候，病程都可以用拖泥带水来形容，病程长而且易反复。

后来，一位老友为他推荐了海蜇牡蛎丸疗法。因为好奇也出于尝试的心理用了3次，效果还不错。

具体的做法是先取海蜇30克、牡蛎5克、蛤壳5克、蜂蜜3克，然后将海蜇煎成膏后烤干磨粉，把牡蛎、蛤壳炸后磨粉，把海蜇粉、牡蛎粉、蛤壳粉与蜂蜜混合后搓成丸（为1日用量），分3次，饭后服。10天为一疗程。

因为海蜇有清热解毒、化痰软坚、降压消肿的功效，所以称为此方的主药。在《归砚录》中是这样描述其药用功效的："海蜇、妙药也。宣气化痰、消炎行食而不伤正气。故哮喘、胸痛、症瘕、胀满、便秘、带下、疳、疸等病，皆可食用。"所以，海蜇牡蛎丸对气管炎、支气管炎患者疗效显著。此方值得一试。

预防气管炎要避免引发该病的不利因素，这样就可以大大降低反复发病和患病的概率了。那么哪些条件下容易患气管炎呢?

首先是营养条件差。蛋白质（肉、蛋、鱼、豆制品）摄入不足，会使血液中的蛋白质（包括白蛋白，球蛋白）含量低，结果造成抵抗微生物的抗体形成少，对微生物的抵抗能力低。也就是说免疫力会降低，容易得气管炎。

其次是居住条件差。如果在冬天没有必要的取暖措施，又很少开窗通风的话，就很容易患上气管炎。而且，如果同一房间内的一个人患了感冒、上呼吸道感染或慢性支气管炎急性发作、肺炎，那么这个人在咳嗽时，致病的微生物可能通过飞沫污染空气，传

染给周围的人。这是居室拥挤、开窗通气较少的居民易患气管炎的原因。

再次是衰老因素。随着年龄增长，与致病因子（如吸烟、微生物感染和空气污染物）的接触时间也越长；年龄越大，肺功能越日益减退，气管、支气管、细支气管等呼吸道的防御功能也逐渐减弱，全身对微生物的免疫力也日渐降低，这种情况下易诱发气管炎。

为了有效防止上述不利条件的产生，我们应当养成良好的生活习惯。比如有吸烟习惯的首先要戒烟。这是因为吸烟者比不吸烟者气管炎发病率高出许多倍。

应尽量多参加锻炼，增强机体的抵抗力。运动量要根据自己的身体情况而定。每天早晨可散步、打拳、慢跑等，这样能呼吸新鲜空气，促进血液循环，冬季锻炼能提高呼吸道黏膜对冷空气的适应能力，让你的气管不那么弱不禁风。

第九章
哮喘偏方，让老人呼吸更顺畅

走不了两步就喘？爬楼操帮你甩掉烦恼

中医学认为：哮喘的本证为肺、脾、肾三脏亏虚。肺虚主要表现为营卫不固、御外无力、易感外邪等抵抗力下降；脾虚主要表现在免疫系统功能紊乱、低下；肾虚主要表现为下丘脑——垂体——肾上腺——内分泌功能紊乱或低下；肺、脾、肾三脏俱虚则导致体液理化性质和成分发生改变，导致机体内环境失稳和适应性调节功能失常。

哮喘，其病机是气机的升降出纳失常，使肺气失宣、失降、失纳所致。因此对哮喘的治疗，关键在于理顺气机，而理顺气机的要点，可总括宣、降、纳三法，因为肺气以宣为用，以降为顺，以纳为益（受纳于肾）。

吴某，男，70岁，退休。他说："我岳母咳嗽已有2个多月了，84岁的老人难忍咳嗽之苦，虽经医院治疗，始终不见好转。后来我用本方为她治疗，连服5剂即见奇效，现在完全好了，老人家非常高兴。"

这个方子就是爬楼操。简单地说，就是在爬楼的过程中加上甩手运动。中国民间有许多健身的法宝，汉朝的文献中就记载了一种运动，这种甩手运动其实是一种便于操作的养生方法。

在甩手的过程中，能够积极活动肩肘关节，促使手腕振动，其结果能达到活络筋骨，有助于人体手三阴经的经络气血之循环与通畅，这样对心肺健康十分有益。

甩手运动能增强人体脑部内啡肽产生，从而达到镇静、安神、稳定情绪之功效，进而对增强记忆力、消除精神压力有较好的效果。此外，甩手运动作为一种养生方法被广泛推广，其原理在于它主要通过自然放松地摇摆双手，振动肌理，疏通经络，行气活血，刺激"十指连心"的各部位，在有节奏的兴奋与抑制中，促进人体达到阴阳平衡。

甩手的具体方法如下：

第一步，身体站直，集中精神，眼睛向前看，膝微微弯曲，双足距离与肩同宽的位置站立。

第二步，整个脚底贴平地面站立，脚指抓紧地面，如太极拳之马步。

第三步，两臂放松慢慢上举至与肩同高。

第四步，由上向下、由前向后用气力平甩，甩手时意念置于手掌，手臂放松。向后甩的手臂高度，尽可能高，但每人肢体柔软度不同，所以甩手的高度要根据自己的实际情况量力而行，无须勉强。

第五步，上举时吸气，下甩时吐气。

第六步，再回到第三步动作，双臂放松慢慢上举，不必用力，动作柔和。最后一步，双臂放松伸直，心中默数，逐渐做到50～100次。

每次做甩手运动时，约50次起，手指末端会因为血液循环加快而感到发热。持之以恒加以锻炼，每日3次，便会使精力和体力保持充沛。

在甩手运动进行的时候，需要注意的是，首先是甩手的时间，如果是饭后最好隔2～3小时再做，以免影响肠胃的消化；其次是甩手的姿势，头要放平正，双眼平视前方；最后是甩手的数量，应该视每个人的体力而定，不要勉力而为，也不要按照别人的标准来要求自己，以免适得其反。

学会唱歌健康发声，治疗哮喘效果佳

支气管哮喘发作时，病人感到胸闷、气急、心慌、咳嗽、咳痰、恶心等。产生这些症状的原因是呼吸道黏膜充血、水肿，支气管平滑肌痉挛等。治疗药物一般用扩张支气管和抗变态反应的药物。这些药物都能消除或缓解支气管平滑肌痉挛，扩张支气管，从而平息哮喘的发作。

张某是一个哮喘病患者，现年51岁，2009年发展成肺气肿，曾两次住院治疗。2010年，因病退居二线，工作负担的减轻加上药物治疗，病情有些好转，但说话、做事还是气不够用。因为身体状况，提早内退回家休养。在一天晨练时，被老年朋友们激昂的歌声所感动。他很羡慕别人可以引吭高歌，在老伴的劝说下，张某参加了所在社区里的合唱团。在其乐融融的氛围中，他努力学习运气、发音，每天都坚持练习2个小时，从不间断。后来，大约2个月过去了，张某逐渐感觉自己说话有底气了，轻微地活动后不会再气喘吁吁，走路也轻快多了。慢慢地，张某就停了药，哮喘病也没再犯过。

有人可能不相信学习发声练习和唱歌就能治哮喘。其实，对于唱歌可预防哮喘，日本专家早有研究。研究发现哮喘病人在唱歌时，能使人振奋，心情愉悦，从而提高身体免疫力，可能对哮喘治疗起到一定的效果。但是不能唱的时间过长，在1个小时的时间比较合适，长期坚持下去效果非常好。

当然，练习发声治疗哮喘只能起到辅助治疗的效果，虽然见效明显，但不可作为单一的治疗方。尤其对于哮喘顽固的患者，医学治疗必不可少。

其实，哮喘虽然是一种顽固性慢性病，让很多老年人为之痛苦不已。但事实上，哮喘是可以有效预防的。也就是说，老人有选择规避这种疾病风险的能力。关键就看自己是否有这种意识。

简单说来，哮喘的预防可以从以下几个方面着手：

1.在明确过敏源后应避免与其再接触。例如，如果是由于室内尘埃或螨诱发哮喘的发作，就应保持室内的清洁，勤晒被褥，而且应常开窗户通风，保持室内空气的清新。

2.不宜在室内饲养猫、犬等小动物。

3.平时应注意多锻炼身体，如常用冷水洗浴、干毛巾擦身等进行皮肤锻炼，以便肺、气管、支气管的迷走神经的紧张状态得到缓和。

4.加强营养，避免精神刺激，避免感冒和过度疲劳等对预防哮喘的发作也有重要的作用。

只花五元钱，霜雪糖水治哮喘

都说“病来如山倒，病去如抽丝”，疾病能否治愈不仅要看病情病况，更重要的是治疗方式是否对症。治疗方法是否科学有效。

对于哮喘这样的老年常见病，因为病患群体特殊，还要充分考虑老年患者身体的承受能力。对于可以不用药物治疗方就可达到相应效果的情形要优先考虑，毕竟老人机体能力下降，身体对药品不良反应的承受能力也不如青年人。

理论上讲，哮喘是可能发生在任何年龄层的。但是老年人较为多发。而且，此病具有一定的遗传因素，除遗传因素外的其他致病因也较为复杂，这在某种程度上给治疗增加了难度。

黄某，男，58岁。患有30多年的气管炎，每年夏季鼻塞，冬季常犯咳嗽、胸痛，有时会哮喘发作，吃药、输液都只能起到暂时缓解的作用。后来，他听从老伴的建议开始学习饮食养生知识。在一次和老友的聚会中偶然得知一个治疗哮喘的偏方。抱着试试看的心情尝试了一下。没想到效果不错。这个方子叫作霜雪糖水。简单地说，就是以蒸霜雪糖水治愈哮喘病。因为取材天然无害，而且无须花费多少其他成本，所以受到不少患者的好评。

这个方子的具体制作方法是：在冬季时，下雪后，取头一两次的霜雪盛满一碗，再加上100克的红糖，放在锅里蒸，蒸成霜雪糖水，每日早晚各服用一次，连服2剂即可有效果。如需要巩固，在来年雪后，依照此法再服用几次。

这个方子来自民间，但是也有一定的治疗原理。

李时珍《本草纲目》曰：“腊雪甘冷无毒，解一切毒。治天行时气瘟疫，小儿热痫狂啼，大人丹石发动，酒后暴热，黄疸仍小温服之。藏器洗目退赤；煎茶煮粥，解热止渴。”中医认为，冬季为水为阴入肾经，冬季腊月即丑月，为肝经当令，按照“肝肾同源”的理论，腊月是真正肝肾同时当令的月份，于是，腊月之雪水更是至阴之物，既人肾经，又入肝经，则吸纳、疏泻、畅通、化毒等各项功能一一具备，故会有与肾、肝经具有同等的疗效。按照上述中医原理，雪水具有消炎、消肿、止痛、止痒的作用。

红糖是未经精炼的粗糖，保留了较多的维生素和矿物质。尤其适合老人，特别是适合年老体弱、大病初愈的人吃。中医认为，红糖性温、味甘、入脾，具有益气补血、健脾暖胃的功效。

在使用此方的时候，需要注意的一点是：由于现代大气污染严重，在取用霜雪的时候最好选择自然环境较好的地方，并且尽量选取中层雪，而不是表层的，以免影响治疗效果和个人卫生。

顽固性哮喘频发，可用青木双皮

哮喘症是一种顽固难治的疾患。对于哮喘病人而言最痛苦的不仅是病情发作时的痛苦，而且是病情没完没了地纠缠。治好又发，发了再治，治好再发。

现在，哮喘的高发人群以中青年人更为多见。多数在年幼的时候就已经有苗头。每遇气候变化、疲劳过度、饮食不当、起居失宜的时候就会感到胸闷难受、呼吸困难，有的人还伴有耳鸣、多痰的现象。

某中医院的老中医杨先生，从医40多年，提供一个民间流行的治疗哮喘效方，介绍如下：

青木（青木香，也称木香）、双皮（桑白皮，也称桑皮）、青夏（清半夏，也称半夏）、西茯苓（白茯苓，也称茯苓）、甘草、当归、川贝母、杏仁、五味子各6克。第一天晚上，煎服第一剂头煎（药渣留存）；第二天早上，煎服第二剂头煎（药渣留存）；第二天中午，煎服第三剂头煎（药渣留存）；第二天晚上，把所留存的三剂药渣同纳一罐，再煎一次，顿服。每次服药之后，最好接着再喝一杯冰糖水。

服用此方期间要格外注意的是，禁食辣椒、葱、蒜、酒。虽然此方为已经被验证过的民间流传的偏方，但是，因为每个人的体质不同，对于有过敏体质或者患有两种以上病症的患者而言，想要使用此方最好先找专业中医确定适当的用量，并在医嘱下使用。

风油精止咳小妙招

生活中，当自己出现连续性咳嗽的时候，大多数人会选择服用药物来止咳，但是我们却不知道，这种做法其实是弊大于利的。因为正常的咳嗽是人体的一种防御反射，人体也正是通过咳嗽来排除体内的垃圾。我们身体内肺泡的薄膜就如同纱窗一样，每隔一段时间就要及时进行清洗，避免灰尘和污物堆积得越来越多。我们体内的肺泡是气体交换的重要场所，当肺泡的薄膜布满了灰尘或污物时，我们的身体就会做出保护性反应，通过咳嗽来振动肺部，使停留在肺泡薄膜上的灰尘和污物脱离，再由呼吸道内膜表面上细小的纤毛，把“垃圾”运送到咽喉，然后排出体外。

如果咳嗽是病理性的，药物治疗未必是最好的方式。具体选择何种治疗方式要依据患者的具体病情状况而定。

就拿老人的哮喘性干咳为例。白天止不住，晚上在床上坐着咳，极其难受。张大爷就受到这个问题的困扰。张大爷有两年多的哮喘病史，虽然平日里发作的次数不多，但是每次也会把家人吓一跳。而且，即使是在不发作的时候，也会有连续性的干咳。2009年3月，从月初到月尾的将近20天时间里，接二连三的咳嗽让张大爷感觉身体里空、虚。川贝母类润嗓药对他而言几乎是无效的。吃了几次之后也就不再吃了。去医院看病医院开药一堆，张大爷看着药发愣，这么多药得有多少不良反应啊。后来，张大爷听说风油精可以止咳就忍不住一试。每天咳嗽的次数明显减少了。虽然哮喘不可能因此痊愈，但确实能为他减轻不少病痛和麻烦。

这个小偏方用起来很简单：用风油精涂抹喉部皮肤可以止咳。注意：涂后局部皮肤有火烧样疼痛，这属于正常的反应不要过于慌张。十几分钟后，咳嗽轻了许多。2小时后，再涂一遍，第二天咳嗽的症状就会有所减轻，呼吸也会顺畅一些。

对于用风油精治疗咳嗽的方子，在条件允许的情况下，还可以附加经络推拿的方法。当然，这需要在专业人士的指导下进行。而且，也要根据每个人病情的不同状况来决定。因为，此方法并非所有哮喘患者皆适用。

另外，对于哮喘患者来说，家人的理解和关怀也很重要。比如，当自己身边的家人有哮喘患者的时候，就要注意以下两点问题：首先是小心尘螨。尘螨是寄生在地毯、布面家具、窗帘、床垫、枕头和被褥中的小虫。它们以皮屑为食并在温暖潮湿的环境中繁殖。其次是动物（宠物）的毛皮屑。哮喘患者对宠物的毛皮屑过敏是普遍现象。宠物也有可能把沾在皮毛上的花粉或真菌从室外带入，所以应当格外留心。

自制葡萄酒，一样止咳嗽

老年人怕什么?怕得慢性病。老人常见的慢性病里，哪个发作的时候最让人感觉恐慌？哮喘。

哮喘病之所以会让患者有恐慌感，因为其以突发性胸闷、咳嗽或出现典型的喉间哮喘、呼吸困难为主要病状，这几种症状又多次反复发作。哮喘病人平时呼吸道就有慢性炎症，也就是病根，这种慢性炎症平时不会引起症状，只有当这种炎症受到各种诱发因素刺激时，呼吸道对这些刺激因素呈现高反应性，气管、支气管会很快出现痉挛或黏液渗出，造成气道狭窄或阻塞，才会出现哮喘症状。如果这种刺激因素能解除，病人症状就会缓解，再次遇到刺激，症状又会重新发作。所以，不少老年患者郁闷的问题就是一直治疗一直好不了。

某贸易公司的收发室收发员张大爷曾因抽烟患哮喘而咳嗽不止，但好几十年的烟龄让吸烟成为他生活必不可少的一部分，他知道自己戒不了烟。在各大医院吃了不少药，也找了很多民间偏方均不见好。也因为戒不掉烟，所以，病情有加重的趋势。后来，一位老战友为他想了一个好办法。告诉他一个自制葡萄酒治疗咳嗽的方子。战友说：这个方子很可能会帮助他治病，但是有酒了就不要再接触烟。鱼与熊掌不可兼得。张大爷衡量之后觉得美酒也不错，就主动控制自己，尝试红酒而不再抽烟了。坚持适量饮用葡萄酒2个月后，病情好转，咳嗽症状明显减轻。

下面就让我们一起来了解一下这个方子的制作和使用办法：先取葡萄（任何品种均可）、冰糖和白酒（必须是粮食酒）各1000克，洗净葡萄及容器，将葡萄粒（不去皮）和冰糖（研成碎末）放入容器内，倒入白酒，封好盖，放置室内，1个月后开盖，将葡萄粒挤榨成汁，去掉葡萄皮和核，搅拌均匀，装瓶即可饮用。每天晚上睡觉前服用1次，每次服用量不宜超过25克，饮用后不宜再吃其他食物。

红葡萄酒中含有较多的抗氧化剂，维生素C、维生素E、硒、锌、锰等，能消除或对抗氧自由基，所以，适量饮用红酒有抗老防病的作用。老年人可以适当喝一点。

这里需要注意的是：每一个哮喘患者体质不同，所以对酒精的反应也不同。在选择

此方之前，先要确定老人的体质是否有酒精过敏史，以往的饮酒史等。

有的人可能会问，采用此疗法是否还可以同时使用药物治疗。这里一定要慎重。因为患者体质对药物的反应也不同，对医生提供给自己的药物是否适合自己并不清楚，而且酒精是否会影响药物药效的发挥，两者是否会产生抵触，这些都要依据具体药物性质来确定。所以，当哮喘患者正在接受药物治疗的时候，如果想采取此葡萄酒偏方，一定要咨询医生的意见后再做决定。

喝香油竟能治好干咳病

不少哮喘患者都是从干咳发展起来的，他们大多会经历这些事情：咳嗽多以清晨及夜间为重，以干咳为主，持续时间较长，从几周到数年，检查却发现不了什么问题，可能有家族过敏性疾病史。常规肺功能检查正常，而支气管激发试验可检测出气道高反应性。但由于患者仅表现为咳嗽，往往无哮喘表现，常被误诊为支气管炎、慢性咽炎、反复呼吸道感染。这种现象就是顽固性干咳。这种干咳到后期就会变异成为哮喘，而干咳也是此类哮喘病人的最主要病理表现。

唐先生在2002年12月间患了口舌干燥、干咳无痰症。1个月以内一遇到刺激性的味道，特别是煤气、油烟及香烟、油漆味更为严重，主要是咳嗽、睡不安稳。中医大夫说这病是“阴虚、肺燥、内热”。于是他就不断地吃中成药和汤药，但停药不久病就会反复。长期的疾病折磨使唐先生感觉痛苦不堪，情绪一直起伏。最后，他的老伴在朋友那里听说喝香油可止咳，便让他试试看。让他感觉惊喜的是，在开始喝香油的第3天，干咳症状就有明显见轻的趋势，连续喝到10天，总共喝了约200克香油。干咳现象基本消失，舌头干燥症也有了明显的好转。现在已过去3个多月了，干咳未再犯，舌头干燥症也逐渐好了。经其他病友试用，也收到了明显的疗效。

当然，喝香油是要有方法有讲究的，不能随心情随便喝。具体喝法是：每天早晚空腹喝一次，每次一汤匙。喝后不要马上咽下，要含在口里让其慢慢滋润，与唾液溶在一起，然后徐徐咽下，这样效果更好。

一旦在生活中，发现身边人有疑为咳嗽变异型哮喘的，应及时让其就诊，积极查找致敏原。生活中最常见的致敏因素有：吸入某些植物花粉、屋尘、螨、真菌孢子、动物皮屑、食物中的鱼和虾或接触油漆染料等，要仔细观察每次咳嗽发作前有什么因素存在，找出致敏因素，加以避免，防止再次接触。另外，冷空气是变异性哮喘发作的主要诱因，秋冬季是过敏性疾病易发的季节。因而随着天气变冷，此类患者日常生活中要做好预防工作。

黛蛤散，小方轻松为你镇咳

生活中，不少老年人在被哮喘和咳嗽困扰。他们中的大部分人会先感觉咽喉不适，然后咳嗽难止，且持续的时间比较长，然后还可能会出现咳痰带血的现象。从理论上说，不管出现的是哪种程度的病症都应当先到正规的医疗机构去就医确诊。然后再选择适合的治疗方。

王某是一名兽医，现年50岁，2008年春末时得了咳嗽，一连数天都咳得彻夜难眠。后来到附近的诊所就医，医生连连用药，但很奇怪的是，咳嗽却如火上加油，有增无减。就在他自己逐渐丧失了治疗信心的时候，听到一位来为宠物打针的老太太说自己家乡有治咳嗽的偏方。老人第二天还把药包带来，打开药包一看，原来是一种淡绿色粉末，说是由青黛、蛤壳配成，名叫“黛蛤散”。王某一开始看到绿色粉末觉得很恐怖，不敢尝试，后来考证医书，找到了黛蛤散，服后当夜止咳，次日清晨面部消肿，一切如常。

究竟这么神奇的方子是由什么构成，又有哪些功效呢?

此方的主要构成是：青黛30克，蛤壳300克。具体的制作方法是：将以上二味粉碎成细粉，过筛混匀后即可按量服用。

最终获得的粉末应该是灰蓝色的粉末，味道淡淡的。此方是已经经过验证的方子，具有清肝利肺，降逆除烦的效果。用于咳嗽吐衄，肺痿肺痈，咽膈不利，口渴心烦多有良好效果。具体的用法用量是：口服，一次6克，每日一次，随处方入煎剂。这里需要注意的是，此方在制成之后最好放置于密闭、防潮的环境中，以免粉末受潮凝块。

相传，此方源自宋代皇宫，后流传于民间。方中的青黛，出自《药性论》，别名靛花，具有清热解毒、凉血的功效，主治热病发斑、吐血、咯血、肺热咳嗽、小儿发热惊痫等症。蛤壳，出自《本草原始》，别名海蛤壳，具有清热利湿、化痰软坚的功效，主治热痰喘嗽、瘿瘤瘰疬、水肿、遗精等症。两药相合组成黛蛤散，主治肝火犯肺所致的咳嗽吐痰、胸胁疼痛等症。

关于此方的使用事项：脾胃虚寒者慎用。验证此方的经验告诉我们，直接吞服散剂较煎剂效果更佳。

咳声连续还多痰，桑白皮降气止咳

白某，现年60岁。其兄白某是个65岁百病缠身的老人。一到冬天，老年性气喘咳嗽折磨得他日夜不安，咳嗽起来眼泪鼻涕直流，带泡泡的白黄色浓痰一吐就是一小堆，非常痛苦。后来去医院就医，医生说他身子骨太虚，不适宜用西药加以治疗。建议其先调后治。朋友热心帮助，给他找来桑白皮酒治疗方。试用之后，咳嗽次数少了，痰量也明显下降。

这里就为大家简单介绍一下此偏方：只需要准备桑白皮200克，米酒1000克。将桑白皮洗净，润透后切丝，晒干，浸于米酒内，7天后服。每服20毫升，一日3次泻肺平喘。桑白皮为桑科植物桑树的干燥根皮，性味甘寒，能泻肺热而下气平喘，泻肺行水而消痰，治疗肺热咳喘，尤其适于肺气肿合并感染，以及急性支气管炎之咳喘。

如果患者不宜饮酒，还可以选择粥疗的方式。这里为大家推荐的是桑白皮粳米粥。这款粥的具体制作方法是：

预备桑白皮15～30克，地骨皮15～30克，炙甘草3克，粳米60克。先将桑白皮、地骨皮稍加浸洗后，随即取出。再把粳米淘洗干净。把桑白皮、地骨皮、炙甘草同粳米一并放入砂锅内，加水适量（约1000毫升），加热煮粥。待煮沸后，再煮5~10分钟，取米粥汤。分作2次，温热饮用，连用5~7天，直至痊愈。本方清肺热、止喘咳。适用于咳嗽气喘或风热咳嗽、咳吐黄脓痰等。虽然在疗效上较前者稍弱，但性质更加温和，更适宜体质虚的老年患者使用。

咳嗽由很多原因引起，虽然有很多药物对咳嗽有效，但是药三分毒。如果可以选择更加温和有效平喘止咳的方剂，减少各种不良反应是再好不过的事了。而且，对于老年咳喘患者而言，身体本身对疾病的免疫力就低于青年人，久咳之后体内更加空、虚，禁不起更多药物的折腾。所以，建议患者不管选择哪种治疗方式，选取何种药材、方法，都不要盲目地随意更换药品，以免使身体产生抗药性，增加不良反应的概率。

此外，在疾病的调养方面，肺主卫，外合皮毛，性娇嫩而不耐寒热，易受外邪侵袭，对肺系疾病的护理，应重视气候变化，宜劝嘱患者慎起居，避风寒，随气候变化增减衣服。对患者有自汗、盗汗或服发汗药后汗出过多而湿衣者，宜用干毛巾擦干汗液后，避风更换内衣，以免外来病邪内侵。为避免寒冷空气及异味刺鼻之气吸入，要保证室内空气新鲜，严禁室内吸烟，防止灰尘和特殊气味的刺激。在家庭中尤应避免油烟、煤味、油漆等气味刺激，要定时通风。这些看起来并不起眼的生活细节，却可以有效帮助老年哮喘患者尽快康复。

呼吸＋吹笛，组合疗法治哮喘

一旦你的喉咙发痒，你是很难控制住自己不当众大咳的。咳嗽本身并不是病，而是一种机体的保护性反射。

依据持续的时间和咳出物，我们可以判断咳嗽的病因：突发性的咳嗽往往是吸入异物引起的保护性咳嗽；感冒引起的咳嗽往往持续数天；慢性、持续性的咳嗽多是病理性的，病因可能是吸烟、变态反应、哮喘、慢性支气管炎、肺气肿、肺结核、肺癌等。

咳出物的颜色、黏稠度提示我们疾病的性质和严重程度。一般来说，若干咳、腿痛，发热、头痛、咽喉痛，可判断为流感；若痰变为黄绿色，则提示病菌已上行感染，多是上呼吸道感染、支气管炎、鼻窦炎等；若咳嗽伴有呼吸困难、喘息、胸闷，可诊断为支气管哮喘；如果咳出粉红色血痰或是黄色铁锈样痰，并伴有胸痛、头痛、发热、呼吸困难，则可能是感染了肺炎。

苏先生，59岁。患慢性支气管炎已经有七八年了。常见的症状有咳嗽、喘促、咳痰黏稠、胸闷，经常会在冬天整夜不能平卧，深以为苦，舌质红，脉弦数有力。

经过诊治，医生发现苏先生的慢性支气管炎属于风寒引动宿疾，肺失宣降，伴随有咳喘。考虑到苏先生的身体情况，医生为他推荐了呼吸+吹笛组合疗法。现介绍如下：

呼吸疗法的具体方法：双脚左右分开与肩同宽，双手向斜前上方举起，同时吸气；再交手，边吐气边身体下蹲。然后起立，挺胸，吸气，反复5次。在缓解期常做此动作，可以强化呼吸肌，消除支气管的痉挛，促进肺部循环，减轻哮喘发作的症状，加强肺部的气体交换功能。

吹笛疗法的具体方法：丹田呼吸法，此种呼吸法要求膈肌上下有节律地做舒展，这样能使横膈运动范围增大，呼吸加强，体内氧气增多。如果能在平时坚持练习吹笛子，十分有利于缓解哮喘发作时的呼吸困难和缺氧现象。

丝瓜藤滋水，防治老年哮喘效果佳

天气骤变，空气潮湿或是气压低时，最易诱发哮喘，患者异常敏感，发作时间并无规律，有的是夏发，有的是冬发，也有四季常发。其症状就是气急。上气不接下气，不仅呼吸困难，且带喘声，胸喉之间顽痰瘀积，有的兼有咳嗽，患者面色苍白，甚至发紫，眼球突出，冷汗淋漓，坐卧不宁，睡眠不安，有的因呼吸困难而言语不便。此症致病原因，大致分为两种。一为心病性气喘，是因心脏有病而起；另一种是支气管性气喘，这纯粹是支气管本身所引起的毛病。

哮喘二字虽连称，但疾病不同，哮是喉中有痰，喘则胁肩呼吸急促，与哮各异，普通的哮症多兼有喘，而喘者有不兼哮者，故种类多，大都是因气管狭窄，肺部弹力不够与时间性痉挛，或黏膜肿胀及分泌障碍呼吸而成。

中医将哮喘分为虚实两大类，又将实证分为寒热两类。寒类表现为咳痰清稀不多，痰呈白色泡沫状，胸闷气窒，口不渴喜热饮，舌苔白滑，脉多浮紧，或兼恶寒，发热等；热类表现为痰黄稠厚，难以咳出，身热而红，口渴喜饮，舌质红，苔黄腻，脉滑数，有的兼有发热等症状。虚证多为肺虚或肾虚。肺虚则呼吸少气，言语音低，咳嗽声轻，咳痰无力；在气候变化或特殊气味刺激时诱发，肾虚则元气摄纳无权，呼吸气短，动辄易喘等。

发病时，应当先除邪治标，寒证用温化宣肺，热证用清热肃肺，佐以化痰、止咳、平喘之药物；病久兼虚，当标本兼治。没有发作时，应当用益气、睡脾、补肾等法扶正培本。

某市水电局吴某说："我老伴原来是出名的病号。22年前，55岁的她哮喘病转化为肺心病，身高1.60米，体重仅39千克，瘦如柴棒，头发花白，工作能力丧失。许多民间单方都试过，氯喘片、氨茶碱等中西药也服过，效果甚微。后来我坚持给她服用丝瓜藤滋水，每年约20千克，2年后哮喘病治愈，重返工作岗位，年年满勤，而且越活越年轻、健壮。"

丝瓜藤滋水，丝瓜藤剪断后会从剪口处渗出外流。此液体清澈透明、无臭无味，有一股清香。滋水不是丝瓜瓜瓤中的水，也不是从丝瓜藤榨取的水。其实是丝瓜藤生长的营养物质，是植物从根部吸收的液体养料，若用丝瓜藤煮水当茶水来饮用，对哮喘也有辅助疗效。

接滋水的时间：从8月中旬至9月中旬。此时丝瓜生长旺盛，滋水分泌最多，质量也最好，1棵粗壮的茎蔓可接得0.75～1千克滋水。

滋水的服法：每次饭后饮服30～40克，每天3次，4～5天可饮0.5千克，1年共饮服15千克即可。在病情发作期，可酌增饮服次数。最好连续服用，直至哮喘缓解、通气顺畅为止。饮服滋水前，应按每500克滋水加入100～200克冰糖，溶化后服用。因夏天加糖后易变酸，每次应只调配一天的饮量，随配随服。

此处之所以选择丝瓜，是因为丝瓜味甘、性凉，能清热止痰、凉血、解毒，含丝瓜苦味素、瓜氨酸、木聚糖、脂肪、蛋白质、维生素E等成分，与粳米、虾米等同用，有清热和胃、化痰止咳的作用。本品适用于治疗慢性支气管炎咳喘并作。滋水要“生”饮，不宜蒸煮、炖、煎，也不要以开水冲服。冬天可将盛有滋水的玻璃杯坐入热水中，候温再服。饮用本品不必忌食，但哮喘发作期间，应忌食腥腻、辛辣刺激性食物，禁吸烟、喝酒。

姜瓜麦芽膏，治疗哮喘效果好

说到呼吸道疾病，除了咳嗽，就是哮喘了。何谓哮喘呢？

“哮”就是呼喊的意思，本意是指野兽的号叫。《通俗文》就说：“虎声谓之哮唬。”“哮”的声音很尖锐，人如果发出“哮”来，一般是由于呼气受到了阻碍或挤压。“喘”是呼吸节奏的加快。《说文解字》的解释为：“疾息也。”像人们在做完剧烈的运动后，会大口喘气，这就是“喘”。哮喘病最大的特点就是发病的时间呼吸困难。迁延日久，由于呼吸困难，还可能因心脏缺氧导致心肺方面的疾病。

古人有个说法，叫“内科不治喘，外科不治癣”，可见哮喘的难治。中医学认为，哮喘是肺、脾、肾三脏失调所致。治哮喘病有两个最佳时机，一个是在夏季，利用冬病夏治的原理。呼吸道疾病有一个特点，就是夏天症状减轻，冬天加重。而夏天正好是天地阳气最盛的时刻。此时治疗有利于扶正体内阳气，从而达到调阴阳、补虚损的效果。三伏天时，可用天灸贴或三伏贴贴于肺俞穴处，10小时内不要让贴药碰水，同时忌食辛辣及寒凉生冷的食物。

王某是某金融机构的离休干部，也是哮喘患者，以前严重时感到活下去的希望甚小。但近年来，她用几个中药验方治疗，病情有很大好转。她想把自己的体验、用方等，说给病友们参考。凡出现哮喘，尤其是危急时，要先消炎灭菌急救，后用中药祛痰、补气，继而用验方、穴位按摩等，调理脾、肺、肾等的气化功能，才能得到较稳固的疗效。

这里介绍一个姜瓜麦芽膏，具体做法是：准备鲜姜汁60毫升，南瓜5个，麦芽糖1500克。将南瓜去籽，切成小块，放入锅中加水煮，等到烂熟如粥时，用纱布将南瓜渣滤去，只取汁液，然后加入姜汁、麦芽糖，用小火慢慢熬成膏，收入瓶中密封冷藏。每天1次，每晚取2匙服用。如果症状较重的话，可改为早、晚各1次。

虽说膏方一年四季都能服用，但以冬天为最佳。为什么这么说呢？从“膏”字上讲，膏者，脂也。也就是说膏就是油脂，凝固状态时称为“脂”，而溶解状态时称为“膏”。《黄帝内经》中记载的“膏”，一般都是用动物脂肪做成的。现在膏方的成分虽然有了变化，但也属滋腻之品，不易消化。而夏天脾胃功能本就虚弱，再服用滋腻之品，只会加重肠胃的负担。再者，膏方中的有些药有些本来就偏温热，选在冬天服用不易上火。

在此方中，南瓜不仅是生活中常见的食材，也是一味良药。南瓜味甘，性温，具有补中益气、消痰止咳的功效，可治气虚乏力、肋间神经痛、疟疾、痢疾等症，还可驱蛔虫、治烫伤。其种子——南瓜子还能食用或榨油。虽然南瓜和南瓜子有一定的药用价值。不过，一定要选老南瓜，因为老南瓜钙、铁、胡萝卜素的含量都比嫩南瓜高，而这些营养物质对防治哮喘病有很好的作用。

除此方法外，足浴对治疗哮喘病也有一定的作用。这里再给提供一个足浴方：胡椒7粒，桃仁10粒，杏仁4粒，栀子10克。加水煎汤泡足。凉了再加热水。每次30分钟。

此外，哮喘患者平时还要注意保持排便通畅。禁止食用辛辣食物。

伏姜鸡汤治哮喘病

哮喘是呼吸道常见病，也是多发病，但是，也许你还不了解，哮喘的发病是具有季节性的，受气温条件的影响很大。四季之中，夏天是哮喘病发作的高峰季节。夏日防喘更是一个热点话题。其实，夏季的高温天气对诸多慢性病患者来说都是巨大的挑战。老慢支、哮喘、高血压、肺心病……都不可不掉以轻心。夏季持续的低压使人闷热难忍，这就意味着有肺病的患者更容易旧疾复发，不停地咳嗽，甚至稍一活动就会喘得上气不接下气……

张大爷是一名劳动局退休干部，今年已经66岁了。他性格开朗，每天都笑眯眯的，似乎没什么事是值得忧愁的。但是，其实他心里一直放不下患病多年的老伴。张老的老伴今年65岁，有十余年的哮喘病史，多方求医服药，病情只能缓解一时，不能根治。说来有幸，2009年的春天按照一位军人介绍的伏姜鸡汤治疗哮喘病的秘方，连续两年在大伏天服用，每年中伏服用1次，哮喘病竟然好了大半。与此同时，张大爷又将秘方介绍给当地几名有相同遭遇的病友，都取得同样的疗效。

为了能使更多人从中获益，我们将此方收集记录。这个伏姜鸡汤的具体制作方法如下：于三伏的中伏时节，用夏季伏天之生姜1500克，母鸡1只，最好是草鸡。先把生姜洗净切片，母鸡宰杀后去毛和脏腑，同放入大号砂锅或搪瓷锅内，加水至满锅（不放任何调料）炖煮，沸后以文火煮至约剩两碗汤时熄火，汤倒入碗中，趁热慢饮一次喝完。锅内的姜鸡隔半天或1天再加水煎服。如患者出汗口渴，可饮凉开水补充水分。

这里需要注意：如在春秋季节服用，可选择风和日暖之日，患者先于室内浴缸沐浴，待身子发热出汗之际，服用上述制法的伏姜鸡汤，疗效亦佳。

夏季之所以会成为老年哮喘的高发期，就是因为“温差”，夏季气压低气候闷热，哮喘病人进入空调房，会对忽冷忽热的空气过敏，所以容易在夏季发病。所以，不管是不是哮喘患者，老年人都应该避免频繁进出温差较大的场所，远离空调侵害。对老年哮喘患者而言，与其躲在家里，不如到室外凉亭或者公园散散步。在自然的树荫下乘凉会比空调解暑安全得多。

运动妙方治哮喘，推墙＋缩唇

现在，哮喘病已经是世界公认的难治病，因为其具有顽固性和较高的复发率，所以成为诸多患者的头痛事。而在这些患者之中，老年人群的比重最大，而且治愈率也最

低。反复发作的喘息、气促、胸闷和咳嗽等症状让很多老人苦不堪言，因为这些症状多在夜间或凌晨发生，所以也严重影响了他们的正常生活。不仅患者本人生活不好，家人也会跟着提心吊胆。不少患者在治疗初期都会选择药物治疗。但事实证明这并不是唯一的治疗方式。依据患者不同的身体状况和条件，选择适合其病情的治疗方也很重要的。

张某是某老年俱乐部的负责人，现年52岁。因兴趣所致，经常组织社区老人外出旅游、登山、野餐。因为俱乐部的成员大多为中老年人，所以从一定程度上限制了活动的范围。但是大家的积极性还是很高涨。在一次探险性质的旅游中，队员们登上了山顶，不料山上下起了大雨，一时下不了山，所带的雨具又少得可怜，为了让队员们安全下山，张某把自己的雨具借给了队员，自己背着不少器械跟在队伍的后面，后来大家脱险后，他自己却因为在山里受凉了而咳嗽不止。一开始大家还以为他只是风寒受凉，后来才知道他有哮喘史，所带的药品也不够用，只能暂时缓解症状。大家不知道怎么办才好。后来他们在山脚下找到一户人家借宿。主人见张某咳嗽不止，不仅给他喝了热的生姜汤，还把他带进里屋教给他了一套缓解哮喘的方法。

这个方法叫作推墙缩唇呼吸法。

具体的操作步骤是：首先找一个地面平坦、宽敞的屋子。自然站立在墙壁前面，双脚分开与肩同宽，身体距墙壁的距离为30～40厘米，然后双脚十指抓地，双掌与肩平或略偏高于肩按在墙上，同时要用身体前倾之力把双臂压弯。这样坚持3分钟，同时要意守膻中穴。然后用鼻子做两次深吸气，然后再从收成圆筒状的口唇间缓慢呼气。呼吸力求柔和舒适。时间长短可随意，但初练时宜短，然后再根据习惯和体力调整呼吸深度和频率。

此方法是哮喘发作后的辅助治疗方，能有效缓解患者发作后的身体不适症状。但不能作为主要的治疗方，要想从根本上解决问题，还要咨询医生的具体治疗意见。

八旬老人喝蜂蜡治好顽固哮喘

哮喘病是一种严重威胁公众健康的慢性疾病。常见的临床症状是：反复发作性的喘息、呼气性呼吸困难、胸闷或咳嗽等症状，多在夜间或凌晨发生。常见的发病季节以秋、冬两季最多。哮喘发作前常有先兆，症状如打喷嚏、流涕、咳嗽、胸闷等，如不及时处理，可出现哮喘。哮喘急性严重发作后，如经一般药物治疗而仍不能缓解并持续发作在24小时以上者，则称为哮喘持续状态。

在某小区里有一位82岁老人，焦某，患有哮喘病，病史长达20年，病情严重时只能坐着睡觉。后来，得一喝蜂蜡治哮喘的偏方，只服用三四天，便可躺下睡觉了，连服1500克蜂蜡后，哮喘病彻底痊愈。后来，她把此方介绍给许多哮喘病人，服用者多见效。现将此方献上，愿解除所有哮喘病人的痛苦。

配方及用法：材料包括蜂蜡、红皮鸡蛋、香油。将蜂蜡50克放在锅内，打入鸡蛋（根据自己的饭量能吃几个打几个），蛋熟马上放一勺香油（以防大便干燥），出锅即吃。每天早晨空腹服用。这里需要注意，服此药方不吃早饭。多喝开水，以免大便干燥。7天一疗程，休息3天，再服。

蜂蜡的养生疗效早已被医学界所认同。但是，并不是说，这是治疗顽固性哮喘的唯一方式。有的老年患者很难理解哮喘久不能治愈的原因。其实，对于哮喘类的呼吸系统问题，平时患者大多只注重抗菌、消炎、止咳、平喘等对症治疗，没有从根本治理，导致很多患者发展为肺气肿、肺心病，甚至威胁生命。现代医学证明，只有通过增强呼吸道的免疫力和防御功能，才能解决整个呼吸系统的根本问题。只有认识清楚这一点，才可能找到真正对症的好的治疗方。

川贝母妙方止咳，不良反应小、疗效佳

咳嗽是因外感六淫，脏腑内伤，影响于肺所致有声有痰的一种疾病。《素问·病机气宜保命集》对咳嗽的解释是："咳谓无痰而有声，肺气伤而不清也；嗽是无声而有痰，脾湿动而为痰也。咳嗽谓有痰而有声，盖因伤于肺气动于脾湿，咳而为嗽也。"咳嗽无痰或痰量很少称为干咳。根据病程长短，咳嗽又分为急性骤然发生的咳嗽和长期慢性咳嗽。

从咳嗽的患者群体来说，老年人咳嗽更为危险。而且，在为老年患者选择治疗方的时候难度更大，需要注意的事项也更多。在传统的止咳良方中，川贝母是不可多得的。关于川贝母止咳，还有一个有趣的传说：

据传，清代有一位上京赶考的书生，路过苏州，向名医叶天士求诊。书生诉说："我只是每天口渴，时日已久。"叶天士诊其脉，问其症，劝他不要继续上京赶考了。书生听后，心里惧怕，但应试心切，没有听从叶天士的劝告，继续北上。赶到镇江时，听说金山寺有个老僧医道高明，便去求治。老僧告诉书生，每天以梨搭配川贝母为食，连续100天，病症自会消除。书生按老僧的嘱咐去做，果真治好宿疾。书生高中回家途中又去见叶天士，讲了金山寺老僧替他治病的全过程。叶氏觉得老僧的医术比自己高明，就改名换姓，到金山寺拜僧为师。老僧说的方子，就是言传至今的川贝母炖雪梨。下面，向老年患者推荐2个以川贝母为主要食材的食疗方。

贝母冰糖汁：

川贝母5克，冰糖20克。川贝母研末，同冰糖20克放碗内，加水150毫升，隔水炖煮20分钟，早、晚各1次，连服3～5次。

川贝母味苦、甘，性微寒。本方清热润肺、化痰止咳，适用于肺热咳嗽、干咳少痰、阴虚劳嗽、咳痰带血，尤其适用于久咳不止者。

川贝母炖雪梨：

雪梨1个，川贝母末6克。雪梨洗净，切开，去核后放川贝母末6克，然后再并拢，用牙签固定，置碗中放适量水，加冰糖20克，隔水炖煮30分钟，吃梨喝汤，每天1次，连服3～5天。亦可用川贝母12克，打碎；梨1个，去皮切片；冰糖20克，一同蒸熟后食用。

雪梨具有生津润燥、清热化痰之功效，适用于肺阴虚者。本方可起到润肺、止咳、化痰之功效。

中医认为："形寒饮冷则伤肺"，就是说身体一旦受了寒，饮入寒凉之品，均可伤

及人体的肺脏，而咳嗽多因肺部疾患引发的肺气不宣、肺气上逆所致。饮食仍过凉，就容易造成肺气闭塞，症状加重，经久不愈。一般人都知道咳嗽应忌发物，不宜吃鱼腥，鱼腥对“风热咳嗽”影响最大。咳嗽患者在进食鱼腥类食品后咳嗽加重，这与腥味刺激呼吸道和对鱼虾食品的蛋白过敏有关。对某些鱼、蛋过敏的老人更应注意，其中以白鲢、带鱼影响最大。

鹅肉炖成汤，止咳平喘效果好

哮喘以呼吸急促和喘息反复发作为特征，发作期间，由于机体缺氧，对人体各系统及其物质代谢都会产生一系列的影响，特别是导致胃肠功能减弱，从而引起进食量减小。因此日常饮食需要选择富含优质蛋白、维生素、矿物质等充足营养的食物，以增强患者的抵抗力。

李某，现年68岁，年轻时一直都在做纺织工人，退休后身体状况一直不好。咳嗽、胸闷、气急，运动过后尤其严重，一年之中去医院看病已经成了家常便饭。而且，冬天的时候经常手脚冰凉，畏寒喜暖。就医后诊断为老年慢性哮喘病。在以往的治疗中，她使用过很多抗过敏的激素类的药物。常常是在服药后1个星期左后有好转，可是过不了半个月又发作，而且每天吃药，药用量也不断加大，家人里看到这种情况都很为她担忧。在家人的劝说下，她逐渐脱离了泛滥的药物治疗，以调节饮食为主，运动为辅治疗自己的病。后来的事实证明，这个决定是明智的。

这里就为大家推荐李老选择的食疗方中的一款鹅肉萝卜汤。此汤的具体制作方法如下：

准备去皮鹅肉300克、胡萝卜200克、土豆200克、橄榄菜1勺、清水适量、姜1块。先把去皮鹅肉、胡萝卜、土豆，分别切小块备用，然后加入姜、清水，大火煮开，撇去浮沫。转文火煮到鹅肉八成熟，再加入土豆、胡萝卜块，大火煮开。煮开之后转文火，继续煮20分钟。最后，盛出之前加橄榄菜调味即可。

中医认为，“五脏六腑皆令人咳，非独肺也”。意思是说，咳嗽不仅是人体肺的病变，而且与人体的五脏六腑都有关。即心、肝、脾、肺、肾五脏功能失常，都能引起咳嗽。《随息居饮食谱》记载，鹅肉补虚益气，暖胃生津，尤适宜于气津不足之人，凡时常口渴、气短、乏力、食欲不振者，可常食鹅肉。此外，用鹅肉炖萝卜还可大利肺气，止咳化痰平喘。有的人秋冬容易感冒，经常吃一点鹅肉，对治疗感冒和急慢性气管炎有良效。

《本草纲目》中记载：“鹅肉利五脏，解五脏热，止消渴。”正因为鹅肉能补益五脏，故常食鹅肉汤，对于老年糖尿病患者还有控制病情发展和补充营养的作用。因为据中医理论，糖尿病是由于中焦火旺而致。综上观之，鹅肉蛋白质含量高，富含脂肪，营养也更均衡，因此和鸡鸭比起来占了上风。

虽然食疗有一定的辅助治疗作用，但是也不是说患者就可以放松警惕了。对老年哮喘患者而言，预防措施以避免接触过敏、哮喘等的诱因为主。得了哮喘之后，应尽可能避免接触引起自身过敏、哮喘发作的所有诱因。哮喘发作期间，注意随时补充水分，以利于痰液稀释，保持气管通畅。由于胃肠功能减弱，同时为减轻呼吸急促引起的咀嚼、吞咽困难，食物需柔软易消化，可安排一些半流质的食物，鼓励少食多餐。忌烟酒，不食用辛辣、冰冷等刺激性食物。

橘红皮治发热咳嗽，清肺除痰

有人说咳嗽是一种对呼吸道发炎和阻塞的自然反应，无须过于忧心。但是咳嗽也是多种病症的表现。也可能是由气管、支气管黏膜或胸膜受炎症、异物、物理或化学性刺激引起的不良反应。因为咳嗽可以扩张和清理支气管，在这点上它的作用不可小觑，所以在治疗时我们不应该盲目地抑制咳嗽，而是让它发挥有益的方面。有声无痰为咳，有痰无声为嗽，通常声痰并见，故一般通称“咳嗽”。急慢性咽炎、支气管炎、支气管哮喘、肺炎、肺结核、肺癌、胸膜炎等都可以引起咳嗽。

关于止咳秘方，自古即有。而且，由此而来的民间传说也是精彩纷呈。

据传清初有一官吏，性情暴躁，在广东为官时，曾患咳喘病，请当地名医诊治，服药效果不显。每遇季节、气候变化，或心情不好，则咳喘复发，甚是痛苦。一日夜间，大雨不止，咳喘骤发，咳声不止，张口喘促而坐，夜雨倾盆，不便就医，只有急叫使女取平日所取之药再煎服。使女因屋内无净水，准备到井中打清泉，但因雨急路滑，恐怕耽误时间遭到责骂，仓促间顺手悄悄将阶前缸中的雨水倒入药罐，以此水煎药。一会儿药煎成后，官吏服下自觉病情缓解。仍再服，咳喘大减，并能平卧熟睡。第二天，官吏一觉醒来，精神爽快，心中欢喜，但一转念思想，又感到十分奇怪，此药往日服用平平，昨夜显效，怪哉！遂把昨晚使女叫来细问情况，初时侍女心惊胆战，不敢实说，后官吏软硬兼施，使女才实言相告。大家议论纷纷，不得其解。后来，有一幕僚看到州衙瓦上有橘红之落花甚多，风雨把落花带入缸内，可能是橘红治好了咳喘病，后试之果然应验。于是，橘红止咳化痰、平喘便驰名于世。

后来，一代代流传下来后，人们逐渐发现，在治疗对象上，此方更适用于老年患者服用。于是就成为老年咳喘患者清肺除痰的小偏方。

此方的具体内容为：准备橘红皮9克，川贝母6克，黄芩12克。将此三物焙干研末，每次服6克，每日早中晚各服用一次。

本方所治之咳嗽是由肺经郁热、灼津液为痰所致的咳嗽气粗、痰鸣气喘。方中橘红皮具有理气祛痰功能，川贝母具有清肺止咳功能，黄芩可清利肺经之虚热，三药相伍，共奏清肺止咳、除痰之功。

芝麻蜜糖水，止咳良方在身边

得了哮喘病，最直接的表现就是咳喘不止。这对于生病的老年人而言是很烦恼的事。老年人多孤独，生活内容也相对比较单一，如果患者还是个空巢老人的话，得了这个病就会更加苦恼了。因为发病时很可能身边没有一个可以照顾自己的人。所以，老年患者对哮喘病要有足够的认识，积极治疗，尽量选择对身体不良反应较小的方式治疗。

王某，男，71岁，曾在某医院负责后勤工作。自己身体一直挺硬朗，只是老伴身体不好，有哮喘病，时常咳嗽不止，胸闷气短。最初得病的时候曾用感冒药和止咳糖浆治疗，也输液，但都效果不大。慢慢地一拖就是半年多，后来不得不把治哮喘药随身带在身上，也不敢随便让老伴一个人出门遛弯。后来，他打听到邻居家的亲戚是顽固性哮喘，一直都在服用偏方。虽说是偏方，但是效果还不错。老人记录下来后，看着材料思考了很久觉得没有什么危险性，都是生活中常见常用的东西，就打算给老伴试一试。几个月下来，老伴咳嗽的次数真的减少了，王某心里很高兴。就这样，一直坚持服用。现在，老伴的发病次数已经很少。去医院复查情况也比较稳定了。这个偏方的名字是芝麻蜜糖水。

芝麻蜜糖水的具体制作方法是：取黑芝麻250克，用文火炒熟；再取鲜生姜125克，洗净挤压成汁与炒好的黑芝麻一起拌匀，再放入锅内略炒，放凉。另用冰糖（先熔化好）、蜂蜜各125克一起拌匀。最后与姜汁浸过的黑芝麻混合搅匀，放入瓶内，盖好盖，放到阴凉通风处。每日早晚各服1汤匙。1个月为1个疗程，3个疗程能有疗效。

在此方中，冰糖可谓是"最甜蜜的药"。其性味甘凉，好吃，还有补中益气、润肺止咳、滋阴和胃的功效；芝麻的滋补效用在古代就已经得到证实。尤其适合体质虚弱的老年人服用；蜂蜜作为一种清热、补中、解毒、润燥的保健食品，在许多中药方剂中都有用之。尤其在止咳、化痰方面最见其长。此几味食材加在一起，对老年哮喘病具有一定的治疗作用。

另外，哮喘患者应树立坚强意志，并加强自我保健意识。保持情绪乐观稳定：每当急性发病时，首要问题是情绪必须乐观稳定，千万不要紧张，尽量使全身肌肉处于放松状态。因为心情过于紧张，会使全身肌肉处于紧张状态，氧的消耗增加，容易缺氧。

养成随时饮水的习惯：哮喘发作时，呼吸加快，出汗较多，体内水的需求必然较正常人多，缺水可致使气道内分泌物变得黏稠，难以顺利咳出，呼吸道受阻，加重了缺氧并使排痰困难。因此有必要养成随时饮水的习惯，尽量多饮水。

治咳抓病根，葱姜鸡蛋来助力

俗话说得好："治病不能治标不治本"，止咳也是同样的道理。治咳嗽需要抓住病根，对症下治，而且，如果患者是上了年纪的老人，还需要慎重选择治疗方，尽量减少药物、治疗对身体的不良反应。

李某是一名射击的业余爱好者，经常和朋友一起到射击场比赛，也曾多次参加业余组的比赛，成绩不错。但随着年纪的增长，对自己的这个爱好感觉越来越无奈。现年52岁的她，一直有个心病，那就是哮喘。她每年春天的时候都会频发，如果在练习时发病，很影响发挥。所以，在患哮喘的十几年里，她一直都在寻找更有效的治疗方。因为患病多年了，所以医院不知道去过多少次，取药买药，各种治疗哮喘的药她都有所了解。她很明白自己的哮喘类型属于热哮。这类哮喘常见于夏季温度升高时或者剧烈运动后。其特点为：在持续5分钟以上的剧烈运动后出现胸闷、喘息、呼吸困难等症，并可听到哮鸣音。症状多在运动停止后5～10分钟出现，但也可在运动过程中出现，持续

0.5～1小时可逐渐缓解。

在别人提供的偏方中，因为对自身病情的了解，李某能较为准确地判断方子是否管用。

有一天，她来到射击场的门口正好遇到一个病友，两人交流了治疗哮喘的经验。寻得止咳偏方两个。

偏方1：葱白6根，生姜15克，白萝卜半块。将生姜、白萝卜切成细丝，然后跟葱白一起放入锅中，加水2碗，等煎至1碗时关火，一次性饮完。每天一次。

偏方2：生鸡蛋1枚，小心地在顶部敲出1个硬币大的小孔，然后将5克川贝母粉倒进去，再用湿纸将蛋孔封好，放在屉上蒸熟。每次一枚，早、晚各一次。

咳嗽是最常见的症状。感冒了会咳嗽，气管炎、肺炎会咳嗽，甚至连生气之后也会咳嗽。有的咳起来一阵阵的，脸憋得通红，甚至喘不上气来。名医李时珍年少时就因突患感冒而患上了咳嗽，服了许多药都不见效。他的父亲也是一名医师，查了很多医书，终于发现了一味黄芩。李时珍喝下汤药后，咳嗽立刻就好了。李时珍感叹道："药中肯綮，如鼓应桴，医中之妙，有如此哉。"也就是说，只要用对了药，就像用鼓槌击鼓，能取得立竿见影的效果。

那么是不是所有的咳嗽用黄芩都有效呢？当然不是。

黄芩对于肺热咳嗽有效。肺热咳嗽的主要症状是咳嗽反反复复，并且经常伴有恶寒发热、胸痛、呼吸不利、口干舌燥、舌苔薄黄等症状。这时可取黄芪30克，加2碗水，煎至1碗，分成3次服下。效果明显的话，两三天症状基本上就会消失了。

黄芩为大寒之物，寒能胜热，是"折火之本"，所以泻火的功效很好。《滇南本草》说它"上行泻肺火，下行泻膀胱火"。所以，肺热咳嗽用了黄芩后马上就能好。但如果是风寒导致的咳嗽，此时再用大寒之物就不适合了。这时得用一些疏风散寒、宣肺止咳的药。其实我们生活中有一些食物就有这样的功效，比如葱、姜等。葱、姜都是辛温之物，有发散的效果，可以用来驱散风寒。那么如何才能判断自己是不是风寒咳嗽呢？风寒咳嗽有一个特点，就是经常见于风寒感冒之后。不但咳嗽，而且痰白、稀薄，流清涕，喷嚏频频，舌苔也是薄白的。有上面这些症状，就可以喝葱姜萝卜汤。

止咳平喘，还数药王蜜膏酒

每每冬季到来之时，就是呼吸系统疾病的高发季节。气管炎、咽喉炎等一系列的老人常见疾患都可能选择在这个时候反复发作。

王某，男，56岁，土地管理局干部。咳嗽症状持续10余年，每年冬季的时候会加重。每每发病的时候，大多会出现发热，黄痰黏稠等症状。后经人介绍，选择古方蜜膏酒治疗，不久痊愈。

有人可能会问了："这个药酒真的有这么神奇么？它的构成究竟是怎样的呢？"不要着急，我们先从蜜膏酒的由来说起，进一步的了解这个神奇的偏方。

据说，宋朝大文豪苏东坡好酒，虽酒量不大但喜饮酒，对酿酒也颇有兴趣。他在黄州时不但创制了东坡肉，而且是酿过蜜酒的，他在《蜜酒歌》中说："南园采花蜂似雨，天教酿酒醉先生。"据说他是根据西蜀武当山道士杨士昌造蜜酒的方子而为之。他

酿成后不忍独享，请来了一帮朋友品评，结果朋友们在品尝了之后引起腹泻，“一饮三遗矢”，连东坡自己也是频频地光顾厕所。他显然没有成功。至于他那蜜酒与药王孙思邈的蜜膏酒有没有联系，也就不得而知了。

了解了蜜膏酒的由来，再来看它的具体构成和用法：材料包括蜂蜜250克，饴糖250克，生姜汁125毫升，生百部汁125毫升，大枣肉75克，杏仁75克，陈皮末60克，黄酒适量。做法上，首先将大枣肉与杏仁分别捣成泥；再将杏仁泥加水1 000毫升，煮到半量水时去渣取汁，加入蜂蜜、姜汁、饴糖、百部汁，并加入陈皮末，用小火慢熬；浓缩汁液至1 000毫升时，离火，倒入容器中冷却，备用。最后要用黄酒以配服。每次用黄酒20～30毫升温后调服药汁10毫升，细细咽之，每日3次。

此方经过传世验证，具有疏风散寒，止咳平喘的功效。适用肺气虚寒，外受风冷，而有咳唾上气、喘嗽的种种不适症状。

蜜膏酒药方中，用百部、杏仁、陈皮止咳化痰，用蜂蜜、饴糖润肺，生姜、黄酒有发散之性，大枣调补脾胃，共同起到疏风散寒、止咳平喘的作用。

睡觉含姜片止咳有奇效

生活中，看到老人咳嗽很常见，止咳方也很常见，但是否有用的关键在于取材是否准确。这也是有的老年患者最关心的问题。生活中可以用来止咳的东西很多，但是哪些才是正确的，真正有助于缓解、治愈病症的，尚且需要分辨。这也是民间偏方一直受到不少质疑的原因之一。只有那些经过验证并广泛流传的方子才能被世人接受。就像看病的时候相信经验丰富的医生一样，利用偏方治病也需要有前人的经验作保证。

王先生现年60岁，是一名外科医生，某医科大学的教授，博士生导师。因为学医，所以对自身健康比常人更为关注，但因为工作繁忙，很多时候无法像一般老人那样享受清闲时光。2010年的深秋，老人在降温之后患了伤风感冒。这虽然看起来是小毛病，但治愈却比较难，而且小毛病背后还可能有隐患，所以平时要注意及时治疗。老人觉得自己该服用一些生姜了。她甚至将生姜切片后放在袋子里，随身带着，一有感冒咳嗽就立即拿出来食用。事实证明，这个方法还真的挺管用的。后来，她有将此方介绍给自已的病人和学生，反映普遍不错。

用姜片止咳的具体做法是:取生姜一块，洗净去皮切片，随身携带，咳嗽时往口里放一片，嚼含均可，即感到嘴里、嗓子里、胸腔里又辣又热，咳嗽即止。若嗓子痒时，可再嚼一片姜。或者也可以这样做：将生姜洗干净，先切去一小块，使生姜有个平面的切口，然后再切1～2毫米厚的薄片，晚上睡觉时将l～2片姜片含在嘴里腮帮的一侧或两侧，开始嘴里会感到有些麻辣，过一会儿就适应了。第二天起床时吐出。在用的过程中，如果嗓子发痒要咳嗽，可用牙齿轻轻一咬生姜，使姜汁与唾液一起慢慢咽下。姜汁通过喉部时能抑制嗓子发痒，可以减少咳嗽。如果条件许可，白天也含含姜片，治咳嗽的效果会更好。

民间有“每日三片姜，免得医生开药方”“一杯清茶一片姜，御寒健胃是良方”等谚语。含生姜能治咳嗽，其实是很有科学道理的。生姜味辛辣，是一种散发风寒的药物。一般的咳嗽，大多是由于受了风寒，生姜正好能散发寒气，祛痰解毒。而且，在早晨嚼片姜还可增进食欲，增加抗寒能力。之所以选择生姜是因为生姜味道辛辣，有散风驱寒的功效。而生活中最为常见的咳嗽，大多正是风寒引发的，所以能起到对症治疗的良好效果，并能祛痰解毒。

冰糖食醋防治支气管哮喘

哮喘是世界公认的医学难题，我国的哮喘患者已经超过两千万。与哮喘相关的症状有咳嗽、喘息、呼吸困难、胸闷、咳痰等。典型的表现是发作性伴有哮鸣音的呼气性呼吸困难，严重者可被迫采取坐姿或呈端坐呼吸，干咳或咯大量白色泡沫痰，甚至出现发绀等。哮喘症状可在数分钟内发作，经数小时至数天，用支气管扩张药或自行缓解。

尚某，年近五旬，因体质弱，免疫功能差，2008年秋由感冒引起呼吸道感染，大咳不止，危及生命。后经住院治疗，有些好转，但从此便落下支气管哮喘的病根，稍遇风寒便会旧病复发，平日里没有食欲，晚上又失眠，痛苦不堪。2010年冬，朋友介绍给她一小偏方，她将信将疑服用1个月，病情竟大有好转，不仅咳嗽减轻了许多，其他病的症状也有较好改善。这个方子就是冰糖加食醋。

具体的制作方法是：冰糖500克，食醋500毫升（最好是陈醋或香醋），置砂罐或陶器内，用文火煎熬至冰糖完全溶化，冷却后装瓶备用。每日早晚各饮用1次，一次10毫升，空腹服下。此偏方制作简便，口感良好，效果显著，服后无不良反应。凡有气喘、咳嗽、痰多等症的老少朋友均不妨一试。

近年来，随着对支气管哮喘的病因和发病机理的深入研究，认识到哮喘是一种气道慢性炎症、并具有气道高反应性的临床特征，所以在哮喘的防治方面又有了新的概念，认为单独使用支气管舒张药物进行治疗是不够全面的。应当将药物治疗与环境治疗、心理治疗等多方面相结合起来。

得了支气管哮喘的病人主要是呼气性呼吸困难，原因是支气管阻塞、狭窄、感染后导致的炎症，有痰却排不出等，雾化吸入是一种很好的办法，既能局部用上药，还能降低痰液的黏稠度，有利于痰液的排除，最好配合体位引流和拍背辅助排痰，痰液引流通畅，感染就好控制，支气管哮喘就不会频繁的发作。

对于支气管哮喘病人的护理主要在布置适合的生活环境方面。比如，患者应当选择向阳的居室居住、室内保持清洁通风干燥、床上用具应使用棉织品不要用皮毛丝棉或羽绒制品。此外，对于女性患者而言，不要用香味浓烈的化妆品，更不要拆棉衣、棉被或毛线衣裤。这些行为都可能引发不适。

常背热水袋也可治哮喘

根据有无过敏源和发病年龄的不同，临床上将哮喘分为外源性哮喘和内源性哮喘。外源性哮喘常在童年、青少年时发病，多有家族过敏史。内源性哮喘则多无已知过敏源，在成年期发病，无明显季节性，少有过敏史，可能由体内感染灶引起。无论何种哮喘，轻症可以逐渐自行缓解，缓解期无任何症状或异常体征。

某年春节高某坐火车回家探亲，由于卧铺车厢只有一床毛毯不能抗寒，他患了感冒。探亲1个月，吃药打针有10天左右，最后还是落下了后遗症。一受凉就咳嗽不停，一感冒就上不来气，经常半夜坐起来往嘴里喷药。后来发展到马路上的尘土，春天树上飘落的花絮，甚至张嘴大笑都会引发他不停地咳嗽，上不来气，在单位他成了有名的"病包"。经过诊断，他知道自己的病属于外源性哮喘。

俗话说有病乱求医，高某知道这种病在人老了以后会带来什么样的严重后果，便不惜财力想治好这种病，中药、西药都尝试过，结果钱没少花，可病却是老样子。自己泄气了，心想这讨厌的病要折磨自己一辈子了，可又无可奈何。

后来，高某听家乡的老人说用热水袋热敷可治哮喘，试用之后，发现病情减轻许多。连续热敷了几天，咳嗽减轻了，从此高某每天晚上睡觉背上都背着热水袋，这样坚持了一个冬天。也许是热水袋由烫到温热的整个过程使背部血液流通，驱除了肺部长期积存的寒气，他现在连续运动都不累，咳嗽、气喘的感觉都没有了，自我感觉良好。热水袋使高某过了一个轻松愉快的冬季。

除了偏方疗法之外，哮喘患者在饮食上应当多注意。许多食物如鱼虾（海鱼）、芝麻、贝壳类、坚果类（腰果、花生等）、奶制品甚至小麦制品等，可作为过敏源引起哮喘发作。对此，在明确过敏源后，可以通过饮食调控来尽量避免进食相应的食品，或高度可疑为过敏源的食品。此外，如哮喘患者常有痰浊内伏之病机，此时不宜食用猪肉、鱼肉或肥甘油腻之品，因其可助湿生痰，可多进食萝卜、丝瓜、薏米、柑橘、银杏等化痰利湿之品；内热或痰热的患者，不宜吃辣椒、花椒、芥末、茴香等辛辣刺激性食品，因其性温化热，可进食绿豆、油菜、苦瓜、柚子等清热之物。

防哮喘有高招，巧洗鼻子就能好

如果你在街上遇到一位老人，手捂着脖子，呼吸困难的样子，相信你也会惊慌失措，不知道应当怎样应对。依据我们所了解到的常识，这位老人很可能是得了哮喘。一旦得了这个病，很可能会长期遭受其折磨，每次发病都会让家人为其提心吊胆。

邓某是一名中医院的医生，最近接诊了一位老太太，得哮喘病好几年了。老太太平常喜欢搬张椅子坐在家门口晒太阳，看着满街跑的小孩子们逗他们玩。有一次她和孩子们玩耍的时候，突然哮喘病发作，"呼呼"地大声喘气，把孩子们吓得大哭。自此之后，孩子们见到她都躲着走，不敢再接近她了。村民们以为她有什么传染性的怪病，也不准孩子们找她玩，怕她把病传染给孩子。更过分的是，要是见她拿东西给小孩吃，父母还会把孩子狠骂一通。

邓某很同情老人的遭遇，邓某想要尽量治好老太太的病，让她的晚年生活少一些痛苦，多一些温情。邓某给她检查完，发现她不但有哮喘的毛病，还有过敏性鼻炎。她说自己时不时就会鼻子痒和流鼻涕，但她并没把这些情况当回事，以为只是普通的感冒症状。邓某给她介绍了一个既安全又无不良反应的偏方：每日在洗脸的时候清洗鼻腔，这个方法很简便，容易长期坚持。

此后，老太太每年都会来找他一两次，主要是做体检，看看身体有没有什么问题。邓某问起她的哮喘和过敏性鼻炎，得知她两年来只发作过一次，治疗效果非常不错。

这里给大家推荐的洗鼻子的方法，目的是为了保障鼻腔发挥正常的功能，它的功能正常了，就不会再出现上述现象，从而减少了哮喘的发病概率。

核桃杏仁蜜，治哮喘的甜美方

春季是哮喘的高发季节，要有效预防哮喘的滋生，就要注重初春时的饮食养生。

李某，今年50岁，由于身体素质较差，受哮喘病困扰多年。因为平时李某的人缘很好，心地善良也热心助人，所以当朋友们知道这个情况后都纷纷为他出谋划策。后有人为他推荐了一款养生汤品，嘱咐他要经常服用。李某尝试了几次之后发觉，发病的频率降低了。

这款汤品的名字是核桃杏仁蜜。具体的做法是：先准备好核桃仁250克，苦杏仁250克，蜂蜜500克。然后将杏仁放入锅中煮1小时，再将核桃仁放入收汁，将开时，加蜂蜜500克，搅匀至沸。每天取适量食用即可。

明代李时珍著的《本草纲目》中有这样的记述，核桃仁有“补气养血，润燥化痰，益命门，处三焦，温肺润肠，治虚寒喘咳，腰脚重疼，心腹疝痛，血痢肠风”等功效。核桃仁的镇咳平喘作用也十分明显，对慢性气管炎和哮喘病患者疗效极佳。由此可见，核桃是食疗佳品。无论是配药用，还是单独生吃、水煮、做糖蘸、烧菜，都有补血养气、补肾填精、止咳平喘、润燥通便等良好功效。而苦杏仁中的苦杏仁甙在体内能慢慢分解，逐渐产生微量氢氰酸。服用小量杏仁，能起到轻度抑制呼吸中枢，而达镇咳、平喘作用。甜杏仁和日常吃的干果大杏仁偏于滋润，有一定的补肺作用，能够降低人体内胆固醇的含量，降低心脏病和很多慢性疾病的发病危险。

这款偏方一般人都可食用，尤其适合有呼吸系统疾病的人。但是，产妇、幼儿、糖尿病患者不宜使用。

要想彻底摆脱哮喘的困扰，还要注意平时的饮食宜忌，不能单靠偏方。偏方只是对症治病却无法抵抗来自生活中的其他侵害。如果哮喘病人吃了太多过甜、过咸的食物，即使同时使用此偏方也不见得能收到良好的治疗效果。因为上述食物能生痰热，可以加重哮喘。

此外，哮喘病人应禁忌的饮食还有：雪糕、冰棒及含气饮料，咖喱粉、咖啡、浓茶、芋头、土豆、韭菜、黄豆、面食等食品。最后，要提醒大家的是，除了在饮食上调理哮喘病，日常生活中还要注意防寒保暖。

一推一拿，顽固哮喘不复发

哮喘症是一种顽固难治的疾患。对于哮喘病人而言最痛苦的不是病情发作时候的痛苦而是病情没完没了地纠缠。治好又发，发了再治，治好再发。

现在，哮喘的高发人群以中青年人更为多见。多数在年幼的时候就已经有苗头。

每遇气候变化、疲劳过度、饮食不当、起居失宜的时候患者就会感到胸闷难受、呼吸困难。有的人还伴有耳鸣、多痰的现象。

李某是一名射击的业余爱好者，经常和朋友一起到射击场比赛，也曾多次参加业余组的比赛，成绩不错。今年已经年近50的她，一直有个心病，那就是哮喘。她每年春天的时候都会休赛一阵子，因为在这个季节中，她哮喘的发生率增高，如果在比赛时发病，一切就会前功尽弃。所以，在她患哮喘的十几年里，一直都在寻找更有效的治疗方。因为患病多年了，所以医院不知道去过多少次，取药买药，各种治疗哮喘的药她都有所了解。她很明白自己的哮喘类型属于热哮。这类哮喘常见于夏季温度升高时或者剧烈运动后。其特点为：在持续5分钟以上的剧烈运动后出现胸闷、喘息、呼吸困难等症，并可听到哮鸣音。症状多在运动停止后5～10分钟出现，但也可在运动过程中出现，持续0.5～1小时可逐渐缓解。

有一天，她来到射击场的门口正好遇到一个病友，两人交流了治疗哮喘的经验。对方说自己现在正在尝试推拿疗法，虽然哮喘还偶有发生，但是就频率和感受而言都已经减轻不少，建议她也试一下。李某听后觉得推拿是古法，应该比较靠谱，就开始试用，一段时间后她的病情明显好转了。

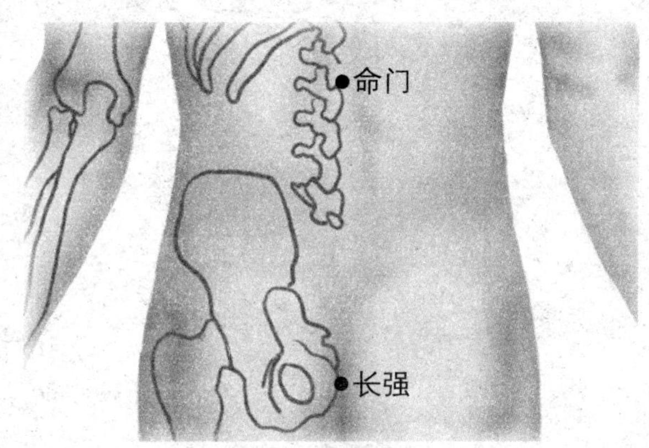

命门、长强两穴的位置

这个推拿治疗法主要有八个基本步骤，其具体操作方法是：

1.清肺经。用拇指螺纹面着力，自环指指尖直推向指根100次。

2.清大肠。用右手拇指桡侧面着力，先自虎口直推至食指指尖200次。

3.清天河水。用拇指螺纹面着力，沿前臂正中，自腕横纹推向肘横纹300次。

4.推掌小横纹。用拇指桡侧缘着力，沿掌小横纹从小指侧直推至拇指侧100次。

5.推下七节骨。用拇指或食、中两指指腹，自腰部命门穴向下推至长强穴50次。

6.运内八卦。在手掌内八卦穴处以拇指螺纹面顺时针施运法100次。

7.分推膻中。用两手拇指螺纹面着力，自胸部膻中穴向两旁分推至乳头100～200次。

8.搓摩胁肋。用双掌在两腋下胁肋处，自上而下搓摩50～100次。

发作期每日按摩2次，同时配合药物治疗。10次为一个疗程，坚持3～5个疗程。

此推拿疗法虽然只针对热哮而治，但对于没有疾病的人也同样能起到一定的健身保健作用。

此外，哮喘患者在日常生活中应注意以下几点以免加重病情：

首先，患者的家人要帮助患者营造良好的生活环境，尽量不在家中饲养宠物、花草等可能包含过敏源的动植物。

其次，要避免患者接触刺激性气体、烟雾、灰尘和油烟等，必须戒烟。

再次，避免受凉和上呼吸道感染。

最后，不管外出时间长短，距离远近，都必须在出门之前为患者备上快速有效的止喘药物，以防出现意外情况。

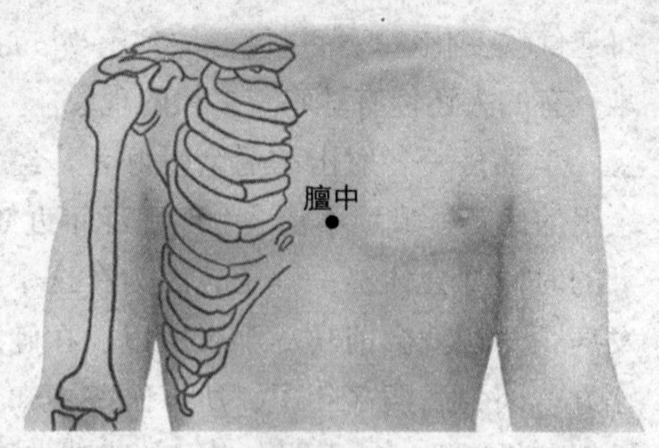

膻中穴的位置

第十章 脑萎缩偏方，延缓发展稳定病情

动几下嘴巴一样可以强身健脑

《灵枢·海论》说：“脑为髓之海。”在中医看来，人的脊髓是先天的，而大脑是后天形成的。道教认为脑是阴性的，而《黄帝内经》却认为脑为阳，为“诸阳之会”，脑部是所有阳经汇聚的地方，人脑的经脉有督脉、膀胱经、肝经、胃经、奇经八脉中的阳经和阴经六条。脑的主要生理功能有主宰生命活动、主精神意识和主感觉运动。

周某，退休职工，现年69岁，2011年5月去医院检查，被确诊患上了脑萎缩。他在医院抓了药，又跑去找到一个从医多年的好友请教养病良方，要求好友给开些食疗方子。朋友说，一般说来，心血管疾病仅仅靠吃药是不能根本解决问题的，应该药疗食疗同时进行。朋友佩服老周的保健和康复理念，像他这样的人即使得了病也会因为积极的治疗态度而更易复原，重获健康。后来，朋友向其介绍了一种张嘴闭嘴的简单运动疗法。这种疗法虽然只是辅助治疗方式，但长期坚持，能有效延缓脑萎缩进程。

具体的操作方式是：将嘴巴张到最大幅度后，停留3秒钟不动，然后闭合。连续进行20组，每日至少3组。长期坚持，对脑部神经修复有益。

为什么嘴巴运动可以健脑呢？主要有以下几方面的原因：

一是张嘴与闭嘴的动作能使面部40多块肌肉有节奏地进行收缩运动，这些肌肉在运动中得到锻炼，逐渐发达变粗，于是面部显得饱满，可防止中老年人因面部肌肉逐渐萎缩形成的“猴尖脸”。

二是向外哈气和用力深吸气能扩张肺脏和胸腔，增大肺活量，可使肺脏吸进较多氧气，增强身体的新陈代谢，从而提高全身各器官的功能，使人的衰老过程减缓，有利于健康长寿。

三是早晨起床后大脑还没有完全清醒，嘴的一张一闭通过面部的神经反射刺激大脑，使大脑尽快清醒，思路敏捷，工作效率提高。

四是张嘴闭嘴，能使咽喉部得到活动，耳咽管保持通畅，中耳内外的压力维持平衡，防止出现老年性耳聋、耳鸣等现象。

五是张嘴闭嘴时，牙齿得到叩击，增强了牙齿的坚固性，可防止牙齿过早脱落。

据观察，长年坚持张嘴闭嘴锻炼的人，身体强壮、头脑灵活、耳聪目明、老当益壮。而且此法简单易行，无不良反应，不妨一试。

简单易行的健脑锻炼，除了嘴部运动之外，还可以考虑在每日清晨起床后，到户外散步，或做保健操；打太极拳，或做气功锻炼等，可以使大脑得到充分的氧气，唤醒尚处于抑制状态的各种神经机制。在学习、工作疲劳时，应调节一下环境，如听听悦耳的音乐、美好动听的鸟鸣，或观赏一下绿草、鲜花等，这些活动能使人心情愉快，精神振奋，提高大脑的活动功能。

中医认为："脑为元神之府"，脑是人体精髓和神经的高度汇聚之处，是生命要害的所在，人的视觉、听觉、嗅觉、感觉、思维、记忆力等，都受到脑的控制，所以我们一定要学会养脑健脑的方法，这样才能健康长寿。

单侧体操勤学勤做，维持脑功能

对于大多数老年人来说，都是闲不住的。但也有不少老人，退休以后赋闲在家，坐享清福。再加上孝顺的子女一句"妈，你别动，这点活我来我来，你好好歇着就行"，有了孩子的孝心之后，老人的活动量更加小了。殊不知，坐享清福未必就是福，因为坐享清福容易衰老。所以，老人还是要动起来，动起来才有利于健康。当然，也要注意适度适量。

常做运动的老人，不易受到心脑疾病的困扰。通过适量的运动能增加骨皮质的血流量，有利于血液向骨骼内输送钙离子以及破骨细胞向成骨细胞转变，以促进骨骼的形成。防止老人发生骨骼疏松。而且，对心脑疾病也有一定的预防作用。相反的，老年人不常用脑动脑，脑神经细胞也会逐渐萎缩，反应迟钝，甚至痴呆。

冯某，现年68岁，有轻微的骨质疏松和脑萎缩现象。虽然病情尚且处于初期，但依旧让家人很担心。老人因为脑萎缩而无法进行较为精密的计算，这对于曾经从事会计工作的老人而言，是很遗憾、痛苦的一件事。后来，在朋友和家人的鼓励下，采取了做单侧体操的方法来辅助治疗。此方法的治疗目的是：使患者的左半身的手、臂、腿、脚灵活地运用自如，从而发展右脑，以增强记忆力。

患者其实可以自己设计适合个人特点的体操动作或其他运动方法。比如，一般惯用右手的人，可以举举左臂、踢踢左腿、左臂撑体或左手持球拍打球等。下面是几套单侧体操动作，你可以每天早上做上一两遍。

单侧体操练习要领：全神贯注站着，左手紧紧握拳。左腕用力，弯臂，慢慢上举。慢慢地弯曲上举的臂，回到原来的姿势。只做左臂的屈伸运动，重复做8次。

需要说明的是，老年人在运动中要注意一些细节，以防止不必要的骨损伤。比如，最好在运动前有10分钟的暖身运动，并在运动后做数分钟的缓和运动；不要在内脏疾病发作或体温升高时锻炼，也不要在传染病未愈或者外伤未愈时锻炼。同时，在运动时最好选择合脚舒适的鞋子，选择适当的运动场地。运动前或运动中如果出现头晕、胸痛、心悸、脸色苍白、盗汗应立即停止运动。另外，老年人开始健身运动时，速度要慢，时间要短，要循序渐进。

至于老年人的运动量是否合适，首先要看运动后的身体反应。运动后合适的反应

是：心情舒畅，精神愉快，感到轻度疲劳，但无持久性气短、胸闷和心慌等感觉；食欲有所增加，睡眠质量改善，早晨脉搏比较稳定，血压正常或变化不大。如果锻炼后感到头晕、恶心、胸部不适、疲劳、食欲下降、睡眠变差，锻炼后第二天晨脉数增加，疲劳感长期不能消失，体重下降过快，则表示运动量过大，应调整运动量或暂停运动。

没事踩踩石子路，延缓脑萎缩速度

对于脑部萎缩，目前医学上还一筹莫展，曾尝试采用核糖核酸、去氧核糖核酸、维生素E等健脑药物治疗，也无济于事。另外。采用中药黄芪、枣仁、熟地黄、远志等滋养药物或附桂地黄丸、六味地黄丸等，亦无多大疗效。即使采用高压氧治疗，奢望改善脑组织供氧也不解决问题。总之，眼下还没有治愈老年性痴呆的理想药物。目前对于这类病人，只能在生活上多加关心，防止外出或跌倒。

孙某，今年59岁，一次受伤后去医院治疗，意外发现自己患了脑萎缩。自从知道自己的病情后，情绪一直抑郁，时常感觉腿脚发沉发软、无力、失衡。走路也不如以前利索了，都是小步子走短路。家里本来就没什么钱，都花在给他针灸、按摩、理疗及中西药物治疗上了。但是，他的病情状况总是时好时坏，不见根本性的效果。为此，他心里很犯愁，就经常在饭后在自家院子来回踱步子。正赶上邻居家盖房，院子里有不少石头，还有孩子们为了玩游戏拣来的一些鹅卵石。老孙边想事情边踩着石子，就这样，每天都要想来想去好长时间，没想到，两个星期后邻居们见到他都说他腿脚比以前利索了，也能迈大步了。他自己这才意识到，可是回头想想自己也没做额外的治疗啊，难道说和每天踩石头有关系。后来找到一名老中医把事情的来龙去脉说了一遍，基本可以确定他的推测。

那么，为什么踩石头可以治疗脑萎缩呢？这是因为，我们双脚的脚底板上分布着近70个穴位，并有3条经络从脚的腹背发出，这些穴位和经络与人体所有的器官组织几乎都有联系。研究指出，脚底穴位虽多，但是却有一定规律，即人体的头部相当于在大脚指的部位，另外4个脚指的部位分别相当于眼睛和耳朵。心、肺、肝位于脚底的中心，其中肝位于右脚心，其余腹腔器官、生殖器官则位于脚跟部，经常刺激脚掌，能使末梢神经兴奋，从而激活神经和内分泌系统的功能，加速血液循环，促进新陈代谢，提高机体免疫力，如果大脑长期缺乏来自脚底板的刺激信号，就有可能会发生萎缩。

由此可见，用踩石子路的方法治疗脑萎缩是有理可循的。具体的方法是这样的：找几十块或者适当数量的鹅卵石铺在地面上，光着脚在鹅卵石上踩踩，缓慢行进就可以，每日一次，每次坚持20～30分钟，最好选择在午后，这时候温度较高，不易受凉。

这里需要注意的是，如果没有适合的环境条件，也可以找有类似作用的物品代替。比如按摩拖鞋等。时间也可以稍微延长5～10分钟。

脑萎缩引发四肢麻木，击掌跺脚可缓解

人到老年，出现轻度的脑萎缩症状是正常的生理现象。年龄越大脑萎缩程度越明

显，但其萎缩到一定程度后就会自然终止。这种现象属于正常的生理性脑萎缩，虽没有大危害且进程缓慢，但也会影响人的记忆功能。如多数老人感觉自己的记忆力没有以前好：记不起熟人的名字，对地址、电话等事物的记忆能力变差。由于存活的脑细胞功能代偿死亡脑细胞的作用，因而老人仍能维持正常精神活动。但是，如果抱着放任的态度置之不理的话，病症也不排除恶化的可能。一旦老人身上还有相关心脑血管疾病，就可能会引发症状加重，影响老人的健康和正常生活。下面的例子足以说明这一点。

老王是某公司的退休职工，年近七旬，患脑萎缩病史已经15年了，多次住院治疗，病情一直反复没有根本好转。当到了退休年龄时就按时退了下来，脑萎缩的病情加重，记忆力衰退，急躁易怒，终日待在家里昏昏欲睡。据其自述，病症严重时感到头晕、头痛，而且四肢麻木，双腿行动困难，几次三番住院治疗。结果，花了很多钱，四肢麻木仍不见明显好转。出院后去看中医，专家说，四肢麻木是脑萎缩造成的，中医治疗要吃中药。同年秋天，老王在一次社区组织的养生座谈会上认识了一位医院退休的老干部，他建议老王进行击掌锻炼，因为他自己也曾经四肢麻木，治疗经历也相似，结果拍手拍了两个月，没花一分钱，病就出现好转迹象。

受到启发后，老王就开始了击掌锻炼。两年来，每天早晨都坚持至少半小时的拍手活动。最初拍手两个多月后，手脚麻木的症状就消失了。在拍手过程中，老王还增加了蹬腿跺脚的动作，增加活动量，以增强治病健身的效果。如今，老王不再嗜睡了，头痛、头晕的感觉没有了，现在头脑清醒，走起路来两腿矫健有力。过去畏寒怕冷，现在冬天晨练只穿很薄的绒衣或毛衣也没有冷的感觉。过去经常感冒，经常吃药打针，这两年来从没吃过药、打过针，连一次感冒都没得过。熟人见面都说他红光满面，像变了一个人。

为了能让更多老年朋友受益，现在将此偏方拿出来与大家分享。

具体的操作方法是：每日清晨双手手心相对击掌30次，力度以微有震动痛感为宜，然后双脚轮流跺脚，每只脚跺20～30下，此为一组。每日早晚各做两组，长久坚持，可对脑萎缩引发的肢体麻木有一定治疗效果。

这种方法操作简单，一学就会，其治疗原理是通过锻炼脑神经及神经末梢功能而达到防病治病的功效。这个偏方疗法是否有效，关键在于患者是否能坚持。需要注意的是，拍手功不宜在刚吃饱后练，否则会妨碍消化。

俗语说，一日之计在于晨，利用清晨早餐前几分钟，拍手刺激手上身体各部反射区，以活化全身各组织器官，兼可提振精神，使身体发热，对一天的心情是很有助益的。晚餐后略事休息，一面散步一面拍手，可帮助消化，又可消除每天累积的身心污染。

“面部按摩十术”放松你的神经

美国研究人员通过对25～92岁的1000名正常人的理解力、记忆力、视觉和辨别空间位置的能力进行测试后发现，50岁以上的人中有1/4～1/3与年轻人相比相差不大。少数80～90岁的老人，智力在所有不同年龄的人群中位居榜首，说明年龄的增长并不意味着智力必然要衰退。研究还发现，老年人的脑细胞会萎缩，但不会大量死亡。固然，有些老年人会出现记忆力下降，但不是对所有事物的记忆都下降，比如长驻地的地名、周围人群的名字，骑自行车、打麻将等“程序性记忆”，基本上不会受年龄增长的影响。

由此可见，即使是对于有脑萎缩症状的老人也不是没有治疗希望。可以通过多种有效途径刺激其脑细胞活跃度，这其中，按摩就是不错的方法之一。面部按摩可以有效放松老人的神经，并能通过对相关穴位的刺激达到通络明窍的作用。

这里为大家介绍的是，面部按摩十术。简单地说是可以连接到一起的一套十个步骤的按摩操。内容很简单，穴位也大多为常见穴。

让我们一起来看一下具体的操作方法：

第一术：双手食指指腹自两侧颞部开始做小幅度按揉头皮，逐步移动至整个头皮。反复操作2分钟。

第二术：从神庭穴开始，两手拇指交林沿督脉经向上按压至头顶百会穴。反复操作1分钟。

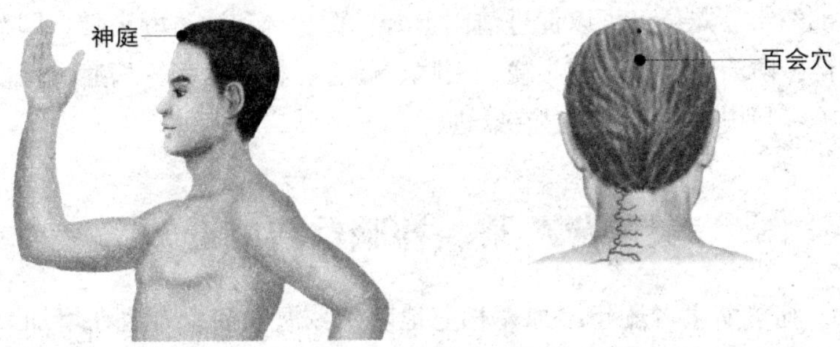

神庭穴、百会穴的位置

第三术：术者用拇指指腹按揉防老（位于百会穴后1寸）、百会、印堂、太阳、率谷、神聪穴各半分钟。

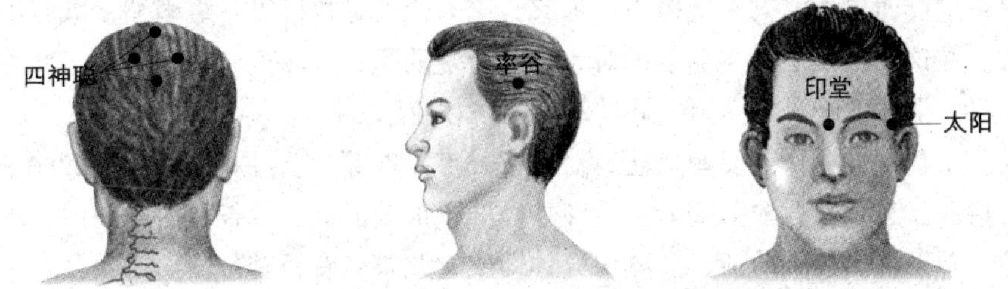

四神聪、率谷穴、印堂穴、太阳穴的位置

第四术：术者两手掌心置于两侧耳后，用双手中指指腹按揉健脑（位于风池穴下5分）、风池穴各1分钟。

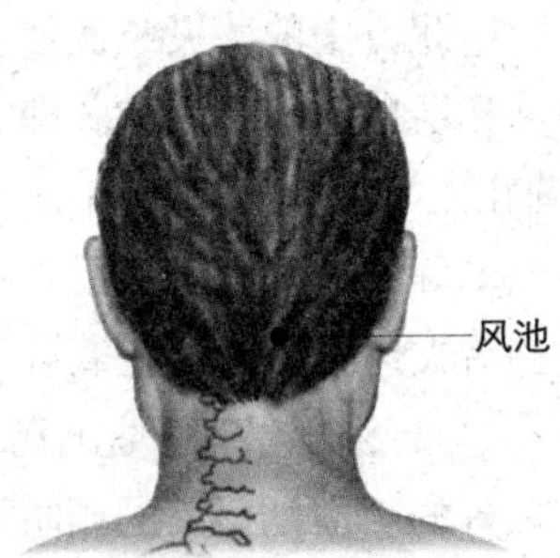

风池穴的位置

第五术：术者双手十指相对靠拢，指间分开，手腕放松，双前臂做主动的旋转运动，用小指侧节律性地叩击头部，由前而后叩击整个头部1分钟。

第六术：用大拇指从额中线分别向两侧分按，力量不宜过重，5～10次。

第七术：按压印堂到百会穴。印堂在两眉头中点，百会穴（在头顶部两耳尖连线的中点），来回反复按压3～5次，用双手手指同时或交替按压。

第八术：从印堂开始，两手拇指分别向两侧眉毛推，推至太阳穴（在眉梢与外眼角的中间向后一指宽的凹陷处）力量不宜过重，推5～10次，并顺势在太阳穴按揉几次。

第九术：先点按鼻翼旁的迎香穴30秒，再从鼻翼旁推到颧骨，推3～5次。

第十术：双手十指略分开，自然屈曲，梳理头皮，从前到后，并收手交叉搓动，如洗头状，时间2～3分钟。

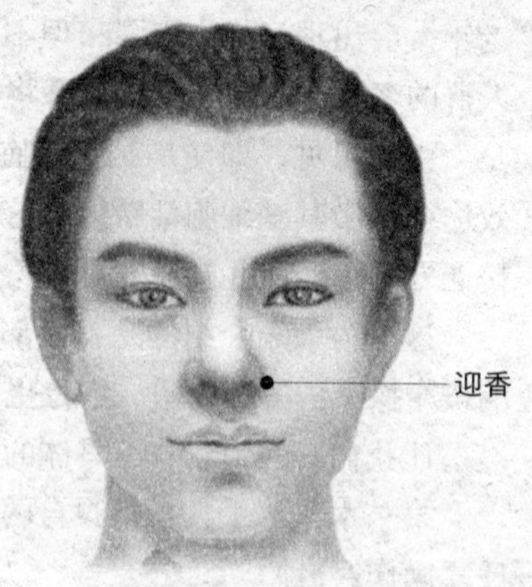

迎香穴的位置

按摩头部经络、穴位，可以促进清阳上升，百脉调和，清醒头脑，调节神经系统功能，增强记忆，防治神经衰弱、头痛、失眠、健忘、精神紧张等病症。操作的时候可在美容场所由美容师按摩，也可自己在家进行。

灵芝薄荷茶，补脑益智好奇妙

近年来，脑萎缩患者逐年增加，相应地阿尔兹海默症患者也在增加。有人分析认为，相当一部分痴呆老人与脑萎缩有关，与高血压有关。专家研究发现，高血压是造成脑血管性痴呆的主要原因，但脑萎缩并不是阿尔兹海默症的绝对原因。

文某是一名64岁的老人，2007年底在医院做体检的时候发现小脑出现脑萎缩症状。生活中偶尔会感觉头晕，步履无力。还因此在下楼时崴了脚。虽然脑萎缩的病程进展缓慢，但是这反而更让家人为他担心。为此，家人四处寻找可以延缓萎缩，减轻不适症状的方法。在这个过程中，文老爷子对灵芝薄荷茶的印象最深刻。事实证明，此方的效果的确不错。下面就给大家介绍一下具体的制作和使用方法：

灵芝薄荷茶的制作需要菌灵芝2克，薄荷5克，谷芽5克，白糖25克，水250毫升。方法是先将菌灵芝切片，薄荷切节，谷芽炒香。再把菌灵芝、炒谷芽放入锅内，加水和足量白糖煎熟至浓，再下薄荷，煎熬10分钟即成。此茶具有补脑益智的功效，非常适合老年脑萎缩，气虚烦劳者饮用。

此方中的菌灵芝性甘、平，归心、肺、肝、肾经。主治虚劳、咳嗽、气喘、失眠、消化不良等症。动物药理实验表明，灵芝对神经系统有抑制作用，可以对心脑疾病起到辅助治疗作用；此方中的薄荷，具有清凉镇痛的作用，有助于缓解脑萎缩患者的头痛、头晕等不适症状；最后来看谷芽，谷芽主要的作用是促进消化和吸收，这样就可以减少患者在进食后的脑耗氧量，间接对脑细胞有益。

虽然，治疗脑萎缩已经不是束手无策的事了，但是如果能够做到提前预防，才是最好的。而脑萎缩的预防不是一件可以临时抱佛脚的事，需要从年轻时就树立良好的预防意识。不过科学家已发现环境因素能延缓老年期发生的脑萎缩，所以进入老年期的人

也应有信心预防脑萎缩。要有意识地开发智力，这是老年人预防脑萎缩的积极措施。开发智力即聪明才智和思维能力的开发。可以积极参加各种社会活动，创造丰富的生活环境，离开或跳出单调孤独的环境，并充分发挥自己的才能，这样既能为社会服务，又能有益于脑智力的开发。

搓掌捂脑反复做，每日 3 分钟搞定脑萎缩

现实生活中，因为脑萎缩具有一定的遗传概率，所以不少家族长辈患有此病，自己又被查出此病的人都会对治疗丧失信心。尤其是一些老年人，上了年纪才发现自己得了这个病。心情可谓是五味杂陈。事实上，脑萎缩没有想象的这么可怕。

也许我们无法一下子就把脑萎缩治愈，但是减慢它的进程还是可以做到的。而且，还能同时达到健脑的效果。

好东西不用会生锈，脑子不用人也会变呆。老年了，生活内容变得更加单一，操心的事情变少了之后，在享受初步的悠闲生活之后，用脑次数明显降低，脑细胞的活跃指数也就随之变低了。这对于患有脑萎缩的人而言，不是一件好事。

王大爷从单位退下来之后就一直赋闲在家。一开始的时候还帮孩子带孙子，后来孙子上学了，自己的事情就少了，每天不是看看电视剧就是养花遛狗，需要费心思的事越来越少，人也不如以往健谈了。后来查出得了脑萎缩之后心情更是差极了。还变得暴躁起来，家里人知道这病不可能一下子就好了，但是多用脑总是没错的。就让他帮忙给亲戚家的杂货店收银。与此同时，还找到深谙养生之道的朋友教会王大爷一套搓掌捂脑操。王大爷每天都坚持做几遍，小半年过去了，去医院检查，病情没有坏的进展，医生建议他继续保持，慢慢治疗，好转的机会很大。

搓掌捂脑可以说是益智健脑最简单的方法了。搓掌就是两手手掌相合，快速搓动，使之生热，速度越快，手掌越热，效果越好。搓掌不仅能使手指更加灵活自如，而且通过手部肌肉、关节的运动，可以刺激大脑，能强化手、脑反射，促进思维，益智健脑。搓掌捂脑能够益智健脑还有更深层的医学道理。

据研究，其原理与生物电流有关。大脑疲劳时，大脑部位的生物电流就低。手掌搓热后会产生高位电流（手掌本来就比其他身体部位的生物电流要高，再搓热就更高），当搓热的手掌捂住脑部，高位的生物电流自然而然地流向低处——大脑疲劳部位。这种生物电流很容易地渗透到人体的组织中去，所以它不仅能很快地消除大脑疲劳，还能改善脑部的血液循环、畅通气血、调和百脉、提高大脑的供氧量，达到消除疲劳、振奋精神、增强记忆、提高智力等作用。基于上述原理，搓掌捂脑并不局限于后脑勺，如脑门、两侧太阳穴、头顶以及感觉难受的部位都可捂一会儿，直到舒适为止。一般只需2～3分钟的时间就可消除疲劳、不适感。

搓掌捂脑的具体方法是：两手手掌相对，用力快速搓热后，迅速放在后脑部位，同时眼睛微闭，仔细体会手掌上的温热慢慢传入脑内的舒适感。捂脑片刻后再将双手手掌快速搓热，继续捂脑，如此反复进行。

其实，对于老年慢性病与其说治不如说侧重养。不光是脑萎缩，对其他老年慢性病

患者而言也是一样。养生意识的建立有时候比一味寻找治疗方剂更有效果。

荣脑传世方，应对脑萎缩

脑萎缩对患者来说是相当痛苦的疾病，也给患者的家人带来了很大的麻烦。脑萎缩为大脑的衰老过程，其影响因素较多。脑萎缩是一种慢性进行性疾病，以记忆、语言、情感等障碍，性格改变，情绪不稳，思维和判断力减退，甚至痴呆为主要临床表现。

对脑萎缩患者而言，生病的是脑子，但是在治疗的时候，影响的涉及的却是五脏六腑。中医对于脑萎缩，主张补虚与泻实并举，升阳益髓，除痰化瘀，解毒散结，使脑气充盛而络脉畅达，病变组织得以修复。不少老年脑萎缩患者因为自身体质和思想观念的原因，更加信任中医疗法。王某就是这样一位老年患者。

王某，女，55岁，普通工人。有头痛病史3年，近2年记忆力逐渐减退，性格固执自私，待人冷漠，情绪易急躁，时哭时笑，反复无常，自言自语，身倦无力，伴失眠，服中西药效果均不明显。CT检查提示有脑萎缩现象。后来，服用荣脑汤后，记忆力减退明显好转，判断、识别、分析能力明显提高，精神症状全部消失，语言流畅，睡眠恢复正常；经CT复查，脑沟变宽，脑室扩大，基本恢复正常。

荣脑汤的制作需要准备紫河车、龙眼肉、石菖蒲、太子参、丹参、夏茯苓、赤芍、白芍、桑椹各10克，当归、生蒲黄各15克，远志、郁金各12克，熟地黄20克，炙甘草6克。每天一剂，水煎服。

此法早已被中医应用于临床实践中，在社会上有一定的认知度。在具体使用的时候应能咨询专业中医意见，看自己的病症是否适宜。不要因为与上面事例的患者有一两个类似症状就盲目尝试。

木耳、核桃仁治四肢麻木

脑萎缩患者随着病症的进展，逐渐会出现肢体酸麻的感觉。一开始的时候面积较小，而且多是从手掌和小腿开始的。此种症状刚出现的时候，患者容易出现情绪失落，会觉得“老了，连手脚都不听自己使唤了”，这时，不单单需要家人的关心，更要注意饮食调理。这对病情的控制都是有好处的。下面，我们来看一个真实的病例体会这一点。

郑某，男，61岁。2005年9月初诊。当时已经诊断为轻度脑萎缩，并伴有微细脑血管栓塞。患脑梗死，近半年来眩晕渐重，记忆力明显减退，思维迟钝，联想困难，有时候会喃喃自语。就医后拍摄脑部CT片显示有多发性脑梗死，脑室扩大，有明显脑皮质萎缩。面色晦暗，神情呆滞，言辞含糊，妄想离奇，急躁失眠，记忆障碍，思维有时候会出现暂时性的混乱。对这种情况，医生建议住院观察，再做进一步治疗。可以配合食疗做前期的调养，并推荐给老人一个食疗方。

具体的食疗内容是：木耳、核桃仁、蜂蜜各120克，将木耳洗净泡软，与核桃仁、蜂蜜捣成泥，放碗内上锅蒸熟，分4次吃完。症状严重的，可多吃2~3天。

核桃味甘，性温。《食疗本草》说核桃可“通经脉，润肺肠，黑须发”。常吃令人皮肤细腻光滑。《本草纲目》说它“补气养血，润燥化痰，润三焦，温肺润肠”。现代研究发现，核桃富含磷脂，可以增加细胞的生理活性，可以促进脑细胞记忆，可以使皮肤细腻光滑，还可促进毛发生长。核桃所含的不饱和脂肪酸可以降低胆固醇，可以改善动脉硬化。此外，核桃还含有矿物质、多种维生素等有益成分，常吃核桃可以从多方面延缓衰老。

黑木耳含有维生素K，能减少血液凝结成块，预防血栓等症的发生。吃黑木耳后，血液变稀，人就不容易得脑血栓、阿尔兹海默症症，也不容易得冠心病。

每天做 1 小时数学题，维护老人脑健康

研究表明，日常生活中坚持学习和思考，可以使大脑细胞受到刺激和锻炼，活力增强，这对于防范阿尔兹海默症十分关键。

对老人而言，即使已经有轻度痴呆的患者，坚持合理用脑也有助于延缓病情发展和恶化。脑细胞具有越用越灵活的特点。经常学习和思考，脑细胞神经突触（接头）之间的联系越多，就能使人提高分析能力，变得“聪明”起来。此外，学习可以给脑细胞“充电”，产生更多的神经贮备，它们对部分已衰退的脑细胞能发挥代偿效应。经常学习用脑还能产生“认知贮备”，使人具有较好的模仿技巧，提高举一反三的判断能力。

其实，很多时候，生活中蕴含着许多健康的智慧，就看大家能否发掘和运用。

张大爷生活中最大的乐趣就是陪孙子玩。因为家族有遗传性的脑萎缩，所以，在脑健康方面一直倍加留意。经过家人的不断努力，大家发现做数学题可以有效减缓脑萎缩的进程。这还是从他陪着孙子做作业开始发现的偏方。为了更好地尽职照顾孙子，张大爷总是会在孙子做完作业后仔细认真地再算一遍，检查一遍。无形中用脑，长久坚持下来，他感觉自己的脑子也活络好使了，去医院看病的时候，大夫也说他脑细胞活跃度上升，病情稳定。自此，张大爷就坚持每天做数学题1小时，锻炼自己的脑功能。

当然，用脑也要掌握分寸。用脑过度会损伤脑细胞功能，破坏兴奋抑制过程的平衡。有一定文化的人，提倡多读书，坚持每天读报，有条件者可以写作或写日记；文化水平较低者也要用其他方式和手段锻炼大脑，如书法、养花、种菜、听音乐、学烹调，每日坚持看电视新闻等。

在勤用脑的同时，还需要有合理膳食制度加以保证。平日多摄取优质蛋白质食物，多补充含维生素C、维生素E的蔬菜水果，以对抗氧自由基对脑细胞的损害。总之，充足的营养能给脑细胞提供燃料，补充勤用脑后脑细胞的消耗，保证脑细胞活力，预防痴呆的发生。

沿用古方脑萎汤，老人脑健康的福音

脑萎缩是一种见于多种脑病的，与脑组织退行性改变有关的，以记忆力减退、步态不稳及CT检查发现脑沟增宽、脑室扩大为主要表现的神经系统疾病。本病多发于50岁以

后，起病隐袭，进展缓慢。

孙某是一名出租车司机，今年已经64高龄了，可是因为爱车如命，一直都在工作，不肯“解甲归田”，在家享清福。最近，在工作过程中，老孙发现自己刚问过乘客的问题，不一会儿就忘干净了，而且注意力也没有以前集中了。老孙很担心，这样下去自己很可能不能再做司机了。后来去做健康检查时发现自己是轻度的脑萎缩，如果听之任之，会逐渐发展为反应迟钝，书写、计算、认识能力减退，严重者还可能出现痴呆。

对此，医生建议他住院观察一段时间。老孙知道这种病基本不具有可逆性。住院花费太高是一方面，另一方面，打针吃药的西医治疗方式他一贯不接受。后来，在家人的陪同下，又去看了老中医。

老中医详细为老孙诊了脉，并建议他尝试古方——脑萎汤。

此汤剂方的具体内容是：熟地黄30克，制何首乌20克，枸杞子、天麻15克，鬼版胶30克，党参15克，黄芪30克，石菖蒲、天竺黄15克，炙远志、天南星、五味子各10克，川芎15克。

如果患者在脑萎缩的同时有头晕现象，那么，可以加杭白芍18克，炙鳖甲20克；命门火衰加炮附子12克，巴戟天15克；遗尿加桑螵蛸12克；口流涎加益智仁30克；语言不利加解语丹。用法每日一剂，水煎，分早、晚2次服，1个月为一个疗程，停药5～7日进行第二疗程，一般3个疗程，改服丸药维持。

随着脑萎缩程度的加重，老年人可出现记忆力下降、健忘等，出现轻度认知缺损，属于正常老化。这种情况也可能是痴呆前期表现，但没有痴呆病人具有的人格、语言、认知和视空间障碍，所以应注意鉴别正常老化与阿尔兹海默症，以便及时诊断痴呆，避免延误早期痴呆的治疗。

单脚站立，小脑萎缩的克星

生命是一个过程，从出生到衰老，甚至是死亡，这是不可抗拒的规律，随着年龄的增长，身体必会出现脏腑功能的衰退，气血阴阳失调，发生全身性、多系统、循序渐进的功能衰退，这时候疾病也就乘虚而入了。

中医学认为，老年人的疾病主要是因为阴阳失衡造成的，确切地说是五脏六腑之间的合作关系和协调性出了问题。所以，只要让五脏六腑都正常工作，疾病也就可以不药而愈了。笔者在走访长寿乡时，看见一些长寿老人练单脚站立，见他们的精神都很矍铄，身子骨硬朗，突然想到，单脚站立不就是调节人体阴阳平衡最简单的方法吗！

赵某，现年62岁，2009年10月25日在当地医院初诊。脑萎缩现象明显，依据赵老自己和家人共同的描述，她时常会感到双下肢软弱无力，步杖不稳，渐至记忆衰退，口齿含糊，言不达意，性格孤僻。2008年曾到北京某医院就诊，CT检查显示医学诊断结果为小脑萎缩。经过一段时间的西药治疗后，症状改善不明显。日常生活中表情多淡漠，闭目，嗜睡。后来采取了食疗和运动两种辅助疗法治疗，初见成效。下面就详细介绍一下运动疗法中采取的单脚站立法。

具体的操作方法：两眼微闭，两手自然放在身体两侧，任意抬起一只脚，试试能站立几分钟，注意，不能将眼睛睁开。闭上眼睛就不再是靠双眼和参照物之间的协调来调节身体平衡，而是调动大脑神经来对身体的各个器官的平衡进行调节。人的脚上有六条重要的经络通过。通过脚的调节，虚弱的经络就会感到酸痛，同时得到了锻炼，经络对应的脏腑和它循行的部位也就相应得到了调节。

这种方法可以使意念集中，将人体的气血引向足底，对于高血压、糖尿病、颈腰椎病都有疗效；还可以治疗小脑萎缩，并可预防痛风等许多病症，对于足寒症更是效果奇特。因为是治本的方法，所以它还可以增强人体免疫力。

单脚站立要能够持续几分钟，必须做到的是心的安静和身体各器官的逐渐平衡，身心的平衡是解决一切问题的根本，所以，老年朋友们试着学学吧。

黄金橘，预防老人脑血管意外

苏州的杨女士今年58岁，3年前，突然感觉自己的身体健康状况越来越下降，发音不清，不能行走，动作协调能力很差，而且癫痫病经常大发作。经检查，竟是患了脑萎缩。家人带她去了很多医院治疗，均没有很好的效果，杨女士非常着急，不想再给家里人添麻烦了，这时，一个朋友推荐说，细胞渗透修复疗法治疗脑萎缩效果特别好，杨女士就抱着试试看的心情前去治疗。

宋代著名诗人杨万里有首咏金橘的诗："风餐露饮橘中仙，胸次清于月样圆。仙客偶移金弹子，蜂王摊作菊花钿。"金橘可谓集观赏、食用及医疗保健于一身的果中佳品。有趣的是，其他柑橘类都是剥了皮吃，而它却是连皮带肉一起吃的。金橘果皮含金橘苷，有扩张血管的功能，对高血压、动脉硬化有较好的治疗作用，同时，它又有保护心脑血管壁的作用，能预防脑血管意外。据日本医学文献报道：患有心血管病的老人，冬日常食用金橘，能延缓动脉硬化。

将摘下的金橘晾干部分水分，用盐腌起，即成盐金橘，泡水代茶，有生津止渴、清咽利喉之功效；将白糖或冰糖于锅中熬化，金橘压碎入锅中和糖拌匀，做成饼，即成金橘饼。金橘饼既是美味点心，也是糕点配料，且有和胃、理气、化痰、消食之功。当心情郁闷或是因为消化不良而感到胸部饱胀，疼痛时，吃点金橘饼，立刻会感到心情舒畅得多了。

金橘，也叫"金柑"，又名"寿星橘"，是柑橘类中果形最小的水果。与其他水果不同的是，其他水果均以食果肉为主，唯独金橘因其果皮柔厚味甘、芳香可口，以嚼食果皮为主。据测定，金橘含有B族维生素、维生素C、胡萝卜素，此外，还含有蛋白质、脂肪、糖类，以及钙、磷、铁和金橘苷、挥发油等成分。其中80%的维生素C存在于果皮中。金橘所含的金橘苷具有保护血管，减缓血管硬化，增加脑血流作用，因而可益脑。此外，金橘可增强人体的御寒能力。中医学认为，金橘味辛、甘、温，气香而悦脾（即有利于肠胃消化之意），味辛而行散，故能治疗脾虚气滞，腹部胀满，并能化痰醒酒。中医学将金橘视为平补之品。在临床上常用于感冒咳嗽、咽喉疼痛、消化不良、胃痛等。

枸杞子当归妙治老人血栓性麻木

脑萎缩与血栓之间有着微妙的关系。简单地说，大多数的脑萎缩病因都与脑部慢性持续性缺氧有关。而造成这种现象的直接原因是因为血管堵塞。大部分的患者在初期都只是脑部的微细血管堵塞，后来逐步加重后出现血栓现象，引发周身麻木。

于某，现年55岁，是某学校的一名普通教师。患有高血压病史9年，2009年7月的一天，突发意识障碍伴右侧肢体活动不能，到医院救治，经头颅CT、MRI等检查明确病情为左侧脑血栓形成，血脂、血糖等检查均示正常，经治疗后患者病情好转出院。为求进一步康复，他的老伴四处为其寻医问药，希望能在其神志清楚的时候将其病情稳定住，否则如果再这样下去，可能会有瘫痪的可能。

后经朋友推荐，他尝试服用了以枸杞子、当归为主药的中草药调养方，连续服药1个月后，能自行下床活动，言语较以往清晰，大便2日1次，基本恢复正常。综合治疗3个月后，他的意识和言语都比较清晰，肢体麻木现象也有明显的缓解。

这个方子的操作流程是这样的：先准备生黄芪50克，当归20克，枸杞子果20克，山萸肉10克，生乳香9克，生没药9克，鹿角胶（捣碎）18克。将上药（除鹿角胶外）用水浸泡半小时后大火煮开，再小火煎煮20分钟即为头煎药，再如法煎煮为二煎药，将头煎、二煎混合，将上药分2～3次，兑入鹿角胶，饭后半小时冲服。每日一剂。

本方具有益气养血，祛瘀通经作用。常用于治疗肢体痿废，或偏枯，气短懒言，多汗，小便频数或遗尿，舌紫暗，脉极微细无力。方中生黄芪益气升阳；当归补血润燥；枸杞子果、山萸肉补益肝肾；鹿角胶填精益髓；乳香、没药祛瘀通经。该方常用于现代医学的脑血管意外后遗症（半身不遂）等病症。根据现代药理研究：黄芪能改善贫血，能扩张冠状动脉及外周血管，能提高机体抗病能力；当归有明显抗血栓作用，能促进血红蛋白和红细胞的生成，能下降冠脉和总外周阻力；山茱萸能抑制血小板聚集、抗血栓形成；枸杞子对造血系统有促进作用。诸药共同作用达到抗血栓、扩张血管及促进造血等目的，所以可以治肢体痿废或偏枯等病症。

食疗套餐，铲除血栓隐患

脑血栓也是一种极为常见的老年脑血管疾病，是脑动脉自身病变使管腔狭窄、闭塞或在狭窄基础上形成的血栓引起的局部脑组织急性缺血性坏死，与脑栓塞、脑分水岭梗死及脑腔隙性梗死等合称为脑梗死。主要病因是动脉粥样硬化，并常伴随着高血压，多表现为偏瘫、失语等局部性神经功能的缺乏。脑血栓发病隐蔽而迅捷，也被称为“静悄悄的杀手”。

脑血栓的治疗主要由医院制订治疗方，但也需要科学有效的辅助疗法，而且，此病是可以通过积极措施加以预防的。蔬菜和水果是脑血栓患者饮食的首选之物，此外，还要多喝红茶和绿茶，少吃动物脂肪，补充维生素C和维生素E。要采用低盐饮食，每日食盐3克，可在烹调后再加入盐拌匀即可。适量增加蛋白质，由于膳食中的脂肪量下降，

就要适当增加蛋白质，多吃瘦肉、去皮禽类鱼类、豆腐、豆干等，对降低血液胆固醇及血液黏滞有利。

本着预防为主，辅助治疗的原则，现向老年朋友推荐两款食疗方：

黄芪桂枝粥

此粥的做法为：黄芪20克，炒白药、桂枝各13.5克，生姜3片，大枣5枚，白米135克。先将前4味水煎取汁，同白米、大枣同煮为稀粥服食。每日1剂，3周为1个疗程，连续2～3个疗程。此粥具有益气养血，温经通络的功效，适用于气虚血瘀所致的肢体麻木、脑血栓等症状的老年患者食用。

千斤拔鸡脚汤

此汤的制作需要鸡脚3对，千斤拔60克，花生肉30克，红枣4个。要先将千斤拔、花生肉、红枣（去核）洗净；鸡脚洗净，用开水烫过，除去外皮及爪甲。把全部用料一起放入锅内，加清水适量，用武火煮沸后，改文火煮2～3小时，汤成去千斤拔，调味即可，随量饮用。此汤具有补肾健步的功效，适用于脑血栓属于肝肾两虚者。

此外，预防脑血栓，应注意节制饮食，做到有规律、有限度，太饱和过咸都不可取。另外，还要少吃肥肉、辣椒、生葱、大蒜等肥甘厚味和辛辣刺激之品，更要严格限制盐摄入量，降低血压，降低高血压的患病率。此外，有研究表明，睡前1杯水，也能有效预防脑血栓。注意烹调用料，为了增加食欲，可以在炒菜时加一些醋、番茄酱、芝麻酱等，对预防脑血栓有一定效果。

需要特别注意的是以下食物，老年人不宜食用，血栓患者应绝对禁食。

高脂肪食品（如肥肉、油炸食品），可引起脂质代谢紊乱，还容易导致血液黏稠度增加，加速脑血栓形成。

高胆固醇食物（如肝、脑、肾等动物内脏及蛋黄等），长期过食这类食物亦是引起动脉硬化，导致脑血栓形成的重要因素。

辛辣或精制食物，可导致大便干结甚至便秘，这些很容易引起脑血管破裂而发生脑出血。

第十一章

抗痴呆偏方，老人越老越机敏

偶尔不认人，敷贴让老人更清醒

阿尔兹海默症是一种慢性进行性智能衰退的器质性病变，多为脑组织弥漫性萎缩和退行性改变所引起。阿尔兹海默症的早期症状是性格改变，病人变得自私、暴躁、易于激怒，并可出现一些零乱的猜疑和幻觉，记忆丧失，特别是对最近发生的事记不清楚。同时，推理及理解能力会愈来愈差，对简单的活动失去兴趣。最后，往往会发展到卧床不起，大小便不能自理的情形。

57岁的黄某，两年前退休赋闲在家。没过多久，家人发现了她的言谈举止有了异常。看电视剧的时候过于投入，总是会站在正方仇视反方，甚至破口大骂。虽然这样，但是家人只当作是变唠叨了，就没多在意。后来，渐渐的，她的行为让家人觉得匪夷所思：明明是要外出的，却穿着睡衣就出门了；走在路上，明明是要往左走，却径直往右边拐……慢慢的，家里人不敢让她一个人出门了。她的性情也发生了转变，从以前的活泼开朗变得沉默寡言。后在家人的陪同下去医院就医，确诊为阿尔兹海默症的初期症状。

依据黄某的个人身体状况，医生建议先做一段时期的观察，然后注重生活调养，减少不利刺激。还给她推荐了中医传统的治疗方：穴位敷贴法。她按照医嘱，尝试了一段时间后，病情确有好转，脾气也变得温和一些了。

穴位敷贴疗法起源很早，帛书《五十二病方》中就已有芥子捣敷头顶部，使局部红赤发泡以治蚖蛟的方法。《灵枢·经筋》篇中也有关于马膏、白酒和桂外敷治“口僻”的记载。李时珍《本草纲目》曾提到磁石末调面敷于胸上可治“大肠脱肛”，吴茱萸贴足心治“咽喉口舌生疮”等。民间亦有暖脐膏贴脐温中止泻，用吴茱萸粉醋调敷两足心治失眠的方法。由此可见，穴位敷贴法是一种值得信赖的传统治疗方法。

黄某所选择的穴位敷贴的具体方法是：先准备好药。中药敷贴选取中草药黄芪、石菖蒲、川芎，混合研磨成细末。使用时三种药按1∶1∶1加黄酒，做成药丸状。敷贴的穴位及方法是：选穴大椎、神门、足三里、三阴交，用医用胶布将药丸固定在穴位上，并做好敷贴记录（时间、有无不良反应等）。

需要注意的是：这个操作过程最好由专业人士进行。因为穴位敷贴疗法一般无危险性及不良反应，但用之不当，亦可影响疗效，造成患者痛苦。

在操作时需要注意的是：用药前要根据所取穴位，分别采取不同姿势，既要患者舒适，又要利于治疗，使药物能贴敷牢靠。常用的姿势有平卧、俯卧、侧卧、坐位等。然后，还要注意保温。工作环境要注意保暖，防止患者受凉，加重病情。所用的用具、贴敷部位及施治者手掌要进行消毒，以防感染。

此外，阿尔兹海默症患者还应注意均衡饮食，均衡吸收营养素，以摄取充足的必需脂肪酸。膳食中提供充足的必需脂肪酸对预防阿尔兹海默症是极为重要的，因为其是大脑维持正常功能不可缺少的营养物质。

妙用二十一味散，中药偏方治痴呆

阿尔兹海默症总是在不知不觉中发病，呈持续进行性智能衰退，使智能直线下降。所以，当人们发现的时候，往往已经达到一定程度。这也是让诸多老年患者和家人最烦恼、最无奈的事情。那么，从什么时候开始就应该给予关注呢?

“我爸真是老糊涂了！刚刚从市场买的菜，就落在门口忘记带回来了。”

“我妈也真是，炉子上还烧着水就出门了！水壶差点烧干，酿成大祸！还好我回来得及时！”

看着这些儿女们的抱怨，想想自己是不是也经常犯类似的错误?如果经常这样，请不要抱怨。因为这可能并非是大意之失，而是阿尔兹海默症的先兆。

都说“江山易改本性难移”，阿尔兹海默症的危险性就在于它可以让患者性情大变。这是因为，脑部萎缩后，脑功能明显衰退，于是出现许多诸如自私、主观、急躁、固执、吵闹、发怒等表现。后期表现为表情迟钝、呆滞、答非所问、记忆丧失、语言障碍、动作失常、不知饥饱、大小便失禁等，痴呆的症状十分显著。在其情绪变化起伏激烈的时候，如果不加以关注和引导，就会放任病情继续下去，造成难以挽回的后果。

为了避免病情加重，这里为大家推荐一款古方。此方比较适合阿尔兹海默症的初期患者使用。方子的名字是二十一味方。

具体的处方内容是：全蝎、土鳖虫、水蛭、羌活、莲子心、淡竹叶各6克，辛夷、地龙、石菖蒲、远志、五味子、青皮、陈皮各9克，菟丝子、枸杞子、茺蔚子、覆盆子、车前子、谷芽、麦芽各15克，生甘草3克。水煎服，每日1剂。服药10剂后，初期诸症基本消除。

治疗阿尔兹海默症不仅需要对症的方子，也需要生活调养。从致病因的角度看，阿尔兹海默症很可能与老年人的焦虑、抑郁、沉闷、自卑、消极、失落有关系。老年人退休后社会环境与经济条件均发生变化，新的矛盾易促使老人形成封闭、内向、不善于宣泄个人负性情感的个性。长期的压抑环境必然影响脑功能，使记忆力减退，对外界变化的敏感性下降，动作缓慢，反应迟钝，日常生活能力下降，而且对全身各内脏产生不利的影响。久而久之，会产生各种疾病，例如神经衰弱、抑郁症等。而疾病又会反馈影响老人的记忆、思维和智能活动，导致痴呆的发生和发展。所以说，在生活中，应该有意识地培养老人开朗乐观、克服困难的性格，保持身心健康，才能实现健康长寿。

粗粮套餐，预防阿尔兹海默症

阿尔兹海默症的发生、发展是一个缓慢过程，早期症状不明显，常误认为是一些老年人难免出现的生理现象，直至症状很明显了才去就医，这在一定程度上延误了治疗。早发现、早诊断、早干预、早治病是防治阿尔兹海默症的良好举措。一旦发现老人出现工作兴趣和效率减退、近期记忆力障碍、容易分心、经常忘记正在做的事情、常在熟悉的地方迷路、有时昼夜不分等现象，就要警惕是否患上了阿尔兹海默症。

众所周知，食疗是防治疾病的有效手段之一。对于阿尔兹海默症也是一样，在此建议大家吃点粗粮。“粗粮”主要指包括玉米、高粱、小米以及各种豆类在内的粮食，那些没经过精细加工的粮食，也算做粗粮之列。下面给大家推荐几款粗粮食疗方。

1. 红豆薏米饭

具体制作方法是：先准备红小豆30克，薏米30克，大米50克。将红小豆和薏米洗净后，加水浸泡10个小时以上。和洗净的大米混合，加水按照煮饭程序煮熟即可食用。

2. 三丁玉米

制作步骤是：准备玉米粒200克，青豆40克，泡发的香菇2朵，胡萝卜丁40克，盐1/2小匙，高汤2汤匙，白糖1/3汤匙，淀粉水1/3汤匙，香油1小匙，油适量。将玉米粒、胡萝卜丁、青豆用开水氽烫；锅热后倒入油烧热，将玉米粒、青豆、香菇丁、胡萝卜丁下锅过油捞起；锅内留油1汤匙，倒入所有过油原料及调味料翻炒均匀，加入淀粉水勾芡，淋上香油盛于盘中即成。

3. 雪梨大豆猪手汤

做法为：准备雪梨1个，大豆50克，猪手1个，姜3片，料酒1匙，盐1/2匙。先将猪手加入姜片飞水去异味，分成块；再加入去核切块的雪梨、大豆和姜片，加入清水煮到滚，加入料酒，开盖旺火继续沸煮15分钟；转文火再煲1个小时，汤就煲好了，根据个人口味加盐调味即可食用。

4. 糙米莲子百合粥

准备糙米50克，大米50克，莲子30克，百合30克，蜂蜜适量。先将糙米、莲子、百合洗干净，放入锅中煮至软烂，再与大米一起煮成粥，然后用适量的蜂蜜调味即可食用。

虽然粗粮可以有多种搭配，但因为饮食的对象不同也有不同的要求。比如：老年人吃粗粮一定要多喝水。这是因为粗粮中的纤维素需要有充足的水分做后盾，才能保障肠道的正常工作。一般多吃1倍纤维素，就要多喝1倍水。因为老人的心血管功能较为脆弱，所以，为避免脑部及肠道的负担，最好不宜在晚上吃粗粮。尤其是对患有阿尔兹海默症及其他心脑血管疾病的老年患者。

而且，吃粗粮要遵循循序渐进的原则。突然增加或减少粗粮的进食量，都会引起肠道的不良反应。对于平时以肉食为主的人来说，为了帮助肠道适应，增加粗粮的进食量时，应该循序渐进，不可操之过急。

最后一点，老人吃粗粮还要注意适当地搭配荤菜。饮食要讲究荤素搭配，营养平衡。粗粮虽好，也不能一次吃太多，每天吃粗粮以50克为宜，但也可根据个人情况适当调整。

短暂性失忆型痴呆，辅助药材是枸杞子

阿尔兹海默症依目前的医疗水平还不能达到治愈的目的。但是患了阿尔兹海默症并不是完全不可医治，只要针对病因及症状，积极采取措施，早发现，早治疗，发挥患者的主观能动性，加强战胜疾病的信心，积极进行各种脑力及体力活动，如读书、看报、听音乐、打太极拳等，就有利于大脑功能抑制的解除，提高中枢神经的活动水平。同时增加营养，注意多吃新鲜蔬菜、水果，摄取足量维生素，保持大便通畅，每餐不要过饱等，还是能延缓疾病发展的。

人们常说，人老了就容易怀旧，到了40岁左右，你也许会发现，自己越来越频繁地忘记近期见过的人或做过的事，相反的，回忆起很多年以前的人和事反而比任何时候清晰，就好像记忆出现了时间混乱，很久远的事好像才刚刚发生过，而对最近发生的事则出现了记忆滞后现象，这是由于大脑神经元在40岁时可减少20%～25%，而脑细胞脂褐素增加及脑血管硬化，则会导致记忆和学习能力降低，严重的还会出现反应迟钝、丧失记忆和痴呆症。

郭某，女，67岁。其老伴70岁，患有阿尔兹海默症，生活上有短暂性的失忆现象，但持续的时间不长，看过不少医生，都没有明显疗效。但是郭某没有放弃，她觉得，就算治不好也不能任其再恶化下去，如果能有辅助治疗的方子也行。在听从一位老中医的建议后，她开始选择以枸杞子为主要材料，为老伴做食疗。

其中，她发现桂圆枸杞子酒是一个不错的食疗方。其具体的制作方法是：桂圆肉100克，枸杞子100克，女贞子100克，生地黄100克，淫羊藿100克，猪油500克，绿豆100克。先把女贞子在冬至日九蒸九晒；生地黄洗净晒干；淫羊藿去皮毛；绿豆洗净晒干，将上述配料装入绢袋内，扎紧口，备用。再将瓷瓶装烧酒10千克，再放入药袋，严密封口，浸泡1个月即成。此酒方具有温肾补肺、益智的作用。适用于阿尔兹海默症等症。口服，每次不宜超过30克，每日1次。

为什么枸杞子具有辅助治疗阿尔兹海默症的功效呢?

这是因为枸杞子可以保护神经元细胞，有助防止患上阿尔兹海默症。这一点已经得到了科学印证。香港医学专家研究以中药治疗阿尔兹海默症的项目过程中，意外发现枸杞子含有减少活化双链核糖核酸酵素信息传送途径的物质，可以保护脑部神经元，有效抗衰老。

有限度的记忆丧失并不是严重的症状，但出现记忆衰退现象时应及时调整心态和生活习惯。营养失调以及情绪压力是加速神经衰老的两大因素，因此，从饮食上补充营养可改善睡眠，启动脑细胞；而保持开朗乐观的心态，多与人交往，参加集体的活动可益智健脑。

核桃当零食，有效防治阿尔兹海默症

阿尔兹海默症是发生在老年期及老年前期的一种原发性退行性脑病，是一种持续性高级神经功能活动障碍，即在没有意识障碍的状态下，记忆、思维、分析判断、视空间辨认、情绪等方面出现的障碍。其特征性病理变化为大脑皮层萎缩，并伴有β-淀粉样蛋白沉积，神经元纤维缠结，大量记忆性神经元数目减少。

王某是某外贸公司的职员，现年41岁，她有一个关系很好的姐妹，叫王某某，两人同一单位，私交甚密。一天早上，王某某慌慌张张地告诉王某说她公公疯了，把裤子当上衣穿，自言自语，谁都不理会，好像不认识家人似的。她问王某是否要马上送医院，如果送医院，送哪所医院合适。王某听了她的话，立刻明白了这是怎么一回事。告诉她说："照你所说的症状，我敢断定你公公不是疯了，而是患上了阿尔兹海默症，突然不认识朋友或亲人，也记不起他们的名字，不能和别人交谈，还不停地自言自语。"

"这种病后果严重不？"还没等对方说完，王某某就插话问道。"说不上很严重，这种病一旦发作，就会出现痴呆症状，但持续不了多久，也就是说，这是一种间歇性发作的疾病。即使送往医院，医院也不可能在短期内把他治好。不过，根据他目前的症状，用药疗和食疗的配合治疗，是可以控制住的。"因为王某的丈夫是名中医大夫，所以又咨询了他的相关意见。从中医的角度讲，阿尔兹海默症是先天禀赋不足或老年肝肾亏虚、脑髓不足所致。所以，中医在治疗上多采用滋补肝肾、填髓健脑的中药和食物进行综合治疗，主要还是以食疗为主，药疗为辅。可以用来做食疗的食物很多，总的原则是多吃鱼，多喝健脑粥，少吃肥肉。随后，王某的丈夫还给她列了一种食疗的方子：

核桃仁大米粥的具体做法是：核桃仁30克，大米200克，红枣10颗。将以上三味食材洗净，加适量水，用小火熬煮成粥，约30分钟即可。核桃有"万岁子"之称。核桃仁中所含维生素E，可使细胞免受自由基的氧化损害，抗衰老，预防阿尔兹海默症症。

过了一段时间，王某夫妇去王某某家串门，她公公居然一下就认出了他们夫妻两人，还说出了名字，虽然反应还比较迟钝，但病情已根本好转。

这里，有人可能会问，为什么会选择核桃做治疗的主要食材呢？

说起核桃，很多人都爱吃，爱它的香味和味道，也都知道它是补脑佳品。核桃含磷脂较高，可维护细胞正常代谢，防止脑细胞的衰退，是良好的健脑食品。磷脂中的胆碱可促进肝细胞中的脂肪代谢，从而减轻脂肪肝的程度。核桃含有亚油酸甘油酯，并有亚麻酸及油酸甘油酯，对减少胆固醇有益，适合动脉硬化、心脑血管疾病患者。核桃中含赖氨酸较多，可升高血清蛋白及维持体重，对治疗肿瘤、结核等消耗性疾病有利，并且核桃中含有胡桃醌，对某些肿瘤有抑制作用。

由此可见，"小食物，大疗效"，这种说法的科学性是毋庸置疑的，大家一定要重视食疗！需要强调的是，上述食物，在预防阿尔兹海默症方面，效果更佳，中老年朋友应在平时多吃这类食物，而不仅仅是到了患病时才去吃它。

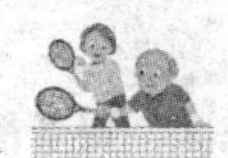

头部热敷，让老人耳聪目明脑力健

阿尔兹海默症通常发生在60岁以上的老年人中，年龄越大，患病的可能性就越大。阿尔兹海默症的早期征兆主要是患者有持续性健忘（以短期遗忘为主）。随着病情的进展，患者的记忆力越来越差，患者的语言、定向、理解、识别能力都逐渐退化，并出现神经行为异常，一般病程会持续5～20年。治疗和辅助治疗阿尔兹海默症的方法很多，这里为大家推荐的是热敷疗法。

热敷疗法属于中医外治法之一，就是用毛巾或棉布浸热水或药液中，轻轻绞去水，掩覆于患处。老年人常采用头部热敷，能起到防病保健的效果。

杨某是某市邮局的老干部，女，55岁。在2007年年初开始出现记忆力减退、反应迟钝、言语表达费力的情况，家人为之忧心，去医院就诊，医生说有阿尔兹海默症的先兆。后来逐渐出现了食欲差、睡眠质量降低，定向力、记忆力、判断力、计算力都有明显减退的迹象。因为老人平时性格较为固执，所以不少治疗方式都被拒绝。女儿根据母亲的情况找到了辅助治疗的方法，而且是生活方。自然一些的方法不易引起母亲的反感。这个方法就是前文提及的热敷。

具体的操作方法是：先将热毛巾放于枕骨左右两侧，俗称“脑后门”，两侧同时热敷或左右交替热敷均可，每次进行4～8遍，每天1～2次。能起到健脑、提高反应力和思维能力的作用，对老年人常见的头晕、高血压等有一定防治效果。这里需要注意的是，热敷时温度不宜过高，以面部能耐受为度。热敷法需长期进行，少则3个月，多则1年，方能取得满意效果。

此方已经经过验证，对阿尔兹海默症具有一定的辅助治疗效果。由于对阿尔兹海默症尚无特效治疗药物，故重点应放在对患者的家庭调养上。包括以下内容：

帮助料理患者的日常生活。阿尔兹海默症患者在卫生、饮食、大小便、起居等日常生活方面自理能力差，需要家属督促或协助。

加强患者的功能训练，进行个人日常生活能力训练。拉家常、做家务、社交都可改善或延缓患者的智能衰退。家属应多与患者交流，鼓励患者广交朋友和参加社会活动。

注意患者的饮食、卫生。阿尔兹海默症患者多数因缺乏食欲而少食甚至拒食，直接影响营养的摄入。对这些患者，更要为其选择营养丰富、清淡适宜的食品，从而保证其吃饱吃好。

健脑长寿首选名穴：百会穴＋郄门穴

众所周知，随着年纪的增长，人们都会有不同程度的认知改变，老人更是如此。这些认知改变包括了意识、记忆、思维、定向、计算、运用、语言、情感等方面的改变，然而认知能力的下降有些是属于正常老化，也就是平常所说的“衰老”，智能的正常老化是人类生命中的一种自然规律，是一个生理性的渐进衰退的过程。

俗话说：“老小老小，越老越小。”老人真像这句话所说，变得像小孩一样任性、固执、暴怒和健忘。

王老太太本来是一个开朗活泼的人，与老伴风雨同舟将近50载，感情一直很好。二老退休几年后，老伴从街道、单位和老年活动中心的各种公益活动中找到了寄托，经常出去跳舞、做运动。王老太太觉得老伴陪自己的时间少了，有了意见，有一回正好感冒了，老伴照顾得没有以往周到，她自己躺在床上就开始胡思乱想了，怀疑老伴有了外遇，越想越生气，最后干脆卧床不起，绝食抗议。对老伴的解释也听不进去，急得一家人不知所措。

后来，王老太太出现头痛、头晕症状，去医院就医，医生说，这是阿尔兹海默症的前兆。在家人的劝说下，王老太太接受了穴位按摩。一开始只是觉得头脑清醒了，舒服，后来心情也变得平静了许多，常在老伴的陪伴下一起出去散步运动。在此期间一直在坚持做穴位按摩。

王老太太采用的穴位按摩法，主要采用的是点按百会穴和郄门穴。具体操作方法是：

点按百会穴。先端坐，单手或双手拇指置于百会穴处点按，一松一放反复操作数次，头部有酸胀感为宜。

百会穴在头顶，正中线与两耳连线的交会处。

点按郄门穴法。用可作为点穴位的工具或食指按压于另一手臂的郄门穴上，长按3~5分钟，局部有酸麻微痛感，并向上或向下放射。

郄门穴位于前臂掌侧中央，腕横纹上5寸，曲泽穴与大陵穴连线的中点上1寸处。

以上的两个穴位按摩法可改善老年人记忆，预防阿尔兹海默症。

穴位是体表与经络、脏腑相连通的点，是气血流注的地方。它是针灸或其他穴位疗法施术的部位，也是诸多常见病症的治疗要点。穴位分布在经络的体表循行线上，是经络之气输注的部位。穴位疗法就是通过刺激一定的穴位，从而发挥相应经脉的作用，调节人体脏腑气血的功能，激发其内在的抗病能力，以达到治愈疾病的目的。

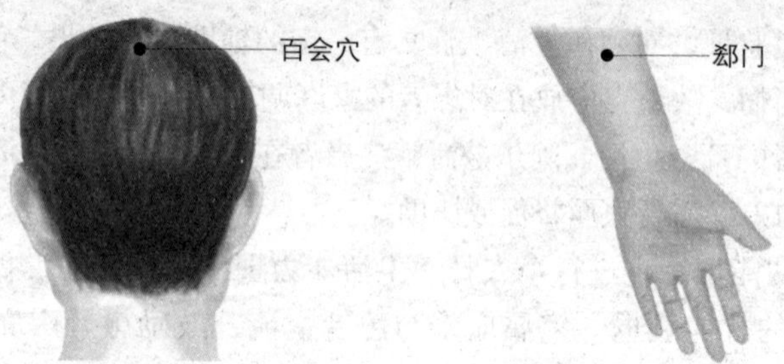

百会穴、郄门穴的位置

传世古方治痴呆：补天大造丸

生活中，经常可以听到身边的老人这样说：“唉，年纪大了，真是不中用了，什么事也记不住了。”有的老年人，一看电视就睡觉，性格方面也会发生变化，慢脾气的人也可能会在这个时期变得急躁、易怒，这其中的原因，很大一部分是由于老年人生理性的退变，大脑皮层的广泛萎缩所造成的慢性进行性智能缺损。

某机关单位退休干部李老头，一向身板硬朗。65岁时没了老伴后，心情一直不好。随后几年中几位亲朋好友相继因病去世。每去世一位老友，他都要从医书上详细地了解其死去的病症和病因，越看越害怕，总担心有一天轮到自己头上。68岁时，他因甲状腺疾病住了几天院，医生称病好可出院，他却觉得根本没治好，浑身上下到处不舒服，自己查书总觉得被各种已知或不知的疾病缠身，一次次地要求医院检查，虽然没查出什么他还是疑虑重重。最后变得失眠、不思茶饭，不愿出门见人。家人见他一直这样很是担心，怕他病情再加重。后来，请来一位与家里有世交的朋友，这位朋友是位中医专家，经过他的详细诊断，老人被发现是脑萎缩。他给老人开出了一个中药偏方，叫做补天大造丸，具体内容如下：

紫河车1个，鹿茸（炙）2两，虎胫骨（炙）1两，大鬼版（炙）2两，生地黄（酒炒，蒸1日，捣烂）、山药4两（炒），丹皮3两，泽泻3两，白茯苓3两，山萸肉4两，天冬3两，麦冬2两，五味子3两，枸杞子4两，当归4两，菟丝子3两，破故纸（酒炒）2两，牛膝3两，杜仲（酒炒）3两，肉苁蓉3两（酒浸，去鳞甲）。这里所说的破故纸指的是豆科植物补骨脂的果实。炼蜜为丸，如梧桐子大。每服100丸，空心温酒送下。

后来，李老的病情得到了控制，萎缩现象没有明显加重迹象。全家人这才稍稍松了一口气。

由此可见，随着年岁的增高，阿尔兹海默症的发生并不常见，但是延缓阿尔兹海默症的发生是可以做到的。如一些离退休老人离开工作岗位后无论在用脑程度上还是与人交流方面都有很大的不同，这时的老人应该多参加一些动脑的智力活动，如听广播、看电视、读报、做操、下棋、多与人说话等，增加对外交流的机会，锻炼自己的思维能力，以减缓衰退，作为子女应该多抽出一些时间来陪伴老人。

老人不要害怕用脑，用脑越多，大脑内各种神经细胞之间的联系越多，形成的条件反射也越多，脑子就更灵活。经科学家测试，发现勤用脑的人，大脑不易疲劳，脑神经细胞保养良好，尽管年龄增长，却能延缓阿尔兹海默症。

黄精益智，治疗阿尔兹海默症的良方

有人说痴呆是由脑部疾病所致的综合征，还有的人认为得了阿尔兹海默症就是噩梦的开始，会相继出现多种功能紊乱的现象。不管阿尔兹海默症是否会出现上述情形，都基本可以认定，阿尔兹海默症不是正常的老化过程，但又与衰老有关。众所周知，衰老的到来是无法避免的，但是我们还是有办法延缓衰老的脚步。相对应地，由于衰老引发的老年慢性病也不是束手无策的。就阿尔兹海默症而言，中药方就是不错的选择。

王大妈今年72岁，一年半前家人发现她有时候神情呆滞，但也没怎么在意。这一年多过去了，王大妈丢三落四的现象越来越常见，夜晚还常常失眠，不吃安眠药无法入睡。上个月，老伴又去世了。这下给王大妈的打击可不小，她开始时不时说起胡话来，平时也不搭理人了，有时候儿子女儿跟她说话，半天没有回应。家人看情况不对，赶紧把大妈送到附近的中医院，经医生诊断为阿尔兹海默症。老中医认为大妈属于痰迷心窍，蒙蔽神明，因而给开了一个叫补肾活血汤的方子。这个方子由黄精等十三味中药配制而成，是已经经过验证的中药方。

此方的具体构成和使用方法是：黄精、益智仁各300克，三七粉50克，山萸肉、当归各120克，桃仁、黄芪、石菖蒲、何首乌、远志、胆南星、陈皮、瓜蒌各100克。将药晒干研末，每次服50克，每天3次，温水调服。

起初半个月，王大妈怎么也不肯吃，只能在女儿的监督下被迫服药。吃了2个月，王大妈的病症减轻不少，语言表达也清楚。又吃了2个月，大妈生活基本能自理，并时不时跟邻居出去晨练。

此方对单纯型痴呆疗效最佳，这类病人表现为头昏、嗜睡、口齿不清、发音含糊、语言杂乱、记忆减退、行为幼稚等症状。需要注意的是，虽然此方具有不错的疗效，但由于老年患者的身体特征，生活中还应注意护理和调养。具体说来有以下几个方面：

对阿尔兹海默症患者，进餐时应安排专人照料。在食物上要求提供足够的营养供应，荤菜、蔬菜、水果等多样化，最好能多选择一些适合老人特点的，易咀嚼、易吞咽、易消化的食品。

会吃枸杞子，健脑益智很简单

王某是一名自由撰稿人，现年48岁，朋友很多，生活也充实。前不久，一个朋友去宁夏出差，回来到她家做客时给带了两包枸杞子。朋友走后，家人犯愁地说："这么多，又不能当饭，可怎么吃啊？"她不禁笑道："别小瞧这东西，健脑益智，它可是个宝啊！"一开始只是自己服用，后来送给父亲服用，因为父亲有轻微的脑萎缩症状，意识时而清醒时而迷糊，后来使用枸杞子后，虽未见疾病治愈，但保健作用突出。老人的精神面貌越来越好。

《本草纲目》记载："枸杞子，补肾生精，养肝，明目，坚筋骨，去疲劳，益颜色，变白，明目安神，令人长寿。"枸杞子在祖国传统医学中占有重要的地位，其药用价值备受历代医家的推崇。它是传统名贵中药材和营养滋补品。枸杞子能够有效抑制癌细胞的生成，可用于癌症的防治。枸杞子除了当中药使用外，也是卫生部规定的既是食品又是药品的物品。

现代医学研究发现，枸杞子含有丰富的胡萝卜素、维生素A、维生素B_1、维生素B_2、维生素C和钙、铁等眼睛保健的必需营养，故可以明目，所以俗称"明眼子"。而且，枸杞子还具有调节免疫、抗氧化、抗衰老、抗肿瘤、抗疲劳、降血脂、降血糖、降血压、补肾、保肝、明目、养颜、健脑、排毒、保护生殖系统、抗辐射损伤等功能。

作为益寿养生的天然宝贝，枸杞子一般人均可使用，适宜肝肾阴虚、癌症、高血压、高血脂、动脉硬化、慢性肝炎、脂肪肝患者，用眼过度者、老人更加适合。不过，枸杞子不适宜外感实热、脾虚泄泻者服用，一般不宜和温热的补品如桂圆、红参、大枣等共同食用。

那么，枸杞子应该怎么吃呢？总不能抓起来就往嘴里塞吧？没错，枸杞子必须与合适的材料搭配，才能既美味，又发挥其功效。这里，向大家推荐一款枸杞子羊脑炖汤，对健脑益智大有帮助，尤其适用于脑力劳动者及老年肾虚记忆力减退者。

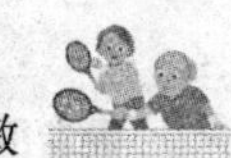

此汤的具体制作方法是：先准备购买枸杞子50克，羊脑1副，食盐、葱、料酒、姜各适量。将枸杞子洗净，羊脑去筋膜，放入砂锅内，加入少许盐、葱、料酒、姜，隔水炖熟即可。食用时加少许味精，空腹吃下。此汤具有补肾填髓、健脑益智的功效，适宜脑萎缩老年患者食用。

此外，枸杞子方还有山药枸杞子猪脑羹。具体的做法是：准备山药30克，枸杞子10克，猪脑1副。将猪脑挑去血筋，洗净，与山药、枸杞子一同放入砂锅内，加水适量，烧沸后改用文火炖40分钟，搅成烂糊，加糖调味。该药膳有健脾益肾、填精补脑的功用。适用于肝脾肾虚之心悸气短、健忘失眠、头晕眼花、腰膝酸软等症。

由此不难看出，饮食调补是脑萎缩老年患者最安全、最简便易行的治疗方式。这需要家人的关心和帮助。在条件允许的情况下，还可以咨询营养专家，结合医生的饮食意见为老年患者量身订制每周食谱，相信这样的用心与努力会使老人的病情尽快好转。

老人玩核桃，有效预防阿尔兹海默症

面对日益增多的阿尔兹海默症患者的各种表现，人们，尤其是老年人常自然而然地对这种疾病产生了恐惧感，甚至出现了消极与悲观情绪，其实大可不必。因为每种病都有它的病因，而明确了病因，就能够寻找出针对病因的预防办法。

人的手上集中了许多与健康有密切关系的穴位，适当地刺激这些经络穴位，有助于保持大脑灵活，使大脑皮层得到刺激，保持神经系统活力，对阿尔兹海默症可起到预防作用。

中医专家认为，经常在手掌里转小铁球或核桃是一种很好的刺激经络穴位的方式。可通过刺激手部穴位刺激大脑皮质神经，延缓脑神经细胞的老化。

可按以下方法进行：一手翻两个核桃，换位转动，或将核桃于手指之间来回转动；将核桃放手里，用力握的同时呼气，然后深吸气并将手张开；用食指和拇指夹球，依次左右交换进行；两手心用力夹球相对按压，先用右手向左手服，然后翻腕使左手在上，边压边翻转手腕。这些方法都能有效刺激大脑，促进血液循环，扩大脑血液的流动面，有助于活化大脑，预防痴呆。

除了用玩核桃的方式预防痴呆之外，相似原理下，可以选择简易的手指运动操预防痴呆，如：

十指交叉用力相握，然后用力猛然拉开，做20余次；

经常揉搓双手的中指尖端；

用圆珠笔端或手指刺激双手掌的正中点，即从中指指根至手腕横纹正中引一条线，刺激其正中点若干次；

经常做手指活动，如玩健身球等，每天次数不限，多多益善。

在阿尔兹海默症面前，人类不是无所作为的。换言之，阿尔兹海默症不是不能预防的疾病。其基本病因，一个是由于中风而引起的脑血管病性痴呆，一个是因脑萎缩变性而引起的阿尔兹海默症。老年人的脑外伤、脑肿瘤、脑炎、内分泌疾病、中毒，甚至包括诸如听力减退、视力下降、失语等交流障碍都可以引发。应该说，尽管引起阿尔兹海默症的原因很多，但如果能做到及早发现和迅速治疗，是能够全部或大部分得到恢复的。

此外，身心状况和环境的变化这两种因素均可促进阿尔兹海默症的进展。

人们历来都高度评价上年纪人的阅历，认为他们是宝贵的财富。从脑生理学的研究成果看，老年朋友如果能保持勤恳学习的习惯，并结合其原有的准确的判断力，在高龄期能达到其智慧的顶峰。当然，这也要依靠年轻时的积累，加之在高龄期不衰退的意志和努力。运动和比赛，乐器演奏和书画绘制等不仅是消遣，还有利于抗衰老。还有，认真地写日记、做菜、编织等，都是很有益的事情，对延缓脑衰老都有一定的助益。

手浴疗法治痴呆，通窍活血效果好

如果你的家里有阿尔兹海默症患者，先不要慌张，也不要气馁。虽然阿尔兹海默症是一种由于大脑器质性的损害而引起的脑功能障碍，想要彻底治愈难度较大。但临床实践证实，只要通过对症的、有效的治疗，还是可以使病情得到控制和改善的。因为阿尔兹海默症呈进行性发展，且大多病程漫长，它已经成为困扰老年人生活质量的常见病症，引发了社会的关注。

在防治阿尔兹海默症的诸多方法中，洗浴疗法是其中颇受患者欢迎的方式。“洗浴”是“洗澡”和“沐浴”的现称。只不过“洗澡”或“沐浴”原泛指“全身浴”，而现称是既包括“全身浴”又包括“局部浴”而已。这里，对阿尔兹海默症有效的治疗方式是局部浴的手浴。

众所周知，洗浴既能清洁卫生，又能强身健体。现今，洗浴作为一种简便的健身术，经常被收藏在养生健身书中。

王某，现年69岁，家中有儿女三人。老伴早年病逝。随着年龄的增长王老太越发寂寞。儿女们多忙工作，只有假期才能抽空看望她。2008年夏天，王老太出门买东西，忽然忘记了回家的路，后被好心人带到派出所才辗转联系到家人。后来虽然意识清醒了，但是暂时性失忆的现象还是偶有发生。这让家人都捏着一把汗。不得已，雇了专人来照看老人。但大家一致认为这并不是最好的办法。四处打听好的治疗方。最终选择了手浴法。尝试一段时间后，发现王老太神志比以往清醒了许多。

这款手浴方是由多味中药组成的。具体说来，需要准备的药材有天南星10克，赤芍30克，半夏6克，陈皮10克，石菖蒲、川芎、茯苓15克，郁金12克，远志、红花各6克，葱白15克。具体的用法用量是：取上药加水1000毫升，水煎后趁热先熏双手，再洗双足，每日1次。此方有祛痰活血、醒脑开窍的功效。尤其适用于痰蒙神窍的患者，症见寡言、反应迟钝、善忘、神情呆滞、淡漠、不识人。

此方中的天南星是具有祛风定惊、消肿散结功效的中药材。主治中风半身不遂、癫痫、惊风、破伤风等病症。赤芍味苦，性微寒。归肝经。具有清热凉血、散瘀止痛的功能。

这里我们要对手浴的基本原理做出基本的阐释：手浴就是通过外部受热刺激对人体经络产生影响，达到治疗、缓解人体疾患的作用。通过手浴，可以使双手血液升温，温暖的血液再流回心脏，经过10分钟左右，人体内的全部血液都会变暖，而且，血液经过分支血管会流经大脑、眼睛、双肩等部位，达到治疗肩周炎、失眠以及提神、明目等多种功效。

其实，手浴并不局限于寒冷的冬季，一年四季都可以做，尤其对许多阳气虚、畏寒的女士和手脚发凉的老人来说，保健作用更加明显。

穴位疗法治疗阿尔兹海默症

随着老龄化时代的到来，人们对老年性疾病的关注程度也越来越高。其中，阿尔兹海默症，这个与寿命密切相关的疾病，受到了老年朋友的格外关注。迄今为止，不论是何种类型的阿尔兹海默症，要逆转其已变性、退化的智能状况都只是一种奢望。

阿尔兹海默症的主要表现就是记忆力衰退。初期的时候也许仅仅是对新近发生的事情出现遗忘，而对过去事物的记忆能力相对正常，往往十多年甚至更长时间的事都记得很清楚，以致家属常常误认为患者的记忆力并不差；中后期，随着病情的进展和痴呆的加重，对新近发生的事情记忆力下降明显加重，并逐渐出现对以往事物记忆的障碍。患者常常对自己过去经历过的事情记不起来，或者不知所云，或者回答自己虚构的想象。

王某，现年68岁，原是一家国有企业的会计，在工作岗位上连续多年被评为先进个人，是一个心思敏捷，头脑灵活的人。退休后，因为长期不再接触会计上的业务，赋闲在家后她整个人的状态都发生了变化。一开始的时候还会把每天的花费计算、记录下来，后来，孩子们要教她学电脑，她不想学。久而久之，计算能力下降。稍微复杂一些的计算过程已经不能完成，如买东西时不能算出该付的钱。家人看在眼里，觉得很蹊跷。后来去医院就诊，才发现她已经被阿尔兹海默症所纠缠，已经出现了初期的症状。

在接受了医生的治疗建议后，家人为王某选择了穴位疗法。具体的做法是：选择以下七个穴位做外部敷贴，这七个穴位是肾俞穴、命门穴、志室穴、心俞穴、肝俞穴、关元穴、足三里穴。

具体的操作方法是：用桃仁、红花、肉桂、川芎等药物研磨成细末，放入麝香少许。加黄酒、蜂蜜拌成糊状，置于上述穴位，用胶布固定。5天换药1次，连用1个月。

王某在1个月的疗程结束后，计算能力有所恢复，算错的时候明显减少，人的精神状态也有好转迹象。坚持用了2个疗程后，计算能力恢复到正常水平。

这个病例告诉我们，脑子要常用才能越来越灵活。其实，如今中青年人群甚至年轻人中，紧张的工作和压力让他们出现“记忆饱和”，很多年轻人出现类似阿尔兹海默症前期的症状。所以说，只要出现了记忆力明显衰退的现象，不管你是年轻还是年老，都应当给予重视，以免耽误最佳的治疗时机。

黄芪猴头鸡汤，阿尔兹海默症食疗方

随着社会的发展，越来越多的地区和国家逐渐进入老年化社会，阿尔兹海默症的发生率也将越来越高。虽然，从理论上讲，阿尔兹海默症可发病于各年龄阶段，但仍旧是以老年人最为常见。如果老人有家族病史，且年纪在65岁之上时，就更应该提高警惕了。据不完全统计，我国65岁以上阿尔兹海默症患者估计已经超过500万。而阿尔兹海默症也已经成为继心脑血管疾病后，威胁老年人健康的又一重要疾病。

对于像阿尔兹海默症这样的老年慢性病，急于求成的治疗方式往往不会收到良好的效果。尤其对于一些身体本身就比较虚弱的老年人而言，较为温和的治疗方式更为适宜。

为环保事业努力了一辈子的王某，是某公司的退休员工，今年58岁。因为从事的是生态环保设备的外联工作，所以一直是一名环保人士。有时候为了参加外地的相关活动而四处奔波，一个人出行是比较常见的事。但是，自从2007年秋天他被查出有阿尔兹海默症倾向后，情况就开始变得不妙起来。从忘记小事，到稀里糊涂，再到家人已经无法让他一个人出门，前后不过1年的时间。后就医，经医生诊断为阿尔兹海默症。医生认为其身体较为虚弱，属于体质敏感的类型，不适宜药物治疗，所以建议采用食疗。就这样，食疗正式拉开序幕。经过6个月的食疗，王老的痴呆得到了有效控制，没有出现丝毫的恶化迹象。这里就为大家推荐王老选择的食疗方中的一种：黄芪猴头鸡汤。

此汤的具体制作方法是：嫩鸡肉250克、菜心100克、猴头菌150克、黄芪30克、生姜15克、葱白20克。先将鸡肉洗净后切成块；猴头菌用温水发开后洗净，切成片，发猴头菌的水用纱布过滤待用；黄芪用湿毛巾揩净后切成片。再把生姜、葱白均切成细条；菜心洗净待用。将锅烧热后下猪油，加入黄芪、姜、葱、鸡块，一同煸炒后，加入绍酒、发猴头菌的水和适量清汤，用武火烧沸后，改用文火煮1小时。最后，放入猴头菌，煮30分钟后，加入盐、胡椒粉调味。

先捞出鸡块放在汤碗底部，再捞出猴头菌片盖在上面。汤中加入菜心，略煮片刻倒入汤碗。此款食疗方的功效：补气养血，补脑强身。适用于阿尔兹海默症。这其中的缘由是：黄芪有增强机体免疫功能、保肝、利尿、抗衰老、抗应激、降压等广泛作用。

这里需要注意的是，此食疗方不适宜阴虚阳亢者食用。

对抗阿尔兹海默症的两款药膳

在人类众多疾病中，有一类疾病叫做神经退变性疾病，是人类长寿的重大障碍。在这一类疾病中有许多病可能会发展为阿尔兹海默症。老年人如果不幸患了阿尔兹海默症，就会出现记忆力、计算力、定向力和判断力等多方面的障碍，或继发其他精神症状、个性改变及自制力丧失。在治疗阿尔兹海默症的诸多方法中，性质较为温和的方法更受老年人的欢迎。因为这样的方法能在治疗疾病的同时最大限度地保护老人的身体不受到额外的损害。

张某现年70岁，早年当过兵，身体状况一直不错，从工作岗位退下来之后，在家过着悠闲的生活，但也许是因为操心的事少了，脑子也越发不灵光了。经常会把家门钥匙忘在家里，去买菜算错账，还会把东西落在菜市场。还有一次，去银行取钱，竟然忘记了自己的银行密码，而这个银行卡是他平时最常用的。家里人一开始只当是他上了年纪的正常现象，并没有往生病上想。后来，在机关组织的老干部体检中，医生发现他有脑萎缩症状，结合家属反映的情况，基本可以确定患上了阿尔兹海默症。但因为他还处于

病程初期，医生建议可以通过食疗和脑部锻炼的方法加以治疗。

在坚持了一段时间的食疗后，张大爷的情况有了好转，脑萎缩也得到了基本的控制。这里就为大家推荐两款对老年人脑部健康有益的药膳。

第一款药膳是山药枸杞子猪脑汤。其具体制作方法是：山药30克、枸杞子10克、猪脑1副。将猪脑去除血筋，洗净后与山药、枸杞子一同入锅中，在加入适量的清水后，烧沸，后改用文火继续炖大约45分钟，直到其变为烂糊状，加糖调味即可食用。该药膳有健脾益肾、填精补脑的功用，非常适合有健忘失眠特征的阿尔兹海默症患者食用。对此病症有明显的辅助治疗效果。

第二款药膳是远志枣仁粥。其具体制作方法是：远志、炒酸枣仁各9克，粳米60克。将粳米淘净，加水适量，煮沸后加入远志、酸枣仁，煮成粥。此为1日量，分中午饭后和晚上临睡前2次服用。该药膳有安神益智的功能，适合有健忘、表情呆板特征的阿尔兹海默症患者食用。

也许，有人会说，人老了，记忆力开始渐渐衰退是正常现象。但是，如果记忆力衰退明显且伴有智力下降的话，就要警惕脑部疾病的到来。其实，阿尔兹海默症是可以预防的，现提出以下几点生活建议，以供大家参考：

在饮食上谨守"用进废退"的道理。之所以这样说是因为在现实生活中，有些人做菜无论是坚果还是竹笋，都烧得柔软可口，菜肴几乎都是不必费力咀嚼的食物，特别是有老人的家庭中更是如此。以为这样可以照顾到老年人的牙口。事实上，这样做对老年人的脑部健康不宜。人在咀嚼食物时，不仅刺激唾液分泌、口腔中咀嚼肌的反复收缩运动，也促进脑部的血液循环，加快脑细胞的新陈代谢。大脑若不经常刺激就会退化、萎缩。所以，勤咀嚼也是有效预防脑部疾病的方式之一。

此外，规律作息，避免紧张情绪，使大脑皮层兴奋部位轮流得到休息，都是保护大脑神经系统的好方法。而保持神经系统的健康是防止早衰和大脑功能减退的重要因素。

人参搭配何首乌，对抗痴呆效果好

阿尔兹海默症为一种持续性高级神经功能活动障碍，即在没有意识障碍的状态下，记忆、思维、分析判断、视觉空间辨认、情绪等方面的障碍。它通常发生在60岁以上的老年人中，且随着年龄的增大，发病机会越大。

中医学认为，阿尔兹海默症属于"呆病""健忘""虚劳""善忘"等范畴，且多以中医的"虚证"表现出来。中医学认为其病位在脑，与心、肝、脾、肾功能失调关系密切。基本病机是髓减脑消，神机失用，脑髓空虚，气血不足导致心神失养。而治疗以辨证与辨病相结合，或从虚论治，或祛邪为主，或补泻兼施。从虚论治以补肾填精为主，因肾藏精，生髓通脑，补肾已成为目前治疗虚证痴呆的重要一环；祛邪以活血化瘀、理气化痰为主；补泻兼施则以补肾活血化痰为主。

今年75岁的李大爷，最近几天一直感觉头晕耳鸣。反应迟钝，记忆力也不好。老是丢三落四的，家人带他来到医院，CT检查的结果为大爷患了脑萎缩，证实为阿尔兹海默症。为了不让李大爷有不良反应，家人带他来看中医。

老中医经过望闻问切之后，断定李大爷为肾精亏虚髓海不足所致，给开出药方为：人参6克（单煎），何首乌15克，淫羊藿、葛根、黄芪各12克，知母、锁阳、生地黄、川芎、菟丝子各10克，做法较为复杂：先将人参粉碎过筛装入大号胶囊（每粒0.5克），每次4粒，早晚各1次。其余药物以冷水800毫升浸泡2小时，然后用小火连续煎3遍，合计400毫升，早、晚2次分服。每天1剂。每周服5剂，休息2天，服药40剂后，李大爷病情稳定，且记忆力有了明显改善。

此外，以下几种传统中草药也对轻度痴呆有所帮助：刺五加、银杏、石杉等均具有一定的益智和提高记忆效果。一些中成药在抗痴呆方面的作用引起专家的关注。如对补中益气汤、归脾汤、天王补心丹四种传统补肾中药研究后证实，它们都具有抗衰老及抗氧化作用，对于早老性痴呆、神经衰弱及健忘均有疗效。

人们常说，“笑一笑，十年少”，这说明精神之调养重在调节七情之气，注意保持乐观情绪，应节思虑、去忧愁、防惊恐，要宁静无惧，恬淡虚无，与世不争，知足常乐，清心寡欲。做到外不受物欲的诱惑，内不存情感的困扰。这样气血调和，健康不衰。注意维持人际关系，避免长期陷入忧郁的情绪及患上忧郁症，避免精神刺激，以防止大脑组织功能的损害。另外，家庭和睦可以保持心情愉快，能增强抗病能力。

预防阿尔兹海默症应从以下方面着手：

患有高血压、冠心病、糖尿病等病的患者应积极治疗，尤其对脑血管疾病应积极进行治疗，及时采取给予脑细胞活化剂及能量合剂，配合适当的智能和肢体练习，加强护理等综合方案。

忌烟酒。长期大量吸烟和酗酒，都会影响大脑的功能，甚至使大脑受到一定的损害。善于思考勤用脑。科学研究证明，多用脑的人，老年期大脑萎缩的现象发生少，用脑越多，大脑皮质越厚。所以，勤用脑、多思考是提高记忆、延缓智能衰退的行之有效的好方法。

保证充足的营养。研究者通过大量的动物实验和调查研究证明，膳食中某些营养与大脑的生长发育、思维分析能力、想象力及记忆密切相关，因此要保证充足的营养。

益肾中药方，老人不再为痴呆所苦

随着现代医学的发展以及社会福利保障日趋完善，人类的寿命不断延长，但与此同时，一些老年疾病也渐渐凸显出来，特别是阿尔兹海默症的发生率成倍增长。

不少老年人，一过60岁，记忆力出现明显衰退的时候就怀疑自己脑子出了问题。事实上，老人的这种担心并不是空穴来风。阿尔兹海默症是一种持续性高级神经功能活动障碍，不仅对老人的心血管健康有害，也直接影响老人的寿命。阿尔兹海默症已经成为继心血管病、脑血管病和癌症之后影响老人健康的“第四大杀手”。一般来说，阿尔兹海默症患者的日常生活能力会逐渐下降，他们不认识配偶、子女，穿衣、吃饭、大小便均不能自理，有的还伴有幻听、幻觉，给自己和周围的人带来无尽的痛苦和烦恼。

老年人均有不同程度的肾虚存在。肾既虚，则气化无源，无力温煦、激发、振动脏气，“脑髓渐空”，使脏腑、四肢百骸，失其濡养，从而出现三焦气化不利，气机

升降出入失常，血失流畅，脉道涩滞，而致血瘀。所以阿尔兹海默症的主要病因，是年老肾气渐衰。

经过多年的临床观察与研究，阿尔兹海默症的病因病机为“肾虚为本，血瘀为标，虚实夹杂，本虚标实”。由此，益肾化瘀是治疗阿尔兹海默症的根本所在。

首先是补肾，可以选用枸杞子、地黄、白芍、桑寄生、淫羊藿、益智仁、人参、山萸肉、何首乌、山药、菟丝子等药物；其次为化瘀，可以选用地龙、丹参、赤芍、桃仁、红花、胆南星、远志、菊花、龙牡、枣、柏仁等药物。

下面这个方子，作为治疗阿尔兹海默症的验方，疗效显著：

方子的具体组成是：红人参15克，地鳖虫、当归、枸杞子各20克，制马钱子、川芎各15克，地龙、制乳香、没药、炙全蝎各12克，紫河车、鸡内金各24克，血竭、甘草各9克。将上药研极细末，每早晚各服4.5克，开水送服，可连续服2～3月。

这里，需要特别注意的是：方中的马钱子有毒，其炮制正确与否，对疗效很有影响。一般以水浸去毛，晒干，放在麻油中炸，但若油炸时间太短，则呈白色，服后易引起呕吐等中毒反应；油炸时间过长，则发黑炭化，以致失效，因此在炮制中，可取1枚用刀切开，以里面呈紫红色最为合度。也正因为其在炮制时存在一定的危险性，所以，一旦选用此方，最好能在中医药店里煎煮好，不要自己擅自炮制。

此外，对于患有阿尔兹海默症症状的患者，在治疗上除服药之外，家属还要提醒老人适量运动。可以在清晨时候，陪患者去公园打打太极拳、一起散步等，总的目的是使患者的心情舒畅，增加治疗信心。此外，在日常饮食中，要适当增加高蛋白、低脂肪之饮食，并多吃蔬菜、水果，这对于痴呆患者的康复极有帮助。

对于阿尔兹海默症，关键是要早发现、早治疗，家中有老人的，应该多加注意。而且，家人还应注意，即使老人确诊有阿尔兹海默症，也不能当着老人的面提起，以免伤害老人的自尊心，引起他们的自卑感，对治疗康复不利。

经络疗法，阿尔兹海默症可以防

阿尔兹海默症是老年人大脑功能失调的一种表现，最初表现就是记忆力和计算能力的衰退，随着病情的发展，患者会出现人格异常，变得自私、冷漠，甚至会丧失自尊、道德感和责任感，到完全失去工作与生活能力。这种病的可怕之处就在于它会逐渐吞噬正常人的记忆、情感、理智和人格。所以，预防阿尔兹海默症就显得尤为重要了。

其实，要预防阿尔兹海默症并不难，只要在日常生活中多做一些点穴推拿，平时注意饮食的摄取，就能收到很好的效果。

预防阿尔兹海默症的点穴推拿，主要分为头面、五官及俞穴 3 个部分。

具体操作方法：

1.头面推拿比较简单，按摩时以双手揉脸、用手指梳头、用巴掌拍后颈及轻按前额等，都可以收到按摩效果。每次以指代梳梳头32下，能够直接刺激脑部神经，降低患上痴呆症的风险。

2.五官按摩则主要是利用双手的拇指或食指，挤压或点按五官上的迎香及眼睑等穴位，促进面部血液的循环，刺激脑神经。

3.俞穴点按主要是刺激全身的数个大穴，包括百会、太阳、内关、合谷、足三里、三阴交及涌泉等穴位。

这些方法主要能刺激脑神经，使其活跃，促进血液循环，并可提供更多氧气给大脑，这些都有利于预防或延缓阿尔兹海默症。在进行操作时，力度要拿捏得非常好，以达到刺激穴位及经络的功用，但又不至于出现疼痛。

老年人也可以通过一些轻柔和缓的运动，如散步、慢跑、打太极等方式来延缓大脑衰老及防止患上阿尔兹海默症症。

另外，老年人在饮食上，应多吃含不饱和脂肪酸及微量元素的食物，如核桃、芝麻、松子、瓜子、杏仁等，这些食物能够延缓人体器官的老化速度，同时也含有大量人体需要的营养，有助于预防阿尔兹海默症症。

煲三仁粥，为老人找回记忆

阿尔兹海默症，已经成为不少老年人的遗憾和儿女心中的伤。因为这是一种进行性发展的致死性神经退行性疾病，所以，进程缓慢，老年人会逐渐呈现记忆功能不断恶化，日常生活能力进行性减退，行为障碍，最终生活不能自理的症状。

冯大爷是某公司的退休员工，今年已经67岁了。家中有一双儿女，生活美满。但是随着年纪的增长，冯大爷的记忆力不断下降，经常失落物品，忘记重要的约会及许诺的事，记不住新邻居的姓名；学习新事物困难，看书读报后不能表述其中的内容，就连给小孙子讲老故事都出现了突然想不起来的状况。大女儿觉得有必要带老人去看看医生，经过诊断发现，冯大爷属于大脑功能退化期，呈现了痴呆的初期症状。医生建议以药物治疗和食疗相结合的方法来治疗疾病。

为了避免自己的父亲出现后期重度痴呆的症状，儿女们找到了一款颇为有效的食疗方——三仁粥，平日里坚持让冯大爷服用，服用5个月后，冯大爷的语言表达能力比较清晰了，虽然还是会出现忘记东西的症状，但语言功能的恢复效果较为明显。坚持服用一段时间后记忆力也有了较好的恢复。

三仁粥的具体做法是：柏子仁25克，松子仁20克，郁李仁25克，粳米100克。然后将郁李仁打碎，放入锅中加水煮，约20分钟后取汁备用。粳米淘净与打碎的柏子仁、松子仁一起放入锅中，加郁李仁汁和适量的水，煮至粥稠即可。此款食疗方具有安神养心、通便润肠的功效。

这里需要注意的是，不要选用存放时间较长的松子，因为这样的松子会产生“油哈喇”味，已经开始变质，不宜食用。

用松子来治疗脑部疾病是有根据可依的。松子又名罗松子、海松子、红松果等，人们一直把它视为“长寿果”“坚果中的精品”。唐代的《海药本草》中有这样的记载：“海松子间胃肠，久服轻身，延年益寿。”每100克松子中含蛋白质16.7克，脂肪63.5克，碳水化合物9.8克，粗纤维4.6克，钙78毫克，磷236毫克，铁67毫克。其脂肪大部分为油酸和亚油酸等不饱和脂肪酸，并含掌叶防己碱、挥发油等。

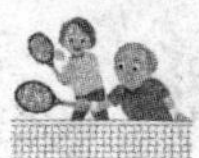

现代医学认为：松子中的磷和锰含量丰富，对大脑和神经有补益作用，是学生和脑力劳动者的健脑佳品，对阿尔兹海默症也有很好的预防作用；松子中的脂肪成分是油酸、亚油酸等不饱和脂肪酸，有很好的软化血管的作用，是中老年人保护血管的理想食物；松子含有丰富的油脂，有润肠通便之功，并且有很好的润肤美容功效，能延缓衰老；经常食用松子有强身健体、提高机体抗病能力、增进性欲、使体重增加等作用。

和很多补养品一样，再好的东西也不见得人人可用。对于此款粥品，最适合老年人和脑力工作者，最不适宜有严重腹泻、脾虚、肾虚、湿痰的人服用。

中药秘制方，促进老人脑功能

所谓的阿尔兹海默症，指的是一种持续性高级神经功能活动障碍，即在没有意识障碍的状态下，记忆、思维、分析判断、视空间辨认、情绪等方面的障碍。随着老龄化社会的到来，阿尔兹海默症的患者逐步增加，对它的治疗显得尤为重要，在此提供几个秘方，患者不妨一试。

秘方一：何首乌6克，远志3克，石菖蒲1.9克，白茯苓3克，莲藕6克，桔梗3克，鹿角胶6克。水三碗煎八分，一服药可煎2～3次，温服，忌用糖。如严重的痴呆症，则每次加“生桃花”60克，同药一起煎服，效果更佳。

秘方二：紫菜10克，鸡蛋2个，炖汤。适用于阿尔兹海默症患者辅助治疗。

上述偏方中的成分可通过提高血细胞的携氧能力，起到改善脑神经细胞氧合代谢的作用。

在目前条件下，有轻度痴呆症状（如易忘事、经常丢失东西等）的老年人不妨每天服一些维生素E丸外加银杏叶片作为一种治疗手段。这类药物对人体十分安全，可以常服。

此外，以下几种传统中草药也对轻度痴呆有所帮助：人参、刺五加、银杏、石杉等均具有一定的益智和提高记忆效果。一些中成药在抗痴呆方面的作用也引起专家的关注，如对补中益气汤、归脾汤、天王补心丹四种传统补肾中药研究后证实，都具有抗衰老及抗氧化作用，对于早老性痴呆、神经衰弱及健忘均有疗效。

老年人预防痴呆症要注重精神之调养，注意保持乐观情绪，应节思虑、去忧愁、防惊恐，做到宁静无惧，恬淡虚无，与世无争，知足常乐，清心寡欲；注意维持人际关系，避免长期陷入忧郁的情绪及患上忧郁症；避免精神刺激，以防止大脑组织功能的损害；另外，家庭和睦可以令老年人保持心情愉快，能增强抗病能力。

最后，不要忘记鼓励老年人多参加社会活动，有轻度症状的患者应进行力所能及的体力活动运动，多动手动脑，稳定情绪，减少不良刺激。

送老人开心果，健康又开心

一项科学研究结果表明，忧郁症是触发阿尔兹海默症症的一个可能原因。在这项最新研究中，科学家对4000人进行了调查，其中有一半患有阿尔兹海默症。研究发现，阿尔兹海默症与患者的忧郁症、过去头部受伤和教育程度有关系。

在被研究的对象中，有14%的阿尔兹海默症病患者有着长达25年的忧郁症历史。研究发现，当忧郁症患者病情变得比较严重时，容易加速阿尔兹海默症的发生。因此，年轻时就开始患上忧郁症的人容易在进入老年后发生阿尔兹海默症，因为持久的忧郁症会损害大脑，而且人在步入晚年后大脑也变得比较脆弱。

研究人员介绍说，阿尔兹海默症是一种渐进性的大脑退化疾病，可以使患者容易忘记刚发生过的事情。常见的症状为记忆损失程度影响工作能力，完成自己所熟悉的工作有困难，出现语言障碍，时间和空间概念模糊，判断能力降低，不能进行抽象思维，常把东西放错地方，喜怒无常，性格发生明显变化等。尽管这种病的发展速度因人而异，但最终都会导致人变得糊涂，发生交流上的困难，常常是说不出要讲的话，话不成句，不辨方向等，最后达到不能自理的程度。

近些年来，尽管人们的生活水准在不断提高，但是阿尔兹海默症患者的人数也在迅速增多。尽管到目前为止，人们尚未找出阿尔兹海默症的发病原因，但大多数科学家认为这种病是由多种因素造成的，如高龄、家族史，还有基因在引起该病中的作用等。

开心果富含纤维、维生素、矿物质和抗氧化元素，具有低脂肪、低热量、高纤维的显著特点，是保健的明智选择。开心果富含精氨酸，它不仅可以缓解动脉硬化的发生，有助于降低血脂，还能降低心脏病发作危险，降低胆固醇，缓解急性精神压力反应等。

在食疗上，有阿尔兹海默症的老人应该多吃富含纤维素的食物，如谷类、麦类，特别是含有丰富纤维素的燕麦；蔬菜中芹菜、黄花菜都有益于大脑的健康保护；苹果等富含维生素的水果也是被推荐的食品；富含卵磷脂的食物，如大豆类制品、蘑菇。卵磷脂是神经细胞代谢修复的重要物质；各类坚果，花生、核桃、松子、榛子、葵花子也含丰富的亚油酸，对神经细胞有保护作用。

此外，阿尔兹海默症患者的日常饮食宜多样化，不宜过饱。要做到高蛋白质、高维生素、高纤维、低胆固醇、低脂肪、低糖、低盐饮食。

第十二章
胃痛、胃下垂偏方，助力消化胃口好

土豆泥治胃痛，营养治疗两不误

胃痛是由于脾胃受损、气血不调所引起的胃脘部疼痛的病症，又称胃脘痛。历代文献中所称的“心痛”“心下痛”，多指胃痛而言。如《素问·六元正纪大论》说：“民病胃脘当心而痛。”胃痛是临床上常见的一个症状，多见急慢性胃炎，胃、十二指肠溃疡病，胃神经官能症。也见于胃黏膜脱垂、胃下垂、胰腺炎、胆囊炎及胆石症等病。

家住广西的老张，现年64岁，平日里没别的嗜好，就是喜欢喝酒，而且酒量还不小，平时每天在家吃饭的时候，每顿总要喝点儿，一直以来也没有什么大的毛病。但是最近不行了，老张经常觉得胃不太舒服，症状就是反胃、烧心。由于身体一直不错，老张也没太在意，吃几粒止痛药也就好了。后来又出现这种疼痛，他就吃止痛药，也就没什么大事儿。

一次恰逢一个很久没见面的老朋友，见了面很高兴，自然是“酒逢知己千杯少”。可谁知道正喝在兴头上，老张突然胃痛发作，疼痛难忍，并开始恶心、呕吐，而且还发现呕吐物中伴有血丝。家人急忙将老张送往医院。虽然得到了暂时的救治，但是后来还是偶尔会有胃痛的情况出现。后来，家人为了他的健康着想，寻得一个食疗方，就是用土豆泥养胃。与此同时，老张自己也减少了饮酒量，这样养了一段时间后，胃痛发作次数明显减少。

此土豆泥养胃方的具体内容是：土豆（不去皮）洗净250克。将土豆加水煮熟，捣烂成糊状。服时加蜂蜜少许，清晨空腹食用，连服半月。土豆可和中养胃。本方用于胃脘隐痛不适。禁食发芽的土豆，否则轻者导致泻痢，重者中毒呕吐。

类似老张的这种情况在我们生活中并不少见，这类胃病与患者长期饮酒有一定关系。当然如果在开始感觉胃痛时，他自己不胡乱服药，而是到医院检查一下，可能就没有这么严重了。由此可见，当你的家人或者朋友出现胃痛时，一定要及时就医。

六君子汤出手，根治胃痛并不难

胃痛在一般人看来，似乎是不起眼的小毛病。事实上，如果胃痛经常发生，且胃痛者为老年人的话，尽快去医院就诊才是上上策。因为，这很可能说明老人已经得了胃病，病情已经持续一段时间了。老年人的胃痛现象常常发生在胃脘近心窝处，疼痛呈现阵痛针刺型，在这类症状表现下，包括西医的慢性浅表性胃炎、慢性萎缩性胃炎、胃溃疡、十二指肠溃疡、胃痉挛、胃下垂等多种病症在内的疾病都可能是罪魁祸首。

中医学认为，造成胃痛的原因有很多，如寒邪客胃、饮食伤胃、肝气犯胃、脾胃虚弱等，但大体可分为寒证与热证两种。脾胃气虚者大多兼有胃寒，其临床症状为：胃脘痞胀、隐痛、嘈杂，空腹为甚，得食则缓，食量减，大便易溏，容易疲倦，遇冷或饮冷则痛发作或加重。对于此类胃痛，中医主张采用补脾益胃佐以理气之法，临证常用古方六君子汤，其方如下：

人参9克，白术9克，茯苓9克，炙甘草6克，陈皮3克，半夏4.5克。将上述几种药材研磨为细末，服用时加大枣2枚，生姜3片，新汲水煎服。此方具有益气健脾，燥湿化痰的功效。主治脾胃气虚兼痰湿证。症见食少便溏、胸脘痞闷、呕逆等。

除此之外，热证胃痛的病机以肝郁化火，横逆犯胃为主，一般慢性胃炎皆属热证，患者症状以脘痛、腹胀满、口苦、嗳气为主。脘痛的特点为时而隐痛，痛无定时，伴有灼热、嘈杂感；久痛者常呈刺痛之症，且痛点总在同一部位。

俗话说胃病“三分治七分养”，胃就像一部每天不停工作的机器，食物在消化的过程中会对黏膜造成机械性的损伤，保持有节制的饮食是治疗胃病的关键。具体来说，在日常生活中胃病患者应注意以下几点：

首先，老年患者要学会科学安排生活作息：一天三顿饭要定时定量，最好给自己设定一个时间表，然后严格遵守。一般来说，胃消化功能不好的人，症状是吃一点点就会饱，稍微多吃一点就会胃胀，特别在晚上多吃的话，还会因为胃部滞胀而影响入睡。硬的、纤维类的东西不好消化。因而建议少吃多餐，如果还没到正餐时间，可以补充一些食物，但不宜过多，一定要记住这不是正餐，正餐还是要按正常来吃。食物以软、松为主，一些比较韧性、爽口的东西不宜多吃，因为这些东西最难消化。汤最好饭前喝，饭后喝也会增加消化困难。入睡前2~3小时最好不要吃东西，否则容易影响入睡，如果觉得肚子空可以多喝水。

其次，胃病的人应该戒烟、酒、咖啡、浓茶、碳酸性饮品（汽水）、酸辣等刺激性食物，这些都是最伤胃的。患者所吃的食物以温热为好，这对于任何人都是一个考验，特别是酷暑时节。有两种饮料应该多喝，一是牛奶，二是热水。牛奶可以在胃里形成一层保护膜，每天早上起床后先喝一杯牛奶，再吃东西，是再好不过的。多喝水，特别是热水，因为人在大部分情况下会把缺水误认为是饥饿。

胃下垂食欲差，橘皮泡水解烦忧

胃下垂是指胃体下降至生理最低线以下的位置，是内脏下垂最为常见的一种疾病。

胃下垂的发生多是由膈肌悬吊力不足，肝胃、膈胃韧带功能减退而松弛，腹内压下降及腹肌松弛等因素引起的。病程较长者，由于心理精神因素或贫血、消瘦等因素，患者常有头昏、头痛、失眠、心悸、乏力等症状，少数甚至出现忧郁症的症状；严重者同时伴有肝、脾、肾、横结肠等下垂。

在一家外企工作的李某最近到医院做检查，医生对其诊断是：胃下垂，而且比较严重，建议她最好住院治疗。李某是公司的行政主管，虽然已经49岁，但依旧精力旺盛，平时工作非常繁忙，有时候忙起来，连饭都顾不上吃，只好等工作稍微有点空闲了，才胡乱地在外边吃口饭，有时候胃里饿得难受却没有时间吃饭，就往嘴里塞几块饼干缓解一下。经常这样，她开始感到胃不舒服，尤其是到了吃饭时间而不能按时吃的时候。但是她也没太在意，以为只是饿了，吃点东西就好了。直到最近，她感觉自己的胃越来越疼了，没办法忍受，才抽空到医院做了一下检查。检查结果显示胃部有下垂症状，而且肠胃功能低下。

在吃了一些药之后病情有所缓解，但是，医生嘱咐，肠胃要想一直健康就要学会养胃。对肠胃好一点，它们就不会再“闹脾气”了。好朋友给她推荐了养胃饮品——橘皮水。一连喝了4个月后，确实起到了辅助治疗的作用。

下面就让我们一起来看看橘皮水的具体饮用方法：将橘子皮泡水做茶是最适合胃下垂患者饮用的养生饮品。橘皮茶的具体制作方法是：把清洗干净的橘子皮切成丝、丁或块，用时可以单独用开水冲泡，也可以和茶叶一起饮，不仅味道清香，而且有开胃、通气、提神的功效。

橘皮具有顺气、健胃、化痰止咳的功效，非常适用于脾胃气滞、少腹胀满、消化不良、食欲不振、咳嗽多痰者。

此外，胃下垂患者应当做到合理饮食，养成良好的饮食习惯，宜少吃多餐，切忌暴饮暴食。应选择易消化、营养丰富的食物，高能量、高蛋白、高脂肪食品适当多于蔬菜水果，以求增加腹部脂肪积累而托胃。戒烟酒，少吃或不吃肥甘、辛辣刺激性食物。饭后散步有助本病的康复。体瘦者应增加营养。

莲子糖饮做点心，积极预防胃下垂

胃下垂是瘦人和老人常见的疾病，如不及时治疗，危害很大，当然，我们也应积极预防。养成细嚼慢咽的进食习惯是有效预防胃下垂的方法。这是因为，咀嚼是利用咀嚼肌和牙齿的力量将食物捣磨碎细，这种力量比胃的摩擦力强大得多，一个人的咬力可以达到200～300千克，而胃蠕动的力量只不过相当于几十克。胃的消化功能主要不是机械捣碎，而是“化学”消化。细嚼慢咽，将食物磨碎的同时，还能在口腔中让食物和唾液中的消化酶充分拌匀，有助于增加消化。这样做对减轻胃的负担，预防胃下垂显然十分重要。此外对于胃部功能不良的人来说，适当的食疗也能起到良好效果。

某外贸公司的王总，今年50岁，因为工作原因，经常不规律进食，年轻时胃功能就不算好，落下了病根。随着年龄的增长，他的肠胃功能明显不济，经常出现消化不良、厌食的症状，还有偶发性的绞痛。后来，经过检查发现是胃下垂。他的妻子为了能把他

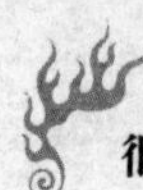

的病治好，跑了不少医疗机构，后来从一位学医的朋友那里打听到一个食疗方，一开始，只是抱着试试看的心情尝试了一下，坚持使用了三个月后，王振宇的胃部状况有了好转，到饭点也有食欲了，慢慢的，胃痛的发作频率越来越低。为了广大病友的福祉，他决定将此方子分享大家。

这个神奇的食疗方就是莲子糖饮。莲子糖饮需要准备以下材料：莲子、白糖各30克。具体的制作步骤是：先将莲子捣碎，放入锅中，加水适量，煎煮至莲子熟烂，加白糖调味即可食用。此方具有补脾养胃的功效，适用于脾胃虚弱、患有胃下垂的患者。

胃下垂治疗时宜益气升陷，健脾和胃。患者应当在日常生活中多加注意健康细节，比如，平时要积极参加体育锻炼，运动量可由小到大；避免暴饮暴食，选用的食品应富有营养，容易消化，但体积要小。在能量型食品和蔬菜水果之间保持适当的进食比例，最好前者的量微微高于后者，以求增加腹部脂肪积累而托住胃体，减少食量，但要增加餐次，以减轻胃的负担，卧床时宜头低脚高。预防本病，还必须保持乐观情绪。也可采用简便易学的健身法，若已患慢性消化性疾病，应积极彻底治疗。

消化不良肠胃不适，适时吃点人参炖鸡

从理论上说，消化不良是不受年龄条件限制的，任何人都有可能会出现的一种胃部不适症状。从医学角度解释，凡是反复发作或是持续性的上腹疼痛、不适感，合并有腹胀、恶心、食欲不振、呕吐及胸口灼热等症状，时间超过两周至数月以上者，称之为消化不良。消化不良的常见症状包括吞气症、嗳气、心口灼痛、反胃等。这些消化不良的症状，若无显著的病理因素，多归因于精神性原因。也正因如此，有很多人都忽视消化不良，任由其发展。殊不知，这会对身体健康造成严重的损害。下面这个真实的病例就足以说明这一点。

杨女士，现年59岁，商人，一直是单身，这也让她成为当地的话题。但是，她并不以为然。如果说单身对她而言有什么害处的话，只有当她胃病发作的时候才会显现出来。她患有消化不良症，每天吃很少的东西也会觉得肚子胀，体重由原来的50千克降到现在的40千克。每到傍晚前后就会感觉肚子里有气，鼓鼓胀胀的，睡眠质量也很差，每晚辗转反侧之后，往往会以趴着的姿势眯上一会儿，因为这样才能稍微舒服一点。但时间一长，颈椎又受不了。因为身体较瘦弱，气虚无力，做事力不从心，她只好给自己放了个假，放下手头繁忙的商务在家休养。她家里的保姆很会做饭，看杨女士身体欠佳就做了一些利于养胃的菜肴给她。没想到调养了将近一个月，腹部胀气现象基本消失，晚上也能睡上四五个小时了。后来，杨女士把保姆所做的菜都学习了一遍，还把菜谱请营养专家看过，事实证明，这些菜肴确实有一定的养胃功效。这里，就把其中颇具代表性的一款菜肴拿出来与大家分享：

这款菜肴是人参炖鸡。具体的制作方法是：嫩母鸡1只（约1200克），人参10克，葱、姜、黄酒、盐、味精、鲜汤、色拉油各适量。先将人参用清水泡软后洗净；嫩母鸡去净内脏、剁去鸡爪，剁成2厘米见方的块，放入沸水锅中焯烫片刻，倒入漏勺，用水冲去表面浮沫，洗净沥干；再将炒锅放在火上，放入色拉油烧热，投入葱段、姜片、鸡

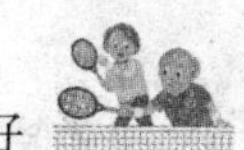

块出香味，烹入黄酒，加入鲜汤烧沸；最后将母鸡及鸡汤倒入砂锅内，加入人参片，用小火炖至鸡肉熟烂，加入味精、盐调味即成。此食疗方具有大补元气，暖胃，安神益智的功效，适合老年消化不良患者食用。

在制作的过程中，需要注意的是：人参在食用过程中一定要循序渐进，不可操之过急、过量服食。否则就会出现头痛、失眠、皮疹瘙痒，甚至腹泻、水肿和血压升高的症状。食用人参一定要注意季节变化。一般来说，秋冬季节天气凉爽，进食比较好；而夏季天气炎热，则不宜食用。

此外，吃鸡肉进补也并非人人皆宜。鸡肉含有丰富的蛋白质，为了避免加重肾脏负担，尿毒症患者禁食；鸡肉性温，为了避免助热，高热患者及胃热患者禁食；鸡肉中磷的含量较高，为了避免它影响铁剂的吸收，服用铁剂时暂不要食用鸡肉。老母鸡肉味甘性温，调补脾胃，与参芪合用，共补脾胃，益中气有升举胃体之效。常人食用，也能强身健体。

对于消化不良的治疗，除了可采用配合或单一的中医药治疗之外，患者生活方式的调整亦不可或缺，比如远离烟酒等刺激性的食物、规律地生活、定时定量进食、适当适量地运动，加上自我情绪的调整，及通过气功静坐调息的锻炼，平衡人体自律神经的调控等，如此方能收事半功倍之效。

胃部压痛，韭菜子冲剂来帮忙

胃病相对于心脏病、心脑血管病等疾病来说，应该算是比较容易治愈的了。但是，尽管这样，在胃病出现的时候，我们仍不可忽视，胃是我们身体主要器官之一，一旦它出现了问题，就会损害我们的身体健康，严重的时候，也同样会危及生命。所以说，一旦出现胃痛现象就要引起足够的重视，这样才能早发现、早治疗、早康复。其实，引发胃病的诱因很多，不合理的饮食、不规律的生活习惯、服用药物不当以及各种细菌的感染等因素都容易导致胃病。

刘女士现年62岁，患有慢性胃溃疡已经好多年了，算是老毛病了，原来日子比较清苦，饮食也谈不上营养和规律，因此胃病经常犯。现在生活条件好了，刘阿姨也开始注重自己的生活质量了，尤其是对自己的胃溃疡很上心。她听医生说，经常服用药物会有不良反应，于是她自己制订了一个养胃计划，包括食用韭菜子冲剂，按时饮食、吃一些易消化并对肠胃有好处的食物，经常参加一些适当的健身运动等，几年下来，老毛病还真没有再犯。看来，一些难愈的肠胃病，尽管不能根治，但如果调养得当，也照样不会出问题，不会再复发。

韭菜子冲剂的具体构成及使用方法：适量韭菜子煎服，3~9克为宜；或入丸，散。阴虚火旺的人忌服。之所以选择韭菜子，是因为其性辛、甘、温，归肾、肝经。有温补肝肾、壮阳固精、暖腰膝的功效。

其实，胃病是个慢性病，如果不是过于严重，一般是不会恶化的。因此，对于患有胃病的朋友来说，即使自己的胃病根除起来很困难，但只要慢慢调养，注意保护，也同样不会复发，不会给自己带来身心痛苦。

胃下垂者乃中气下陷，脾气不升，而至阳气不举，故有饥饿后手抖动或冒汗之症候。西医无特别疗法，中医则强调补气。如果确诊是胃下垂，必须劳逸结合，方能不加剧疾患。

胃下垂患者须注意，晚餐前不能饥饿过度，因为饥饿过度会导致胃部功能的退化，如此一来，身体更无力吸收营养，如此日积月累，必定加剧胃下垂疾患。如果条件允许，也可以用糙米汁半碗与香菇同煮，在每晚九点后或睡前1小时吃下，以配合上述偏方治疗。

半仰身坐，有效防止胃下垂

俗话说，胃病“三分治、七分养”，这种说法是有一定道理的。和所有的疾病一样，利用药物来治疗胃病不是唯一的手段，尤其是慢性胃病这种一时半会儿不能痊愈的病，平时的“养”就显得十分重要了。但是许多人对“三分治、七分养”的理解还是有误区的，如在胃不舒服时吃药、好转后就停药，不进行系统的治疗，又不注意饮食调节，这就会导致胃病久治不愈。所以患者还是应该在医生的指导下进行系统的治疗，同时要注意合理的饮食以及精神方面的调养。比如，平时尽量少吃硬的食物和一些油腻的难以消化的食物，多吃些温暖、柔软、易于消化的食物，同时工作和学习中要注意劳逸结合，并保持舒畅的心情，这些对于调养胃病都非常有帮助。

老李是一名记者，和很多记者朋友一样，老李的饮食习惯也是一塌糊涂，忙的时候，经常一天就吃一顿饭，而且狼吞虎咽，连饭带汤，一通海吃；不忙的时候，正理应该按时吃饭，但是他反而不习惯按时去吃饭了，只等到肚子开始向他“抗议”的时候才去吃点东西。经常这样，就算是铁胃也受不了啊。不久，老李患上了胃下垂，医生除了给他开了一些药物外，还建议他最好多注意一下自己的饮食习惯。对于这类胃病，“养”比“治”更起作用。下面给大家推荐一种半仰身坐的方法。

半仰身坐是在仰卧起坐的基础上，对腹直肌进行强化训练的有效方法。具体方法：仰卧在地板或床上，双手抱头，两脚钩住床头的皮带等固定物。接着，挺胸直腰、头部上顶，以拉长上体的“重力臂”。然后，意念腹直肌发力，上体平稳升起，当与地面成45度夹角时，保持姿势不动，做静力性锻炼。呼吸为顺畅的胸式呼吸，不能屏气憋劲。静停30秒左右为一组，遂仰卧或起身休息。可利用休息时间进行深呼吸和腹部自我按摩。练习4～8组，每组间歇一分钟左右。练到一定程度后，便可延长静停时间。随着半仰身坐能力的不断提高，可两手在头后抱哑铃或杠铃做动作，以增大腹直肌的负荷量，促使其强壮。另外，还可结合做一些拓展性的动作。

足底按摩，短疗程治胃下垂

轻度胃下垂多无症状，下垂明显者，主要症状为腹胀，站立、劳累时加重，平卧减轻，伴有腹胀痛、大便或稀或干、食欲减退、乏力、心悸、头晕、昏厥等症状。有时腹部深部有隐痛感，常于餐后、久立及劳累后症状加重，平卧后常可减轻。中医认为本病主要是由于脾胃不健、中气下陷所致。足部按摩以健脾和胃、益气举陷为原则。

王某，女，70岁，有高血压病史8年，2009年7月开始食欲下降，吃不下饭，日渐消瘦，这种情况大致持续了二十几天，每日进食不到一两半，尿频，最多的时候有20多次，口干气燥，到医院检查诊断为浅表性胃炎。但是这解释不了不能吃饭和尿频症状。虽有尿频尿急症状，但是尿常规检查无异常。一个多月去过多家医院检查，就是没检查出胃下垂病。自觉身体实在难以支持，无奈只好找中医诊治，后来医生发现她上腹部无压痛但下腹部胀满，基本可以确定为胃下垂。因为消化功能受到了影响，一般的食疗方法收效甚微。医生建议其做足底按摩的治疗。在尝试了足底按摩治疗一段时间后，腹部胀满的现象基本消失，吃东西也比以前有食欲了。

为什么足底按摩能对胃部疾病有治疗效果呢？足部按摩疗法建立在中医经络理论和生物全息学说的理论基础上，它的显著疗效已经被中外医疗界普遍公认。研究表明，由于人的双足所处的特殊生理位置，人体未被代谢掉的尿酸晶体和其他毒素长期沉积在足底，严重地影响着人体的血液循环，从而损伤相对应部位的脏腑功能和人体健康。足部按摩可将这些垃圾沉积物通过泌尿系统、消化系统及皮肤汗腺排出体外，使体内的血液循环迅速恢复正常，病变器官可得到充分的营养而迅速恢复功能，从而迅速恢复身体健康。这就是利用足底疗法治疗疾病的基本原理。

在足底反射区中，具体到与胃下垂相关联的病理反射区有胃、十二指肠、肾、肾上腺、输尿管、膀胱、肺、脾、腹腔神经丛、甲状腺、小肠、升结肠、横结肠、降结肠、直肠。

具体的按摩方法是这样的：

首先，食指扣拳依次顶压胃、十二指肠、肾、肾上腺、膀胱反射区各50次，按摩力度以局部胀痛为宜。

其次，由足指向足跟方向拇指指腹推压法推按输尿管反射区50次。

最后，由足内侧向足外侧用拇指指腹推压法推按肺反射区50次。

上述方法每周进行3～4次，每3周为一个疗程。相信会有较好的收效。

此外，对于老年胃下垂患者而言，还应在生活中加强营养，少食多餐，注意食物的科学搭配，少吃有刺激性、难以消化的食物。注重生活规律，饭后可做短时间平卧休息。要持之以恒，坚持不懈地加强腹肌锻炼，纠正不良体位。必要时用胃托进行辅助治疗。每天早晚各做10～20次深呼吸，是加强吸收、改善胃下垂的简便有效的方法。

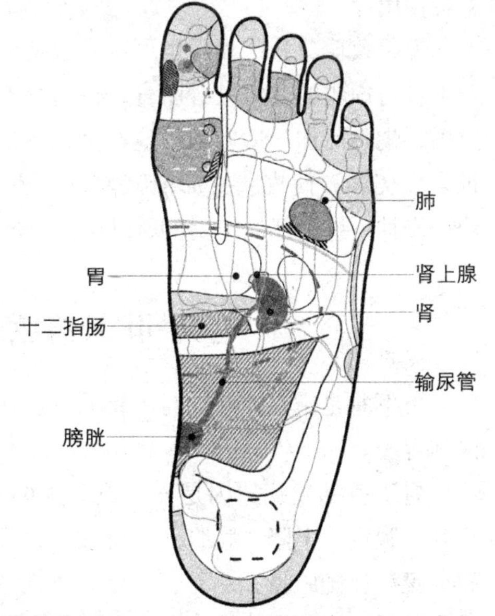

与胃下垂相关联的足底病理反射区的位置

内服玫瑰花膏，和脾健胃

随着年龄的增长，老年人胃酸分泌量逐渐减少。据科学研究显示，60岁以上老年人胃酸降低者约占70%，而无胃酸者约占胃酸降低者的62%。由于胃酸分泌减少，胃内发现细菌者的可能性增高，胃液中检出大肠埃希菌者约占35.5%。因为五脏之间的健康相互联系与影响，胃部的异常会给胰腺带来不良的影响。胰腺外分泌功能也会随之下降，各种酶活性降低。此时，老年人的胃肠道内的腺体和肌肉都会受到健康威胁，容易出现内脏下垂的现象。在老年人中高发的就是胃下垂。

李女士是一名退休的话剧演员，退休后不久就发现自己患上了胃下垂症，经常觉得上腹部饱胀，全身乏力，食欲日渐减退，并时常出现恶心、腹泻症状，最近还感到心悸、眩晕，且有失眠现象。曾多次去医院求治，每次都是看病拿药好转，停药复发，然后循环往复，几乎每一次都是在好像有些好转的情形下，病情又出现反复。因为反复的就医治疗，李女士自己对胃下垂也有了进一步的认识。她很清楚胃下垂是指胃的下缘在站立时达骨盆，胃小弯弧线降至髂嵴连线以下的一种病变。其发生多见于瘦长体型者，女性更为多见，多与体质因素有关，慢性消耗性疾病患者、消化道疾病导致胃肠功能减退者更为多见。她明白自己的胃下垂很可能是因为常年不定时进餐造成的。在尝试过各种药品后，她做了大胆的决定，不再吃药了，要选择温和的治疗方式。在好友的推荐下，她尝试了玫瑰花膏，结果收效甚好。

玫瑰花膏的具体制作方法是：玫瑰花100克，将玫瑰花捣碎，与白砂糖300克混匀，放置阳光下，待糖融化后服用，日服3次，每次10克。本方适用于胃痛、消化不良、肺结核咯血，此膏可以长期食用，具有强身健体、和脾健胃的功效，非常适宜老年胃下垂患者食用。

说是玫瑰花膏，其实也可以做成粥。这种做法上的改变不会对药性产生大的影响。对于脾胃虚弱的老年患者而言，再适合不过了。玫瑰花粥的具体制作方法是：用粳米煮成粥，粥熟后加入适量的玫瑰花蕾，待粥熬成粉红色时，即可食用。常食玫瑰花粥，可悦人、美容，使皮肤更加细腻紧致，还可治疗因胃部下垂而引起的胃痛，对情绪有镇静、安神、抗忧郁的作用。所以说，玫瑰入药可以对胃下垂有一定的辅助治疗作用。

牛肚入药膳，防治胃部下垂

胃下垂是指人体站立时，胃的下缘达到盆腔，胃小弯弧线最低点降到髂嵴连线。中医称胃缓。

胃下垂的发病原因是先天或后天的各种因素引起膈悬吊力不足、膈胃和肝胃韧带松弛、腹内压下降、腹肌松弛所致。典型症状是腹胀、恶心、嗳气，非周期性胃痛、便秘、腹泻伴随眩晕、乏力、心悸、直立性低血压甚至昏厥。治疗本病应加强腹肌张力，消食醒胃以增加腹腔脂肪，使腹肌发达膈肌强固，下垂之胃则可复归其位。

赵女士，54岁，某市火车站候车大厅的工作人员。2009年冬天，确诊为胃下垂，胃下垂了3厘米，3年多来，一直食欲不佳，身体越发消瘦，现体重只有44.5千克，白天上

班精力不足，面容憔悴，皱纹增生，晚上经常做噩梦，后来向一位营养专家学习了食疗养生的方法，刺激自己的食欲，没想到初见成效。两个月后饮食的量基本恢复正常，身体也比以前有精力了，脸上气色也不错，体重增加了10千克。

这里就为大家介绍她曾选用的胃下垂食疗方：归升牛肚汤。此汤的具体制作方法是：黄牛肚800克，猪骨头5块。中药药材炙黄芪、党参、茯苓各15克，白术、当归、半夏、柴胡、木香、陈皮各10克，炙甘草、砂仁各6克，大枣5枚。当然，必要的调味品也不可或缺，姜、葱、花椒、绍酒、盐、鸡精、醋、胡椒粉适量。做的时候要先将牛肚刮净后再加盐、醋反复揉洗净，经沸水汆后切成长条备用。然后将所有药材一起放入砂锅中，加水煎煮取汁。再将砂锅置旺火上，先加块猪骨垫底，再加入牛肚条及鲜汤，沸后撇去浮沫，加中药汁、姜、葱、大枣、花椒、绍酒，移至文火炖至熟透。最后加盐、鸡精、胡椒粉调味即可。此汤具有益气养血、温补脾胃的功效，对治疗脾胃阳虚之嗳气恶心、胃脘冷痛、胃下垂等有效。

胃下垂患者除了要注意饮食，也不能忽视运动对病情的影响。胃能容纳食物，且有初步消化食物的功能。胃病患者进餐后不宜立即进行剧烈的运动，如游泳、跑步、打球等，否则会影响其消化，而且容易加重胃病。因为胃在饭后被食物充满，由于重力作用的关系，胃的位置被降低很多，如果这时又跑又跳，会使胃受到严重的牵拉，以致引起胃痛。所以说，胃下垂患者不宜做剧烈运动，尤其是在饭后。

穴位按摩，帮你缓解胃部不适

胃不舒服是常见的身体不适症状之一。胃部不适的原因一般是由于胃酸过多，或者是缺少胃酸。这是因为胃中没有神经这样的感应传导方式，所以这时候，往往会感到食道附近发热。不少人都迷信药物治疗的“快”与“省”，只要身体不舒服就去找药瓶。事实上，这并不是解决问题的最好办法。因为一旦失去控制形成药物依赖，还可能给患者带来其他的疾病困扰。尤其是老年人，得了胃病更不能乱吃药。在条件允许的情况下，尽量选择温和自然的治疗方式才是最好的选择。这里为大家推荐腹部按摩法。

张某原是某旅游公司的长途车司机。2008年的冬天他退休了。但多年的司机生涯让他的身体落下了一身的毛病，颈椎病、胃下垂、痉挛、肩周炎。对付疾病，他的方法就是吃药，扛着。后来，在2010年的春天，胃下垂病症加重，每天都吃不了多少东西，只能勉强喝粥。经过医院的诊治后病情稳定下来了，但是医生建议他注意生活上的调养，最好能找到适合自己的调理方。这时候，祖国传统医学帮了张某的忙。在一次偶然的机会，他接受了穴位按摩治疗法的治疗。在试过两三次之后，他就感觉自己的胃好像找到了动力，慢慢地从半流食到一半软食，到恢复正常饮食。这个过程大约是3个月。

有人可能会好奇，为什么穴位按摩能起到如此好的调养效果呢？

这是因为，穴位按摩以经络俞穴为基础，以按摩为主要施治，用来防病治病的一种手段。具体到胃下垂的治疗上，在人体经络系统中，足三里、脾俞、胃俞是治疗胃下垂的特效之穴。所以，患者应当以此三穴为主要按摩穴位。

具体操作方法：每天要坚持按揉足三里至少两次，每次不少于3分钟，两侧都要进行，力量由轻到重，一定要按到有酸、胀、疼的感觉才行。两侧脾俞、胃俞则用拔罐的方法，每天晚饭后半小时给脾俞和胃俞同时拔罐，每次不少于10分钟。这样三穴齐攻，坚持3个月，胃部不适症状即可基本消失。

如果觉得三个穴位有些麻烦，也可以选择下面较为简易的按摩方法：站位、坐位、仰卧位均可，用右手手掌在腹部上下左右按摩，由轻到重，由慢到快，每日按摩2～3分钟，以空腹时按摩效果最好。本法可缓解胃下垂。

这里需要注意的是，胃部疾病往往都是慢性疾病，治疗收效缓慢，患者多易急躁烦乱，或郁闷不舒，而烦躁郁闷会损害肝脾，影响消化，加重病情。所以，患者应保持乐观情绪，保持情绪平稳，避免大喜大悲。

黄芪药膳，温和健胃的佳肴

在研究健胃开胃的菜肴方面，不少人都乐此不疲。如果家里有老人或者小孩子，食疗养生就会更受欢迎了。不可否认，食疗已经走进了千家万户的生活，并正在使诸多患者受益。

对于患有胃部疾病的老年患者来说，以食养胃比以药养胃，花费的成本更低，对身体的伤害更小。虽然，这也需要视患者胃部的具体状况而定，但可以肯定，此法对大多数的胃病患者有益。

王女士，70岁，2007年1月因为胃部不适入院诊疗，确定为胃下垂。经过治疗，基本痊愈，但半年后，上腹部又感不适，症状时轻时重。病情加重来诊，做了B超后显示：胃中残留大量未被消化的食物。胃部下垂4厘米。患者体形消瘦，少气乏力，腹胀痞满，纳差，小便不适。王老太为了能确诊，看完西医又去看中医，中医认为她的这种病症是因为中气不足，湿热阻滞，所以水谷不化。

在西药和中药之间，传统的王老太选择了后者。但是，从小就不喜欢吃苦药的王老太对吃中药很犯难。后来她接受了家人的建议选择药膳调理的方法。在中医专家的细心指导下，她接受了疗程为三个月的药膳调补治疗，收效显著。胃动力恢复情况良好，进食规律，基本都能消化。胃下垂症状也有所减轻。

这里就将其中的一款食疗方介绍给大家，以做参考。

这款药膳食疗方就是黄芪炖带鱼。具体做法是：带鱼1000克，炒枳壳15克，黄芪50克，盐、姜片、葱节、味精、植物油、料酒各适量。将黄芪、炒枳壳洗净，研细，用白纱布包好，扎紧；将带鱼去头，除内脏，切成5指长的段，洗净，放入油锅中略煎片刻，再放入药包及佐料，注入清水适量；用中火炖30分钟后，拣去药包、葱节、姜片，加入味精，调好味即可。佐餐食之即可。

这里之所以选择以黄芪为主要食材的药膳，是因为黄芪有补五脏、和开胃、温养脾胃、固护卫阳、充实表分、补气生血的功效，十分适宜胃下垂、久泻、脱肛等中气下陷的患者食用。而且，其性质较为温和，对老年患者身体基本没有伤害。

此外，在进行药膳调养的同时还要注意一些饮食禁忌，戒烟、酒、咖啡、浓茶、碳酸性饮品（汽水）、酸辣等刺激性食物。而且胃的脾性喜燥恶寒，因而冷饮和雪糕也必

须要戒，食物以温热为好。

三种运动偏方，辅助治疗胃下垂

胃下垂的老年患者大多体力和肌力都很弱，加之消化吸收不好，容易产生机体营养失衡，因此与正常人相比，更容易感到疲劳和精神不振。

胡某老人，现年66岁，2007年9月中旬开始厌食。每日进食量少得可怜。即使吃了东西身体循环状况也处于异常状态。据老人自述，吃下去的东西感觉就在胸口堵着，根本下不去。排便次数也由之前的一天一次，变为两天、甚至三天一次。家里人看在眼里，都很为她着急。后来，在家人的劝说下，老人去医院就诊。确诊为胃下垂中期。医生为老人开了一些药物，但是额外叮嘱老人，这个病单单靠药物治疗进程缓慢，最好能采取运动疗法辅助治疗。老人按照医生所说的去做，几个月坚持下来，复诊时发现病情有明显好转迹象。这里就为大家介绍一下胡老所选用的辅助运动治疗小偏方的具体内容：

1.V 字形平衡操

仰卧，双脚上举，膝与脚尖均伸直，双臂上举，保持V字形，坚持30秒钟，应坚持每天早晚各做5～10次。经常练习可缓解胃下垂。

2. 高抬腿原地走

正常站在地上，两条腿轮流高抬，膝关节屈曲，大腿和身体呈直角，抬后放下，像原地踏步一样，每日走200步。经常练习可缓解胃下垂引起的不适。

3. 腹壁运动

配合呼吸运动，使腹壁一张一缩前后运动，增强腹肌的力量，使其对胃有一定的支撑力。每顿饭前做一次，每次30～50下。

胃下垂者采用运动疗法时，不可求成心切，需从小量运动做起。每次饭后应注意适当休息，不宜多运动，以免增加胃的负担。

对于老年胃下垂患者来说，要注意在少量多餐的基础上力求使膳食营养均衡，糖类、脂肪、蛋白质三大营养物质比例适宜。其中脂肪比例偏低些。因为脂肪特别是动物脂肪在胃内排空最慢，若摄入脂肪过多，就会使得本已排空不畅的胃承受的压力增加，加重食物滞留，故而要适当限制。而蛋白质食物应略有增加，如鸡肉、鱼肉、猪瘦肉、半熟鸡蛋、牛奶、豆腐、豆奶等，将其做得细软些并不会影响消化吸收。通过增加蛋白质摄入，可增加体力和肌力、缓解易疲劳等症状，也可改善胃壁平滑肌的力量，促进胃壁张力提高，蠕动增强。

蓖麻仁外敷方妙治胃下垂

步入老年之后，对喜爱美食佳肴的人而言是一种挑战。胃动力下降，使得以往的食欲需求得不到充分的满足。不少老人都会出现胃里反酸、恶心、消化不良、胃下垂等诸多不适症状。简单地说，胃的状态很容易处于非正常的状态中。

那么，正常的胃应该是什么样子的呢？正常人的胃的下缘应在肚脐水平。如果胃的位置较低，在站立时胃的下缘进入骨盆腔，胃小弯曲线最低点到左右髂骨嵴连线以下时，就是胃下垂。胃下垂是老年人的常见病和多发病之一，尤其好发于瘦长无力体型的老年人。

王先生家住南方，是一位做皮具生意的商人。现年58岁，2006年查出患有胃下垂。他不禁感叹，尽管自己身家丰厚，也避免不了疾病的侵袭。在知道自己的病情之后，虽然不是什么大病，但他是个心里装不住事的人，有病在身让他心里不舒服，他到处求医问药，足迹行至上海、北京、深圳等各大城市，吃药，挂专家号，几番折腾之后，病情还是反反复复的。后来一次偶然的机会，他了解了中药外敷疗法。并亲眼验证了朋友的治疗过程。虽然朋友和自己得的不是一种病，但因为了解了中药外敷的基本原理，所以他便抱着试一试的心理接受了治疗。经过一个月的治疗，病情得到了有效的控制，后又巩固治疗一段时间后至今未再复发。他所选择的方法就是蓖麻仁外敷法。

具体做法是将20粒蓖麻仁加少许樟脑，捣成饼敷百会穴，以敷料固定，晚敷早去。此法10天为一个疗程。一般轻症患者一个疗程即可见效。这个方法不仅取材简单方便，而且操作也很简单，在临床实践中，见效率较高。

对于胃下垂的治疗，除了要有对症的方子之外，也不能忽视日常锻炼和饮食调节。经常参加体育锻炼，着重对腹肌进行锻炼，可采取仰卧起坐的简便方法，每日做3～5次，做累为止。饮食要少食多餐，选择易消化而富于营养的食物，餐后应卧床休息45分钟至1小时，以减轻胃的负担。体瘦的老年人应适当多吃些营养丰富或含脂肪的食品，以促进腹壁脂肪增长。减少站立时间，避免剧烈活动，尤其是跳跃活动。

橘皮酒舒缓胃下垂不适

生活中，我们常会看到体形消瘦、身材修长的老年人得胃病。这种情况多是由于胃壁张力减低和周围韧带松弛腹壁脂肪缺乏而引起的。常同时并发其他内脏的下垂。但是，也并不是只有瘦长的老人才会得胃病，有些身形丰满的老人，因为不适当的减肥方法而患上了胃下垂。徐大妈就是其中一名。

徐大妈虽然生在南方但骨架子却很大，看起来比较胖，最近和老友聚会，许多同伴说，年纪大了要瘦点才好，过胖容易导致高血压、高血脂等老年病。于是，徐大妈动了减肥的念头，并不假思索地实施起来。体重65千克的徐大妈开始像现在的年轻人一样尝试减肥，吃减肥药、到社区健身中心健身，每晚跑步，节制饮食，几周过去瘦了5千克。正在她为自己的成果感到高兴时，却发现最近吃完饭老感觉胃部闷痛、隐痛，上腹部胀满，饱食和行走时症状加重，平卧时症状减轻。同时伴有消化不良、胃痛、呃逆、吸气、食后腹胀加重、腹部下坠感、腰痛等症状。左腹有下坠感和压迫感，而且饭后或行走时更加严重。有时便秘，有时腹泻，或有腹泻便秘交替出现，看到美味佳肴也没了食欲。后来，徐大妈到医院消化内科检查，被诊断为胃下垂。医生在了解了她的详细病情后告诉她，得病的主要原因就是不科学的减肥。除了要立即停止减肥的举动，接受正规治疗外，还应当格外注意饮食。

在条件允许的情况下，选择具有辅助治疗效果的饮食，是帮助患者尽快恢复健康的有效途径。徐大妈选择的橘皮酒方就是一款不错的辅助治疗方。橘皮，又称陈皮，味辛，性温，功能理气健脾、燥湿化痰，在中药中被用作理气化痰药。《本草纲目》中认为其能“疗酒病”。

此方的具体制作方法是：选用橘皮10克，煎汁，加入鲜萝卜汁、鲜藕汁各50毫升，调匀饮用。可治疗酒醉后恶心呕吐、胃胀渴饮等症状。橘皮酒之所以能对老年性胃部有一定的治疗效果，在于橘皮具有发散之性，可增加醉酒者的排尿与排汗。通过温散寒邪、行气降泻。

当然，对于患有胃下垂的患者而言，不仅要找到辅助治疗的方法，养成良好的生活习惯也是至关重要的。比如，不图一时痛快吃过凉的东西。也许刚开始吃喝冰冷食物的时候，不觉得胃肠有什么不舒服，但日子一久或年龄渐长，你会发现皮肤越来越差，喉咙老是感觉有痰，或是时常感冒，小毛病不断。这些都是胃气受损的表现。胃气受损了，老人身体的抵抗力自然下降，胃病不请自来。

因此，胃功能不良或者已经患有胃病的老人，早饭应该是享用热稀饭、热燕麦片、热羊乳、热豆花、热豆浆、芝麻糊、山药粥等，然后再配着吃蔬菜、面包、水果、点心等。最好不要喝牛奶，因为牛奶容易生痰、导致过敏，不适合气管、肠胃、皮肤差的人及潮湿气候地区的人饮用。

人参陈皮治疗胃下垂

老人遭遇胃下垂，下垂的是老人的胃，但全家人的情绪都会随之下降。胃下垂虽然算不得什么大病，但是，对老年人来说，长期、缓慢的病痛折磨更加让人难受。

究竟什么是胃下垂呢？胃下垂是人在站立时胃的下缘达盆腔，胃小弯弧线最低点降至髂嵴连线以下，以胃小弯角切迹低于髂嵴连线以下，十二指肠球部向左偏移为主要体征的一种病症。在病症的初期一般不会出现明显的症状，所以极易被患者忽视，从而失去最佳的治疗时机。当患者有了明显的不适症状，比如饱胀、恶心、嗳气、厌食、便秘等现象时往往已经是病症的中期，有的老人还会有深部隐痛感，一旦经历长时间的站立及劳累后，病情明显加重，给老人的生活带来极大的不便。

现年已经69岁的王某，性格平和，生活悠然。他热爱集体活动，是当地有名的老年俱乐部的创立者。因此，生活变得丰富多彩，朋友也越来越多了。可是，最近一段时间，活动上很难找到他的身影，不少成员都关心他去了哪里。原来王老受到了胃痛的困扰，而引发此不适的原因是胃下垂。据王老自己描述，胃脘处隐隐感到疼痛并伴有胀感，在进食时吃一点就有饱感，并有极强的下坠感，若在平卧时稍感垂坠减轻，口中很干且黏腻。值得庆幸的是，老人的病发现得较为及时，尚且属于胃下垂早期。经过多方询问，得到了人参陈皮的治疗方，尝试后效果很不错。为了能使更多的老年朋友获益，王老将此方公开：

人参加陈皮巧治胃下垂的具体方法是：白酒1升，加入人参100克，生姜、大枣、陈皮各20克，浸3～6个月，每次服用5毫升，每日1～2次。

胃下垂可分为先天性和后天性两种。先天性胃下垂大多发生在一种特殊体质的人身上，这种人的体形比较瘦弱、胸廓狭长、骨骼细弱、皮肤苍白、皮下脂肪缺乏、肌肉发育不良，往往有移动性的第十肋骨。后天性的胃下垂，多数由腹壁的紧张度发生变化所致。对于胃下垂的防治一般要做到以下几点：

1.不宜一次性大量喝汤水以及吃体积大、难消化的食物。过多的汤水、难消化或体积大的食物会使胃内容物体积和重量增加，使胃承受压迫而加重下垂的程度。

2.要加强体育锻炼，增强肌肉力量，防止腹肌松弛；比如，坚持做腹部运动，长年开车的驾驶员早晚坚持做3～5分钟腹部运动，以增强腹部肌肉的收缩功能，有利于防止胃下垂。常见的运动还有：散步、练气功、打太极拳等。尽量不要多次腹部手术，积极治疗消耗性疾病。

3.饭后不做剧烈运动，尤其是跳跃运动。

4.养成良好的饮食习惯，切勿暴饮暴食，宜少吃多餐，定时定量。

胃下垂，试试辅助提胃法

前文中，对于胃下垂已经有了比较全面的理解。但因为胃下垂的症状有时候也会因为患者自身的情况而出现差异性，所以，当你发现自己或者身边的老人出现胃部不适的时候，千万不要抱着“忍忍就过去了”的态度，及早就医确诊才是明智之举。

中医认为，胃下垂与人体的发育体型有一定的关系，因为胃下垂的患者为瘦长体型。《灵枢·本藏》曾经记载：“脾应肉，肉月困坚大者胃厚，肉么者胃薄，肉小而么者胃不坚；肉不称身者胃下，胃下者，下管约不利，肉不坚者，胃缓。”更多的人认为，胃下垂是由于人体脾胃虚弱、中气下陷所致。因为脾胃为后天生化之源，中气之本，主肌肉而司运化。若禀赋不足，则形体瘦弱；或饮食不节、饥饱失常，损伤脾胃，均可能引起肌肉不坚、脾胃气陷、升举无力，从而导致胃体下垂。同时，脾胃失常则导致患者形体消瘦。

徐先生，现年71岁，是某事业单位的退休老干部。退休后回到老家养老，在当地颇有威望。他膝下无子女，和老伴两人相依为命。但是生活却不乏味。他和老伴两个人用自己的积蓄在老家建立了一家以普法为主要目的的培训班，获得当地老乡的认可和赞许。虽然事业上很成功，但徐老的身体状况一直不是很好，尤其是肠胃健康堪忧。胃痛、消化不良、排便困难等现象对他而言都是司空见惯。没退休的时候还好，回到家乡医疗水平不能和工作地相比，而且医院距离自己的住所较远，所以很多时候，他都是忍着。有一次实在疼痛难忍才去了医院。诊断结果显示为胃下垂中后期，需要好好调养。医生建议他采取综合的治疗方法，医院的药物治疗只是其中一个方面，物理治疗也不容忽视。后来，徐老的病情稳定好转。

他所选择的物理辅助疗法的具体方法是：趴在床上，露出后背，双手放在后背上使肩胛骨翘起来，然后医者手心朝上，四指并拢插到肩胛骨下面，开始向外上方顶，一般把手指插进去3厘米左右，这时候患者会感到胃在向上提，维持这种感觉2分钟，然后松开手，再重复5次，对胃下垂治疗作用非常好。

此外，因为本证为虚证，因此在陷下时还要注意根据不同病症来行气、补气。比如，如果患者胃中有振水声，则要在水分穴加艾条旋灸，并浅刺阴陵泉；如果有呕吐现象，则要针灸内关穴；如果患者便秘，则要加以针灸支沟穴。而且，在提胃之前，尽量使胃处于一个较为平和的状态。

按揉内关穴，胃部不积食

胃下垂是胃体下降至胃生理最低线以下的位置，一般指胃小弯弧线最低点下降至髂嵴连线以下，十二指肠球部向左偏移。此病的直接因素是由于悬吊、固定胃位置的肌肉和韧带松弛无力以及腹部压力下降，使胃整个位置降低、胃蠕动减弱。中医认为，本病的间接病因为先天禀赋不足，体质虚弱；后天饮食失节，情志所伤，脾胃失和；大病久病之后，耗伤中气，从而升举无力。病者的主要症状有腹胀（食后加重，平卧减轻）、恶心嗳气、胃痛等，偶尔便秘腹泻或成交替性。

除了药物以外，治疗胃病还有很多其他的方法，如上面我们说到的按摩、针灸以及运动疗法等，对于胃病的防治都很有效，尤其是中医在研究对胃病的治疗过程中，除了传统的中草药和中成药以外，还研究了很多治疗胃病的小偏方，这些小偏方有时候可以发挥很大的作用。

现年58岁的李某，由于妻子过世较早，自己也没有再婚，所以生活中对自己照顾得不够周到。也正因此，老人患上了严重的胃病，经常疼得满地打滚，浑身出虚汗。后来，老人无意中看到一本针灸书，说按揉内关穴可以医治胃疼。于是，只要感觉胃不舒服，就轮流用左右手的拇指按揉另一只胳膊的内关穴，经常是在胃疼得要命的时候，通过按揉内关穴，便能起到立竿见影的效果。此后他又多次推荐给身边患有胃病的朋友，效果都很明显。

日常生活中，他经常利用坐车或者看电视的时间按揉内关穴。多年来，胃病从来没犯过。内关穴在腕的横隔纹上中间2寸凹陷处。同时以他的经验告诉大家，一定要以自己手的中指第2个关节为“1寸”，千万别拿尺子量，穴位找不准，是不会起作用的。

内关穴是手厥阴心包经的穴位之一，于腕横纹上2寸，掌长肌腱与桡侧屈肌腱之间，用的是中指同身寸取穴法，即以患者中指中节屈曲时内侧两端之间作为1寸，此法用于四肢部取穴的直寸和背部取穴的横寸，正如作者指出的，准确定位是取得疗效的重中之重。

内关穴是治疗胃肠疾病的主要穴位之一，对胃痛、恶心、呕吐等胃肠症状有确切的疗效，用手按压同样有效。按时要用力，否则就难以达到治疗作用，同时，还要揉。按如同针刺的行针，以加强刺激，增强效果，每次按压的时间在15～30分钟，按压时间太短也会影响疗效。文中作者通过按揉内关穴治疗急性胃疼，起到立竿见影的效果，平时经常按揉内关穴，对胃起到保养作用，完全符合针灸学的原理，简便易学。

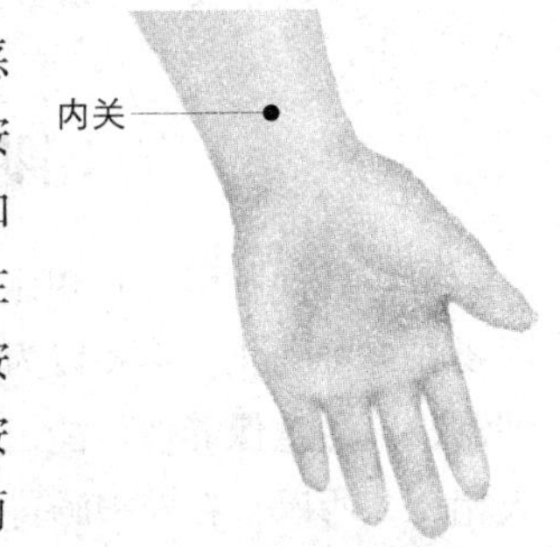

内关穴的位置

在日常生活中，我们也可以配合揉按足三里穴防治胃病，因足三里穴也是胃肠疾病的常用穴位，两穴结合则疗效更佳。

水萝卜治疗胃病有高招

消化不良，胃痛，这些症状在一般人看来是再常见不过的现象了。只要不是连续性的或者疼痛程度较轻，就很容易被人所忽视。尤其是上了年纪的人，过了大半辈子，小病小灾也经历过，大多会依据自身的经验对身上出现的不适症状做出判断。潜意识里把自己当成医生。殊不知，很多时候，经验也有可能会延误病情。经验并不是万能的。

邹先生，63岁，患有消化不良2年了，饭后常常会出现胸闷、烧心、腹胀等不适症状。但是，这些不适症状大多是单独出现的。所以，他都没怎么往心里去，单纯地认为可能是因为自己最近的饮食不大注意所致，就没有留意。后来，因为消化不良，吃进去的食物的营养不能较好的吸收，所以，身体营养跟不上，体重下降，而且骨质疏松问题也变得比以前严重了。就医后，医生说他的这种状况不是药物所能完全治好的，要学会养。后来经过朋友推荐，喝了一周萝卜酸梅汤，症状明显减轻了。下面就是萝卜酸梅汤的具体制作方法，希望能有更多的朋友从中获益。

要做萝卜酸梅汤先要准备好新鲜水萝卜250克，酸梅2枚，食盐适量。首先要将萝卜清洗干净切成薄片，与酸梅同放入铝锅内，加清水三碗，置文火上煎煮，至水只剩一碗时，加入少许食盐调味即可。服用时去渣饮汁。本治疗方具有宽中行气、化积滞、下气生津、化痰去热的功效，十分适合患有消化不良、胃下垂等胃病的老年患者食用。

胃部是食物消化的重要场所，所以，对于患有胃病的老年患者而言，平时生活饮食中的宜忌就显得格外重要。胃病患者应当注意的饮食宜忌有：忌食干硬或质地偏硬的食物，如牛排、炸丸子、花生、蚕豆等，进入胃内不易消化，还可能损伤胃黏膜而使胃炎发生率增高。忌食刺激性强的食物，如辣椒、姜、过量酒精、咖啡、可乐及浓茶等，它们可使胃下垂患者的反酸、烧心症状加重，故而这些食物应尽量少吃少喝。

具体到胃下垂的老年患者，除要注意以上内容外，还应当有针对性的做到以下两个方面：

生活起居要有规律，保证充足的睡眠，睡眠以仰卧位及右侧卧位为佳，饭后可取头低脚高位卧床休息片刻。积极参加体育锻炼，可选择仰卧起坐、俯卧撑等以增强腹肌张力，但不要过于疲劳，次数由少渐多递进。

仰卧摇摆，有效提升胃功能

胃与其他脏腑器官相比是十分特殊的。我们每个人吃的所有酸甜苦辣、荤素五谷，都要在胃里消化，不要以为因为这样胃就很“坚强”了。正相反，胃是一个颇为娇嫩的脏器，不注意保养便可能出现健康问题。尤其是老年人，肠胃消化吸收能力不能和年轻人相比，所以，在养护肠胃方面应当做出更多的努力才好。

白某，现年63岁，因为早年时的家庭条件不好，为了能把儿女拉扯大，每日里省吃俭用很是不易。年轻时就因为营养不良而入院治疗过。从工作岗位退下来之后，胃一直都处于消化不良的状态。吃得少了疼痛不止，吃得多些就坠胀难忍，而且还伴有便秘症状。孩子们担心母亲的健康，就四处寻医问药。经过专家的确诊，老人胃下垂的现象已经有些年头了，但是一直都没有接受彻底的治疗，而且在生活上也没有特别留意，所以才会出现现在这样的局面。除了接受医院的治疗之外，运动疗法是治疗胃下垂的有效辅助方式。其中，摇摆运动通过脊柱的轻度活动，能减轻局部疼痛、肌肉麻痹，还可以带动胃肠的活动，从而加强胃肠功能，对防治便秘、肠黏连、腹胀、腹痛等症状有良好效果。

这种方法的具体操作内容是：

1. 仰卧式

去掉枕头，平躺在硬床上，身体伸成一条直线。双脚尖并拢，并尽力向膝盖方向勾起，双手十指交叉，掌心向上，放于颈后，两肘部支撑床面。身体模仿金鱼游泳的动作，快速地向左右两侧做水平扭摆。如果身体难以协调，可以用双肘与足跟支撑，帮助用力，练习协调之后，可以逐渐加快速度。每次练3～5分钟，每天练习两次。

2. 俯卧式

身体仰卧，伸成直线。两手掌十指交叉，掌心向上，垫于前额下。以双肘尖支撑，做迅速而协调的左右水平摆动。

3. 屈膝式

仰卧，双手十指交叉，垫在颈后，掌心向上。两腿并拢屈膝，脚跟靠近臀部。摆动时以双膝的左右摇动来带动身体的活动，向左右两侧交替扭转。开始时幅度可小，熟练后即可加大幅度，加快频率。

除了用上述方法治疗外，患者还要注意的是让胃适度休息。美食当前适可而止，应多吃蔬果、减少油腻；早晚多喝粥；尽量减少吃糯米类制品、甜食类，以及含咖啡因的饮料、烈酒。这些都是为胃“减负”的好方法。恢复规律的进餐时间，即使过节，也尽可能按时进餐。这样才会尽量减少暴饮暴食的概率，保护好我们的胃。

刺激“前头点”，治愈胃炎胃痛

当胃痛突然发作时，的确令人穷于应付，其中最有效、最迅速的方法莫过于穴道刺激了。

刘某是一名私人医院的大夫，其医术高超，业界口碑不错。一次去外地出差，在车上有位中年妇女突然胃痛发作。据其丈夫说：“她是因昨夜睡眠不足，而今天早上又没吃饭造成的。” 看到她一副疲倦的神情，刘某很想帮忙。但当时没有随身携带针灸用具，只好拿数根牙签捆成一束，针对她手上的穴道进行刺激。一段时间后，她的表情逐渐缓和，不久便高兴地叫着：“一点也不疼了！”夫妻二人对刘某深表感谢。

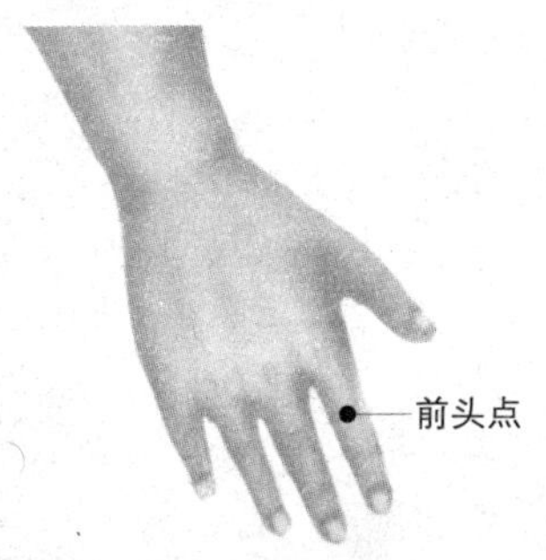

前头点的位置

上例中的大夫所刺激的穴位便是前头点。什么是前头点？食指靠近手背的第二关节上有一穴道，称为前头点。这一点是胃炎的反应点，当四周出现紫色瘀血状，或有压痛感时，表示有胃炎征兆。

如果你属于胃炎的易发人群，就要在平时多注意前头点的变化。如果有变色、疼痛等症状发生，就要及时加以刺激。可用牙签刺，也可用香烟头灸治。扭拧也可以收到同样的效果。

猪胃散治疗胃下垂，效果就是好

胃下垂指站立时，胃的下缘达于盆腔，胃小弯弧线最低可降到髂嵴连线下。中医认为本病是由于脾气上升，中气下陷所致。临床症状主要表现为上腹饱胀不适，餐后及劳累后加重，甚者兼有恶心、嗳气、呕吐等，多伴有神倦体乏、头昏、失眠多梦等，对其治疗多采用补中益气汤加减，但因需长期服药，患者难以坚持。

向某是位年近五旬的女性，胃脘痞满不适，食后加重3年余。伴头晕乏力，夜寐多梦，做上消化道钡餐示胃下垂。用补中益气汤加减口服治疗半年有余，疗效不明显。服猪胃散之后，没有想到仅服1剂病就有效果。

猪胃散的制作方法如下：选新鲜猪肚1个，洗净。另取白术片250克，用水浸透。将白术塞入猪肚，两端用线扎紧，放入大瓦罐内，加水令满。置火上煮1天，煮时注意经常搅动，以避免猪肚粘在罐底。煮好后将猪肚内白术取出晒干，焙枯，研成极细末。每次服3克，每日3次，空腹时用米汤或开水送下。5剂为一疗程，重症者连用3个疗程。

这个偏方之所以能够发挥治疗效果，是因为其符合除湿、补气、正阳的治疗原则。胃下垂是由脾胃阳弱失运、正气久虚不复、痰湿水饮结聚于胃、致脾气升提之力日薄、下陷之势日增而成。猪肚性微温，味甘，能补中益气、消积聚，用以补胃。白术甘苦温，甘补脾，脾旺则气升，苦燥湿，燥湿则能除痰湿积液，独用则药力大而效捷。

总之，猪胃散不仅药源普遍，制作简单，而且口服方便，容易被广大患者接受，值得一试。

第十三章
耳聋、耳鸣偏方，让老人实现无障碍沟通

耳聋耳鸣通经络，按揉支沟症状轻

人上了年纪，难免会出现耳聋、耳鸣的症状。黄帝内经云："精脱者，耳聋。"精脱，代表体内的精华没有了，可见古人认为耳聋是一种很严重的病，是不容忽视的。事实上，老年人出现耳鸣、耳聋就是一种健康预警，就是在告诉老人自己和家人，应该多多关注老人的健康了。

通常来说，人们只要捂住耳朵就听不到外界的声音了。可是对于耳鸣患者来说，即使捂住了耳朵也会听到嗡嗡的声音，或者是单纯的"滴"的声音。这种声音会延续性的发生一段时间。其实，耳鸣是人们在没任何外界刺激条件下所产生的异常声音感觉，简单地说，也就是说耳鸣只是一种主观感觉。只不过，这种感觉是一种异常现象，是健康威胁。

苏某，男，70岁，某棉纺厂退休职工，2007年秋天体检时发现听力明显下降。耳鸣现象频发，一般为双耳鸣响，鸣响逐渐消失后听力下降。患者表情木讷，有自闭倾向。医院就医后诊断为中度耳聋。因为患者本人的治疗态度较为消极，所以配合度也不高。治疗虽然有一定效果，但并未达到满意的程度。后来，为了减轻患者上医院的抵触情绪，家人想到了传统的治疗方式，找到了一名中医专家，采取穴位按摩的方式治疗。主选穴位是支沟穴，坚持治疗一个疗程后，耳鸣现象基本消失。患者对治疗也比较积极。

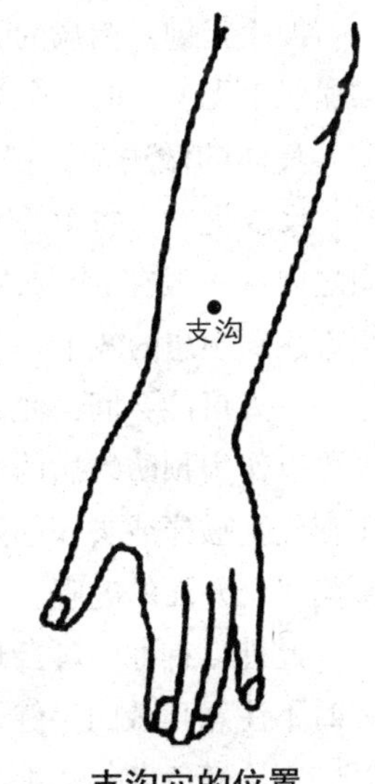

支沟穴的位置

下面我们就来了解一下用支沟穴治疗耳鸣，防止耳聋的具体方法：

首先，找到支沟穴的具体位置。

支沟穴在前臂背侧，当阳池穴与肘尖的连线上，腕背横纹上3寸；伸臂俯掌，尺骨与桡骨之间，与间使穴相对处取穴。主要治疗头痛、耳鸣、耳聋、中耳炎。

每天早晨用拇指分别按摩指压双侧支沟穴，由轻到重，循序渐进，直到按摩指压处有酸麻胀痛感。按摩20分钟左右即可有效预防耳鸣耳聋。之所以会选择支沟穴是因为耳聋、耳鸣主要发生在三焦经以及肾经的异常上。而支沟穴是三焦经在此吸热扩散。

了解了这其中的治疗原理，就可以放心地使用此方了。其实，支沟穴作为人体保健要穴，不仅对耳鸣、耳聋有治疗效果，还对便秘、肋骨痛等诸症有治疗效果。正所谓“通则不痛，痛则不通”，点对穴位是减轻病痛的有效方式。而且，就老年患者而言，穴位治疗的方法更加便捷，更加安全可靠。

捏捏手指头，巧治耳聋

我们都知道，耳朵是用来听声音的，我们之所以能通过耳朵把外界的声音听清楚，是因为耳朵本身是安静的。但随着年纪的增长，耳朵里也会越来越不安静。不少老人的耳朵里常会产生各种各样的声音，这就是耳鸣现象。而生活实践告诉我们，耳鸣常常是耳聋的前兆。常见的耳鸣是由于身体虚弱造成的。但也有一些耳鸣是内耳和听神经受到刺激造成的。如听神经发炎、肿瘤压迫、内耳炎症、水肿、缺氧、缺血等都可以引起耳鸣、耳聋。

孟女士是某中学的退休教师，现年62岁，近期发现听力下降明显。之前没有退休的时候也经常会出现耳鸣现象。作为一名中学教师，孟老师每到学校中考、期末考的时候，压力就会很大，很容易紧张上火，身体不舒服就服用清热去火药物。一上火就耳鸣，耳鸣就吃药，如此循环往复。这种情形已经影响到她的日常生活，有时候，晚上睡觉时也会出现“嗡嗡”声，好像有蜜蜂在耳边飞来飞去。后来，实在忍受不了了，她去医院就医，医生诊断结果是精神紧张引发的神经性耳聋。此种类型的耳聋现象不宜采取纯药物治疗，因为某些药物的不良反应，非但不能治疗反而可能会引发其他不适症状。根据现代医学脊髓神经反射理论和中医的经络理论，医生向其推荐了捏手疗法来帮助其缓解不适。

捏手指健身治病的方法已经得到科学认可，患者大可放心使用。此方法需要操作者揉捏双手无名指的三个关节。

具体的做法是：将无名指的指根部位捏住，然后用力压并转动，以此向上两个关节，反复捏揉，每个关节20次。这里需要注意的是，神经性耳聋的最佳治疗时间是在一周之内，一般在3个月内治疗都会有效果。如果错过了最佳的治疗期，一般的治疗方式很难达到预想的效果。

有人可能会问：此方法是否只对神经性耳聋有效？此方法不仅对神经性耳聋有效，也可以作为预防疾病的方法。如果在按揉无名指的过程中，有明显的痛感，那可能患者正在经受喉痛或头痛的困扰。人体是一个相互关联的整体。对手指的运动可能会反映和影响多个方面的健康。

此外，神经性耳聋现在又有年轻化的趋势，中青年人也应该引起重视。很多人在年轻时不注意耳朵的保健，年老后就会出现严重的听力减退。耳科专家表示，虽然没有很好的办法避免老年性听力减弱，但经常进行耳朵保健可以延缓耳朵衰老。

在生活中，患者应当注意在紧张工作之余放松情绪，适当参加体育锻炼，同时配以合理的膳食、均衡的营养，增强身体免疫力。

耳鸣不绝，只需补肾鸣天鼓

耳鸣是一种在没有外界声、电刺激条件下，人耳主观感受到的声音，是发生于听觉系统的一种错觉，其声响有高有低、音调多样，或如蝉鸣，或如风声，或如流水声夹杂蟋蟀的叫声。耳鸣可为阵发，亦可为持续性，有的耳鸣伴有耳聋，也有的单有耳鸣而不耳聋。尤其是老年人，随着年龄的增长，常常会出现耳鸣、听力下降的现象，极易引起头痛、失眠、健忘、脾气暴躁等不适症状。下面给大家介绍一种治疗耳鸣的方法——鸣天鼓。

鸣天鼓治耳鸣的具体方法：双肘支在桌子上，闭目低头，用两掌心紧贴双耳，十指放于后脑，食指抬起，放于中指之上，两食指同时用力，从中指上滑下弹击脑后枕骨的凹陷处（风池穴），此时会发出“咚、咚”的声音，犹如鸣鼓一样。每天可做3次，每次可做60下左右，动作的轻重程度视耳鸣、耳聋的情况而定，如听力较差，动作可适当重一点，反之则轻些。

该方法有提神醒脑、聪耳之功效，可作为日常养生保健之法，对中老年人常见的耳鸣、眩晕、失眠、头痛、神经衰弱等病症有良好的疗效。

贾先生，68岁，退休。他来信说：“我患有耳聋病，已经发展到隔2米远说话都听不见的程度，只好看口型和表情，非常烦恼。后来我用鸣天鼓的偏方治疗，效果非常明显，现在听力已经恢复正常。”

常发生耳鸣症状的人还应注意生活调养：要注重减少肥甘饮食，多吃含铁、锌的食物；对肾虚耳鸣耳聋者，尤要注重作息时间，减少温燥食物；脾虚病人尤要注重饮食调理，并须忌饮浓茶、咖啡、可可、酒等刺激性饮料；不要长时间，在有噪声的环境中使用大音量随身听耳机；适当调整工作节奏，放松情绪，转移对耳鸣的注意力都是对耳鸣患者有益的。

天麻炖猪脑，美味治耳鸣

耳鸣，许多人都经历过。几秒或者几十秒，偶发或者频发。很多人都不会把耳鸣当回事，因为它们大多持续不了多久就会自行消失。殊不知，耳鸣是诸多病症的预警。而且，也是很多疾病的病征表现。患者会听到外界并不存在的声音，有的如细雨沙沙，有的如洪水突发，这种疾病极大地影响了人们的正常生活。

老年人较青年人而言，更易发生耳鸣。因为老年人听力下降是普遍现象，而在听力下降之前大都会经历耳鸣频发的现象。老年人一旦出现耳鸣频发的现象，就意味着短期内很可能会出现听力损失。治疗已经是刻不容缓的事了。

黄某，男，69岁，退休干部，脾气火暴，经常上火。他于2006年秋天查出患轻度耳聋，左侧耳鸣已半年多，去医院诊断为神经性耳聋，开了一些西药，服后效果不佳。

2007年底时，家里为了他的病召开了家庭会议。大家一致认为，长期的药物治疗对身体有害，决定为老人尝试食疗方。后来坚持采用食疗方调养，三个月后，耳鸣现象的发病次数大大减少，耳聋状况也没有恶化，病情基本得到了控制，并有逐渐好转的趋势。后来一直坚持食疗，病情逐渐好转。

这里给大家推荐的就是黄老曾经使用过的一款食疗方，叫作天麻炖猪脑。此方的制作步骤是：天麻10克，猪脑1个。将猪脑洗净，切成小块，与天麻同置于碗内，加适量凉开水，放入锅内隔水炖熟。每日或隔日服1次，3～4次为l疗程。此方适用于老年肝阳上亢型耳鸣。

在此方中，天麻具有熄风定惊、防治头风眩晕的功效，对耳鸣也有一定的疗效，适合耳鸣患者食用。猪脑不仅肉质细腻，鲜嫩可口，而且含钙、磷、铁比猪肉多，不但对体虚之人神经衰弱、头晕等症状有疗效，还对老人头晕耳鸣者疗效显著，脑震荡后遗症、健忘者也可食用。

这里需要注意的是：高胆固醇血症及冠心病患者忌食此方。

此外，耳鸣也有不同的类型。如果耳朵总是嗡嗡作响，伴随着腰疼和尿频，很有可能是肾功能衰弱的信号。而且，耳鸣的出现亦常是心血管系统存在隐患的征兆，是冠心病的重要信号。更进一步说，耳鸣的出现，说明此人极有可能患有全身性疾病，如肾病、肝胆疾病、糖尿病、结核病、慢性支气管炎等导致全身功能紊乱时，也会出现耳鸣症状。

循环音乐疗法，治疗耳鸣效果好

听音乐就能治疗耳鸣，是不是很神奇呢？

音乐有治病功效是已经经过科学认证的。经常听音乐，内分泌系统、消化系统可从内到外得到调整。音乐还能缓解皮肤的衰老，增加寿命。很早以前《黄帝内经》中就已探讨了音乐与人体生理、病理、养生益寿及防病治病的关系。

方少卿老人，现年70岁，年轻时曾是一名音乐学院的教师，主要教授表演系学生的大提琴演奏课程。在退休之后，有相当长一段时间精神不振，感觉自己成了一个没有用的人。因为身体免疫力下降，运动量减少，一直小毛病不断。除了每天早上看琴谱的习惯没有改变之外，好像变成了另一个人，脾气也越来越急躁了。退休后摸琴的次数也越来越少。在2007年的教师节，他以前的学生来家中探望，方老竟然落泪。感觉自己重新被需要了，当他想重新振作精神办班带学生的时候，频繁的耳鸣让他很头疼。去医院就诊后，医生说，也许你天生就离不开音乐的，你完全可以采取音乐疗法治愈自己的耳鸣。经过努力尝试后，方老的耳鸣现象彻底消失。

具体的方法是：每日清晨与傍晚，在室内播放曲调宁静、优美的音乐，循环播放40分钟为宜。坚持数周，效果明显。

音乐对人体之所以能产生如此大的功效，主要在于：

振动协调：人体由许多有规律的振动系统构成，人的脑电波运动、心脏搏动、肺的收缩、肠胃的蠕动和自律神经活动都有一定的节奏。当人患病时，体内节奏处于异常状

态，选择适当的乐曲，借音乐产生的和谐音频，可使人体各种振频活动协调，从而有益于患者恢复健康。按摩刺激：声波所具有的特殊能量传入人体后，使细胞发生和谐的同步共振，可直接对细胞起到一种微妙的按摩作用，从而增进细胞的新陈代谢作用，促进内分泌系统释放出多种生理活性物质，达到增强机体免疫力的目的。

生阳气与通经络：欣赏音乐可使人进入一种特殊的“气功状态”。适当的音乐，可使人的心境净化，达到较高的入静状态，从而产生阳气，打通经络，实现治疗疾病、保健身体的目的。

疾病往往使人与外界的交流不同程度地减少，心理疾病尤为突出。这使人产生孤独感和不安全感，情绪和精神受到损害。音乐可以起到交流的作用，可减少孤独感和不安全感，达到治疗的目的。

音乐是身心的食粮，可以使人精神放松、心情愉快，令大脑得到充分的休息，体力得到适当的调整。所以，我们在闲暇之时要多听听音乐，在享受艺术的同时也换来健康的身心。但是听音乐时一定要讲技巧：

1. 生气忌听摇滚乐

人生气时，情绪易冲动，常有失态之举，若在怒气未消时听到疯狂而富有刺激性的摇滚乐，无疑会火上浇油，助长人的怒气。

2. 空腹忌听进行曲

人在空腹时，饥饿感受很强烈，而进行曲具有强烈的节奏感，加上铜管齐奏的效果，人们听了会进一步加剧饥饿感。

3. 吃饭忌听打击乐

打击乐一般节奏明快，铿锵有力，音量很大。吃饭时欣赏，会导致人的心跳加快、情绪不安，从而影响食欲，有碍食物消化。

此外还要注意以下几点：

第一，听音乐要适时适地。在早晚起床或就寝时，可以用养生音乐作为背景音乐；亦可在闭目养神时静心体味音乐。在欣赏音乐时，最好离开音响设备2米左右，并且置身于音响的正前方，这样可以比较好地接收音乐声波且左右均衡，对听觉最有利。

第二，音量一定要适当。音量的大小，对人体的按摩作用只有很小的区别，没有太大的意义。如果声音大到脏腑有感觉的话，人的耳朵会吃不消的。所以，应以最佳听觉感受来收听音乐。

第三，睡眠音乐一定要慎重选择。睡眠音乐除要有一般催眠曲必须具备的要素外，还要注意旋律的美感，最好选择音量、节奏、情绪渐缓的曲子，这样可使催眠的效果更好。睡眠音乐应在入睡前播放，播放时间酌情而定，长短不拘，不要戴着耳机入眠。注意控制音量低于一般音乐，以45分贝以下为宜。

每晨起，叩齿百遍防耳鸣

老人到了一定的年纪就会时不时出现耳聋耳鸣的症状。生活中，有的人认为这种现象是人衰老过程中的自然现象，其实，这很多时候是一种病态的表现。依据多位老人的亲身实践，现得出叩齿方防治老年耳鸣。

叩齿咽津的具体做法是：精神放松，口唇微闭，心神合一，默念叩击：臼牙三六，门牙三六，轻重交替，节奏有致。叩齿，每日早晚各做一次。叩齿后，用舌在腔内搅动，先上后下，先内后外，搅动数次，可按摩齿龈，加速牙龈部的营养血供，然后可聚集唾液，分次吞咽。

长期做叩齿咽津练习，能防治或减少皮肤皱纹、暗疮、黄褐斑及雀斑等皮肤病，使肤色红润有光泽；可健脾和胃，改善消化功能，促进营养物质的吸收，有助于胃炎及溃疡病的痊愈；可强肾固齿，防止牙齿提早脱落，治疗牙龈痛、牙龈出血等牙周病；对治疗阴虚火旺所致失眠多梦、牙痛、便秘等均有良效。临床实践也证明，经常练习叩齿咽津对人体的健康长寿、护肤美颜有着毋庸置疑的功效。

明朝有位长寿者叫冷谦，史载活了150岁，他的长寿经验就是："每晨睡醒时，叩齿三十六遍。"乾隆皇帝是清朝在位最久、寿命最长的皇帝，他的长寿秘诀之一也是"齿宜常叩"。可见，牙齿不仅仅是咀嚼器官，它还与人的健康息息相关。

从现代医学对牙齿功能研究的认识来看，叩齿可以发挥咀嚼运动所形成的生理性刺激，经常叩齿可促进牙床、牙龈和牙体的血液循环，改善这些组织的营养，使牙齿变得更加紧硬而有光泽，使牙齿的咬肌保持和增强功能，并维持其一定体积的充盈度，在一定程度上减缓因年老机体萎缩造成的凹脸干瘪状。已经有牙病的患者，经常叩齿也能起到很好的辅助治疗作用。

传统的叩齿法包括叩齿、搅津、漱津和鼓漱等步骤。每晨起床及临睡前各叩一次。每次先叩臼齿，其次是叩门牙，再叩左右犬齿。其所以要分开叩齿，是因为这些牙齿都不在一个平面上，不可能同一次叩齿时都叩上。每次叩后，再用舌头沿两侧牙龈搅动还有助于牙龈的血流畅通。随后又咬紧牙，来回鼓动腮帮子，口中也会津液不断，分次咽下。这样的健齿法，大约都可在10分钟内完成，次数多少不拘，但太少了可能获益较少，一般起码得四五十次，多则数百次。

不少长寿老人还有在解大小便时咬紧牙根的固齿法。的确，当你咬牙时，牙根部位受到按摩，血运通畅，营养充足，牙齿当然会健壮。而牙齿是人体"后勤"部门营养补给第一关，长年牙坚齿固，全身受益，这就是坚持叩齿得以长寿的"秘密"。

古人的养生经验这样认为：在条件允许的情况下，老人最好可以在洗漱时叩齿160次，若口中有津液即咽之；然后以水漱口，以盐末擦齿，口含淡醋半口，不断鼓漱；再以淡盐汤洗双眼，闭目以冷水洗面，注意不得使冷水进入眼内。持之以恒可使齿净坚固，目明无泪，永无龋齿。

叩齿法并不仅限于早上，在一天中的任何时候做都会起到很好的健齿、护齿作用，叩齿的力量也不求一律，可根据牙齿的健康程度，量力而行。但必须持之以恒，从不间断，这样不仅可以有效防止耳鸣，还对牙齿健康有益。

老年人耳聋食疗方：瘦猪肉两味方

如果家里有老人，不妨在闲暇时候让老人做做下面的测试，看是否有以下情形出现：

家人在看电视，声音开得很小，但你还是对家人说：“你们能不能把电视声音关小点，很吵。”

对方说话，你总是听见有回声，很难听清。

总是持续听见“叮”这样的高音；或者持续听见“沙”这样的低音。

如果家中的老人有上述这些状况，就应该留心到其是否有耳鸣的现象。暂时性的耳鸣是我们大家在平时都经常会遇到的现象，但是如果长期耳鸣就需要注意了。因为，这可能是心脑血管疾病的征兆。

曹某是一名武警指挥官，他68岁老母亲患耳聋，一般说话必须要喊的，不然母亲听不清，并且有逐渐加重的趋势。曹某为了给母亲治病，到处求医问药，均无疗效。后来，他在看朋友介绍的养生光盘时，发现食疗是一种有效的治疗方式，已经使不少老年人从中获益。于是，便抱着试试看的心情让老母亲一试。采用饮食调理半年后，他惊喜地发现，母亲的耳聋症状有减轻的趋势。和她说话时不用再扯着嗓子喊了，只是大声地说就可以。他心里很高兴。后来又把食疗方推荐给同事家患耳聋的老人用，也收到不错效果。

这里就为大家介绍曹某为母亲使用的食疗方中的两款：一是瘦肉豆腐汤，二是黑木耳瘦肉汤。

方一：瘦肉豆腐汤

准备瘦猪肉500克（切丝），豆腐250克，大葱250克，石菖蒲200克。将这四样食材煮在一起，熟后吃肉、豆腐并喝汤。每次适量，一次食不完可分次服。一般连食3剂即获显效。本方疗效可靠。因为方中瘦猪肉、豆腐含蛋白质，为补虚佳品，石菖蒲、生葱宜气透窍，四味同煮，共奏补虚、通窍之功，故而疗效显著。

使用此方时要注意以下两点：对药品有过敏史的人不可用此方，因过敏者吃后上吐下泻，起反作用；此方的最佳食用时间是每日早、中、晚三餐饭后。食肉吃豆腐，喝汤，每次适量，一般l剂药可吃3天。3天就可有一定效果。

方二：黑木耳瘦肉汤

准备瘦猪肉100克，黑木耳30克，生姜3片，盐适量。具体的制作方法是：先将瘦猪肉切丁，黑木耳洗净，备用。再将瘦肉丁、黑木耳与生姜一同放入锅内，加水适量，文火炖煮30分钟，加盐适量调味。

此方中，黑木耳中含有一种抑制血小板聚集的成分，可降低血液黏稠度，防止内耳动脉硬化，对耳鸣耳聋伴高血脂者尤为适用。

由此可见，健康源自生活，会生活的人才能更健康。要选对对症的治疗方，这才是最重要的。

耳聋听不见，双甘草药缓症状

据有关资料统计，我国老年人听力障碍者约占老年人的50%左右，65～75岁的老年人中发生率高达60%。可见，耳聋已经是困扰老年人健康的重要问题。除了病变和神经原因外，老人日常的生活习惯也会对健康造成直接的影响。

刘某，今年67岁，是某乡上远近闻名的吃喝大王，也可以称之为美食专家，对各色菜肴如数家珍。也正因为他的这个喜好，所以每天少说也得来上1千克肉、250克酒。生活对于他而言是无肉酒是不欢的。他的这个习惯与其早年做公关经理，吃喝应酬密切相关。上了年纪之后也改不掉，每天不喝点、吃点，总觉得浑身难受。

虽然这种生活让不少人羡慕不已，但他自己却有着不小的烦恼。不知道是什么原因，耳鸣总是困扰着他，严重的时候晚上睡不着觉。后来，他发现自己听力也开始下降了。急忙去就医，医生说是由于饮食不当引发的耳鸣、耳聋。现处于初期，应该积极加以治疗。同时还要改善饮食结构。后来，刘某在朋友的帮助下采用了中草药治疗方，收效显著。

这个药方叫作双甘草方。想要使用此方，先要准备甘遂15克，甘草适量。将甘遂放在新瓦上或烤箱内焙至焦枯，取出研成细末放在清水中化开无渣为度，用油纸摊在地上去净火毒，装入消毒瓶内盖紧不可走失药气备用，每次取出一粒黄豆大药粉，用消毒纱布包好扎紧塞入患者耳内，取甘草1片含入口中，含至无味时另换1片连续不断，每日早晚各换甘遂一次，连续用药数日即可见效。

由此事例我们不难看出，耳鸣、耳聋与饮食有关。过荤的饮食之所以可能引发耳部疾患，是因为大量摄入脂类食物会使血脂增高，血液黏稠度增大，引起动脉硬化。内耳对供血障碍最敏感，出现血液循环障碍时，就会导致听神经营养缺乏，从而产生耳聋。如食用高胆固醇及高盐饮食，会引起或加重耳鸣；某些食物过敏使机体产生变态反应导致耳鸣；减肥食品可使耳鸣症状加重。浓茶和含咖啡因的饮料可加重耳鸣。此外，过度吸烟也会引起或加重耳鸣。因此，欲避免耳鸣，可从预防保健着手，在日常生活中掌握科学合理的饮食习惯，对防治耳鸣具有十分重要的意义。

因此，老年人每日脂肪总摄入量应控制在大约40克，并少吃动物内脏、肥肉、奶油、蛋黄、鱼子、油炸食物等各种富含脂类的食物。每日食品中含胆固醇总量应在300毫克以下。烹调方法选用炖、煮，避免油炸和煎。

耳穴按摩法，还耳朵清净

生活中，不少老人会出现这样的情况：不知从什么时候起，自己的耳朵总在响，开始时是像苍蝇在耳边飞一样“嗡嗡”的声音，间断发作。经过休息或治疗后明显好转，但是不久后又复发，而且发作的症状比以前更加严重，像蝉鸣、波涛一样持续不断地在耳内作响，使人心烦意乱。事实上，这就是机体衰老的征兆。面对无法左右的生理变化，你所能做的就是通过各方面的调养，延缓或者减轻症状的发生。所以说，对耳聋病人要早发现、早确诊、早治疗。

引起老年人耳鸣的主要原因是随着年龄的增长，机体逐渐衰老，鼓膜变硬，导致振动功能下降；同时，耳内螺旋器的毛细胞和神经节发生变性，从而导致听力减退。但也有些老人的耳鸣是由紧张、焦虑、忧愁、烦躁等神经精神症状引起的。无论哪种原因引起的耳鸣，都会伴有头晕目眩、腰膝酸软等症状。虽然耳鸣并不会威胁到人的生命，但是如果耳鸣现象长期得不到治疗，轻则会造成听力下降，重则会引起耳聋的发生。

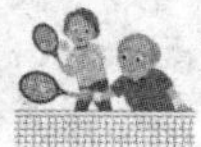

朱某，男，61岁，贵州人，嗜烟40年，经常有腰痛和鼻塞现象，最近半月鼻塞明显，多汗、多梦、口苦、腰痛。2005年10月13日初诊。左耳耳鸣如蝉，高低音交替，晚间休息时严重，在嘈杂环境中左耳更为难受，到某西医医院就诊，此后未有继续使用西药治疗，转而多方求治于中医却未见显效。自觉耳鸣无法缓解，严重影响了日常生活，十分痛苦。后来经过中医专家的诊治，选择了耳穴按摩治疗方治疗。一段时间后，效果不错。

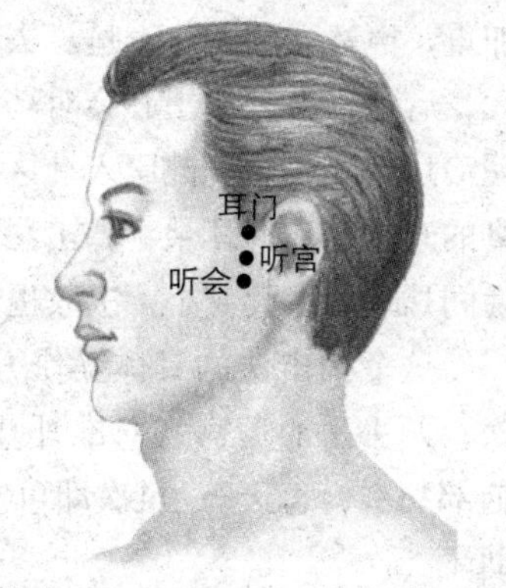

耳门穴、听宫穴、听会穴的位置

这个治疗方主要选择耳门、听宫、听会三大穴。先让我们一起来认识一下它们。

在外耳道前有一软骨凸起称为耳屏，如把耳屏比作小山，在耳屏前对应着两个山脚和山顶，自上而下于一条直线上排列着三个穴位，分别叫作耳门、听宫、听会。当我们张嘴时三个穴位都会出现凹陷，按揉它们有治疗耳鸣耳聋的作用。老年人每天可以用手指按揉它们，每个穴位每次坚持十分钟，也可用食指或中指指腹上下搓擦，按揉程度以发热为佳。此方法对中、轻度耳鸣患者颇为有效。

除了对症的治疗方，老年耳鸣患者还应当增强自我保护意识。当发现听力下降时，应尽量保存现有的残余听力。对听力有害的耳毒性药物一定要慎重使用，如庆大霉素、链霉素、新霉素、水杨酸类止痛药、利尿药和抗癌药等。要避免接触强噪声，如鞭炮声、电子舞曲等。远离噪声过大的场合。对尚有残余听力的各种耳聋，要尽早佩戴助听器。此外，还要注意休息，防止过度疲劳、精神紧张，以免造成内耳供血不足。

耳鸣声音太大，弹击耳部动一动

耳为肾之窍，为肾所主，又与其他脏腑有着广泛的联系。因此，五脏六腑、十二经脉之气血失调皆可导致耳鸣。其中由于外感邪气，脏腑内生痰瘀滞引起的耳鸣多为实证，而脏腑虚损，久病耗损所致的耳鸣多为虚证，其病理各不相同。

中医认为肾开窍于耳，耳朵的疾病往往与肾相关。同时胆经、三焦经、小肠经也与耳的功能有密切的关系。耳鸣多见肾精不足，或者是由于胆经和三焦经火邪旺盛而致。因此，治疗耳鸣的重要方法就是激发经穴的作用，更好地通调耳窍。

怎样辨别自己是否发生了耳鸣现象呢？主要应该从耳鸣的特点上进行辨析。常见的耳鸣症状如下：耳内作响。不知不觉中，耳内会自发地作响，时轻时重，有时像蚊子一样在耳边“嗡嗡”地叫个不停，有时则像大海的波涛一样持续不断，十分扰人，妨碍正常听觉；听力减弱。在与人交谈时常会产生误听、错听、听不清等现象，有时甚至丧失听觉，妨碍人际交往，影响正常的生活。

在刑侦稽查第一线工作了将近30年的吴大爷，2003年光荣退休。吴大爷在退休之后，一直都受到耳鸣的困扰。最初患病的半年里，耳鸣现象时发时止，声音时断时续，每于前一夜睡眠不足时耳鸣加重，如果白天过于疲累，或者上火生气了，夜里耳鸣就会加重，声音大到无法安睡。去医院就诊后诊断为脑供血不足。吃了一些药，但是效果不大，后来，吴大爷担心会对药物产生依赖，得不偿失，于是就改变了治疗方式，选择物理治疗方。一次“健康入社区”的活动让他认识了从事按摩保健的医师，医师建议他没事的时候多活动耳朵，弹击法就是不错的选择。吴大爷尝试了几次之后感觉确实不错，晚间耳鸣声由大变小，次数也越来越少了。

这个弹击法的具体操作方式是：患者取端坐或站立姿势，闭口垂眼，全身自然放松；两手手心劳宫穴对准耳孔，手指放在脑后，用食指压中指用力滑下，轻轻弹击后脑部36次；每天练习1次即可。此法可刺激耳周部位，加快血液循环，对提高听力有帮助。

此外，想要避免耳鸣、听力下降，保护好自己的耳朵，还要坚持体育锻炼。适当的体育锻炼能调节和改善大脑兴奋与抑制的过程，改善情绪，使自主神经的调节功能增强，不仅能够起到延缓衰老、养生保健的作用，还能够增强人体的免疫力，避免或延缓耳鸣现象的发生。

神经性耳聋，常读报吃中药

耳聋是指不同程度的听力减退，甚至失听。它是耳病中最常见的病种之一，可作为许多疾病的伴发病，也有单独发作者。耳鸣可发生在听力减退前或听力减退后，也可同时发生。耳鸣的临床表现是多种多样的，有刮风似的呼呼声，有机器响似的隆隆声，有蝉鸣般的唧唧声，或有的似虫鸣、鸟叫、流水声，以及哨声、铃声等。耳鸣有的发生在一侧耳，叫作单耳鸣，有的发生在双侧耳，称为双耳鸣，有的耳鸣断断续续，称为间歇性耳鸣。有的耳鸣昼夜不停，叫作持续性耳鸣。轻者安静时可听到，重者无论工作、学习时都可以听到。耳鸣常常伴有听力减退、头晕等症状，据统计，耳鸣患者中85%以上有听力减退。耳鸣使人心烦意乱、坐卧不安，严重者可影响正常的生活和工作。

2008年夏天，一位步履蹒跚的老人来到北京某医院就诊，他叫王某，现年71岁，经过诊断发现双耳患神经性耳鸣疾病，多次到医院检查治疗，但一直未能根治，十分苦恼。后来，一次较为偶然的机会让王老遇到了一位曾有过类似病理特征的老人。两位老人在医院的花园里促膝长谈。经过进一步了解，两位老人的症状和生活经历都十分相似。王老从这位老朋友处得到了治疗的小偏方并勇敢尝试着使用。效果还挺不错。至今耳鸣没复发，自觉听力很好，这显示了疗效的稳固可靠性。这个方子就是读报加药疗。这里的药疗的具体内容为：

灵磁石30克，五味子10克，龙胆草6克，生地黄30克，山药12克，山茱萸12克，泽泻10克，丹皮10克，茯苓10克，水煎服。先将灵磁石煎15~20分钟，然后再和其他药共煎20分钟，即可服用，每日1剂，早晚各服1次。连服7剂，病症减轻，耳鸣耳聋病状迅速消失，恢复并提高了听力。

这里需要注意的是，耳鸣是患者耳内或头内有声音的主观感觉，因听觉功能紊乱而引起。由耳部病变引起的，常与耳聋或眩晕同时存在。由其他因素引起的，则可不伴有耳聋或眩晕。对于此内容的鉴别需要专业人士做出，切忌自己乱加猜测，以免延误病情

和治疗。

粥疗三方治耳鸣，坚持就有效

一般健康的成年人，从40～50岁开始听力会逐渐下降，当降到一定程度时，就会感觉到耳聋、耳背，这就叫作老年性耳聋。

老年性耳聋一般有如下表现：当别人说话时他们常打岔，常常会闹出很多笑话，使老年人感到十分尴尬；看电视、听收音机时常将音量调得很大，但此时其他的人却无法忍受；由于耳聋的影响，他们常常不愿意与人交往，当别人有说有笑时，他们常常独自离开或者睁大眼睛发愣；由于缺乏与人交往，他们的性格变得越来越孤僻、古怪，身心受到一定影响，易患上阿尔兹海默症。下面为大家介绍三款治疗老年性耳聋的食疗方，具体内容如下：

方一：补肾核桃粥

材料：大米、核桃仁各30克，莲子、山药各15克，巴戟天、锁阳各10克，红糖适量。

做法：将核桃仁捣碎，大米淘净备用，莲子去心，山药洗净去皮，切小块备用；巴戟天和锁阳用纱布包好备用；在砂锅中加适量清水，放入全部材料煮粥；加红糖适量调味即可。

功效：本品具有补肾壮阳、健脾益气、通窍聪耳的功效。

方二：黑芝麻粥

材料：黑芝麻25克，大米适量。

做法：先将黑芝麻炒熟研碎，再与大米一同煮成粥。

功效：补肝肾，润五脏，适用于肝虚亏损引起的头晕耳鸣、腰膝酸软等。

方三：花生粥

材料：大米100克，花生45克，冰糖30克。

做法：花生洗净、捣碎，加入洗净的大米，同煮为粥，将熟时加入少许冰糖调味，即可食用。

功效：本品可补中益气、延缓衰老、聪耳明目。

老年性耳聋开始的具体原因因人而异，耳聋发展的速度、程度也各有不同，有的人正值壮年，听力便开始下降；但也有不少人，虽然已年近古稀、满头银丝，听力仍然正常。这说明，只要老年人认真做好保护措施，老年性耳聋还是可以避免的。

木瓜酒治耳鸣，古方今用效果好

有人说，老年人耳朵背没什么大不了的。老年人耳鸣也是时有发生的，休息休息就好了。事实上是这样吗？耳鸣、耳聋是否应该被重视都是要依据个人耳朵情况的轻重缓急而定的。

轻度的耳鸣，偶发，而且每次都不会连续很长时间，音量也不大，这时可能是由于疲累或受到其他声源的刺激造成了暂时性的耳鸣。一般不会给身体健康带来多少损害。但是，如果耳鸣声夜以继日嗡嗡作响，弄得老人家心神不宁，影响睡眠与生活，最后导致失聪，那就令人苦恼了。

对于耳鸣的治疗，在不确诊的情况下不要随意服用药物，在确诊后应当本着尽量不使用有不良反应的药物原则来选择合适的食疗方。

王某，58岁，机关退休干部。退休在家之后，经常受到感冒的侵扰，一开始是鼻塞不通，后来全身酸痛，为了治疗感冒。她连续服用感冒药品，累积多达4种。后来感冒症状逐渐减轻，但是双耳出现蝉鸣声，耳鸣现象越发明显，就医后确诊为药源性耳鸣。医生根据她的身体情况，提出了建议，停药是第一步，选择适合的治疗方式是第二步。在适合的食疗方上，养生药酒较为适宜。

这里为大家推荐的是慈禧太后曾经享用过的一款养生药酒——木瓜酒。

具体的方子构成是：鲜石菖蒲18克，鲜木瓜18克，桑寄生30克，小茴香6克，九月菊根18克，川牛膝6克。白酒1500毫升。具体的制作方法是：将上述各药捣粗末，加入白酒浸没药物，7天后即可饮用。每次10～20毫升，晨起时饮用即可。此药酒主治老年人肾虚脾弱，表现为腿痛脚软、步履无力、眩晕、耳鸣、消化功能低下等症。

该药酒方系光绪三十二年九月初十日清宫御医张仲元等为晚年慈禧所拟。据慈禧当时的脉案，其“肾元素弱，脾不化水，阳气不足”，以致有“眩晕、阳虚恶风、谷食消化不快、步履无力、耳鸣”等症。

有些老年性耳聋、耳鸣的病因已弄清楚，但仍有许多病人的病因至今不明。年轻时耳有充分的血液供应，老年以后就开始减少，预防措施主要是改善全身的血液循环，且内防治应从中年时期开始，因为人体衰老从中年以后就已经开始。

塞耳法治耳鸣，简单有效

耳鸣是耳部疾病的常见症状。耳鸣是指病人自我感觉到耳内有鸣响，如闻蝉声，或如潮声。耳聋是指不同程度的听觉减退，甚至丧失。耳鸣可伴有耳聋，耳聋亦可由耳鸣发展而来。

婴幼儿时期就发生的全聋或严重的重听，因为不能学习语言，会导致聋哑。内耳病变有时可以侵犯前庭，使平衡功能失常，所以，患儿在耳鸣耳聋的同时，可伴有较严重的眩晕。

耳鸣患者平日应注意精神调养，少思虑静养神，可收听柔和音乐。居处、工作环境要肃静，噪声不宜过大。如环境中噪声强度超过80分贝时，可采取塞耳塞、戴耳罩等措施，以预防噪声对耳朵的损害。注意多休息，减少房事，忌喝浓茶、咖啡、烈酒等刺激性饮品。

下面给大家介绍两种简单有效的治耳鸣的方法，具体如下：

1. 芥菜籽粉塞耳法

芥菜籽30克。将上药研细末，分别装在药棉球里，分塞耳朵内，每晚睡前使用，次日更换。本法开郁通窍，适用于实证暴聋。药棉大小要适度，用力勿过重，以免损伤内

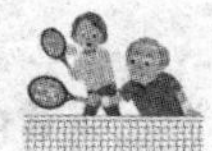

耳。小儿慎用此法。

2. 葱白塞耳法

葱白数茎。将葱白放入炭火中煨热，纳入耳中，每日更换3次。本方适用于耳鸣、耳聋。

为了听力健康，务必坚持规律的生活，合理的营养，适量的休息与睡眠，戒烟，少饮酒或不饮酒。应做到有病早治疗，无病早防治，注意用药的安全，防止噪声危害。高血压、动脉硬化、颈椎肥大、贫血等都可能影响到内耳的血液供给，导致老年性耳聋，故对这些病症应积极治疗。

上火型耳鸣，喝点柴胡栀子汤

中国人，几乎每个人都知道“上火”这个词。如果有一天你突然发现嘴里痛，这说明你“上火”了；长了小泡、溃疡，牙齿疼痛、出血，是咽喉上火了。年轻人“上火”，可能几天就好了，但是，对于上了年纪的人而言，上火很可能就会遏制不住而发展成病。

“火”，到底是从哪里来的？是自身引发的，还是外界因素导致的？

“火”是中医“六邪”致病理论中的一种病因。中医认为，“火”大部分还是由内而生的，外界原因可以是一种诱因。其实，人体里本身是有“火”的，如果没有“火”，那么生命也就停止了，“火”也就是所谓的生命之火。

从某种意义上说，有火则生，无火则死。健康的人体是阴阳平衡的，火保持在一定的范围内。但是，如果阴阳失衡，比如火过亢，人就会不舒服，会出现很多红、肿、热、痛、烦等具体表现。对人体来说，适度的火的存在是必需的，当“火”超过了正常范围，就成为“火邪”，人就会生病。

肖先生，现年69岁，从年轻时开始就喜欢喝酒，在品酒方面是专家。一年到头经常在世界各地的美食节中流连。因为年轻时候经商成功，所以身价不菲，老年生活比较多姿多彩。但是，家里儿女的婚姻一直都不幸福，因为此事他也没少着急上火。自从老大离婚后，肖大爷的滋润生活也逐渐接近尾声。带着肝火喝酒的次数也多了起来。一开始并没太在意。后来发现耳鸣频发，而且身上感觉燥热。后经过诊断，医生认为他肝火过旺，所以才会出现耳鸣，如果不调理，很可能会加重病症给身体带来更多不良影响。

在家人的劝说和建议下，肖大爷最终选择了柴胡栀子汤作为调养的方子。结果表明，他的选择是明智的。

柴胡栀子汤的具体构成是：柴胡9克，栀子9克，天花粉18克，马蹄粉30克，白糖适量。具体制作步骤是：先将前3味煎汤，去渣后，马蹄粉、白糖煮服。每天1剂。此方中的柴胡、栀子、天花粉可以清肝泻火，所以，此方非常适用于肝胆火气上逆型耳鸣患者。

此外，对于上火型的耳鸣患者，节制饮食是必需的。患者需要避免辛辣刺激、肥厚油腻的食物，并且不可以挑食。在疾病的治疗上，患者应摆正态度，切勿盲目就医，为了你的身体健康，治疗前，应选择正规医院选择正确疗法，避免一切不必要的麻烦。任何疾病的治疗，都需要患者保持一颗平常心，切勿忽视疾病可能带来的危害，及早检查是杜绝疾病风险的最有效方式。

核桃油滴一滴，耳朵更聪灵

冯某是一名环卫工人，虽然在最平凡的岗位上，但是他对待工作一向是一丝不苟。因为直接与赃物和垃圾接触，所以他对自身的消毒措施一向做得比较到位。但是，最近由于天气原因，风沙狂吹，让他也有些措手不及。没多久就发现自己的耳朵发炎了，一开始他把治疗耳部炎症的药膏抹了一点，可惜不起任何作用。后来偶然的机会，他发现了核桃仁可以治疗中耳炎。具体的做法是：取核桃仁适量，冰片少许。将核桃仁捣烂（或蒸熟），用洁净纱布包好加压挤油约15毫升，加入冰片（1～1.5克），不断搅和，使其溶解。用时，先按常规消毒，然后滴入药液2～3滴，再用棉球将外耳孔堵住，每日3次，连用5～10日。

在他按照上述方法和计量连续使用3日后，炎症已经消除了许多，后来为了巩固疗效，就又坚持使用了三天，彻底治愈。

通过以上对中耳炎偏方的介绍，希望有心的患者可以在遵医嘱的情况下，询问医生以后，正确采用，及早脱离中耳炎的困扰。

此外，为了能让治疗方发挥更好的效果，还不要忘记在有时间的时候进行身体锻炼，增强体质，这也是预防风热外袭和中耳炎的关键。当然，也要注意劳逸结合，避免思虑太甚、疲劳日久，以免损害肾脏功能。

食疗妙方，耳朵不再嗡嗡作响

耳鸣为耳科疾病中的常见症状，患者自觉耳内或头部有声音，但其环境中并无相应的声源，而且愈是安静，感觉鸣音越大。耳鸣音常为单一的声音，如蝉鸣声、汽锅声、蒸汽机声、嘶嘶声、铃声、振动声等，有时也可为较复杂的声音。可以是间歇性的，也可能为持续性，响度不一。一些响度较高的持续性耳鸣常常令人寝食难安。引起耳鸣的原因较多，各种耳病均可发生耳鸣。

《外科治疗全书》中所说："耳鸣者，耳中有声，如若蝉鸣，或若钟鸣或若流水声，或若萁米声，或睡着如打战鼓，如风入耳。"凡属一时性的耳鸣，愈后多良。但若属持久不愈者，久鸣不已愈后稍差，可发生为耳聋，宜及时治疗。

建议有以上类似症状的患者使用以下食疗方法，下面的这款食疗方已经经过了验证，来源可靠，可以放心试用。

这个食疗方就是熘炒金针猪腰。其具体的制作方法是：猪腰500克，金针菜50克，植物油、葱、姜、蒜、盐、糖、栗粉各适量。然后将猪腰剖开，剔去筋膜，洗净切成腰花块；金针菜用水泡发，撕成小条。将植物油倒入炒锅中，烧热煸炒葱、姜、蒜至散发出香味，即放入腰花爆炒，至变色熟透时，加水、金针菜、盐和糖，炒片刻，以水溶栗粉勾芡，汤汁透明即可。猪腰有补肾作用，再配金针菜养血平肝。经常佐餐使用本品，可辅助治疗肾虚耳鸣、腰痛以及产后奶水不足等症。

很多人在年轻时不注意耳朵的保健，年老后就会出现严重的听力减退。耳科专家表示，虽然没有很好的办法避免老年性听力减弱，但经常进行耳朵保健可以延缓耳朵衰老。关于耳朵的保健，日常生活中要注意以下几点：

1.克服用指甲或者其他不洁物品掏耳朵的习惯。掏耳容易损伤外耳道皮肤，把细菌带入外耳道，引起发炎，不仅痛苦而且难治。如果造成鼓膜穿孔，易引起感染，患中耳炎，影响听力。如果耳痒难忍，可以用棉棒蘸酒精擦拭，但不要插入太深。

2.预防游泳性耳病的发生，选择卫生条件合格的运动场所。硬块的耳屎可以形成栓塞，耳朵进水，耳屎变软膨胀，影响听力，刺激耳道，引起发炎。所以如果耳膜已经穿孔，则不要游泳，以免引起各种疾病的复发。而且，平时游泳时最好也用耳塞，头部仰起，高于水面。

3.预防药物中毒影响听力。现在已知的可以致聋的药物主要有：链霉素、庆大霉素、卡那霉素、新霉素等，这些药物易损害内耳、耳蜗（听觉感受器）、前庭（平衡感受器），造成耳聋和平衡失调。

4.远离噪声污染。不规律、强刺激噪声，不仅能引起心理不适，而且能伤害听力。噪声损伤听力是缓慢的，进行性损伤，很难治疗。强烈刺激的音乐也会使听力下降。

5.养成科学的饮食习惯。多食含锌、铁、钙丰富的食物，可减少微量元素的缺乏，从而有助于扩张微血管，改善内耳的血液供应，防止听力减退。

6.保持良好的精神状态。当情绪激动时，肾上腺素分泌会增加，可使内耳小动脉血管发生痉挛，小血管内血流缓慢，造成内耳供氧不足，导致突发性耳聋。

推拿＋食疗，组合治疗耳聋、耳鸣

耳聋、耳鸣是指听觉异常的两种症状，可由多种疾病引起。耳聋以听力减退或听力丧失为主症，耳鸣为自觉耳内鸣叫，如闻潮声，或细或暴，妨碍听觉……凡风热所致者，暴然耳鸣或耳聋，兼有表证；肝火者耳窍轰鸣，攻逆阵作，怒则加甚；痰浊者耳鸣眩晕，时轻时重，烦闷不舒；肾虚者耳鸣声细，如蝉声持续，腰酸面悴；气虚者耳鸣时作，将息稍轻，劳则加重。阴虚者午后加重。

张某，现年73岁，原为某机关的老干部，曾是单位运动会中年组长跑冠军，身体素质一直不错。但是，不知是何原因，在2009年冬季，耳鸣不断。平日没两天就会耳鸣一次，而且持续时间越来越长，而且还出现了听力下降的危险现象。一开始的时候，用力张嘴、喝水还能使其缓解，后来就越来越重了。受不了这种烦扰的张老在朋友的陪伴下去医院就医。后用推拿加食疗的组合治疗方法，摆脱了耳鸣困扰，听力状况也有小幅回升迹象。

此组合方的具体内容为：

1. 耳鸣推拿处方

推拿的具体手法：患者侧卧，微张口，术者用一指禅推法推耳门、听宫、听会（或用按揉法），再按中渚、合谷。

2. 食疗方法

具体内容如下：瘦猪肉（切丝）500克，豆腐200克，大葱200克，石菖蒲150克。上4味一起煮，熟后吃肉，并且把豆腐汤喝掉。当然，不一定要一次性全部解决掉，每次适量分服即可。一般说来，连续食用3～5次即可有显著效果了。本方可用作耳聋患者的保健食疗方，但对药物过敏以及体质虚弱的老年人应慎用此方。

没事弹弹耳朵，机灵又健康

人耳所能承受的最强声音通常为90分贝，若超过这个限度，即使自己感觉不出来，脆弱而敏感的内耳已受损。耳鸣是指人们在没有任何外界刺激条件下所产生的异常声音感觉，常常是耳聋的先兆，因听觉功能紊乱而引起。由耳部病变引起的耳鸣常与耳聋或眩晕同时存在。由其他因素引起的耳鸣，则可不伴有耳聋或眩晕。

造成耳鸣的原因，最常见的有3种：外耳或中耳的听觉失灵，不能吸收四周的声音，内耳所产生的“副产品”就会变得清晰；内耳受伤，失去了转化声音能量的功能，“副产品”的声量就会变得较强，即使在很嘈杂的环境中都能听到；来自中耳及内耳之外的鸣声：一些肾病患者耳朵听觉器官附近位于头部或颈部的血管，其血液的质量因肾病的影响而较差，使血液供应和流通不太顺畅，就会产生一些声音，吸烟者血管变窄，使血液流通受到一定程度的阻碍，也会造成同样的后果。年老者也会因身体衰竭血液质量较差而出现这样的问题。因为靠近耳朵，这些因血液不通畅而产生的声音，对耳朵来说会被听得一清二楚，成了耳鸣。肾开窍于耳，肾的精气充足则耳聪、听觉灵敏，如果精气不足，则会耳鸣。

此外，过度疲劳、睡眠不足、情绪过度紧张时，也可能产生耳鸣。对于前者引起的耳鸣治疗时应该去补肾精、补元气，后者只需将这些不良的生活方式戒除即可。

提拉耳朵能刺激耳郭的末梢神经及微血管，使局部血液循环加快，并通过神经、体液的作用，对全身的生理活动起到一定的调节作用，同时还能改善神经内分泌功能。特别是耳与肾脏有密切的关系，常提拉耳朵能使“肾精以充”。

其方法是双手食指放在耳屏内侧后，用食指、拇指提拉耳屏、耳垂，自内向外提拉，手法由轻到重，牵拉的力量以不感觉疼痛为宜，每次3～5分钟。此法可治头痛、头昏、神经衰弱、耳鸣等疾病。

搓弹双耳也可起到同样的效果，方法是双手轻捏两耳垂，再搓摩至发红发热，然后揪住耳垂往下拉，再放手让耳垂弹回。每天2～3次，每次20下为宜。

由于过度疲劳、睡眠不足、情绪过于紧张也可导致耳鸣的发生，所以，如果平时生活中坚持进行保健按摩，对耳鸣的防治很有效果。

食穴双补，还你宁静世界

耳聋、耳鸣是听觉异常的两种症状，可由多种疾病引起。耳聋以听力减退或听力丧失为主症，耳鸣为自觉耳内鸣叫，如闻潮声，或细或暴，妨碍听觉。有关专家认为，虽

然造成耳聋耳鸣的原因有很多种，但总结起来不外乎外受风热、肝火上逆、痰浊内积、肝肾亏虚、脾胃气弱几大类。

值得注意的是，不同病因导致的耳聋耳鸣，其症状表现也各不相同。一般来说，凡由风热造成的，往往会突然耳鸣或耳聋，兼有表证；由肝火引发的，则耳窍轰鸣，攻逆阵作，发怒的时候病情加重；痰浊容易引起耳鸣眩晕，时轻时重，感到烦闷不舒服；肾虚容易造成慢性耳聋耳鸣，患者耳鸣声细，如蝉声持续，其中兼有腰酸面目憔悴者属于气虚，耳鸣时常发作，体重减轻，劳累加重，阴虚者通常会有午后加重的情况。

针对以上症状，为大家推荐内服加外用的治疗套方。

内服方推荐治鸣醒聋汤。

这个偏方的具体使用方法是：木香15克，川芎20克，木通20克，香附20克，枣仁20克，枳壳30克，蝉蜕20克，菊花20克，泽泻20克，合欢20克，胆草15克，柴胡20克，石菖蒲20克，夜交藤20克。以水煎服，每日1剂。此方经过验证可以达到清肝泻胆，理气开窍的效用，适用于由肝火上逆、痰浊内积导致的耳聋耳鸣。

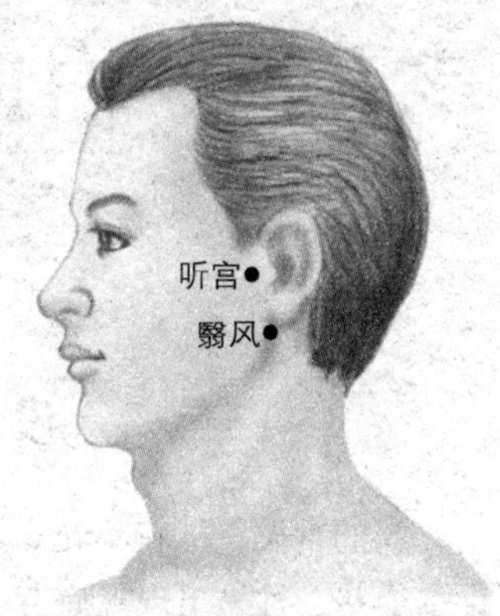

听宫、翳风两穴的位置

外治方是一款穴位疗法，取穴方法如下：主穴在听宫、翳风、中渚，配穴可以是合谷、太冲，虚证可配太溪、筑宾。

手法可以采用泻法，虚证用补法，毫针刺（家庭治疗可用梅花针扣刺法或按摩法）。

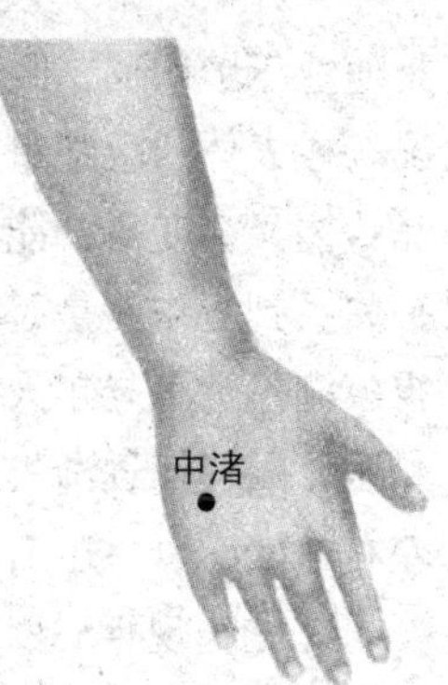

中渚穴的位置

耳聋、耳鸣临床上的实证多由肝胆之火上逆，少阳经气闭阻，或感受外邪，壅遏清窍所致；虚证则由肾虚气弱，精气不能上达于耳所致。治疗法则前者为清泻肝火，后者为补益肾精，主穴听宫、翳风、中渚均为阳经穴，可疏通耳部气血，止鸣复聪，配四关穴（手脚之合谷与太冲穴、两个俞穴此四个部位）清泻火热，开窍启闭；肾经原穴太溪与筑宾善于滋阴补肾，肾气充足则耳窍得养。

第十四章
老花眼、白内障偏方，还老人清晰世界

没事敲敲头，老花眼不花了

人们常说：“花不花，四十五。”中老年人40岁以后渐渐出现视物模糊，喜欢将视标拿远些，且易出现视疲劳，这就是出现了眼睛的“挂花”。

老花眼并非是疾病，它是人眼自然衰老的一种表现。老花眼是老视的俗称，指的是随着年龄增加，眼睛调节功能减弱，不能看清近距离物体，但能看清远距离物体的情况。在人体的眼睛里长有一种叫作晶状体的结构，要看近物时晶状体会变厚，看远物时晶状体又会变薄，能让看到物体的成像正好落在视网膜上。所以，晶状体功能的好坏直接关系到看东西是否清楚。老年后，晶状体自行变厚的能力衰退，于是在看近物时会变得模糊不清。老年人的晶状体调节能力衰退的原因是由于晶状体中的纤维所含蛋白质等物质，因代谢逐渐失去水分，于是质地变硬，弹性降低。这种晶状体的老化现象从40岁左右开始，以后逐渐严重。

陈先生现年53岁，原为邮电局职工，退休后因为爱好书法，加入了当地的书法爱好者协会，成为其中的积极分子。2005年开始，他逐渐发现自己的视力状况出现了问题：写字时会写到稿纸格子外头去，看站在20米开外的人，便分不清他的鼻子眼睛……去眼科大夫处一检查，说是“老花眼”，需配戴眼镜。当时他因为患了偏头痛，经常用一只空花露水瓶敲打头部，时间一长，不但治好了偏头痛，双眼视力也出乎意料地有大幅度的好转，看东西也清楚了。以前写上200个字就头昏眼花，模糊一片；现在，一直没有配戴眼镜，可连续写上3000字左右，字迹端正。

俗话说，头部为“百穴之汇”。由于陈某老人天天敲击它，无意中刺激了某些影响视力神经的穴位，效果才会这么明显。

视疲劳不想睁眼，冷洗热敷最有效

老花眼医学上又称老视。因晶体硬化，弹性减弱，睫状肌收缩降低，从而导致调节减退、近点远移，发生近距离视物困难。

老花眼的症状首先表现为看细小字迹模糊不清，患者常不由自主地将目标远移，以减轻视力负担，消除视力不清和眼睛疲劳。其次，老花眼在不戴眼镜的条件下即使勉强看清近方目标，也会因强行调节、睫状肌过度收缩而产生种种疲劳现象，如头痛、眉紧、眼重、头痛加重、视物模糊等视力疲劳症状。

梁先生现年61岁，过去由于自己不太注意对眼睛的保护，视力早衰，已带400度老花镜，离开深度的眼镜就什么也看不清，麻烦不少。因为从事的职业需要常常写稿子、参阅学习书刊资料，所以，视力状况不良让她很是头痛。后来，在有经验的亲戚帮助下，采用自我治疗的方法进行防治，获得了意想不到的效果。治疗后，老人有时只带100度的老花镜也能看书，并可以在光线充足的地方摘掉老花镜看书报、写稿等，眼病也很少发生，真受益匪浅。高兴之余，梁老将自己使用的老花眼的保养和治疗方法贡献出来，与老年朋友们分享：

冷水洗眼法：每天早晨起床后，坚持用冷水洗脸、洗眼。首先将双眼浸泡于冷水中1～2分钟，然后擦洗脸部及周围眼肌，最后用双手轻轻搓揉20～40次。

经常眨眼法：平时一有空就利用一开一闭的眨眼方法来刺激、维护眼肌，与此同时，用双手轻度搓揉眼睑，滋润眼球。

热敷眼部法：每天晚上临睡之前，用40～50℃的温热水洗脸，洗脸时先将毛巾浸泡在热水中。取出来不要拧得太干，趁热敷在额头和双眼部位，头略向后仰，两眼暂时轻闭，1～2分钟，待温度降低后再拿开洗脸。

按摩治疗老花眼，摇动治疗效果好

老花眼的防治首先需要有意识，而且要有坚持的信心和积极的行动。如果能找到简便适宜的防治方，也许每天只要花上几分钟时间，就能减缓老花眼的各种症状。如果防治措施到位，就算真上了年纪后，眼睛也能看得很清楚，无须佩戴老花镜。

虽然老花眼属于人眼自然老化现象，但是，每个人出现眼睛老花的年龄却大不相同，也并非所有的人都出现老花眼。这说明老花眼也是和个人身体条件、人体衰老的程度有关。怎样能够让我们的眼睛推迟老花呢?

某服装厂的退休职工白某，现年59岁，女，2011年冬天，感觉眼睛偶尔会出现视力模糊的现象，但是这种情形一般只持续几十秒或几分钟，以后又会消失。经过家人提醒，白某开始有意识地防治老花眼。四处打听预防老花眼的方法。饮食上也开始注意多吃对视力有益的食物，生活上也注意不让眼部过于疲劳。后在朋友的推荐下，尝试了摇身法。每天都坚持做，就这样过了大半年后，偶尔出现的视力模糊现象不再出现。本来要到来的老花眼就这样在她的积极防御行动中“落败”。事实证明，老年人眼健康是可以通过有效的预防措施得到保障的。

自我保健按摩简单易学，既能达到防病治病的目的（如白内障、青光眼、近视、老花眼、急慢性角膜炎等），并有一定抗衰老的功能。只要每日早晚坚持做保健按摩，就会收到满意的效果。现将其方法介绍给大家。

民间常先用冷水洗眼，再用热毛巾敷眼，同时用鼻孔吸进热气，如此反复洗眼、敷眼，时间约为5分钟，能起到明目的作用。原理是由于冷暖交替，使眼睛的神经、血管和肌肉一会儿收缩一会儿扩张，从而增强神经、血管和肌肉的弹性，使调节远近距离的睫状肌能调节到最佳距离，使影像较好地聚焦到视网膜上，提高视物的清晰度。摇身法能够明目的原理就是通过锻炼眼球睫状肌的调节能力，从而改善视物昏花的状况。

下面，就向大家详细介绍下此方子的实施方法：

首先，实施者的双脚跨开30厘米左右，身体保持直立，然后左右摇晃，摇晃的程度以相反的那一边脚跟微微浮起为准。坐立摇身，晃动上半身时，视点不要加以固定，视线必须随身体的摇晃而移动。这样每日早晚各一次，可对老花眼起到积极的预防作用。摇晃时，视线必须随着身体的摇晃移动。由于被视物体随着摇晃不断地变化着距离，眼球睫状肌也就不断地进行调节，所以不论坐着摇还是站着摇，千万要记住，眼睛一定要盯住某一物体，否则起不到期待的效果。

此外，人体器官健康都是相互影响的。防止全身衰老，有助于防止眼睛老化。

特配蔬菜汁，专治老花眼

很多老年人都不太明白老花眼是如何发生的。其实，从生理的角度上讲，老花眼是因为人体眼睛的晶状体的退化引起的。人在年轻的时候，晶状体柔软且有弹性，可以随时变厚变薄，看近物时有很好的调适能力。但是，随着年纪的增加，晶状体逐渐硬化，无论是柔韧度还是弹性都明显下降了。看近处的物体时，便很可能无法准确地聚焦于视网膜上。所以，我们看到的事物就只有大概的轮廓而无法看清楚细小的环节。

王先生现年50岁，有老花眼，不戴眼镜看书、看电视时间超过30分钟就会感到视线模糊。以前得过“红眼病”，经常感到两眼眶周围有黏黏糊糊的黏液，其他眼部疾病没有得过。因为眼花不方便，所以配制了老花镜。虽然暂时解决了生活不便的问题，但是老花眼毕竟是一种病，能够缓解和治愈是全家人的心愿。因为不想采用药物治疗的方式，所以选择了果蔬疗法。在营养师的建议下，他配制了专治老花眼的果蔬汁，起到了辅助治疗的作用。

具体配方如下：中型马铃薯一个，去皮；苹果一个，去皮；中型番茄一个，去皮；粗胡萝卜一截，去皮。放入搅拌机，搅成一杯果蔬汁，最好即饮。坚持饮用3个月，不但视力状况会有明显改善，细小的字都看得见，而且患者的皮肤也会更加有光泽度。老花眼镜可以直接“下岗”了。

在此方中，苹果含有维生素A和微量元素硒，常吃些苹果，可保护视力；此外，适量摄取胡萝卜素可以很好地保护视力。胡萝卜含有丰富的胡萝卜素，可维护眼睛和皮肤的健康。

由此可见，这是一个值得信赖的果蔬治疗方。如果家中老人有老花眼、散光或者视力模糊，大可试试这配方。此方因为取材常见，制作简单，且无不良反应，因而在老年花眼患者中颇受好评。

另外，老花眼患者在平时应以清淡、有营养的饮食为主，可多食用一些牛肉、瘦猪肉、蛋类、鱼类、坚果类、豆制品等高蛋白质食物，及大枣、苹果、番茄、黄瓜、白

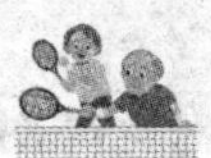

菜、菠菜、芹菜等新鲜的水果和蔬菜。

眼露血丝太疲劳，蒸点红肝丸

我们常说“眼睛是心灵的窗户”。眼睛是人体中最容易受外界刺激的器官，也是最辛苦、最脆弱、最易受伤的器官。眼睛的辛苦在于除了我们闭眼休息的时候以外，眼部肌肉随时处于紧张的状态。感到眼睛疲劳时，实际上眼部肌肉已经是严重过劳，不仅疼痛，而且视物模糊不清，还会引起头痛、头重、肩膀僵硬等症状。所以，眼睛疲劳和眼睛充血时，要立刻休息。

胡老师，现年55岁，患老花眼已经有2年多了，退休之前是一名中学语文教师，执教30多年，桃李遍天下。退休后，每到考试季节还是会很忙，不少家长慕名将孩子送到胡老师这里补习。胡老师经常感觉身体疲倦，精力不足。一连几天晨起照镜子，眼睛都布满血丝。老花眼现象也在加重。家人都觉得她是疲劳了。后来家人找到了红肝丸古方给她调养。她服用后，眼中血丝消失，老花眼症状也有所减轻。

这个红肝丸方的具体制作方法是：取红花10克，与250克猪肝共剁为泥，加少许淀粉制成丸，蒸服。此方对血虚兼瘀者适宜，对因为疲劳而生的眼中血丝有散尽的作用。而且对眼部手术的术后康复也有一定的帮助。

人一旦进入老年，出现了老花眼症状，可以配戴适合的老花镜，随老花眼程度的加深，还要注意眼镜的更换，虽然配戴老花镜可以解决视界不清晰的问题，但是并不是长久之计。针对老花眼的治疗已经不可忽视，除了可以参照经验方治疗之外，还应当养成有益于眼部健康的生活方式。

枸杞子酒治白内障，三日一疗程

白内障是老年人高发病之一，严重影响老人的视力健康，并且有失明的可能。所以，对此病要积极预防，一旦发现及早治疗，把握最佳治疗期十分重要。

刚得白内障的时候，虽然医生已经可以通过仪器看出来，但是，自己感觉视力尚无明显障碍，部分病人感到眼前有小黑影飘动这种情形在看亮处时更为明显。还有一些老年人，感觉看近距离景物反倒比以前清楚，此时是治疗白内障的最佳时期。如果错过了，病情继续进展，可出现视物模糊，甚至失明。

吴先生是一名退伍老军人，现年57岁，他常说的一句话就是“人老了，眼睛不好使了”。这是因为，从2010年夏天起，老吴便发现自己眼前总是有小黑点飘来飘去的。其实是患上了白内障和视物模糊症。而他们小区的几个退休老人却都眼睛雪亮，经常一起打球、下棋，生活过得挺滋润的，尤其是李爷爷。有次老吴问他为什么眼睛这么好，他告诉老吴，都是枸杞子酒的作用。下面就把枸杞子酒的具体制法介绍给大家。

具体内容是：将500克枸杞子平均装入3个空瓶内，再将黄酒倒入至满瓶，并将盖拧紧密封。两个月后开启服用。每日2次，晨起空腹和晚睡前各喝一小杯，而且要连续服用，不可间断。

之所以会选择枸杞子方是因为枸杞子含有14种氨基酸和大量的胡萝卜素，还含有甜菜碱、烟碱、牛磺酸、维生素B_1以及钙、磷、铁等物质。现代医学研究证明，枸杞子不仅能用于防治糖尿病、高脂血症、肝病及肿瘤，对防治眼疾也有特殊的医疗价值。枸杞子中所含的大量胡萝卜素，进入人体后可在酶的作用下转化成维生素A。维生素A向来被称为保护眼睛、防止视力退化的特效维生素。由此可知，枸杞子对健身明目具有很强的功效。

中老年有白内障或虚症时饮用枸杞子酒，会容易睡眠，平时食欲不振、头昏头晕、视物模糊、易感冒等症状也会有明显改善。如果不胜酒力，可以将枸杞子酒加少许水稀释后再喝。最好是晨起时先喝一杯凉开水或温开水，再喝枸杞子酒。长期服用，对提高视力很有帮助。

此方对于因年老多病、身体虚弱、气血两虚、新陈代谢减退、营养不良或因操心过度而引发的白内障有特效。不过，脾胃虚弱有寒湿、泄泻者及外感热邪时都不能吃枸杞子或喝枸杞子酒，否则会雪上加霜。

此外，在日常生活中，白内障患者应当少吃盐，如果食物中盐分含量过高，患白内障的可能性就会增加。同时，还应当摄入足够的维生素C。

白内障来了，要学做“科学眼运动”

保护眼睛、防止视力伤害、减缓视疲劳，除了光线适宜、保持正确的操作姿势、保证休息和做眼保健操之外，还有一条非常重要，那就是要给眼睛补充营养。

现代医学研究表明，维生素与眼疾的发生、视力的好坏有着非常密切的关系。用眼过多者，需要更多眼睛所需的维生素及矿物质。

古书中对白内障有这样形象的描述：“无所因起，忽然模糊，不痛不痒……小珠子里，乃有其障，作青白色，虽不辨物，犹知明暗三光。”白内障作为一种常见的眼疾，似乎对老年人“情有独钟”，它是导致老年人失明的罪魁祸首，被称为老年人的视力“杀手”。因此，对于老年人白内障千万不可以掉以轻心，应及时治疗。

焦先生，现年80岁，原为某汽车贸易公司董事，在60岁时两眼开始视物模糊不清，去医院确诊为白内障早期。那时，他最大的痛苦就是不能看书看报，勉强去看就会头痛，这给他的日常生活带来诸多不便，因为自小对药物反感，所以医生开的药也没有按时按量服用。因为爱好运动，所以坚持晨练。一次运动完后，他灵机一动：生命在于运动，眼部运动应该也会对眼健康有益。于是他开始每天都做眼运动。刚开始眼睛发涩，转不起来，坚持一段时间就灵活了。

再次就医的时候，医生了解到他的药物治疗并不顺利，但是病情没有恶化，感到新奇。了解了眼部运动后说，原来是这种方法帮助了他。

眼部运动的具体方法是：每天顺时针转50圈，再逆时针转50圈，每日早晚各做一次。坚持1个月，眼睛干涩症状会消失，小黑点现象的消失率也很高。如果能再配合适当的医学治疗，效果会更好。

当然，眼部运动虽然对初期白内障有一定的辅助治疗作用，但不能彻底取代正规的

治疗。焦老擅自减少服药量的行为是不正确的。这样会在无形中加快视力衰退的速度，是很危险的举动。而且，眼部运动治疗方只适用于病症初期，如果白内障已经发展到中后期，需要手术解决时，就要积极配合医生的治疗。目前，手术摘除白内障仍旧是使白内障患者复明的有效手段。手术时机随着现代手术技术的发展而变化，只要是因白内障而影响患者的生活和工作，且医生的技术有把握，就可以施行手术。不管采取哪一种治疗方式，始终保持客观、冷静、积极的治疗态度是很重要的。

瓜果汁洗眼法，治好早期白内障

白内障是老年常见病之一，以晶状体混浊而致视力减退甚至失明为特点。本病初起，自觉视物微模糊，犹如眼睛被遮住，擦之模糊不减，然后视力逐渐减退，最终只见手动，或存光感。本病多因年老体弱、肝肾两亏，或脾失健运、精不上所致。另外，部分因肝经郁热及湿浊上蒸也可致病。

某先生是机关退休老干部，在退休后的第二年患了白内障，而且病情发展较迅速，除了接受医生的建议进行保守治疗外，家人也不忘为他寻找有效的偏方。在试过不少方子之后他终于找到了一个有一定辅助疗效的方子——洗眼方治疗法。今介绍如下：

中药方：青皮15克、皮硝（或芒硝）15克。

煎法：先将青皮洗净，放入一小碗冷水中浸泡1小时，将药锅中加两小碗水，把青皮连水入锅，待水开后煎20分钟，再放入皮硝煎10分钟，即成。然后隔两层纱布将药汁滤出约大半碗。

洗法：取一小匙舀满药汁，将眼浸入睁开，左右上下旋转眼球，每日早中晚各洗一次；一次煎药，可用两天。次日用时，再煎开为佳，以免产生细菌。如眼无病，每月如上法洗一次，常年坚持，即可保护眼亮如童。

经实践证明，此方对患初期白内障、青光眼疗效显著。

预防白内障的生活注意：避免视力过度疲劳。过度的视力疲劳会使晶状体长期处于不适当的状态，可以加速晶状体老化和变性，加速白内障的进展，因此应当避免。

菊花延龄膏——来自宫廷的眼科秘药

老花眼在45岁以上的中老年人中发生率很高。只有极少数的人，在50岁时仍无老花现象，远近视力都很好。老花眼是眼部组织老化，功能减退的一种现象，因此，还没有良好的办法避免老花眼的到来。

王老太现年60岁，在一家刺绣学校教授传统的苏绣技法。从14岁开始学习到现在，大半辈子的刺绣生活让她整个人都透着一股古典气质。最近有一件让老人家很烦心的事，那就是老花眼。她刺绣的时候发现自己的视界变得模糊，细小的下针处怎么也看不清楚了。这让她感觉很憋屈。后来，学生们帮她配了老花镜。但是她心里一直都不舒服，觉得自己的眼睛要是一直花下去，很可能会和钟爱的事业告别。学生们为她找来了一个古方——菊花延龄膏，她服用了一段时间后，还是颇有收效的。

“菊花延龄膏”作为传世古方颇值得我们重视。据记载，该药只有一味菊花组成，具体做法是：取鲜菊花瓣，用火熬透，去渣再熬浓汁，炼蜜收膏。每次服用10~12克，白开水冲服。

菊花是一味有名的中药，性甘、苦而凉，按中医说法，菊花服用后能入肺、肝二经，具有解表、疏散风寒、清热清肝、明目、解毒之功效。早在1117年宋朝太医院编著的《圣济总录》记载，以菊花加甘草研为细末服用，可治疗“目赤头旋”。在《急救方》中还说，以菊花加蝉蜕，研为细末服用，可治疗“病后生翳”，对老年人眼疾更为适宜。《本草纲目》说，“久服利气血，轻身耐老延年”，“除胸中烦热，安胃肠，利五脉，调四肢”等。《中国医学大辞典》认为菊花有消炎、散热、镇痛的作用。

得了老花眼应该怎样对待呢？有的人不肯配眼镜，美其名曰：“不向‘老’字低头。”也有的人认为戴了老花镜，度数容易加深，故拒不戴镜，结果弄得精神不振，多看点书便感头昏、头痛，眼睛发胀，殊不知老花眼的发生，是人的生理规律，不以人的意志为转移，到了该戴老花镜的时候而不戴，必然自找麻烦。至于有人说，越戴越会深，这亦是不确实的，我们认为，老花眼越来越深并不是老花眼镜所造成，而是眼的调节力随着年龄的增加会逐渐衰退。

因此，对于老花眼，平时的预防保健比治疗更为重要。应注意饮食营养，加强锻炼，增强身体素质，改善全身状况，眼的健康水平就会提高。老花眼又是眼部调节功能不足的一种表现，因此，不要长时间近距离阅读，减少过度近距离用眼，减轻视力疲劳。这样，老花眼的症状，就会出现得晚些，可能有助于推迟老花眼的到来。

“花花”世界变清晰，全靠古方桑椹糖

上了年纪的人，视力均有不同程度的减退，看远距离的物品和文字会出现模糊不清的现象，这就是我们常说的老花眼。

为什么有的人眼花得早，有的人晚呢？

这与个人眼睛原来的基础有关。青年时代眼睛如有轻度近视（眼球前后径长），看东西的距离一直比较近，现在稍远些可能感到正合适。因此老花表现来得晚些。而有的人原来看东西一直比较正常，也不近视，稍有变化，就要把距离拉远，这种人老花得就比较早。老花眼实际上是身体的一种衰老现象，并不需要担心。老花眼的治疗方法，就是验光确定老花的度数，配镜矫正，以适应近距离的用眼。

胡某，现年61岁，是某民间文化组织的创立人，同时也是剪纸艺术的爱好者和传授者，在家乡办有一所中华文化传统技法学习班。每到寒暑假的时候会招有兴趣爱好的学生来学习剪纸。随着年纪的增长，胡老越发感觉力不从心。尤其是自己的视力状况每况愈下，眼睛花，干涩、易疲倦。以前连续讲两节课都不会感觉累的她，现在超过40分钟就会觉得眼睛好累。尤其是在教授大型的、较为复杂的剪纸样式的时候。因为思想较为保守，她不愿接受医院的治疗方式，但为避免病情恶化，就通过朋友关系，找到了古方桑椹糖来治疗，收效不错。

这里就为大家介绍此方的具体制作方法：先取500克新鲜的桑椹，捣成泥状，备

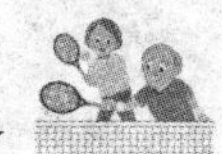

用；取500克白糖与捣好的桑椹放在一起煮，待糖液起黄色并拔起丝时，倒在涂有麻油的石板（或不锈钢板）上，切成糖块，随时含服。此方对老花眼有辅助治疗效果，对肾阴亏损者也有显著效果。

此方中，桑椹是主要成分，中医学认为，桑椹味甘酸，性微寒，归心、肝、肾经，具有补肝益肾、生津润肠、乌发明目等功效。使用此方需要注意的是：鲜桑椹以紫黑色为补益上品，未成熟的不能吃；脾胃虚寒、大便稀溏者不宜食用。

预防和延缓老花眼的发生，主要应该采取如下措施：

增强体质。要坚持锻炼，多做些全身性的运动，如跑步、打球、练气功等，以促进体内气血的流通，增强体质，维持眼睛的调节功能。

注意用眼卫生。首先，要掌握正确的阅读方法，读书时坐姿要舒适，全身肌肉放松，眼睛距离书本约30厘米以上，不要过分前倾；其次，不要在弱光下或强光直射下看书，不要看和写过小的字，不要在车上看书，过度疲劳时不要强行读书；最后，用眼持续时间不宜太长，经常有意识地放松眼肌，或每看书1小时休息20分钟，使眼的视神经调节张弛有度，以保持良好的视力。

茶水熏眼，视界更清晰

人老了，裸眼看书看报时字迹模糊不清，民间称为“老花眼”。老花眼是因为眼睛晶状体硬化、弹性减弱以及眼部肌肉老化等原因所致。虽然这是一种生理的必然现象，不过，如能注意保养，可以延缓老花眼的发生和发展。

王某，是某地质局的退休干部。平日里爱好颇多，书法、下棋、缝纫样样都是行家里手。现年62岁的她，一直有一颗不服老的心。经常和社区里的年轻人互动，学习如何上网、如何网购等等。2009年冬天，她发现自己视力变差，近处的物体看不清晰，电脑上的字也看不清楚了。平日里很少打针吃药的她，这次犯了难。配眼镜的话可以暂时解决问题，但是没有就不行，而且度数大多会越来越深。后来，无意中她发现用茶水熏一熏，视力状况就好一点。

具体的操作方法是：用一杯刚刚沏好的茶水，将一只眼睛半闭着凑在杯口上，让热气蒸熏，熏一刻钟左右再换另一只眼睛，每天至少熏一次，每次熏完以后，会觉得眼睛十分清亮。

茶叶里含有咖啡因、挥发油、维生素等近400种化学物质，通过水蒸气的传导，这些成分对眼球壁中的脉络膜、睫状体和虹膜以及眼球内的晶状体、玻璃体等结构起到调节作用，使视网膜上的感光细胞发生的兴奋沿着视神经传入大脑皮层的视觉中枢，产生清晰的视觉图像。久之，必然会达到保护视力，治疗某些眼病的目的。

茶水熏眼可以促进眼睛血液循环和新陈代谢，使眼睛内的许多组织结构受到调节，有利于恢复清晰的视觉图像。许多人坚持用此法熏眼，结果到老年时仍然视力良好而不必戴老花眼镜。在熏眼的过程中，如果觉得过热无法忍受，可稍事休息一会儿，但熏的时间一定要保持在10分钟左右，并要经常坚持这样做，每天以2～3次为好，最少一次。

除了熏眼法之外，老花眼患者应该养成良好的阅读、用眼习惯。否则，老花眼提早出现是在所难免的事。在膳食方面，应多食用水果、蔬菜、豆制品、动物肝、蜂蜜等对视力有益的食物，忌辛辣刺激的饮食。

明砂山药粥，防治肝肾两虚型白内障

中老年人最常见的眼病就是白内障。我们眼睛的晶状体相当于照相机镜头。晶状体是由蛋白质构成的，其中有一种叫作谷胱甘肽的还原物质，能够防止蛋白质发生氧化作用。但随年龄的增长，人体内谷胱甘肽的合成能力逐渐减弱，晶状体中的蛋白质就开始氧化沉淀，使晶状体变得浑浊，导致白内障发生。

白内障在60岁以上的人中很常见，通常的做法是等到白内障足够“成熟”的时候再用手术切除。白内障初起，患者看东西时会感觉视线很模糊，就好像一个戴着眼镜的人，眼镜上蒙上了一层灰土，然后视力也出现了较为明显的降低现象。实际上只要方法得当，白内障在早期发病的时候是能够治疗的。

中医认为，白内障是由于人上了年纪后，气血渐衰，肝肾精气亏损，不能濡养眼目所致。若能注重眼睛保健，视力的进一步衰退是可以预防或延缓的。下面给大家介绍一款明砂山药粥。

明砂山药粥需要夜明砂9克、淮山药30克、菟丝子9克、粳米60克、红糖适量，将夜明砂、淮山药、菟丝子用布包好，加水5碗煎成3碗，去渣后入粳米、红糖煮粥食。每天1剂，连服15~20剂。此方中淮山药能治肾虚，适用于肝肾两虚型老年性白内障。

要想预防白内障，一方面要减少摄取过氧化脂质，另一方面要阻止不饱和脂肪酸在体内转化成过氧化脂质。强大的抗氧化剂能够对抗氧化对人体造成的伤害，使眼睛免受阳光紫外线的损害，进而起到防治白内障的作用。叶黄素和玉米黄质为类胡萝卜素的一种，具有很强的抗氧化作用，可以吸收进入眼球内的有害光线，并凭借其强大的抗氧化性能，预防眼睛的老化，延缓视力减退，达到最佳的晶状体保护效果，将晶状体细胞所受的紫外线辐射损伤降低50%~60%，抗氧化效果是维生素E的两倍。叶黄素和玉米黄质常见于深绿色蔬菜之中，包括菠菜、油菜、青椒、西蓝花、芥蓝、羽衣甘蓝等，都含有丰富的叶黄素和玉米黄质，能帮助吸收紫外线，保护眼睛免受紫外线的损害，从而预防白内障。

手掌按摩遐想法，缓解视疲劳

正常成年人在看书报或做近距离工作时，读物与眼的距离约为30厘米便能看清，但在45岁以后，就开始出现看书报要拿远一点，才能看清这些方块字，这种现象就是老视，也叫老花眼。

我们知道，人的眼睛在看近物时，必须通过睫状肌的收缩作用，使晶状体的凸度增加及膨胀，以增加屈光能力，这样才能使近处的物体成像在视网膜上。随着年龄的增长，晶状体的弹性逐渐降低，睫状肌功能逐渐减弱，使得看近处物体时晶状体不能变凸，导致近处的物体影像落在视网膜后面，因此就看不清了。而在了解了老花眼形成的

原理之后我们不难发现，缓解视疲劳，保护晶状体弹性是有效预防老花眼的措施。

黄老先生是天文爱好者协会的会员，同时也是一名年过七旬的老人。早年时候，为了观察星象经常四处奔走。上年纪之后因为视力下降的原因，观察星象越发吃力了。为了延缓自己的老花眼现象，他潜心研究了一套确实可行、非常有效的眼保健操，通过按摩眼睛周围的穴位，可以使老花眼减轻。用这套保健操，他自己坚持数月后，治好了自己的老花眼，以后坚持10年，眼睛一直未出现老花。

黄老先生所选择的方法叫作“手掌按摩遐想”。具体的操作步骤是：轻轻地闭上眼睛，将手掌覆盖在眼睛上，阻挡任何可能作用于眼球的光和压力。手掌下部轻轻放在颧骨上，手指覆盖前额。用手掌按摩法时通常选择坐姿，手肘要有支点，可以放在面前的桌上或者膝上的厚垫子上。先用手指按揉太阳、鱼腰、攒竹穴和头后部的风池穴。每穴揉按50～100下。为了节省时间，可将双手的中指和食指并拢按住太阳穴，无名指和小指分别按住鱼腰和攒竹穴，进行按揉，然后再以中指和食指并拢按摩风池穴，与此同时，可做转目动作，顺时针、逆时针方向轮流转动眼球4次，每次8个拍节。如此，每日早晚各做一次。

此法如果能坚持每日练习，反复按摩，大多可以收到缓解视力疲劳，防治老花眼的积极效果。

在按摩的过程中，被按摩者会感受到完全轻松、舒适和温暖的感觉。应选择不被打扰的时间和地点，有意识地去缓解面部、颈部、肩部和其他身体部位的紧张，还可以听听收音机，或让思绪自由随想，忘掉所有不愉快。如果有令你产生压力的想法入侵，抛开它们，过一会儿再去处理。保持几分钟闭眼状态。在经过多次实践后，你可以找出最适合你的时间段。

手掌按摩法可以在任何零散不固定的时间内进行练习。只需几分钟的手掌按摩就可以帮助你缓解眼睛疲劳和放松大脑。如果你乐意，也可以训练更长的时间。

动物肝脏养疗餐，对治老花眼

老花眼是一种退化性疾病。退化性就决定了这种病会随着年纪的增长而出现，决定了此种病在老年人群中的高发性。老花眼多为上了年纪的老人，出现气血衰退、眼睛功能退化所致，多会与高血脂、高血压等老年常见病一同出现。而在防治老花眼的诸多方法中，利用动物肝脏来治疗的方式正在获得越来越多人的认可。这是因为动物肝脏中含有丰富的反酸和甲硫氨酸。其中反酸含量是普通肉类的10倍，经常食用可以有效预防眼睛老化导致的眼睛功能衰退。

王大爷是一名老中医，虽然已经离开工作岗位多年，但是一直都在潜心研究养生之道。他还利用闲暇时间，在社区里做健康宣传，帮助中老年朋友解决健康问题。而且，因为自己也已经是年近六旬的老人，所以有的病症自己也是亲身经历，比如老花眼。在治疗老花眼的过程中，王大爷选择的是动物肝脏食疗餐。他认为养生健体应该是自然的而不是刻意为之。所以，他倡导同龄病友一同来尝试。结果，不少人都从中获益。

以下就是王大爷推荐的两款食疗方，有老花眼的患者不妨试试。

方一：枸杞子叶猪肝汤

准备枸杞子叶100克，猪肝200克，料酒、葱花、姜末、盐各适量。详细做法是：先将枸杞子叶洗净。将猪肝洗净，切成片放入煮沸的汤锅中，烹入料酒，并加葱花、姜末及水适量，煨煮30分钟，待猪肝片熟后，即加入洗净的枸杞子叶，加盐拌匀，再煮至沸即成。当菜随意服食。

方二：猪肝煲枸杞子

准备猪肝100克，枸杞子30克，淀粉、黄酒、盐各适量。具体做法是：先将猪肝切片，用黄酒、淀粉适量，拌匀，与枸杞子一同入锅，加水适量，大火煮沸后，改成小火慢炖，最后煲成一锅靓汤，再加盐调味食用。

以上两方都与猪肝和枸杞子有关，这是因为此两种食物都含丰富的维生素A，对眼睛的养护有一定的积极作用。组合而成的食疗方对肝肾不足型老花眼尤其有效。

此外，如果在食用食疗方的同时还可以用醋泡花生当辅餐，效果更好。因为花生中所富含的维生素B_2是眼睛感光必需的一种成分，维生素B_6帮助把氧气源源不断地输送到眼睛中去。这些B族维生素的营养成分不能大量储存在体内，与其一次性地摄取，不如每天摄取一定的量更有效果。花生中含有丰富的B族维生素。负责掌管眼睛调节功能的晶状体和睫状肌的主要成分是蛋白质。花生中蛋白质含量高，且易被人体吸收。将其与对症的食疗方搭配能收到意想不到的良好效果。

眼睛是神经最发达的部位，所以我们必须每天多食用一些有益于眼睛的食物，尤其是对上了年纪的人，适当的有指向性的补充身体所缺营养，就是养生保健的基本原则。

化障明目汤，辅助治疗好帮手

众所周知，老年白内障发生率较高，具体的发病原因尚不清晰。现行的解释是可能与老年人长期生活在阳光下，眼睛与紫外线接触较多有关，这可能会引起晶状体的新陈代谢障碍，导致晶状体里的蛋白质变性，致使原先透明的晶状体的囊膜、皮质或核的部分或全部发生混浊。其实，简单地说，老年性白内障就是人体衰老的一种表现。

老年人发生白内障的病程较缓慢，一般要1～2年或更长时间才逐步凸显。而且，近年的研究说明，遗传、紫外线、全身疾患（如高血压、糖尿病、动脉硬化）、营养状况等因素均会影响白内障的发生。所以，不排除此几类患者发病的可能。

张某，54岁，患近视750度，退休后几年来玻璃体浑浊，眼前有斑点状黑影，眼睛疼痛，头痛。经就医检查，确诊为轻度白内障。经过药物治疗后，效果不大，症状未减。接受院方的综合治疗，不仅接受了激光治疗和药物治疗，同时还进行食疗。经过将近一年的积极治疗，复查发现玻璃体浑浊现象消失，眼痛症状大大减轻，后做眼底检查，斑点状白内障已经基本消退。这里，张某选择的食疗方为化障明目汤。

此汤的具体构成与制作方法如下：准备珍珠末1克。用法：口服珍珠末每次1克，每日3次，2周为1个疗程。视力提高再服2周，以后改为每次1克，每日1次，维持半年。此方主要对老年性白内障起辅助治疗的作用，已经经过多例病症验证，安全有效。

珍珠自古以来就是美容养生佳品，在养生效用方面已有两千多年历史，明代李时珍

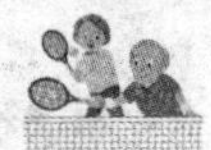

著《本草纲目》记载珍珠归心、肝经，味咸、甘，性寒，无毒。具有安神定惊，清热益阴，明目平肝等功效。所以，此方具有安全性和科学性，患者可以放心使用。

这里，有三点需要注意的事项：

首先，在珍珠末的购买上务必要在正规药房购买，假冒伪劣产品非但不会有疗效，还可能会使老人的身体健康受到损害。

其次，受太阳光紫外线照射越多，患白内障机会越大，老年人外出时戴有帽沿或深色眼镜均可减少和预防白内障发生。

最后，脱水会导致白内障发生或加重病情，因此老年人要多饮水，多吃水果蔬菜，及时补充水分。

转眼揉承泣，解老花眼之忧

经常让老人按揉眼睛可以防治老花眼。这个观点是不是很新鲜？不要奇怪，只要操作正确，这真的可以起到一定的预防效果。

这是因为，在按揉眼睛的过程中，眼球需要不停地调节运动，可以改善睫状肌的紧张状态，使其放松和收缩；眼外肌也可以不断活动，促进眼球组织的血液循环，提高眼睛视敏度，消除眼睛疲劳，从而起到预防老花眼的作用。

王先生，59岁，虽然年纪不算大，但是却已经有了老花眼的部分症状。读书看报或者穿针的时候都很吃力。为了改善这种情况，她一直在不断寻找和摸索好的治疗方法。不久之前，她看到一本医书上的小偏方，就拿来试用了一段时间，结果效果很好。眼花的情况得到了大幅度的缓解，一般印刷的刊物阅读基本不需要再借助老花镜。

这个偏方就是转眼揉承泣穴，具体方法是：闭着眼睛，转动眼球，开始先顺时针转36次，然后逆时针转36次。转完眼睛之后，再用食指按住承泣穴（目视正前方，黑眼球正下方，眼眶骨上的这个点，就是承泣穴），反复地揉搓。

就用这两种小方法，王先生不仅治好了白内障，而且让眼睛比同龄人要好很多。事实证明，这种方法对老花眼、近视眼都有治疗和预防的作用。

为什么转睛和按承泣穴就能有如此神奇的护眼效果呢？

中医讲“目受血而能视”，这个“血”不仅指血液，而且包括由血液化生的各种营养物质，比如眼泪等，眼睛要不断接收这些物质的濡养，才能保持和提高视力。而转睛可以疏通脉络、祛除淤滞，使眼睛更顺利地得到“血”的滋养。与此同时，承泣穴是胃经最靠近眼睛的穴位，而中医讲“脾胃是后天之本，气血生化之源”，也就是说由脾胃化生的气血最多，所以按揉这个穴位能够使脾胃生化的气血更多地注入眼睛，保持视力。眼睛得到更多气血濡养，不仅晶状体没有淤滞，也不容易变形，所以对预防白内障和老花眼、近视眼都是有帮助的。

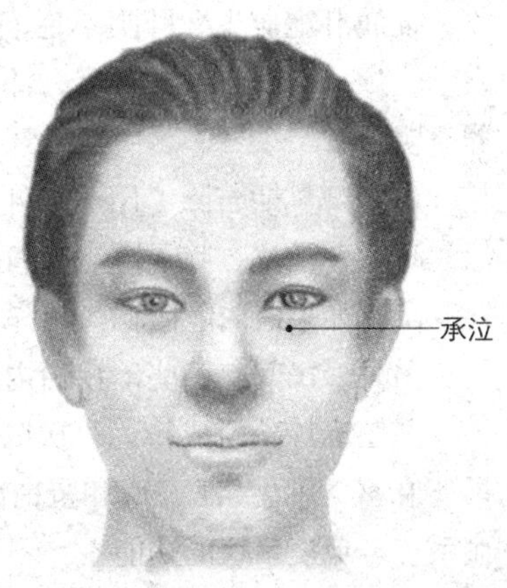

承泣穴的位置

早期白内障，黑芝麻下药有疗效

白内障病之起，初觉眼前似有点条状，似蚊蝇飞舞之状，目力缓慢下降，如在烟雾中看物。经历年久，渐至失明，双目可同时起病，亦可先后发生，间隔之长短，各人不同。此症除视力昏蒙外，无任何头疼眼痛、痒、涩等不适之症。眼外轮廓亦与常人相似，当眼睛内障翳发展成淡白色，目力已降至不辨人物，但对日、月、火“三光”仍能感觉，瞳形依然圆整，阴阳开合，展缩如常。

人眼中有一个组织叫作晶状体，正常情况下它是透明的，光线通过它及一些屈光间质到达视网膜，人才能清晰地看到外界物体。一旦晶状体由于某些原因发生混浊，就会影响光线进入眼内到达视网膜，使人看不清东西，便是发生了白内障。也就是说，晶状体混浊导致视力下降就是白内障。

白内障是致盲和视力损伤的首要原因，多见于50岁以上的老人，并且多为双眼发病，但两眼可有先后。在发病初期，常有固定不飘动的眼前黑点，亦可有单眼复视或多视。随着病情的加重，患者会感到视力模糊、怕光，所看到的物体变暗、变形，此时，再不抓紧治疗，最终导致失明。

虽然在古代中医中没有白内障这一病名，但是有圆翳内障、如银内障等相关的记载，并且在治疗上取得了相当的发展。唐由之教授研究白内障多年，参考了大量中医古籍文献，积累了丰富的临床经验。他认为，白内障的晚期必须经过手术治疗，而在发病初期是可以通过药物治愈的。不过，要根据不同的病机，采用不同的治疗方法。

一般来说，白内障可以分为以下几类：

证属肝肾不足，阴虚血少，目失涵养。此类型经常表现为前见有点条状阴影飘浮，视物昏花，或伴有耳鸣耳聋、腰酸足软等症状。脉搏细数，舌质红、少苔，治宜平补肝肾、滋阴明目。

证属脾肾阳虚。此类型的常见症状是：双目模糊，视远不清，眼前蝇飞蝶舞，瞳神内黄精有少许淡淡纹理，可见脸色发白，神疲体乏，形寒肢冷，溺清便溏，或夜尿次频，舌质淡嫩，脉沉细。

证属肝虚血少，肝阴不足，阴不潜阳，阴虚阳亢。常见头眩耳鸣，腰膝酸软无力，眼干，烦躁不眠，唇红颧赤，津少口干，口苦舌红，脉弦。治以滋阴降火、育阴潜阳、养血明目。

白内障早期，除了用药之外，还可以用针刺疗法，但必须由专业医生进针，取穴风池、睛明、承泣、瞳子髎、丝竹空、临泣、肝俞、脾俞等，每日取1～2穴，一般隔日行针一次。如果白内障已积久年深，针药已难见效，则必须进行手术治疗。

另外，民间有一些治疗白内障的食疗偏方，有一定的疗效，现介绍如下：

黑芝麻炒熟研成粉，每次以一汤匙冲入牛奶或豆浆中服用，并可加入一汤匙蜂蜜。黑芝麻富含维生素E、铁和蛋白质，可延缓机体衰老，改善眼球代谢，能维护和增强造血系统、免疫系统的功能。

冷热双敷，不再“雾里看花”

老花眼又叫老视眼，是老年人眼睛调节作用衰老的一种表现。每个人都有衰老的过程，比如老年人的头发变白、皮肤松弛、肌肉萎缩等。眼睛的调节作用也会衰老。随着年龄的增长，晶状体的弹性逐渐降低，睫状体的功能也逐渐减弱，看近处物体时，晶状体不能变凸，物像不能聚焦在视网膜上。看远处物体却很清楚，看书时，要把书拿得远一些，或者要求光线充足一些才能看清楚。这些情况就是老花眼。

为什么有的人老花眼发生早，有的人发生较晚呢?

这和年轻时各人的屈光状况及营养状况有关。年轻时没有远、近视者，一般40岁以后就开始有老花眼，随着年龄的增长，老花眼的度数也逐渐加深。如果年轻时有近视眼，看近处物体时离得很近，这样的人发生老花眼的时间要比正视眼晚一些。相反，如果年轻时有远视眼，眼轴较短，看近处物体时要离得远一些才能看清楚，这样的人发生老花眼的时间要比正视眼早一些，可能30多岁就需要戴老花镜了。

王先生今年已60多岁，过去由于自己不太注意对眼睛的保护，视力早衰，老花镜已戴400度，离开深度的眼镜就什么也看不清，麻烦不少。

近几年来，王先生因写稿，参阅学习了不少有关保健类知识的书刊资料，了解到一些治老花眼的小偏方，并尝试着用了一段时间，获得了意想不到的效果。近几个月来王先生有时只带100度的老花镜也能看书，并可以在光线充足的地方摘掉老花镜看书报、写稿。他所采用的方法如下：

冷水洗眼法：每天早晨起床后，坚持用冷水洗脸、洗眼。首先将双眼浸泡于冷水中1～2分钟，然后擦洗脸部及眼周围眼肌，最后用双手轻轻搓揉20～40次。

热敷眼部法：每天晚上临睡之前，用40～50℃的温热水洗脸。洗脸时先将毛巾浸泡在热水中，取出来不要拧得太干，趁热敷在额头和双眼部位，头略向上仰，两眼暂时轻闭，约12分钟，待温度降低后再拿开洗脸。

以上方法，既不花一分钱，又简单方便，而且行之有效，只要长期坚持，就会收到良好效果。

第十五章
皱纹、老年斑偏方，解决面子上的烦心事

鱼尾纹增多了，天然芦荟解烦忧

有人将女性比作“花”，那么“有皱纹的花”便难以有那份美艳；有人将女性比作“水”，“有皱纹的水”便难以有那份鲜活。因此除皱成了许多女性花费大量时间与金钱的美容要事。于是乎，拉皮整形手术，运用抗氧化补品，总是为皱纹忙得不亦乐乎。不管是何种原因，爱美的女士们最不愿意看到的就是皱纹悄悄爬上了自己的眼角眉梢，最担心就是随着年龄的增长而出现的皱纹。其实，除皱也不是很伤脑筋的事情，这里给大家介绍一些简单易行，效果不错的祛皱方法，你不妨一试，坚持一段时间后，也许会给你一个惊喜。

60岁的杨女士，原来是某医院的护士长，退休之后她就不喜欢照镜子了。甚至于，她现在再也不敢像年轻的女孩儿那样肆无忌惮地笑了，怕面部的皮肤会因表情过大而导致难看的皱纹，而鱼尾纹成了她面部最明显的特征。眼角浅浅的两三道纹路，一笑就变得更加深刻了。其实鱼尾纹并不可怕，可怕的是你眼睁睁地任其发展。在这里，介绍给大家一款自制的滋养面膜——芦荟滋养面膜，能很好地滋养眼周的脆弱肌肤。后来，坚持使用此方6个月后，杨女士的鱼尾纹明显变淡。

芦荟黄瓜抗衰面膜的制作方法是：需要准备芦荟叶1片，黄瓜半根，鸡蛋1个，面粉20克，红砂糖15克。具体的用法是：先将芦荟叶洗净，去刺去皮，取出胶原质放入榨汁机中榨汁；再将黄瓜洗净去皮，放入榨汁机内榨出原汁；然后将鸡蛋搅匀，加入芦荟汁、黄瓜汁、红砂糖、面粉，搅匀即可；最后将面膜均匀涂在脸上，避开眼、唇周围，20分钟后用温水洗净。

此方具有预防衰老、减少皱纹、红润肌肤的效果。因为芦荟中含有大量可以促进血液循环和细胞再生、软化角质、滋养皮肤、抑制色素沉积的成分，是深受女性喜爱的美容抗衰佳品。

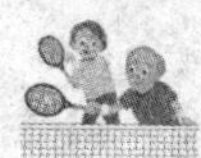

宫廷抗皱古老方：八白玉颜膏

皮肤是人体重要的器官之一，由于受到自身及外界环境的影响，再加上在体内形成的游离自由基破坏了正常细胞膜组织内的胶原蛋白与活性物质，使得皮肤真皮层的胶原蛋白含量逐渐减少，网状支撑休也会变厚变硬、失去弹性。弹性与保水度降低，肌肤就会变薄老化，形成可恶的皱纹。皱纹是面部皮肤衰老的表现，皱纹是皮肤缺乏水分，表面脂肪减少，弹性下降的结果。因此，预防或消除皱纹的主要方法就是多补充含水分和胶原蛋白的食物，同时要有正确的皮肤保养方法和习惯。抗皱去皱是老年人健康措施中不可或缺的重要环节。

管女士是某棉纺厂的退休干部，因为年轻时容貌出众，所以一直都很在意自己的妆容。虽然她已经54岁，但是身材保持得很好，基本不走样，唯一让她感觉不顺心的就是皱纹。她还记得自己第一条皱纹长出来的时间是在46岁。与其他同年龄段的老人相比，已经是很不错了。但是爱美之心人皆有之，容貌对于管女士而言也是自己自信心的一部分。所以她在除皱方面下足功夫，没少花钱。与年轻人追求的皮肤保养不同的是，管女士只选择最可靠的抗皱方子。

其中效果最好的是一款被称为八白玉颜膏的古方。据说此方是慈禧太后晚年时很推崇的一款美颜护肤佳品。在管女士试用3个月后，发现效果了得。脸上较为浅小的细纹基本消失不见了。这让她很欣喜。

这里就向大家详细介绍一下此方。八白玉颜膏的构成有：白丁香、白蒺藜、白僵蚕、白及、白丑、白芷、白附子、白茯苓、皂角、绿豆。具体的使用方法是：将上述原料研制成末，取15克，用蛋清或者黄瓜汁调和，外敷于脸，每周使用3～5次。

正确使用此方可使皮肤洁净润泽，并可防止粉刺、雀斑、色素沉着等症。因为每个人的肤质不同，若在使用过程中皮肤感觉不适，请停止使用。

此方中的药材大多是滋养肌肤的“高手”，其中白及能祛除浊滞，令肌肤更加顺滑，还能治疗手足皲裂症；白芷不仅气味芳香，还长肌肤，润泽颜色；白蒺藜味苦、辛，性温，有美肤功效。《本草纲目》曰：“洗面黑，洗瘢疮。”白术，能祛除皮肤黑斑黑晕，粉刺瘢痕；白茯苓，可消退黑斑及粉刺。《本草品汇精要》曰：“白茯苓为末，合蜜和，敷面上疗面疮及产妇黑疱如雀卵。”白茯苓既去暗白面，又牢牙乌发，延年益寿。

对付老年斑，小番茄有大用途

皮肤和人体其他组织器官一样，从中年开始就有老化现象，而且原来光滑无瑕的皮肤上还会出现扁平或稍隆起的斑块、斑点，呈黑色或褐色，多出现在颜面、手背上，这些斑点、斑块就是老年斑。老年斑形成的原因是人体在代谢过程中，产生了一种叫作“游离基”的物质，即脂褐质色素，这种色素在人体表面聚集，即形成了老年斑。

王女士是某老年俱乐部的负责人，也是一名京剧迷，现年59岁，在她喜爱的京剧角色中，经常扮演花旦，都是一些很出彩的角色。在老戏剧迷的圈子里也称得上是个名人了。虽然年轻时候不是一个很爱装扮自己的人，但是，越上了年纪穿着打扮越花哨了，也开始注意自己的皮肤状态了。皱纹对她而言还是可以忍受的，但是老年斑她实在接受不了。当她照镜子的时候，发现自己的脸上和手上已经出现少量的老年斑时，感觉很苦恼。后来，经过一位护肤专家的建议，为其推荐了一款番茄食疗方，说是专治老年斑。她抱着试试看的心情食用了几个月，斑点真的有消退的迹象。

这个食疗方的名字是木耳番茄鸡块。具体的制作方法是：先将下列几种食材备齐：鲜鸡肉150克，水发木耳20克，番茄2个，红花5克，葱段、姜片、盐、味精、醋各适量。然后，先将鸭肉切成片；番茄洗净，榨汁；木耳切成小片；红花用水浸泡，捞出，沥干水。再将鸡块、葱段、姜片、醋倒入锅中，加清水适量，用大火烧沸后，把上面的浮沫去掉，改用文火煮45分钟，加入番茄汁、红花、木耳，煮5分钟，加盐、味精调味即成。

有人可能会奇怪，为什么看上去如此普通的一款菜肴能对老年斑有显著的治疗效果呢？这是因为，木耳是典型的排毒食物，番茄有养颜的功效，鸡肉滋润肤色，把这三种材料混合烹制，做成木耳番茄鸡块，有益血养颜祛斑的功效，而且味道清淡，很适合老人食用。

其实，除了食疗方之外，番茄切片外敷的方法也能对面部老年斑有一定的辅助治疗作用。具体做法是：将番茄切片敷在斑点处约半小时，或以纱布、面膜纸浸番茄汁后外敷，每周1～2次即可。多吃番茄对预防老年斑很有效果，其原理都在于番茄红素的抗氧化、消除自由基的能力。

另外，要想预防老年斑，还可以主动增加体内的抗氧化剂。研究表明，最理想的抗氧化剂是维生素E，它在体内能阻止不饱和脂肪酸生成脂褐质色素，自然也就有较强的抗衰老功能。因此，老年人除可遵医嘱服用一定的维生素E外，还应多吃含维生素E丰富的食物，如植物油就是维生素E最好的食物来源。老年人完全可以“吃”掉老年斑，而且还能吃出健康。

玉米精华，帮你把颈纹藏起来

颈部是比较直观的部位，也是反映女人真实年龄的敏感区。这里我们不再讲颈部的重要性，而是从美容保健的角度，谈谈颈部皱纹的问题。不管你承认与否，颈部都是最容易产生皱纹的部位，很多女性朋友往往是把注意力都放在了脸面问题上，不知不觉中，这颈部的皱纹就悄悄出卖了自己的真实年龄。

王某是某中学的退休教师，现年59岁，退休后有一段时间无法适应，心里的空虚与焦虑感让她的精神状态一下子变得很差。皱纹也嗖嗖地往外冒。退休后的第二年，学校往年的毕业生回到母校欢聚，请她出席。大家明显感觉王老师苍老了。一位从事美容护肤产品推广的学生，为老师推荐了一个护肤小偏方。没想到，使用之后效果明显，王老师颈部区域里最明显的皱纹变淡了不少。

这个偏方的名字是自制玉米粉去皱颈膜。此方需要准备玉米粉30克，蜂蜜10克。具体制作方法：先把玉米粉与蜂蜜一同倒在面膜碗中、充分搅拌，调和均匀成稀薄适中，易于敷用的糊状，待用。温水清洁面部后，先用热毛巾敷脸约3分钟，接着取适量调制好的玉米粉去皱面膜仔细地涂抹在颈上，静敷约15分钟，以清水彻底洗净，并进行肌肤的日常护理，即可。

之所以选择玉米，是因为玉米有长寿、美容的作用。玉米胚尖所含的营养物质能增强新陈代谢、调整神经系统功能，能起到使皮肤细嫩光滑，抑制、延缓皱纹产生的作用。颈部需要有良好的血液循环，才能显得丰润而有生气。本方主要以玉米蛋白酶、胚芽胶原蛋白、蛋白氨基酸和透明质酸为主要成分，可以超强渗透肌肤深层，有效补充水分及营养，促进颈部淋巴循环，激活细胞活性，增强皮肤弹性，有效预防和淡化颈纹，同时美白颈部皮肤，令肌肤亮丽光彩。

在日常生活中，导致颈部皱纹的原因很多：首先是我们对颈部护理的长期忽视，不注意颈部的防晒保湿，致使颈部皮肤丧失水嫩平滑；另一方面，颈部的皮肤十分细薄而且脆弱，其皮脂腺和汗腺的分布数量只有面部的三分之一，皮脂分泌较少，锁水能力自然比面部要差许多，容易导致干燥，使颈部皱纹悄然滋生；再就是日常生活和工作中的不良姿势，会过多地压迫颈部，诸如爱枕过高的枕头睡觉；经常伏案工作，少有意识不间断抬头活动活动颈部；用脖子夹着电话听筒煲电话粥等，这些都会催生颈部皱纹。此外，电脑辐射、秋冬季节的天气干燥也容易导致颈部干燥起皱。

了解了导致颈部皱纹的原因，我们就可有针对性地进行颈部保养。在颈部保养时，可选用温和的清洁剂和润肤液，每次洗脸时同脸部一并清洗。不论你的脸部皮肤是油性或是干性的，颈部的护肤剂均宜使用油脂成分较大的，因为颈部皮肤属于干性，所有的含油脂的润肤剂均适用于颈部。

法令纹变深，勤做漱口操

皱纹是岁月刻在我们脸上的痕迹，虽说岁月的洗礼和容颜的苍老不是我们能控制的，但是有效的机体调理、得当的美容护肤能减轻甚至减少皱纹。而在诸多的皱纹中，法令纹又是最难被去除的。不少老年人可能在眼尾纹和颈纹上都保养得不错，但是面部深深的法令纹却难以消失。

年轻时，遗传因素是法令纹产生的主要原因，有的人天生法令纹就比别人重。随着年龄的增长，皮肤里的胶原蛋白、水分含量会渐渐流失，皮下脂肪也会萎缩下垂，形成皮肤表面上的凹陷，产生法令纹。有人30岁脸上就布满皱纹，有人年近花甲却脸色红润。那么怎样让皱纹来得慢一点，更慢一点呢？去皱不一定非要用那些昂贵的美容产品。其实，生活中的许多小偏方就可以帮你的忙。

吴女士年轻时曾是一名陶艺工人，后来从事服装生意，因为个人形象出众，做生意的时候货真价实而成为成功的商人。上年纪后，她把事业交给了儿女打理，自己把生活的重心放在了享受生活上。出于对生活的热爱和对自己容貌的自信，她一直都在做皮肤护理。所以，外貌看上去根本不像是已经年近六旬的老人。虽然身边人的赞许让她很开心，但脸上明显的法令纹，还是让她觉得岁月不饶人。为了能保持自己良好的不老状态。她坚持每日做漱口操，预防法令纹加深。

漱口操的具体操作方法是：做漱口状鼓胀两面颊，舌头在口内移动并推抵两颊；每个动作连续做5遍，每天做3～4次。

这里需要注意的是，法令纹不像那些易于改善的小细纹，而是长且深的大皱纹，一旦出现就很难消除。所以与其等法令纹出现再去消除，不如及早预防。然而，对于已经出现的法令纹，只要不怕麻烦，耐心护理，就会有不同程度的淡化。

手足长了老年斑，白芷来帮忙

人到老年，尤其是到60岁以后，体内脂褐色素就聚积在皮肤表面，在面部、手背等皮肤上出现扁平黑褐色斑点、斑块，俗称老年斑或寿斑。要想消除老年斑，只有增加体内的抗氧化剂。最理想的抗氧化剂就是微量元素硒和维生素E，硒与维生素E的协同作用，可保护细胞膜，增强其抗氧化功能，消除导致人体各器官退行性变化的元凶——自由基，有效祛除老年斑。

小赵是清华大学的高才生，每年回家探亲的机会并不多。2009年冬天回家的时候，发现母亲手足上的老年斑已经多到严重影响美观的程度。虽然不是什么大病，但是小赵看在心里还是有些心疼。孩子长大了，该是回报父母的时候，父母却老了。为了母亲的老年斑，他找到学医的同学咨询。后来给母亲选择了白芷外敷的偏方。第二年再回家的时候，他惊奇地发现，母亲手足上的老年斑真的淡了很多。虽然只是件小事，但他为自己可以帮到母亲而感到高兴。

这个白芷外敷的偏方具体做法是：先准备白芷一大匙，石膏适量，脱脂牛奶两大匙。具体做法是：先将白芷和石膏磨成粉，过筛取细粉。将脱脂牛奶加入白芷、石膏粉中，搅拌均匀，调成糊状，洁面后，将调好的糊均匀地涂抹在手部或者足部有老年斑的区域，再在上面盖一层保鲜膜，约20分钟后，用清水彻底冲洗干净即可。建议每周使用2～3次。次数不宜过于频繁。

此方中的白芷味香色白，为古老的美容中药之一。白芷有显著的美白祛斑作用，并可改善微循环，促进皮肤的新陈代谢，延缓皮肤衰老。

其实，消除老年斑的方法还有很多，但都离不开生活饮食上的协助。从饮食宜忌的角度讲，对淡化老年斑有帮助效果的饮食包括动物肝脏、肾脏以及蛋黄、全麦粉、糙米、玉米、大麦、大蒜、葱头、芦笋、胡萝卜等含硒量较丰富的食品。

花生泡白酒，减压淡斑效果好

引起皮肤斑点形成的原因有很多，主要是：新陈代谢功能减慢，黑色素无法正常排出；阳光对皮肤造成的累积性伤害；生活压力大，作息无规律，内分泌失调，增加黑色素的异常分泌，令肌肤遗留斑点。这其中，斑点的产生与情绪有着重大关系，单纯采用美白产品来改善斑点，效果不是很明显。想要彻底祛斑，最关键的是要让自己保持愉悦的好心情。

对老年人来说，老年斑的产生是常见现象。但如果在生活中多加注意的话，老年斑

也是可以预防的。即使长出来了，也可以被淡化甚至消除。

侯大爷，身体健康硬朗，但是因为家中有两个儿子，连续操办儿子的婚事、住房等的一系列的事，让他颇为费心，压力很大。后来，一切都告一段落后，想享受下安逸的晚年生活时，他发现自己身上长出很多老年斑，严重影响心情。闲暇时候侯大爷没少打听祛斑的方法。因为平日里经常打牌遛弯，认识不少朋友。在一次老友聚会上，大家一边喝酒，一边说起了酒的好处和养生功效来。侯大爷无意听到花生酒可以淡化老年斑的信息，便详细打听之后回家尝试了两个疗程。面部的老年斑确有淡化现象。事实上，侯大爷的老年斑有皮肤老化的原因，也有压力过大的原因。就像前文提及的，情绪压力与斑点是有着密切的联系的。

此花生白酒的组成包括：带红皮生花生仁500克、白酒250毫升、米醋1000毫升。具体做法是：花生仁、白酒、米醋，共装瓷坛内密封浸泡7天，即为“酒醋花生仁”及“花生酒”，备用。患者每天早上吃酒醋花生仁10粒，晚上花生酒10毫升，加白开水100毫升兑服，连服30天为一疗程。一般服1～8疗程。

这里之所以选择白酒，是因为白酒也是美容的一大法宝，因为酒里面含有酒精，有消炎、杀菌、收缩毛孔的功效。而花生具有养胃、补血、生气的功效。两者相互搭配，经过特殊的工艺制作便可发生奇妙的养生功效。

皮肤松弛没弹性，涂点米醋

人到了一定的年龄，会慢慢出现面色无华、皮肤松弛失去弹性等面容衰老的情形，这是人机体老化的外在表现，是一种自然发展的趋势。虽然人不可能永葆青春，但通过积极有效的抗衰措施，还是可以达到延缓衰老的效果的。

高某，女，现年54岁，是某银行退休职工，生活状态一直比较富足，从30岁开始就一直热衷护肤、养生。所以，现在虽然已经50多岁，但无论是身形体态还是皮肤状态都显得十分年轻，尤其是在保持皮肤弹性方面，更加让人羡慕。不少人都向她请教护肤秘诀。她推荐了米醋外敷的方子。

米醋外敷方的具体操作方法是：三伏天里用仓米蒸成饭，与晒干的饭和匀装入瓮中，用水将其淹没，密封后放置在温暖处，21天后就做成了米醋。从理论上讲，只有放置二三年的米醋可以入药用。其他的仅能食用，不可入药。用米醋外敷时，要先购买准备面膜纸，然后将适量的米醋倒在面膜纸上，将其完全浸透，外敷于面部，15～20分钟后揭去即可。每周2～3次。

其实米醋不光对面部皮肤保养有益，也可以用来护手。洗衣洗碗完毕后，迅速将双手用清水冲洗干净，然后酌量倒一小匙米醋，涂满手心手背，稍过片刻，再用清水冲一冲，待手干后，相互搓一搓，光滑极了。

另外，睡前喝米醋也有益健康，米醋中含有20多种氨基酸和16种有机酸。睡前饮用一小杯醋，可以帮助入睡，还能改善睡眠质量，消除疲劳。

有人可能会问，用了米醋外敷方是不是就可以一劳永逸，不必考虑其他方法了？其实，米醋外敷就好比是女性朋友们定期做面膜一样，都只是保持皮肤状态的措施之一。

但不代表其他有益于肌肤的方法不能使用。比如，饮水。人体组织液里含水量达72%，成年人体内含水量为58%～67%。当人体水分减少时，会出现皮肤干燥，皮脂腺分泌减少的现象，从而使皮肤失去弹性，甚至出现皱纹，为了保证水分的摄入，每日饮水量应为1200毫升左右。

由此不难看出，想要拥有水润、富有弹性的皮肤，不仅需要具备保养意识，需要正确有效的护肤方，还需要有良好的生活习惯，三者缺一不可。

薰衣草煮起来，眼窝不塌弹性十足

人一过了45岁，恼人的眼袋就会毫不留情的出现。眼袋一般可分为真性与假性眼袋两种。假性眼袋多见于年轻人，以遗传性因素为主。真性眼袋多见于45岁以上的中老年人。这里我们重点要解决的就是老年人的眼袋、眼窝问题。

宁老太太是一家盲人按摩所的老板。现年61岁的她性格活泼，善于接受新事物。因为从事与养生保健相关的行业，所以她对此方面的信息也颇为关注。自己在保养方面也很有心得，她对朋友说："我愿意把自己当'小白鼠'，琢磨出好点子来，让你们都受益。"正因为有这样招人喜爱的性格，所以朋友很多。最近宁老太太在研究的是老年人眼袋和眼窝塌陷的问题。因为在两年前，59岁的她发现自己下睑眼轮匝肌肥厚，眼轮匝肌的轮状突起，微笑的时候更加明显。她经过学习和了解知道自己的眼袋是真性眼袋，会随年龄增长而更加明显，如果生活与工作过于劳累，就会表现为皮肤松弛。而改善这种症状的最主要方式是保障眼底部位的血液循环与代谢。经过多方寻找，她发现薰衣草方有显著效果。

这款薰衣草方的主要内容是：

先提炼薰衣草露。把薰衣草放进煮锅中加入适量清水煮开。放凉后备用。准备10%甘油、3%透明质酸和3滴茶树精油，将这三种物品与制好的薰衣草露混合一起，再加入30%的清水就成为一款薰衣草眼底精华液。每晚睡觉前用小块化妆棉，剪成眼底月牙状，以精华液润透后，敷于眼袋处即可。

这其中，茶树精油具有很好的消炎、镇静肌肤的作用，还有防腐抗菌的作用；薰衣草纯露则有收敛、美白、软化角质的功能，能平衡皮肤油脂分泌，对于油性肌肤与油性发质有一定的改善作用；10%是最好的甘油比例，北方的朋友用5%的浓度即可；透明质酸配合甘油可以达到更好的补水保湿效果。此方用过以后，皮肤感觉十分清爽，适用于因色素沉着引起的黑眼圈、眼袋等现象，可淡化黑眼圈。

当然，不同原因引起的眼袋保养方法也不同，并且需要根据不同人的肤质状况而定，在选择使用护肤产品之前最好能先给自己的皮肤做出正确的肤质测定。

这里需要注意的是，老年人眼部肌肤非常脆弱而敏感，因此对剂量的控制显得尤为重要，千万不可过度使用。

其实，除了需要对症的滋养方之外，预防眼袋的功夫也要体现在日常生活中。比如，平时不要总是擦眼睛、眨眼睛、眯眼睛；阳光强烈的时候最好戴上太阳镜；每日洗脸时，不要用粗糙的毛巾抹洗眼睛周围的皮肤；不要盲目减肥和节食，否则会使脂肪量

迅速改变从而影响皮肤弹性。

熬夜变“金鱼”，果酸面膜打散鱼尾纹

美丽的天敌是随着年龄的增长出现的皱纹，它们会不自觉地泄露你的年龄。皱纹最先出现的地方在眼部，因为眼部四周的肌肤是脸上最娇嫩的部分，随着岁月的流逝，水分容易流失，而且眼部周围由于没有皮脂腺分布，无法分泌油脂，便会渐渐地失去弹性，皱纹就容易产生了。从生活习惯的角度讲，最易引发眼角鱼尾纹的不良习惯就是熬夜。专业美容师提醒老年人，眼部周围的皮肤是最娇嫩的，由于汗腺和皮脂腺分布较少，皮肤较干燥，所以极易产生皱纹。一旦熬夜，眼角便容易出现一些细小的鱼尾纹。这些鱼尾纹对于男性来说，可能会增添一点成熟感；但对于女人来说却是大敌，因为它影响面容的美观，显老。

熬夜究竟对老人的身体健康和皮肤侵害有多严重？熬夜后，会造成肌肤无法顺利代谢，老、废角质堆积在皮肤的表面，肌肤自然没有光泽。长期熬夜之后，还有人发现自己颧骨、眼下出现了斑点，这是由于皮肤代谢减慢，白天积累的色素沉淀不能及时排出。熬夜后，几乎没有一个人能避开“熊猫眼”。缺少睡眠是黑眼圈的罪魁祸首，直接导致眼周静脉血管的血液瘀积，呈现青灰色。

最简单、有效又正确的护养方法就是使用眼膜。质地丰厚、营养充足的眼膜往往用在眼霜前，可以有效预防眼角鱼尾纹的增生。这里就为大家，尤其是中老年朋友介绍一下果酸面膜，帮助大家摆脱鱼尾纹烦恼。

果酸其实是一个很大的类别，共包括37种物质，如甘醇酸（又叫甘蔗酸）、乳酸、苹果酸、酒石酸、柠檬酸、杏仁酸等，都是属于果酸的类别。现代研究发现，果酸具有强大的美容功效，对于表皮的角质细胞，它能够降低角质细胞间的粘连性，促使角质细胞之间分离，最后剥脱。简单地说，果酸能促进真皮细胞生长，增加胶原纤维和弹力纤维，从而使皮肤变得更有弹性。这里具体为大家介绍的是酸奶面粉面膜。

此面膜的具体制作方法是：先准备酸奶1杯，面粉适量，将两者搅成糊状。洁面后，取适量涂于面部，15～20分钟后以温水洗净即可。每周2～3次为宜。

鱼尾纹产生的主要原因是眼周缺水，皮肤新陈代谢功能下降，纤维组织老化、松弛，甚至断裂形成皱纹。如果你美丽的眼睛出现了眼纹，除早晚使用眼霜，定期使用果酸面膜之外，你还可在晚上涂上眼霜前使用眼部精华液。

在日常保养中，要改掉一些不良的习惯，同时要选用一些具有防皱、补充水分功能的眼霜和眼膜，辅以按摩手法，刺激血液循环，增加肌肉弹性，促使皮肤更新。

让葡萄籽帮你抚平鱼尾纹

葡萄籽油含有大量的维生素E和原花青素、亚麻油酸，其中的亚麻油酸可以抵挡自由基的出现，防止机体老化，减少皮肤中胶原蛋白的流失。花青素可以增加弹力纤维的含量，使皮肤保持弹性。不过大家在选葡萄籽油时，要注意看它的色泽。通常情况下，味道清淡，颜色呈自然的淡黄色的效果较好；银耳富有天然的植物性胶质，对补充皮肤表面的胶原蛋白也有很重要的作用。

上述材料，是一款效果非常不错的自制眼膜的主要成分。这款眼膜具体的操作方法如下：准备银耳1枚，葡萄籽油适量，维生素E胶囊1颗。先将银耳用水泡1小时后洗净，去除黄色的根部，将其撕成碎块，用电饭煲炖1小时，成羹状。取2匙银耳羹，并使其凉透。再加入4滴葡萄籽油与半颗维生素E胶囊，沿一个方向搅拌均匀。晚上清洗好脸部后，将双手搓热，轻轻按住眼周皮肤1分钟，重复做2次，效果最好。在使用的过程中，食指向上、拇指向下，慢慢拉伸眼周皮肤，然后用食指轻轻压住眼角肌肤，向耳部方向拖拉（动作要轻微，切莫拉痛皮肤）。将配好的眼膜涂抹在眼部周围，保持面部表情淡然，严禁做出任何夸张的表情。半小时后即可洗去。最后在眼周涂抹眼霜或是保湿精华。每周使用6次，第7天就让眼周的皮肤好好休息，这样效果更显著。

在条件允许的情况下，还可以配以相应的食疗，比如桑椹葡萄粥，其具体的制作过程是：桑椹子、白糖各30克，葡萄干10克，薏苡仁20克，粳米50克。将桑椹子、薏苡仁清洗干净，用冷水浸泡数小时。淘清洗干净粳米，置铁锅中，加桑椹子、薏苡仁及浸泡水，加葡萄干，先用旺火煮开，再改用小火煨粥，粥成时加入白糖，拌匀即可食用。每日1剂，早晚各1次。此方具有滋阴补肾，健脾利湿，丰肌泽肤的功效。适用于身体虚弱，体瘦而皮肤皱纹多、不光洁者使用。

冷热交替敷，颈纹悄不见

颈部的血管是负责头部、面部的血液循环及营养供应的通道，加强颈部的锻炼，不仅可以使颈部皮肤光洁，还可以促进血液循环，达到保健的功效。但是很多女人往往把保养的焦点放在了脸上，对于脖子的保养很少去理会。岂不知脖子也是最容易泄露女人年龄的一个重要地带，看女人颈部上的皱纹有几圈，就能推算出她的年龄。所以为了让自己看起来更年轻，先做好颈部保养吧。下面就给大家介绍几种不错的颈部保养法：

冷热交替敷法：取一条小毛巾，用冷水浸湿，轻轻拧干水，敷在颈部。拉紧贴在颈部，取下。再换用一条毛巾，用热水浸湿，敷在颈部。冷热交替敷10分钟。

拍打下颌法：将小毛巾叠成四层蘸上冷水，轻轻挤出水。用右手揪住小毛巾角，用力拍打右下颌和右脸下部，拍打10～15次，再换左手持小毛巾拍打左脸下部和左下颌。

颈部按摩法：每次洗脸时应该一直洗到颈根。每天脸部按摩后，也应对颈部进行10分钟按摩。

颈部护养必须是充分地滋润与保养，让颈部享受和脸部同等优厚的待遇，以此保持颈部皮肤的弹性，避免皮肤松弛。许多明星都有一套颈部皮肤的保养秘诀。例如，英格丽·褒曼的颈部保养秘诀是坚持抹颈霜。颈霜给颈部皮肤提供保养、滋润，保持颈部肌肤的弹性，淡化、减少褶皱的作用，令颈部更加娇嫩、光洁、富有弹性；而奥黛丽·赫本则把檀香精油、天竺葵精油6～8滴，滴入10毫升甜杏仁油中，在秋冬干燥的季节，每天或隔天按摩颈部，以保持颈部滋润和弹性，减少褶皱。

你肯定不想看到光洁亮丽的脸孔与粗糙松弛的脖颈搭配不协调的画面，所以，在保

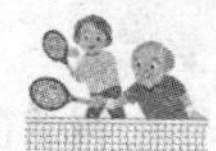

养脸部皮肤的同时，千万别忽略了颈部。

妙用维生素C，不让颈纹透漏你的年龄

有这样一个说法，要想知道一个女人的真实年龄，观察她的脖子就可以知道。但每天面对各种辐射而造成颈部“危机”的我们，该如何保养呢？

首先，我们可以用适当的保养方法来改变这种情况。

将维生素C片放在碗中，然后加入适量热水，等水温降低、维生素C完全溶解后，将维生素C均匀地抹在脖子上，按摩10分钟。然后在椅子上坐直，头微微向前倾，再向右侧偏，下巴稍抬起，保持2分钟，再慢慢左右转动脖子10次。注意，脖子的肌肉和皮肤尽量保持紧绷状态，左右各做3次就可以。

对于长期面对电脑的女性来说，胶原分布较少的脖子比脸更容易受到辐射的伤害，所以如何抵抗这些辐射便成为美颈的关键，我们做面膜的时候，也要记得给颈部做保养！涂隔离霜的时候也不要忘记了颈部。

相较于脸部来说，颈部更容易被女性朋友忽视，其实，比起脸部的皮肤，脖子的皮肤要更敏感一些，所以在进行日常保养时，我们一定不要厚此薄彼！

另外，我们要想一直都这么青春美丽，就必须远离香烟，因为尼古丁会使红细胞失去含氧能力，使血液运行不通畅，血液输送氧的能力也会逐渐丧失，而且代谢产生的废物难以排除。

大枣和百合搭配，抗皱功效加倍

皱纹是衰老的象征。人老了之后，每天都在不断地与脸上的皱纹做斗争。尤其是上了年纪的女性朋友们，钱包里的银子不断流向了化妆品、美容院。其实，生活中的许多食物含有特殊营养成分，它们可以延缓皮肤衰老，强化弹力纤维的构成，可以让你享受美味的同时，又可以让你脸上的皱纹悄悄地溜走。

这里为大家推荐的是大枣百合抗皱粥。准备小麦仁60克，甘草、干百合各10克，红糖30克、大枣12枚。将甘草、干百合洗净，共煎汁，洗净大枣、小麦仁。将大枣、小麦仁、药汁及红糖一起放在砂锅内，同煮成热食用，每日1～2次。此方具有除皱纹、紧致肌肤的显著功效。

我国民间一向把大枣作为补气健身食品，不仅生吃、煮熟吃，还把它加工成各种枣制品，如醉枣、乌枣、蜜枣、枣泥、枣酱等。老年人常吃大枣能养颜益寿。

百合中所含的蛋白质、B族维生素、维生素C、粗纤维、多种矿物质以及蔗糖、果胶、胡萝卜素、生物碱等物质，对防止皮肤衰老和治疗多种皮肤疾病都有很好的效果，可以舒展皮肤，逐渐消除面部皱纹。百合可以与绿豆、莲子、肉类、蛋类等不同食物同煮成汤，各具风味，可以在一饱口福的同时，达到养颜美容的作用。单用一味百合，加糖煮烂制成的百合羹也相当爽口，是美容佳肴。

薏苡仁（薏米）治老年斑

老年斑好生于老年人的面部、手臂等处，据说是由于自由基积累沉淀所致。它并不影响人的健康和生活，但却非常影响美观。老人出现老年斑，特别是面部，如果面积比较大，照出相片也是很黑的一块，十分难看。下面，让我们通过一个真实的病例体会老年斑带给老人的困扰：

黄老现年69岁，他的一个在广州工作的朋友也快70岁了，也许是到了年纪，脸上有了些浅浅的老年斑。老人或许是出于同情，劝他辞去兼职，减轻工作压力。不料他这老友很气愤，认为是在歧视他，把他当老弱病残对待了。后来，2010年两人在重庆重逢时，让人惊讶的是朋友的老年斑没有了，整个人看起来也年轻了许多，仍在继续工作。朋友说自己有秘方，经不住黄老的“拷问”，说出是吃苡仁（薏米）粥的结果。下面就介绍一下这款苡仁粥的做法：

具体是：薏苡仁50克左右，煮熟或蒸熟，再加入白糖适量，一次吃完。老年斑轻者2个月左右可痊愈，重者需继续服用，至有效为止。

这里需要注意的是薏苡仁（薏米）是补身药用佳品。薏苡仁（薏米）虽好，因其化湿滑利，孕妇忌用，遗精、遗尿者亦要慎用。

此外，夏天是使用薏苡仁（薏米）的最佳时节，用薏苡仁（薏米）煮粥或作冷饮冰薏米，都是很好的消暑健身的清补食品。从使用方式上说，以水煮软或炒熟，比较有利于肠胃的吸收，身体常觉疲倦的人，可以多吃。

另据临床实践证明，薏苡仁（薏米）还是一种抗癌药物。难怪广西桂林有首民谣这样唱：“薏米胜过灵芝草，药用营养价值高，常吃可以延年寿，返老还童立功劳。”

热手摩身体，最简便的抗皱保养方

按摩又称推拿，就是用手在人体皮肤、肌肉、穴位上施行各种手法，达到美容、保健、治病、健身、益寿的作用。按摩能通畅气血，去瘀化滞，调节身体功能，还能促使面部皮肤营养得以改善，及时去除衰老萎缩的细胞，增加皮肤的光泽和肌肉的弹性，进而延展和消除晦暗与皱纹，达到康复面容的目的。

“山中宰相”陶弘景在《养性延命录》中说道：“摩手令热以摩面，从上至下，驱邪气，令人面上有光彩。”并详细介绍了通过按摩来保养肌肤的方法，后人将这些方法不断发展，形成了下面这套按摩护肤法：

按摩面部主要是在颜面及五官的皮肤上施用适当的手法，以达到润泽皮肤、除皱祛斑、保持弹性、明目醒神的目的。

基本操作法

仰卧位：

1.用食、中二指以快速轻柔的运法或抹法在全颜面操作5分钟。操作顺序为从下向上、从外向里。

2.用轻快的一指禅推法分别在两嘴角周围、两鼻唇沟、两眼外眦周围、额头等皱纹多发部位操作5分钟。操作方向与皱纹方向相垂直。只可自下向上单一方向操作，不可往返。

3.用大鱼际揉法在两侧颜面部操作3分钟。

4.用食、中两指腹在颜面部轻轻拍打1～2分钟。操作顺序仍自下向上，自外向里。

按摩最好早晚各一次，每次以20分钟为宜，另外还要持之以恒，因为用按摩来保健和美容不是一天两天就能见效的，必须积以时日，才逐渐显示出效果来，所以应该有信心和恒心。

按摩虽然操作起来很方便，但也需要一些基础的知识，按摩之前先要了解以下注意事项：

1.按摩者的双手应保持清洁、温暖、指甲应修剪，指上不戴任何装饰品，以免损伤被按摩者的皮肤。

2.为了按摩顺利进行，取得良好的效果，按摩者的体位应便于操作，被按摩者的肌肉应充分放松。

3.全身按摩时应注意操作方向，要顺着血液和淋巴液回流的方向。

4.按摩时，要注意顺序，用力要由轻到重，再逐渐减轻而结束。

5.按摩的禁忌证：急性软组织损伤早期不能按摩患部；各种急性传染病；各种恶性肿瘤的局部；各种溃疡性皮肤病；烧、烫伤；各种感染、化脓性疾病及结核性关节炎；月经期、妊娠期妇女的腹部；严重的心肺功能不全；各种血液病，如血小板减少、血友病、白血病；骨折及关节脱位；胃及十二指肠溃疡急性穿孔；年老体衰的危重病人、经不起按摩者。

驻颜除皱葆青春

人到中年以后，由于脾肾渐虚、肾不纳气、脾失健运，影响消化，牙齿脱落，齿龈萎缩、颜面变形而失去光泽，皮肤松弛出现皱纹。

皱纹是指皮肤受到外界环境影响，形成游离自由基，自由基破坏正常细胞膜组织内的胶原蛋白、活性物质，氧化细胞而形成的小细纹及条纹。皱纹渐渐出现，顺序一般是前额、上下眼睑、眼外眦、耳前区、颊、颈部、下颌、口周。一般来说，25岁左右眼角可能出现浅小皱纹、眼袋等；30岁左右额部皱纹加深增多，外眼角出现鱼尾纹，上下睑皮出现不同程度的皱纹；40岁则出现鼻唇沟加深，口角出现细小皱纹，颈部皱纹也跟着显现出来；50岁则眼袋加深并出现下睑纹，上下唇也出现皱纹；到60岁则全颜面弹力下降，颜面皱纹加深。

面部皱纹分为萎缩皱纹和肥大皱纹两种类型。萎缩皱纹是指出现在稀薄、易折裂和干燥皮肤上的皱纹，如眼部周围那些无数细小的皱纹；肥大皱纹是指出现在油性皮肤上的皱纹，数量不多，纹理密而深，如前额、唇周围、下颌处的皱纹。除此之外，人们还把面部皱纹分为体位性皱纹、动力性皱纹和重力性皱纹三大类型。

常喝绿茶可以抗衰老、降血脂、抗菌、防癌等。其实，用绿茶水洗脸效果也很好。

因为绿茶有抗氧化的作用，可以淡化斑点、柔嫩皮肤，也能减轻脸上痘痘的红肿。绿茶嫩白洗面水的做法及用法为：泡一壶茶，15分钟后，等茶的颜色明显泡出时，将其倒入装有水的洗脸盆中，然后用茶水和水轻轻拍打面部皮肤，这样能让绿茶的有效成分渗透进肌肤里。每天只需洗一次，早晚都可以。记得整个脸部用茶叶清洗完后还要用清水再清洗一次。

避免皱纹过早出现除了改变不良生活习惯，保持乐观开朗的心情外，饮食疗法也可起到较好的防皱、祛皱的作用。皮肤真皮组织的绝大部分是由具有弹力的纤维构成的，皮肤缺少了它就失去了弹性，皱纹也就聚拢起来。鸡皮及鸡的软骨中含有大量的硫酸软骨素，它是弹性纤维中最重要的成分。把吃剩的鸡骨头洗净，和鸡皮放在一起煲汤，不仅营养丰富，常喝还能消除皱纹，使皮肤细腻。另外，其他动物肉皮，如猪皮等也有除皱功效。《本草纲目》中对此多有记载。还有，多吃蔬菜、水果，如丝瓜、香蕉、橘子、西瓜、西红柿、草莓等对皮肤也有自然的滋润、去皱效果。

第十六章
脱发、白发、齿松偏方，龙钟老态消失不见

头顶“地中海”，老姜擦头皮

据不完全统计，城市人口中有35%的男性从35～40岁开始就出现谢顶，女性也会出现脱发，但局部脱发严重的比较少。而白发的出现也使人显得苍老许多。因此，要保持自己风华正茂的形象，抗老防衰的措施必须从头抓起。

秃顶是一种常见的毛发疾病，其种类很多，如先天性脱发、后天性脱发、疤痕性脱发、斑秃和移植性脱发等。秃顶与遗传、内分泌功能、疾病感染、免疫失调、精神因素和营养状况有关。一般情况下，若体内的雄性激素分泌过于旺盛，人体的背部、脚部、面部和头顶部就会分泌过多的油脂，当头顶的毛孔被油脂堵塞，就会使头发的营养供应发生障碍，最终导致逐渐脱发直至秃顶。

秃顶和脱发有关，事实上，每时每刻，包括在读这本书的同时，人都在脱发。头发的生长、休眠和脱落是一个自然的循环不止的过程。不过，如果头发的脱落快于生长，那就是患上了脱发症，也就是常说的秃顶。

自2008冬天起，项大爷洗头时就发现脱发严重，头发经常是一把一把地掉，每天早上起床在枕头上也有大量脱落的头发。看着自己日渐稀疏的头发，项大爷苦恼不已，曾到过几家大医院治疗，可惜都没有什么效果。2010年2月，项大爷了解到老姜偏方治疗脱发效果很好，于是就主动一试。在此之前，他从医生那里了解到自己头皮、头发的具体状况，发现自己的头皮油脂分泌过旺，头发稀疏易脱，这属于典型的脂溢性脱发。所以，采用外敷治疗方较为适宜。安神去脂、活血生发是治疗目的。项大爷尝试用过生姜治疗方后，脱发现象被抑制，坚持使用一段时间后，脱发部位开始长出新发。下面就让我们了解一下具体内容：

生姜治疗方的具体内容是：生姜皮（焙干）、人参各30克，共为细末，将生姜切断蘸药末涂于落发处，隔日1次。3个月为一疗程，止脱发同时生出新发。姜片擦头，主要靠其辛辣之性刺激头皮的血液循环，从而达到生发的目的。

有人可能会说，只要不是那么在意外貌，头发衰老应该对身体健康没什么影响。但是提早出现秃顶、少白头等衰老现象让容颜形象大打折扣，这种折扣不仅是面子问题，还可能因为形象问题影响事业和人际交往。而且在我国的传统观念里，头发是十分重要的。《孝经》中说："身体发肤，受之父母，不敢毁伤。"《孝经注疏》在这句话后面又跟了一句："父母全而生之，应当全而归之。"可见古人对头发的重视。所以，在古代人们没有特殊原因是不会剪掉头发的。

日常的护理对于头发的健康是很重要的，而且即使是看似简单的洗发也有很多讲究，如果操作不当，就有可能对头发造成损伤。健康的头发不会因洗涤而脱落，因此脱发患者不要逃避洗头，但不宜洗头过勤，一般每周1～2次即可，夏季可适当增多。毛囊血液和淋巴供应不顺畅，会使毛囊发育不良，导致头发会变细或是脱落。在洗头时，用水宜选择含矿物质不多，对毛发无刺激的软水，水温以接近体温较为恰当。

黑豆治脱发，别总想着吃香喝辣

脱发现象可能与雄性激素分泌有关。雄性激素会使头发发根毛盘中生长头发细胞的中枢"关闭"掉。而女性由于体内的雄性激素分泌量很少，不易引起脱发。因此，脱发的男人确实比脱发的女人多。

脱发是指头发稀疏脱落，枯燥无光泽，细软发黄。脱发区多在额顶及额部两侧，严重者可致头发大部脱落或全部脱落。临床上根据病症的不同，将其分为脂溢性脱发、先天性脱发、症状性脱发及男性型脱发等类型。

徐先生，57岁。从2007年年初开始严重脱发，3年后全秃，头皮不痒，畏冷，食欲不振，睡眠质量差，脉细无力。后来他从医生那里了解到自己脱发的原因：由于血液中有酸性毒素，主要是体力和精神过度疲劳，长期过量食用糖类和脂肪类食物，使体内代谢过程中产生酸毒素。所以，医生建议其要少吃容易引起血中酸毒素过多的酸性物质，如动物肝类、肉类、洋葱等食品，而应补充碱性蔬菜和水果，并为其推荐了黑豆系列食疗调理方。他食用一段时间后，新发生长，精神、食欲、睡眠均有所好转。这里就为大家详细介绍此系列方的具体构成：

方一：黑豆散

只需要准备黑豆500克。具体用法是：先将黑豆加水1000毫升，用文火煮，至黑豆胀大，取出晾干，撒细盐少许，装瓶备用。每次6克，饭后用温开水送服，每日2次。

此方适用于老年白发、脱发。

方二：桑椹黑豆大枣汤

需要准备桑椹、黑豆、芹菜各30克，大枣10枚。具体用法是将上4味按常法煮汤服食。每日1剂，连服15日。此方有滋阴养血，补益肝肾之功效，适用于脱发。

说到食疗方，不得不提到营养在护发方面的作用。简单地说，均衡的营养才是美发的根本之道。头发的正常生成有赖于毛乳头内有供应头发营养的血管，毛乳头周围的毛母角化细胞分泌角阮和硬蛋白质合成头发，使头发生长茂盛，毛母色素细胞分泌黑色素，合成色素颗粒，并充盈毛干，使头发乌黑。显然，饮食一旦出了问题（如偏食、营养不良、节食等），使头发得不到各种必需的营养，就会出现枯焦、稀疏、脱落和早白现象。

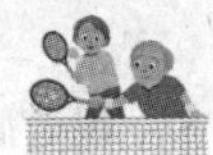

啤酒醋热敷，巧治脱发

脱发可由多种原因引起，如遗传因素、病理因素。专家一致认为，当前人们繁重的精神压力是脱发的重要原因之一。治疗本病的首要办法是减压，即减轻学习和工作的负担，这样血管的紧张度就会降低，血液的供应就能够改善，头发毛囊的营养来源进一步得到保障，头发也就自然发亮且不易脱落。传统医学认为，“发为血之余”，气血不足，则发无以滋生；另外，血虚则虚热内生，虚火扰神明，所以患者多伴有心烦不眠、易醒等症状。

贾先生，53岁。2009～2011年一直受到脱发困扰，一直没有找到好的治疗方法。看到很多广告说可以生发长发，于是就买回来试用，结果试了一种又一种，效果却并不明显。这些治疗脱发的方法，只能缓解脱发发展的速度，不能从根源上激活头发毛囊组织再生能力，是一种治标不治本的手段；同时治疗过程缓慢、效果不理想，使许多斑秃、秃顶等脱发患者望而却步。后来，他听朋友介绍了一种治疗脱发的小偏方，试用了一段时间后，脱发部位长出新发，脱发消失。这种治疗结果让他非常欣喜。这里就为大家详细介绍贾先生所用的偏方，希望能有更多患者从此获益。

此方是啤酒醋防脱护发方。其实，用啤酒护发早已不是什么偏方秘诀。可以说，这是人们生活中的经验方。一般最为常见的做法便是将头发洗净，擦干，然后将啤酒均匀地涂搽在头发上，并进行揉搓按摩，使其渗入发根。10分钟后用清水洗净，这样不仅能使头发光亮，而且能防止头发干枯脱落，促进头发生长。

事实证明，用啤酒涂搓头发，不仅可以保护头发，而且还能促进头发的生长。因为啤酒里含有大量的营养物质，所以对我们的头发和头部都有益处。在使用时，先将头发洗净、擦干，再将整瓶啤酒的1/8均匀地抹在头发上，做一些手部按摩使啤酒渗透头发根部。15分钟后用清水洗净头发，再用木梳或牛角梳梳顺头发。啤酒中有效的营养成分对防止头发干枯脱落有良好的治疗效果，还可以使头发光亮。如果能长期坚持用啤酒洗头，能使头发慢慢地变黑，而且发质会很柔软，色泽自然。

这里的啤酒醋方是在啤酒中添加适量的食醋。然后煮沸，以其浸透毛巾，热敷于患处，每次1小时，每周3～4次。

中医认为，食醋具有活血化瘀、改善血液循环、消肿解毒的功效。同时经常用醋洗头，还可以中和水中与洗发液的碱性物质，在有效清理头皮垃圾的同时，增强头皮的抵抗力，在一定程度上缓解脱发。因此，在传统护发方中放入醋是有一定科学基础的。但是即便如此，也不排除每个人肤质、病情的差异，建议使用时结合自身脱发的情况，并应在医生的指导下进行。

白发早生，有了鬼版酒不为难

白发是因头发中含有的色素逐渐消失而出现的老化现象。黑发呈空心，而当头发的水分或养分散失时，即变成枯干的白发状态。这种老化现象是营养吸收力或补给力衰退所致。

人老了以后，身体的各项功能都不如以前了，体内也没有多少元精可以消耗了，气血不足，头发也逐渐变白，这属于正常的生理现象。但现在很多人，不到40头发就已经白了不少，这预示着身体出现了状况，应该引起重视。

在治疗白发早生上，传世名方鬼版酒受到民众的喜爱。其具体内容如下：

配方及用法：鬼版、黄芪各30克，肉桂10克，当归40克，羌活12克，五味子12克，生地黄、茯神、熟地黄、党参、白术、麦冬、陈皮、山萸肉、枸杞子、川芎、防风各15克。将以上各药研为粗末，放入布袋，浸在酒内（酒的多少，以淹没布袋为宜），封闭半天。早、中、晚各饮一杯。连服2剂，不但会使白发变黑，还能强壮身体。

其实，防治白发早生除了需要对症治疗之外，还应当注意生活习惯。作息要有规律，要保证充足的睡眠；可以多梳头，经常按摩头皮以促进头皮的血液循环；多运动，经常锻炼身体，保持身体健康。

梳头也要“拿五经”，养脑提神防脱发

脱发是每个人每天都会发生的事。就脱发的数量而言，正常人每天脱落几根乃至几十根头发都是正常的生理现象。对老年人而言，即使没有病理性的斑秃或脂溢性脱发，头发也会比年轻人更容易脱落。这是因为，头发也是有寿命的，一般说来，头发的平均年龄是2～4年，到“老”了也会自然脱落，然后由新生的头发所代替。但是老年人皮肤里的毛囊逐渐萎缩，毛根部位开始衰老，老的头发脱落后，新生的头发又不易长出，即使长出头发也比原来的要细脆，容易脱落，所以，久而久之，头发就变得稀疏了。

在预防老年性脱发的问题上，老人们也有自己的小招数。吴某就有自己防脱护发的偏方——“拿五经”。吴老还提出，想要防治脱发，除了要多吃维生素含量高的食物，少吃油腻食物外，还应养成经常用手按摩头部的习惯，以促进头部的血液循环，预防脱发。

吴老已经年过七旬，但仍然是满头青丝，皮肤红润，气色好过大部分的年轻人。老人家除了坚持修炼朱砂掌内功，他还在每天晨起后用十指梳头。他认为，做“十指梳头”的小动作，能活络头部气血，让人有神清气爽之感。每次梳理完之后，头部会明显地感觉轻松。对那些平时压力大，总是偏头痛的人来说，这也是减缓病痛的一种有效方式。

此方的具体操作方法是：每天早上将手搓热，由发髻到脑后，从前往后梳理。先从中间的督脉开始向后梳理；再梳理左右两侧的胃经和胆经，各做50～100次。做这个动作时，力度不要太大。一定不能用指甲做，而要用指腹做，做到皮肤微微发热就可以了。

这个方法不仅吴老自己在用，他还推荐给了很多人。慢慢传播开来后，大家发现，这个方子可以显著改善五官及脑部的供血、供氧情况，很多人练习一段时间后，面部逐渐红润起来。同时，它也能快速缓解各种原因引起的头部、肩颈疼痛，对失眠、心脑血管疾病也有很好的辅助治疗功效。如果可以用砭石梳子来梳头，简单易行，效果更好。

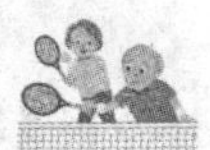

桑叶芝麻，补虚养血防白头

在各种调理少白头的方法中，历来医家都比较推崇食补偏方。龚廷贤在《寿世保元·卷四》中记载了这样一个偏方，名叫“扶桑至宝丹”。它是以桑叶为主要材料，做成药丸，来调理少白头。现代人如果嫌制作药丸麻烦，可以做成桑叶芝麻粉来冲喝。

此方制做比较简单：取霜桑叶或鲜桑叶500克，黑芝麻250克。先将霜桑叶或鲜桑叶除去根茎，焙干，研末，然后将黑芝麻炒熟，也研成末，最后将桑叶末、芝麻末、适量白糖放在一起调匀。每天早、晚各1次，每次服用20克，用白开水送服。长期坚持，能有效改善少白头，使面容更显红润亮泽。

在食用桑叶芝麻粉的同时，如果再搭配使用新鲜桑叶汁来洗头，效果会更好。取新鲜桑叶200克，洗净搓碎，放到一个合适的容器里，注入清水，再继续使劲搓揉，直到清水变暗绿胶汁，然后将碎渣叶滤去，用剩下的汁洗发。每周1次或2次，有益于改善少白头，乌发美发。同时，还可防治肝热引起的头痛。

桑叶，又名铁扇子，味甘、苦，性寒，归肺、肝二经，能疏散肺、肝二经的邪气，具有清热、凉血、明目、“驻容颜，乌须发”的功效，尤其对于肝脏阴虚，火旺血热的须发少白效果显著。现代研究也表明，桑叶中富含铜元素，能很好地防治“毛发白化”。

桑叶虽好，但主要用于肝虚火旺的少白头，对于肾虚、气血不足的患者来说，可能效果就没有那么好。这时，我们可以试试补肾养血的芝麻、红糖、核桃等养发良品。比如，“红糖芝麻核桃片糕”就是一款好方子，其具体做法如下：

取红砂糖500克，黑芝麻250克，核桃仁250克。先将红砂糖放在锅内，加少量的水，用小火熬成浓稠状，同时另取锅将黑芝麻与核桃仁炒热，然后将炒热的黑芝麻与核桃仁放入红砂糖的锅，与浓稠的红砂糖一起搅拌、调匀，再趁热将其倒在表面涂有食用油的搪瓷盘中，稍冷后将糖压平，最后用刀将其划成小块，即可食用。

红砂糖，即俗称的红糖，又名砂糖、紫砂糖、黑砂糖等，味甘性温，归肝、脾、肺三经，具有补中缓肝、活血化瘀的功效，历来是女性滋补的良品，也可用于美容养颜。据说，日本古代有一个美女就是靠着日服红糖来保持气血旺盛，面容红润的。但体内有痰湿的朋友不可多食含红糖过多的食物。张璐在《本经逢原》中说红糖：“助湿热，不可多食。”

核桃味甘性温，有补气益血、温补肾肺、养颜美容等诸多功效。《神农本草经》将其列为“久服轻身益气、延年益寿”的上品。宋朝刘翰等在《开宝本草》中特别强调“常食核桃，令人肥健，润肌、黑须发”。现代研究也发现，核桃中含有大量维生素E和亚麻油酸，是润肌肤、乌须发的佳品。不仅如此，如果平时经常有疲倦乏力的感觉，吃一些核桃，能缓解疲劳和压力，增强食欲，调理身心。

芝麻可分为黑芝麻、白芝麻两种，但药用以黑芝麻为多。黑芝麻归肾经，有滋补肝肾、益精养血的功效。黑芝麻中富含的不饱和脂肪酸、卵磷脂及B族维生素、维生素E等，具有滋润毛发的作用。汪昂在《本草备要》中就说它“明耳目，乌须发，利大小肠，逐风湿气”。据记载，早在宋代宫廷美肤乌发的方子中，就以黑芝麻为主材，与蜂蜜或枣膏等拌和，制作成芝麻丸子，温酒调服，或者制作成各类粥品，每天食用，以养颜美发，改善须发白、枯黄稀疏等情况。

需要提醒的是，如果发质极易出油，并伴有瘙痒，稍微刺激一下头皮就会出现红斑等症状，则不宜使用本方。因为，头发出油多是湿热内蕴的体现，芝麻偏油性，吃得多了会让头发越来越油腻，头屑越来越多。

另外，再给爱好吃油炸食品的年轻人提个醒，平时最好少吃油炸馓子、油条、炸糕等。比如油炸馓子，它是由面粉经油炸后制作而成。面粉味淡，入脾土，吃太多油炸的面粉制品，会损伤人体的脾气，导致白发。

为了保持头发的健康乌黑，应在平时多注意加强户外运动，锻炼意志力，做到遇事不恼、不愁、不怒，让精神处于稳定状态。每天睡前或者起床后，应养成用十指按摩头皮的好习惯，即从前额发际开始，由前向后，由后向前，如此反复的按摩，每次5分钟左右。这样做，能促进头皮的血液循环，使毛发乳头得到更多的营养，加强黑色素的制造，从而防治白头。

早秃性脱发，对症食疗是关键

不少老年男性都会遇到谢顶、秃头的烦恼。秃头现象在医学上叫作脱发症。可能与雄性激素分泌有关。在雄性激素的刺激下，老人的头发中的生长中枢会被屏蔽，或者说被迫关闭其生长功能。相对应的，因为女性体内的雄性激素较少而不易秃头。因此，脱发的男性比女性要多些。而且，现在越来越多的朋友都发现，脱发、秃头已经不再是老年人的专属烦恼。秃顶现象已经出现低龄化趋势。不少人刚过中年头发就开始变得稀疏。于是，不少人开始着急进补，听说什么好就吃什么，其实，饮食治疗早秃脱发也是要对症的，不是所有营养丰富的东西都对患者有益。

引起早秃的原因可能是由于全身营养不良或消化不良、代谢功能不全等。何国强老人出生在农民家庭，自幼家里条件就不好。为了能使弟弟妹妹接受教育，他很早便进入社会工作。因为长期营养匮乏，何老的身体状况也不是很好，40岁刚过的时候他头顶的头发就越变越少，而且，发质细而干燥。后来上了年纪，不再如之前那么辛苦了，家里条件也逐渐好起来，在儿女的陪同下就医，发现何老的毛囊已发生明显的萎缩，所以头发脆而易掉，进而出现早秃。后来，何老接受医生建议，采取了食疗治疗的方法，取得了不错效果。他所使用的具体食疗方是桂圆莲子粥：

此粥的具体制作方法是：桂圆肉10克，莲子15克，大枣8枚，粳米60克。将以上四物共煮成粥。每日2次，连服15～30日即可。或者可以购买准备核桃肉1000克，桑椹子500克，黑芝麻250克，共研成细末，加蜂蜜5千克，拌匀，储瓶内备用。每次服50克，日服2次，开水送下。

除了要选择适当的治疗方之外，还要重视对早秃的预防。具体说来，预防早秃要注意经常补充一些头发生长所必需的铁、维生素A和优质蛋白质等营养。多食植物蛋白，植物蛋白可保证毛囊血液供应，防止头发早秃。另外，大豆蛋白也是中老年人防止脱发的最佳食品。

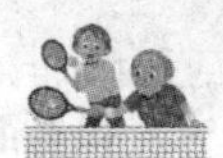

为防止骨胶质的缺乏，可取牛骨（砸碎）1000克，加水1000毫升，用文火煮1～2小时，使骨胶质溶解在浓汁中服用。

减少纯糖（如蔗糖、甜菜糖）和脂肪的摄入。应多食豆制品、新鲜蔬菜等，并注意摄取含碘、钙、铁多的甲鱼、鲜奶和海带等。

此外，还要保持乐观的精神状态，平日洗发不宜过勤，更不要使用碱性较大的洗发水，可适当用一些生发剂。

以上这些都是有效预防早秃的措施，只要多加留意就完全可以避免早秃现象。

玫瑰花合欢茶，防止脱发好帮手

在民间，有句流传甚广的名言："君行千里，莫如食枸杞子。"为什么呢？因为枸杞子具有极强的益肾功效。《本草纲目》中说它"久服坚筋骨，轻身不老"。中医常用枸杞子来治疗肝肾阴亏、腰膝酸软、头晕、耳鸣、男性遗精等病证。因此，对于肾虚脱发的患者来说，枸杞子无疑是一味妙药。在这里，就推荐一款枸杞子大米粥：枸杞子15克，大米50克。将两者同煮成粥，经常食用。

有的人经过滋补，使得肝肾功能得到加强，但脱发并没有好转，这就有可能是肝气郁结，阻碍了血液运行，瘀血不去，新血不生，以至血不养发，故头发脱落。这种类型的患者，时常会感到精神压力大，心情郁闷，无端生气，容易烦躁，口唇颜色发暗甚至瘀紫等。因此，疏肝理气、活血化瘀非常必要。这时，我们可以试试另一个偏方——玫瑰红花合欢茶。

做起来很简单：玫瑰花10克、红花10克、合欢花15克，一同泡水代茶饮。

玫瑰花不仅是爱情之花，也是理气解郁、活血散瘀的良药。它味甘、微苦，性温，归肝、脾二经，具有极好的"和血，行血，理气"功效。《随息居饮食谱》中就说它"调中活血，舒郁结"。红花又名藏红花，具有疏经活络、通经化瘀的功效，自古就是行气活血的重要花类药物。正如倪朱谟在《本草汇言》中所说："红花，破血、行血、和血、调血之药也。"合欢花是恩爱的象征，也是一味安神解郁、滋阴补阳、活血行气之良药。由此可见，用这三味花卉制作的茶饮对于肝郁气滞血瘀而导致脱发的人群来说，是非常值得一试的。

另外，除了上面两种情况，脱发还多见于久病、产后体虚的人。这种类型的人多是气血不足，生化乏源，不能上行以濡养头发，从而导致脱落。显著的表现是头发特别脆，容易断，有时用手轻轻一抹就掉了。在平时，这种类型的人也多有神疲乏力、气短懒言、心慌、头晕眼花、四肢倦怠等症状。因此，补气养血、强健身体是治疗的根本。

柚子核生姜治好脱发症

很多人都有掉头发的经历，尤其是早上起来梳头时，常发现头发脱落。头发生长有一个生长与衰老的周期，自然生理性的脱发其实每天都在发生。但是有一些掉发是病态性因素所导致。以年轻人来说，比较常见的是秃顶，也就是俗称的"鬼剃头"。中医认为这主要有三种原因：一是血热伤阴，阴血不能上至巅顶濡养毛根，就会出现发虚脱落；二是脾胃湿热，脾虚运化无力，致使湿热上蒸巅顶，侵蚀发根，发根渐被腐蚀，头发则会脱落。三是食用了过多的甜食，甘类的东西是涣散的，经常过多吃甜食会影响肾的收敛功能，造成头发脱落。

常见的几种脱发是：斑秃，是一种局限性斑状脱发，骤然发生，经过徐缓，患处皮肤如常，无炎症，无自觉症状；早秃，多见于脑力劳动者，往往有皮脂溢出症；脂溢性脱发，多见于成年以后，头皮油腻发光，或有大量皮屑，日久前额两侧及头顶部开始有对称性脱发，患处皮肤光亮，因毛囊萎缩，常致永久性脱发。此外，秃顶与压力、情绪也密切有关，一个人如果思虑过多，心中苦闷，那么就会出现大把大把掉头发的现象。

桑先生，50岁，最近几年时间，头皮部发生4处大约5厘米见方的圆形光滑皮损，境界明显，皮肤正常，毛囊口清楚，并且面容僵硬，面色少华，周身乏力，舌质淡，苔薄，脉弱，脱发严重，多次进医院，花了不少钱，仍大量脱发。后来经朋友介绍了一个偏方，试用了几次，效果十分显著。采用本法治疗，只花点生姜钱，不仅脱发停止，还长出了新发，至今5年仍保持正常。本方已治愈数十名脱发患者。

具体方法是：用柚子核25克，开水浸泡，每日2～3次涂拭患部。若可配合生姜汁涂擦，既可固发，又可加快毛发生长。

淘米水洗头，帮老人护发

在我国云南的一些少数民族聚集地，人们洗头基本不用洗发液，但头发却养得非常好，即使是上了年纪的老人，也很少出现脱发、秃头的现象。这和他们长期使用淘米水来洗头有关，淘米水是他们祖祖辈辈传下来的洗发秘方，一代人传给一代人。

一开始听说这种方法的时候，很多人都半信半疑。赵老太太就是其中之一。她抱着试试看的心情尝试用淘米水洗头，结果，她发现自己头发不再像之前那么干枯，分叉情形也越来越少见了。

淘米水洗发护发的具体做法是：选择优质矿泉水淘米，然后将淘米水加热，使淘米水中的有机物发酵、分解出有利于护发的物质，这样的淘米水才具有护发功能。这样的水洗头不必天天都用，一周2～3次即可。

需要说明的是，这些淘米水不但要保证黏稠，更要放上一段时间，让它自然发酵。别看桶里的水散发着酸酸的味道不太好闻，但是洗发的功效可是不容小觑的。淘米水里有很多从米上洗下来的小颗粒，这些小颗粒能够吸附脏东西，起到去污的效果，而且水里还含有B族维生素，能够帮助头发生成黑色素细胞。

另外，如果是用自来水淘米的淘米水，用它洗发的效果未必就会好，所以说在水的选择上有取舍是合理的。

在护发方面，民间智慧也有心得：在淘米水中加入天然的柠檬汁就做成了天然的护发水。等用淘米水洗完头发之后，再擦上用柠檬汁制作的护发水。这样，头发不仅顺滑，还会变得柔、亮、黑，能有效预防华发早生，使老年人的头发和年轻人一样健康有光泽。

找到好的护理方固然重要，但最重要的是，不要因为有好方子就不注意生活习惯。有不少老人，因为难以容忍自己白发丛生就频繁染发。殊不知，染发对头发所造成的损伤非常大，长期频繁染发还会诱发脱发，尤其是已经开始脱发的患者，甚至导致头皮癌，所以说，老年朋友应尽量避免染发，减少外界对头发的损害。为保证头发的生长，还应均衡饮食，以从饮食中摄取营养改善发质，使头发变得不易脱落。

大蒜米酒按摩防脱是高手

头发掉个不停，新发又长得很慢，这是不少老人都遇到的难题。虽然他们大多年事已高，但爱美之心人皆有之。谁也不愿意自己头发稀稀拉拉的，甚至出现秃顶现象。这可怎么办？

对于头发的脱落，有两种基本情形：正常生理现象的脱落和病态反应情况下的脱落。在正常情况下，人的头发约有10万根以上，每天要脱落30～120根，而新的头发又不断生长出来代替。一根头发平均能生长2～4年，每天长0.2～0.5毫米。因此，每天不断脱落，而新的头发又不断生长出来补充，这是正常生理现象。病态反应性脱落是指脱发过于严重，由多种病因引起，其类型也繁多，应针对不同病因，采用各种不同的方法进行治疗。病理落发的表现是：头发逐渐脱落、变稀、焦枯无华，发色由黑变为斑白，头皮痒或不痒。有的患者皮脂分泌旺盛，头皮油腻，甚则成缕，光泽如油洗。此症发病缓慢，也很容易被老人所疏忽。

张先生是某中学的退休数学教师，现年59岁。退休之后她开办了一家奥数补习班，退休后的生活比之前工作时更加忙碌了。前来补习的孩子虽然大多有数学天分，聪明机灵，但为人师表者，每个孩子的功课都要操心。她的补习班一共有22个学生，每天她为了补习班的事都要忙碌到晚上22点左右。几个月下来，她发现自己脱发现象明显。就医后医生说她这是用脑过度，再加上上了年纪，头皮毛囊已经出现轻微的萎缩现象，所以脱发频发。在用脑的时候，人体的血液受到了很大的损耗，而血液又是头发营养的一个很重要的供应线，所以一些脱发的现象就是因为本身用脑过度的结果。医生建议其放松神经，减少用脑时间，配合按摩方加以调理。她认真听取了医生的建议，所以脱发现象在两个月之内就得到了有效的控制。

这里就为大家详细介绍一下其所选择的按摩方：大蒜米酒按摩法。此方的构成及用法是：准备大蒜100克，米酒2杯。先将米酒煮热后放入去皮切粒的大蒜浸泡30分钟，再把大蒜和米酒涂满头发并按摩头皮，然后包上热毛巾捂20～30分钟，接着照一般洗发程序进行即可。

坚持使用此方，能防止头发断裂、脱落。

药物性脱发选方应温和

药物性脱发是指长期服用某种药物，如砷制剂、白细胞有抑制的药、环磷酰胺等药物，以及长期服用普萘洛尔等，可导致或引起暂时性脱发。凡是后天各种因素，如皮肤

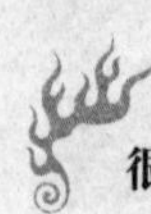

病、急性传染病、内分泌失调、外伤、药物原因等引起的脱发，均属于后天性脱发。其治疗方法可依据病因及临床症状表现，以治疗原发病为主，原发病治愈后，脱发即可随之减轻或痊愈。由药物引起的脱发，一般在停药后，脱发会逐渐减少，并且脱发处会慢慢长出新发，3个月后开始头发恢复正常。如果在停药的同时，加服上述增补血气的方剂，可使头发更快新生。

李某，因为体弱多病，长期接受药物治疗，因药物残留体内，使其头发脱落得厉害。家人看在眼里，急在心里。但是又不知道该怎么办。在经过医生的检查诊断后，根据李大爷的身体状况，停用了部分药品，与此同时采用了传统的养生方加以调养，使脱发的情形得到了控制。这里所选择的治疗方是专门针对因为药物引起的脱发的，叫作人参养荣丸。

此方的具体内容是：人参、白术、黄芪、陈皮、当归、桂心各50克，熟地黄、五味子、茯苓各35克，远志25克，白芍75克，生姜50克，大枣75克。做法是：先将上药共研成细末，以姜枣煎浓汁制丸。每次服15克，热汤送服。

此方治疗脾肺气虚、营血不足所致惊悸健忘、食欲不振、毛发脱落等症。

需要说明的是，因为药物而引起的脱发情形，会因为药物种类的不同，服药量的多寡，患者身体状况的差异而有所差异。相对应的，为患者选择的治疗方也会因为每个人身体体质上的差异而不同。所以这里所推荐的人参养荣丸未必对所有老年脱发患者都有益，具体的治疗方的选择应当在专业人士的指导采用。

黄芪何首乌，黑发防脱的自然方

脱发、白发是困扰老年人的难题，不但会影响个人形象，还会影响老年人的心情。

在这里，推荐两个食疗偏方：取黄芪20克、何首乌20克、鸡蛋2枚，加适量水，将三者同煮。鸡蛋熟后，剥掉皮再煮5分钟。吃蛋饮汤。每周可以服用3次。经常食用，具有很好的补益气血的作用。在这个偏方里，除了黄芪外，何首乌的作用也非常大，它“归脾、肺、肾三经”，能“养血祛风”、长筋力，益精髓，壮气、驻颜，黑发。

还有一个是仙人粥。主要材料也是何首乌。具体配方是何首乌60克、红枣5枚、红糖10克、粳米60克，制法是先将何首乌放入小砂锅内，煎取汁液，去渣后放入淘洗干净的粳米和红枣，加水适量煮粥，粥熟后加入红糖即可。每日1剂，分两次食用，10天为1个疗程。

何首乌历来是补肝肾、益精血的良药。鸡蛋又富含蛋白质，营养价值很高，常吃好处多多。

在日常生活中，多食油腻、刺激性食品，容易伤到脾胃，助湿生热。人体湿热过盛会腐蚀发根，导致头发脱落。这也就是脂溢性脱发的突出特点，通常是前额和头顶脱发明显，头发爱出油，脸上皮肤也看起来油腻腻的。湿热过盛的人平时应该饮食清淡，多吃一些清热利湿的食物，如薏米粥、绿豆汤、荷叶茶等。

在这里，也推荐一个非常适用于脂溢性脱发的小偏方：芝麻梗、清明柳各90～120克。柳叶最好是清明时节采摘的柳枝嫩叶，故叫作清明柳。将它们一起放入锅内，加适

量的水煎成浓汤，然后用这种汤汁拌着温水洗发，并用芝麻叶、柳叶摩擦头皮，连续7天为1个疗程。

一般人都知道，芝麻是调理头发的好东西，经常吃芝麻制品能让头发变得乌黑亮丽。其实，芝麻梗上的芝麻叶也是一味草药，它味苦、性平，具有滋养肝肾、润燥滑肠的功能，可用于治疗病后脱发、津枯血燥等。在《太平圣惠方》中就记载着一则使用芝麻叶的偏方："蘸油用以梳头"，能使头皮经血充足，头发润滑。更值得一提的是柳叶，《本草再新》中说"柳头平肝，发（散）热，能托能升，败毒"。因此，对于湿热脂溢的人来说，柳叶清热解毒的功效恰好对症。

养血乌发就用一醉不老酒

经过前文的介绍，我们不难看出，脱发虽然只是一个看起来不起眼的现象，但也可能是由多种原因引发的。老年人脱发的诸多原因中，气血不足是较为常见的一个原因。女性，尤其是老年女性，出现气血不足的状况更为常见。由此而引发的脱发、白发问题也更为突出。

王先生现年66岁，早年从事船舶设计工作，在中年时患了重病，手术后治愈，但从此身体的免疫力大不如前，小毛病不断。闭经也比常人提前了。后来，年纪不到60岁，头发就已大半花白。猛看上去年纪比实际年龄大很多。家人四处求医问药，帮助其寻找乌发方。医生说她的情况属于气血不足。因气虚血亏，从而使毛发得不到应有的滋养进而早白。

在了解自身病情之后，在家人和朋友的帮助下，王老太选择了一醉不老酒作为养血乌发的补养方。尝试之后，效果果然神奇。气色好了，脸颊也比之前红润了。头发脱发现象消失，白发也没有再变多的迹象。这里就为大家详细介绍此方，以便能有更多老人从中获益。

一醉不老酒的具体构成是：莲花蕊（莲须）、生地黄、熟地黄、槐角子、五加皮各90克，没食子6枚，白酒5000毫升。具体制法是：将以上诸药捣碎，装入布袋中，加入酒中密封浸泡，春冬季节浸泡1个月，秋季20日，夏季10日，浸满日数即成。

此方具有柔肝养血、乌须黑发的功效。适用于腰膝无力、精神萎靡、须发早白等症，适宜老年人服用。在用法用量上，只需要注意以微醉为度，切勿过量，连日服用效果较好。

在古书《扶寿精方》中对此方的使用还有这样的记载：可将药渣从酒中取出后，控净晒干，为末。然后用大麦（炒）60克，和药末，以炼蜜制成药丸。每3克做成一个小饼，以薄荷30克研为细末，一层薄荷末，一层药丸饼，用瓷器贮存。每于饭后食化几粒药饼，同时伴药酒任意饮之。如此充分利用药材，当取效更捷。这就成了一醉不老丹。

选择药酒制剂还是丹剂，可以根据患者自身的情况与生活习惯而定。比如，对有高血压症的老年患者就不宜选择药酒制剂。

在了解了气血不足脱发的症状之后，可以经过药物或者食疗来缓解、治疗脱发。补气类的食品有补脾气、肺气、心气等作用，宜于消除或改善气虚症状。可以在日常生活中多注意饮食，多食用一些杂粮类、蔬菜类、瘦肉类、水果类等食品，促进补气血的同时可以补充头发所需要的营养物质。

经常刺激手部穴位，补虚防白头

白发症主要是毛发黑色素形成减少、由黑素细胞形成黑色素的功能减弱、酪氨酸酶的活动减低所致。凡情绪过度紧张，用脑过度、忧虑、惊恐、神经外伤等都可能造成白发，此外，患慢性消耗性疾病时也可能出现白发。中医认为，发为血之余，头发的生长与肾气密切相关，肾气不足、肝肾精血亏虚，头发就失去濡养而不泽，出现白发。因此，补益肝肾、养血才是乌发之道。

人年轻时，肾功能健康，头发既黑又密，还有光泽和弹性；年纪大时，肾功能衰退，白发自然丛生，并且伴有掉发现象。因此，防止白发出现，恢复黑发生机，首先要增强肾功能。

手掌上与肾关系最密切的是位于小指第一关节的肾穴和位于小指第二关节的命门，这两个穴位分别表示左、右肾脏，与头发有着密切关系，耐心地不断对它们进行刺激，可提高肾功能，恢复头发生机。

另外，按摩位于手掌中心的手心，位于中指指甲下方的中冲穴，位于无名指指甲下方的关冲穴，以及手腕中央的阳池穴等，对防治白发也很有效。配合肾穴、命门一起刺激，更可提高效果。但是，也要注意刺激方法，如果太用力反而会促进白发生长。

具体的方法应是：轻轻地指压，每天大约进行50分钟即可，长久坚持便会使头发黑亮，白发消失。

对于白发的防治要从日常生活做起：主食可多食紫米、黑豆、赤豆、青豆、黑芝麻、核桃等；蔬菜类可常食胡萝卜、菠菜、紫色包心菜、香菇、黑木耳等；动物类多吃一些乌骨鸡、牛羊猪肝、甲鱼、深色肉质鱼类、海参等；水果类可以多吃些大枣、黑枣、柿子、桑椹、紫葡萄等。

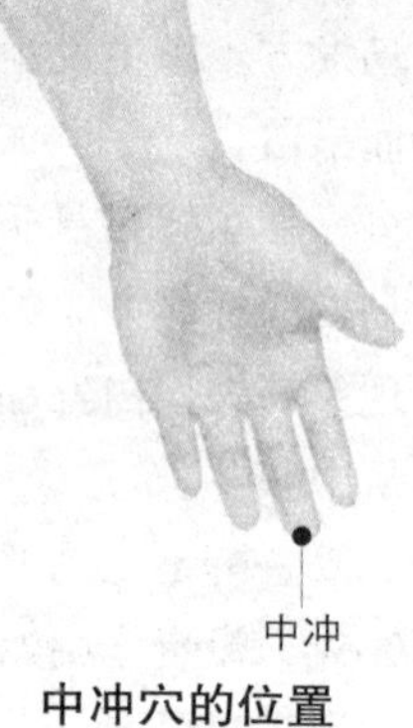

中冲穴的位置

鸡内金，治愈斑秃的新希望

脱发的症状很多，从中医角度来讲，有三种原因：一是实脱，二是虚脱，三是燥脱。

斑秃属于燥脱，是脱发现象中病情较为严重的一种情形。

燥脱是人体的内外分泌同时失调，阴虚阳亢，是人的体表失去了防御功能，感染了外界的风邪，毛囊吐纳分泌失调，血燥，局部成片脱落，由小而大，头皮光亮发红或发白，皮肤质软，就像沸水烫过一样，或者像灌脓一样，俗称鬼舐头，又叫斑秃。有些严重的连眉毛、胡须、腋毛、阴毛、全身汗毛都脱光。如果不及时治疗和调理，时间长了毛发失去营养，毛囊及头皮慢慢萎缩。严重者则脱成全秃。

中医认为，治疗斑秃应从内部调理，内分泌正常了，头发所需要的养分供给充足了，脱发、发质干枯的问题就自然得以解决。如果有条件，尽量选择纯净、天然无不良反应的疗法。至于这个疗法是民间偏方还是中西制剂并不是最重要的，最重要的是能治好疾病。

赵先生，55岁。一表人才，从事安全软件的设计工作。和不少同行一样，他年纪轻轻就要为自己的脱发烦恼。虽说“聪明的脑袋瓜子不长毛”，但毕竟影响美观。为了早日治好斑秃，他可谓是尽心竭力。他到处寻医问药，终于，在一次和医生朋友闲聊时得知了鸡内金的新妙用。

医生朋友说：“想长点头发其实很简单”。鸡内金（炒研）100克。将药研成极细极细的小末，每服1.5克，每日3次，饭前用温开水送服。治疗后20～30日，脱发处即可长出新发。

原来，他只知道鸡内金可以用来医治消化不良，还没听过对斑秃也有效果的。这让他既兴奋又好奇。因为朋友之间关系很好，他相信自己不会被骗就决定试一试。没想到一个半月后就有新发长出来，他非常高兴，还为此特意到朋友那里致谢。

斑秃是人们最为常见的一种病症，与其他类型的脱发相比具有一定的特殊性，所以我们在笼统讲述脱发偏方之后，单独将其提出来，是希望更多患者从此受益。

斑秃这种骤然发生的局限性斑片状的脱发性毛发病，其病变处头皮正常，无炎症及自觉症状。正是因为它的特殊性才需要比较特殊又简单的治疗方来对症。因为鸡内金也属于传统的重要药材，所以对人体的伤害较小，这也是取材得当的结果。

补好肝肾，头发自然郁郁葱葱

脱发，即头发脱落的现象，有生理性及病理性之分。生理性脱发指头发正常的脱落；病理性脱发是指头发异常或过度地脱落，致病原因很多。周仲瑛教授认为，脱发最根本的原因是肝肾亏虚、气血不足，因此，在治疗上就应该以补肝养肾为主。

邹某，女，现年50岁，有脱发史2年多。早晨起床梳头时一抓一把，后来更加严重，成片脱落。就诊时，头发稀疏，没有光泽，头皮上有几块指甲大小的光滑皮肤，伴有身体消瘦、头昏、腰酸、怕冷、舌质暗淡、舌苔薄白、脉细等症。经医生诊断为属肝肾亏虚、气血不能上荣之脱发，应以补益肝肾、益气养血生发之方治疗。

具体方子的内容是：首乌12克，制黄精12克，生黄芪12克，熟地黄10克，枸杞子10克，女贞子10克，墨旱莲10克，菟丝子10克，骨碎补10克，当归10克，防风10克，侧柏叶15克，羌活5克，红花5克。以水煎服。

服药14剂之后，邹某的脱发症状明显减轻，头发不再涩滞。复诊时，在原方的基础上加金狗脊、桑叶、黑芝麻各10克，服药20余剂。服完之后，脱发已经得到控制，并有细而柔软的新发长出来。医生认为，病情虽然得到了控制，但为了巩固效果，方子应继续服用。两个多月后随访，新发全部长出，与常人一样，面色红润，头昏、腰酸、怕冷等症状均已消除，于是让其停药，后来再也没有脱发。

关于脱发，多数医家主张综合治疗，即在服药的同时，为加强疗效，配合食疗和外治。在此，推荐下面的辅助食疗方：

生发果菜汁：此方需要准备莴苣250克，胡萝卜、苹果各100克，柠檬适量。以榨汁机将四物榨成果汁。坚持让患者每日或隔天饮用1份即可。此混合果汁营养丰富，可促进头发的再生。

此外，脱发患者饮食宜清淡；多食富含维生素B_1、维生素B_6、维生素E的食物及富含蛋白质的食物，如黑豆、黄豆、黑芝麻、瘦肉、土豆等；忌食辛辣、温燥、油腻的食物；不宜饮浓茶、咖啡，并适当减少洗头的次数。

治疗早秃脱发的刮痧疗法

一头乌黑亮丽的秀发人人都爱，但是随着生活节奏的加快和年龄的增长，乌黑的头发不再亮丽，买高价的护发品也起不到明显的效果。尤其是中老年人，脱发问题严重。不仅影响美观，还会影响心理健康。

秃顶是指青壮年时期头发过早地逐渐脱落，中老年时期症状加重。脱发到秃头，常从前发缘向后脱落，或头顶部头发稀薄直至除发缘外整个头皮头发全部脱落。脱发常呈进行性，有家族倾向，多见于男性。过早脱发原因未明了，但病人常有较明确的家族史，另外，血液中有较高水平的雄激素也是早脱发生发展的重要因素之一。

男性脱发主要发生于顶额部、发前缘，尤其额部两侧发际向后退，因而前额变高，尤以两鬓角明显，向上向后延伸。随着病情逐渐加重，头顶部一片光秃，仅枕部及两侧颞部仍保留剩余的发缘。脱发处头皮光滑，可见纤细的毳毛，无自觉症状或仅有微痒。

女性脱发少见，程度也轻。一般是弥漫性头发脱落，以头顶部位明显。逐渐脱落，但不脱光，两鬓角也很少脱发。头发柔细并失去光泽。患处头皮变薄，可有灼热感，发痒或按痛，以后很难完全再长出新发。

传统的刮痧调治法就可以有助于解决这个问题。小小的动作，就能让你拥有美丽。

刮痧方法治疗脱发的具体方式是：用刮痧板梳沿着经络的方向梳理头部中间的督脉，还有两侧的膀胱经、胆经。刮痧板梳对经络的刺激，可促进气血的循环，使局部的毛囊得到气血的滋润，从而使头发变黑、变密。

用面刮法刮拭肺俞、脾俞、肾俞、血海、足三里等穴，刮拭的力度由轻到重。局部刮痧可促进血液循环，提升气血，给头部补充足够的营养，令头发乌黑亮丽。

侧柏叶治脱发，获益良多的秘方

脱发虽然是比较常见的现象，但千万不可忽略这种小麻烦。因为忽略它很可能加重它的病情，使小麻烦变成大麻烦。当浓密的头发变稀疏的时候再治疗和修复，就不是一两天可以治好的小毛病了。

中医认为，脱发与血气盛衰有关，这一点从古书《巢氏病源》中可以得到印证。其中说道："足少阴肾之经也，其华在发，冲任之脉，为十二经之海，谓之血海，其别络上唇口，若血盛则荣于头发，故须发美，若血气衰弱，经脉虚竭不能荣润，故须发脱落……若血气盛则肾气强，肾气强则骨髓充满，故发润而黑，若血气虚则肾气弱，肾气弱则骨髓枯竭，故发变白而脱落。”所以说，从血气调整中找到治愈方是治愈脱发的有效途径。

下面为大家推荐的民间治愈方就是应对一般性脱发的。这个方子是利用侧柏叶和当归为主药的方剂。具体服用方法为：准备侧柏叶120克，当归60克。将上述两种药焙干，研为细末，水和为丸，如梧桐子大，每天早晨以淡盐汤送下9克，连续服用20天为一个疗程。一般服药一个疗程之后即见脱发减轻，且有新发生长；有的10天即可见效，对于疗效较差者，至多可连服三四个疗程。

患者按照此方服用一段时间后，若发现有新发生长，可以在原方的基础上加首乌12克，继续服用巩固，直至完全恢复乌黑浓发为止。

在日常生活中，脱发患者需要注重生活细节，以防止加重脱发症状。一般说来，需要注意以下几点：

首先，晨梳时不用塑料梳子和头刷，尽量选用自然质地的木梳或者牛角梳。这是因为塑料物品容易产生静电，给头发和头皮带来不良刺激。最理想的是选用黄杨木梳，既能去除头屑，增加头发光泽，又能按摩头皮，促进血液循环。

其次，精心挑选洗发用品。不用脱脂性强或碱性洗发剂。这类洗发剂的脱脂性和脱水性均很强，易使头发干燥头皮细胞坏死。应选用对头皮和头发无刺激性的无酸性天然洗发剂，或根据自己的发质选用。

再次，尽量少用吹风机吹发、少去美发店做烫发和染发。这是因为，吹风机吹出的热风温度有时能高达100度，会瞬间破坏毛发组织，损伤头皮，因此要避免频繁吹风。烫发次数也不宜过多，烫发液的化学成分对头发的影响也很大，使用次数多了会使头发元气大伤，变得干枯脆弱。

还有，要注意环境温度的差异变化。从空调房出来之后不宜直接站在骄阳下，一冷一热的差异温度，无疑是对头发柔韧度的一大考验。

最后一点，也是很多找不到病因的患者常见的现象，即精神状态不稳定，每天在焦虑中过日子，压抑自身的本来意愿，不仅会对精神健康带来伤害，也会从头发上体现出来。所以才会有一夜愁白满头发的典故。这说明，头发的健康和精神健康密切相关。脱发患者务必消除精神压抑感，经常进行深呼吸、散步，做松弛体操等，可消除当天的精神疲劳。

双花齐下，远离脱发的烦恼

每个人每一天都会出现脱发的现象。头发有它自己的寿命，长到一定长度，寿命到头了，它自己就老死，自然会脱落下来，这是一种正常现象。但是，有的人掉头发的数量高出常人，甚至会一片一片地掉，最后成了秃子。这是怎么回事呢?

张某，今年50岁。近段时间以来，她每天都发现枕边有不少脱落的头发。由于工作忙，她也没太往心里去。谁知，没过多久，她发现自己的脱发现象越来越严重，于是前往医院就诊。经过检查，医生发现她脱发严重，早就超出了正常范围，头顶部分的头发已经相当稀疏了。医生严肃地告诫她，该休息了，脱发也要抓紧时间治疗了，不然以后真的可能成为秃子。因为张某体质不好，又有贫血现象，所以，如果采用药物治疗身体可能会吃不消。医生便给她开具了一些补充气血的方子，并推荐双花止脱法。这里的“双花”指的是芝麻花和鸡冠花。

具体的制作方法是：准备芝麻花、鸡冠花各60克，樟脑1.5克，白酒500克。将芝麻花、鸡冠花撕碎，然后浸泡入酒内密封，15日后过滤、再将樟脑入药酒中，使之溶化，备用。以药棉蘸药酒，涂搽脱发区，每日搽3～4次。事实证明，这个方子对于神经性脱发有良好的治愈效果。

一个人的精神状态，大脑运行状态都会给体表毛发很大的刺激，影响到头发营养的供应和生长。因为人体的一切活动都是受大脑控制的，大脑受了刺激，活动乱了脚步，不能正常地发挥作用，势必要使身体的营养受到刺激，出现掉头发的情况。有的人遇到什么过于激动的事，大脑受了强烈的刺激，精神很不正常，有时一夜之间头上的头发就脱掉一大片，人们说是“鬼剃头”，实际上就是这样脱掉的。

所以说，不管工作多忙都一定要保证充足的睡眠时间。充足的睡眠可以促进皮肤及毛发正常的新陈代谢，而代谢期主要在晚上特别是晚上10时到凌晨2时，这一段时间睡眠充足，就可以使得毛发正常新陈代谢。反之，毛发的代谢及营养失去平衡就会脱发。睡眠也是有健康底线的，要想保证白天有充足的精气神，就要尽量做到每天睡眠不少于6个小时，并养成定时睡眠的习惯。

最后，提醒大家的是，脱发患者还要注意营养成分的均衡摄取，头发95%的成分是由动物蛋白质组成的，这些物质大量存在于鸡蛋、猪肉、沙丁鱼、海带、黄瓜、黑芝麻、海藻等食物中，特别是海带和鱼类。注意饮食营养，常吃富含蛋白质及微量元素丰富的食品，可改善发质，使头发更加牢固有韧性。

牙齿松动摇晃，多喝固齿汤

“树衰枝首落，根枯叶先黄”，而牙齿松动是人衰老的表现。中医理论认为：“肾主骨生盆，齿骨同源，齿为骨之苗。”就是说骨骼的生长发育依靠肾精充养，齿和骨同根而生，是长在骨头上的“秧苗”；骨（齿）失去营养供应源，骨质流失，引起牙齿酸软、咀嚼无力、松动移位或脱落。所以当中老年人牙齿出现问题的时候，多数也会出现骨质疏松。

在牙齿松动的问题上，我们也要注意区分正常与不正常两种情形。平时，当我们咀嚼食物的时候，牙齿会有一定程度的轻微松动，这属于正常现象。当医生用器械对牙齿进行摇动的时候，也会发现牙齿有一毫米范围内的摇动度，这属于生理性运动，可以有效地保护牙齿。不过，如果你的牙齿过于松动，甚至有种快要掉了的感觉，那就要提高警惕了，这不是正常现象，可能是某些内部疾病导致的。

“我这牙口，好吃的东西只要稍微硬一点就不敢咬。生怕晃晃悠悠的牙齿就这样掉下来”。白大妈是某街区的街道办负责人，早年时候肾不大好，后来经过调理，病情得到控制。随着年纪的增长，牙口又出了问题，因为满口牙大部分都出现了松动摇晃的现

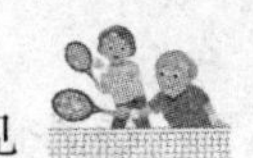

象，所以饮食主要以半流食和松软食物为主。长此以往，营养难免会出现问题。家人对此很是担心。于是四处为其寻找解决的方法。后来听说固齿汤效果不错，经过中医的认可之后，白大妈就开始服用。后来牙齿状态果有好转，基本达到预期效果。

这里就为大家详细介绍一下固齿汤的组成和使用方法：

固齿汤的组成是：首乌20克，枸杞子20克，石膏30克，菟丝子15克，寄生15克，牛膝15克，栀子15克，升麻15克，白芷6克。

具体使用方法是：将上述诸多材料加水煎至300毫升，每日1剂，分2次温服。牙痛甚者加川芎10克、细辛6克；牙龈红肿加大黄6克；腰膝酸痛者加杜仲15克；若牙不痛者去白芷。处方时，视症状的轻重调整石膏与首乌等药的用量。这些操作必须有专业医师确认方可实施。

此方为固齿老方，适用于慢性牙周炎、肾气虚损型牙酸无力、全口多数牙有不同程度的松动等症，适合老年人使用。

牙齿松动会对人们的生活产生诸多不利的影响。在平时的生活中，老年人并不是对此无计可施的。那么，怎样做才能防止牙齿松动呢？在这里，有一些需要注意的护齿的生活习惯，只要坚持去做，便会大大降低牙齿松动的概率。比如，讲究口腔卫生，坚持早晚正确刷牙；发现蛀牙要尽早填补，及时治疗；防止外伤造成的牙齿松动；有牙龈炎或早期牙周病时，应当及时去医院口腔科治疗，不能只吃消炎药或漱口药。

第十七章

头晕、头痛偏方，还老人清晰头脑

巧用酒精棉缓解头晕症状

徐大爷是一个水果商人，做了大半辈子的水果生意，身体状况一向不错。现年69岁了，但腿脚利索，口齿表达也很清晰，唯一不顺心的，就是头晕了。从64岁开始，徐大爷时常会出现头晕的现象，尤其是到了年底的时候，头晕的症状更为常见。一开始以为是血压不稳定，后来才发现自己的毛病和水果的销售状况联系密切。他手下十几个水果经销商，每到年尾的时候，进货量增多，账目结算等一系列事情就会赶在一起。虽然请了专门的会计来负责，但老人始终没有改掉自己最终核对的习惯。所以，一到年底就格外谨慎、紧张。这种情况如果是在年轻时候也没什么，只是上了年纪后，精力大不如前，虽好于同龄人，但毕竟不能和年轻时相比。去看过医生后，医生建议他不要采取药物治疗，只需要选择生活小偏方就能解决头晕烦恼。

具体做法是：将两个酒精棉球置于两耳道内，片刻后头晕的症状就会缓解或消失。

要避免头晕，首先，要保证有良好的情绪状态，不论是哪种原因导致的不良情绪，都是非理性观念在作怪，只要消除了这些观念，不良情绪很快就会得到改善；出现不良情绪时，要适当发泄，比如向亲朋好友倾诉，或者痛快地大哭一场。

其次，饮食宜清淡，平时应控制肥肉、猪油等高胆固醇、高脂肪食物的摄入量，以减少脂类物质在血管内的沉积。同时还应避免高糖饮食，防止脂代谢紊乱。可多吃些水果、蔬菜、豆制品及含纤维素较多的食物，食用油则应以植物油为主。此外，不可吃得太饱。

最后，要注意劳逸结合，避免劳累，保证充足的睡眠。因为睡眠导致眩晕发作时，要绝对卧床休息，并且头部不要左右摆动。

雪梨山楂百合汤可治眩晕

生活中，不少老人会为“头晕目眩”而烦恼。因为这种现象经常发生，所以不少老人都习以为常地选择忍受。这里要明确的是，“头晕”与“目眩”是两种病症。头晕是感觉天旋地转，而目眩是指眼前发黑，这两种症状经常相伴出现。

虽然头晕和目眩是两个不同的概念，但是两者结伴出现的概率是比较高的。中医认为引发此现象的原因主要有气血虚弱、过度疲劳、情志不舒等。下面这位老人的亲身经历可以帮助我们进一步理解此症状。

王某是一位老木匠，祖传的木匠手艺一直传到他这代。老人的身子骨一直很硬朗。后来，为了能把手艺传下去，老人收了两位徒弟。但是因为老人已经年近七旬，无论是精力还是体力都无法事事亲力亲为，连续劳动超过半小时就大汗淋漓，头晕目眩了，还会出现短时间内的花眼。而且，眩晕的现象不仅会在劳动后发生，平日里睡觉醒来时也偶有发生。后来，经过一位老中医的诊治，结果认为是情志不舒加疲倦过度引发的眩晕。医生建议其选择食疗调补，并推荐了雪梨山楂百合汤的方子。食用一段时间后，老人惊喜地发现，头晕目眩的情况大大缓解了。

这里就为大家详细介绍一下雪梨山楂百合汤的具体制作方法：

雪梨60克，山楂、百合各30克，白糖适量。按常法煮汤食用。每日1剂，连服10日为1个疗程。此方具有清热除烦、养阴泻火、生津止渴的功效，十分适用于体质偏热的老年人服用，适用于头晕目眩、头痛、失眠、烦躁、口苦、咽干等症。

百合性微寒，味甘，归心、肺经。具有养阴润肺、清心安神的功效，多吃可降火气。山楂、雪梨是极佳的食疗菜品，两者均可败火润肺。雪梨配上山楂，酸酸甜甜的既可口又败火，还能清心安神。几种食材综合作用，有效护卫老年人的健康，预防眩晕发生。

最后，提醒大家，此汤最适宜在夏秋季节服用，结合生活护理效果更好。

按压眉冲穴，宁神止痛不眩晕

头晕是生活中常见的不适症状，尤以老年人更为多见。头晕时，老人常会感到身体失去平衡，眼前的物体好像在转动，站不稳当。因为头晕的现象颇为常见，所以，很多老人都会在头晕时采取躺下休息一会儿，坐一会儿之类的休息方法来缓解一下，要不就把头晕归结于感冒症状，找点治感冒之类的常用药吃。真正把头晕当回事的人不多。而事实上，头晕不是小事，如果经常发生的话，必须多加重视。

感冒确实会引起头晕，这是因为感冒病毒会影响中枢神经，进而引起头部眩晕。但是，感冒不是头晕的唯一原因，其他一些疾病也会导致头晕，如心脏疾病令脑部供氧失常，会引起头晕；贫血使血液含氧量降低，会造成晕眩；血压过高或过低，也能对大脑造成影响而导致头晕。所以说，出现头晕不要随便对待，更不要不以为然。

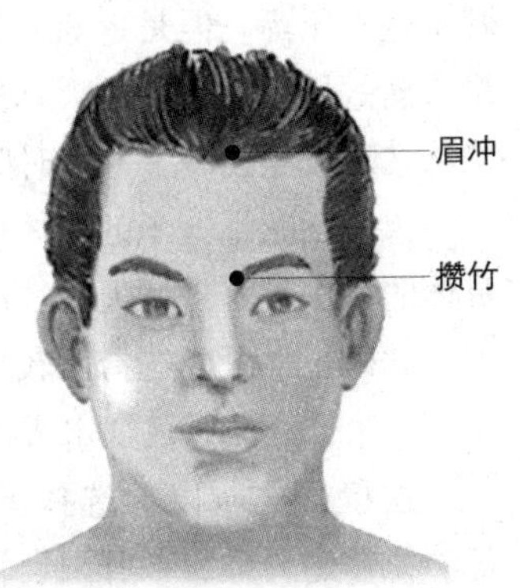

眉冲穴、攒竹穴的位置

胡老太太，现年70岁，是某医保中心的退休干部。退休后一直都在小区内做健康宣讲的活动，是一名很热心的老人。近段时间以来，大家发现老人在宣讲时精力大不如从前，活动次数也由每个月一次减少到每个季度一次。小区里的人都感到不解。原来是因为胡老太太个人身体的原因，老太太经常会感觉头晕。虽然每次发作时间都不长，但是都比较突然，而且有时候还伴有耳鸣现象。家人对此也很是担心。去医院量过血压，结果正常。也没有检查出其他类别的疾病。后来确诊为鼻炎引发的头晕、耳鸣。医生给老人开了治疗鼻炎的药方，还针对老人的头晕病给出了应对的小偏方：按摩眉冲穴。老人试用之后，效果不错。

眉冲穴的具体的取穴方法：眉冲穴位于人体的头部，当攒竹穴直上入发际0.5寸，神庭穴与曲差穴连线之间。

如果身边有老人突然出现旋转性头晕并伴有耳鸣，很可能是耳、鼻、咽喉出现了问题。除此之外，头晕现象还可能由其他疾病引发。比如，头晕并伴有视力减退、眼前有飞蚊感等症者，可能是眼部出现了疾病；头晕并伴有面色苍白，皮肤有瘀点、瘀斑的病人，可能患了血液系统疾病；头晕和体位密切相关，并伴有手臂麻木者，可能患了颈椎疾病。

如果出现上述各种症状，先要到医院确诊。如果真是这些疾病导致头晕，一定要尽早进行有效的治疗，不能忍着，否则就会耽误病情。

单用天麻治眩晕的传世方

上楼梯的时候，登山的时候，清晨起床的时候……猛然回头的时候，眩晕总是在老人防不胜防的时候出现。那么，究竟是什么引发了眩晕呢？简单地说，眩晕是因机体空间定向和平衡功能失调所产生的自我感觉，是一种运动性错觉。虽然眩晕现象本身不能称之为一种病，但对其放任不理就很可能对身体造成健康损害。起初的时候可能老人只感觉到身边景物有旋转摇动的感觉；接着感觉自己的下肢的位置和行动的控制不稳；有的老人还会在出现以上症状时伴有恶心、呕吐、面色苍白等现象。

王老先生一直有头晕的毛病。从60岁退休赋闲在家后，头晕的现象就不断出现。后来在体检时查出患上了高血压。因为是慢性病，一开始老人也没有太在意，只是在饮食上留心了，也没有使用任何降压药物。后来，过了一段时间后，老人发现自己血压虽然没有升高但是头晕头痛现象加重了，有时还伴有眼花，全身没劲。去医院就医后，医生开了些降压药。但是，老人担心吃西药会给身体带来不良反应。后来，他听说天麻治头晕头痛效果很好，而且天麻的方子是很多老辈人都认可的偏方，所以就又去看了中医，确认之后大胆尝试了一段时间，收效甚好。

天麻治眩晕方子的具体内容如下：需要准备的材料很简单，只需要备好天麻10克。具体的做法是：先将天麻洗净，然后在锅中放入天麻，加水煮滚后，转小火煮30分钟即可。此外，也可以选择比较传统的煎煮方。取天麻6～9克，加水一大碗，小火煎至半碗服用。第二次煎煮可加水大半碗，小火煎至半碗饮用。每天服2次。

这里，之所以会选择天麻，是因为天麻是一种名贵中药材，始载于《神农本草经》，在熄肝风、平肝阳、祛风通络方面有奇效，被广泛用于风湿麻痹及中风后遗症，对头痛、头晕目眩者尤宜。由此可见，天麻对于高血压、动脉硬化所致的头痛、眩晕有

独特疗效，被誉为“治风之神药”。

不过，虽然天麻是治疗眩晕的良药，但是也不是人人都适宜服用的，必须要以对症为前提。因为眩晕可能由于不同原因引发，而天麻对症的眩晕也许与引发的因素不对症，这时就要请专业医务人员鉴别确诊后才能选择方子。除上述病例中高血压引发的眩晕症状之外，还有很多原因能引起眩晕。比如贫血、大脑失养，或者痰浊瘀血阻滞于体内等。要治疗这些因素引起的头晕头痛，只有纠正贫血，去掉痰浊及瘀血才行。由于天麻并没有补血及祛痰化瘀的作用，因此不能单用天麻来治疗，必须与补血、祛痰化瘀药配伍，才可以标本兼治，药到病除。如果头晕是由多种原因引起的，并且长时间或经常发生，应去医院就诊。如果经过各种检查仍找不出造成头晕的原因，应检查内耳前庭的平衡功能，以便做出诊断。

此外，天麻虽然是中药，但是，服用后也不排除出现不良反应的可能，较为常见的不良反应有恶心、胸闷、皮肤丘疹伴瘙痒等，个别患者会出现面部或全身水肿，甚至脱发等现象。对自身为过敏体质的患者慎用。

最后，需要注意的是在购买天麻的时候，一定要选择专业的中医中药专柜，对于药品的谨慎就是对自身健康的责任。

葱姜炒螃蟹，食疗方帮你止头痛

头痛是现代人的常见病症，也是困扰老人的健康难题之一。当头痛发生时，很多人靠止痛药来缓解痛楚，但止痛药的不良反应使人担忧。长期使用止痛药给身体带来的损害不亚于一场疾病，很容易为其他疾患埋下病根。

为什么老年人更易发生头痛？中医认为“不通则痛”，头痛是因为经络不通。在中医看来，头痛症状相同，但发病的原因不同，所以治疗时要找到根源，分清头痛的发病原因，然后有针对性地进行治疗。在治疗方式上，主张自然的治疗方式。

胡某，现年69岁，患头痛已有20年，一开始的时候只是偏头痛，痛感并不强烈，后来痛感越来越明显，疼痛难忍只能靠药物止痛，严重影响睡眠状况，最严重的时候一晚上服用了5片止痛片。去医院就医，医生对其服药量深感震惊。在家人的劝说下，老人也曾多次住院治疗，还挂了专家门诊诊治，均没有明显疗效。病情反复，困扰未消。后来，在一次家庭聚会上，他从亲戚那里了解到一个治疗头痛的偏方——葱姜炒螃蟹。

这道看上去十分普通的家常菜肴，却是辅助治疗头痛的食疗方。已经经过多方验证，可以放心食用。吃过几次之后，胡大爷惊喜地发现，这款美食真的有辅助治疗头痛的作用。

下面就详细为大家介绍一下这款食疗方。主要材料：雄螃蟹500克，干葱头150克，姜丝25克，猪油75克。具体的制作方法是：先将螃蟹洗净切块，把炒锅用大火烧热，下猪油，烧至六成热下葱头，翻炒后，把葱头捞出，在锅内略留底油，大火爆炒姜丝、蒜泥和炸过的葱头，下蟹块炒匀，依次炝料酒，加汤、食盐、白糖、酱油、味精，加盖略烧，至锅内水分将干时，下猪油10克及香油、胡椒粉等炒匀，用湿淀粉勾芡即成。

此食疗方具有祛风止痛、滋阴清热的功效，适用于风邪头痛、顽固头痛。

清凉油加冰水，缓解头痛就这么简单

夏日炎炎时，也是很多老年人烦恼徒增之时。因为身体原因，不少老人会因为经受不住夏日的酷热而出现身体不适的症状。中暑性头痛就是其中最为常见的不适症状。老人一旦受了暑气的侵扰，就可能会出现头昏、偏头痛、口渴、多汗、全身疲乏、心悸、注意力不集中、动作不协调等症状，体温正常或略有升高。而这些症状一般无须采用药物治疗，生活偏方只要适用得当就能起到缓解不适的效果。

吴某，现年65岁，是一名电路设计师。刚退休在家的日子，因为一下子不适应没有工作压身的日子，所以经常外出遛弯，参加老年人的社区活动。因为外出时正值酷夏，吴老常会感觉头痛，尤以午后加重。据吴老自述，有时候觉得自己根本不能正常调节身体的体温。有时候头痛得厉害，服用过藿香正气水之类的药物，但身体里还会有内热涌出的感觉，致使头痛想吐。后来，经过医生诊断，确定为中暑性头痛。鉴于吴老年事已高，医生建议不宜吃药，给出一剂清凉油偏方调养。

清凉油偏方详细的内容为：冰水1升，清凉油10滴，将清凉油加入冰水中，将面巾在水中浸湿后敷于痛处即可。每日早晚各一次。一般程度的中暑性头痛，连续使用3天即可见效。

因为清凉油本身就可清凉散热，醒脑提神，止痒止痛，适用于中暑引起的头痛，且性质温和，所以老少皆宜。

当然，此方也不是百无禁忌。在使用此方时需要注意以下两点内容：对本品过敏者禁用，过敏体质者慎用；如正在使用其他药品，使用此方之前请咨询医师或药师。

中暑了，轻则让人头晕、头痛，重则可能危及生命。那么，在高温天，该如何躲开暑热带来的危害呢？一是避免长时间在室外工作或大量运动；二是在闷热、不通风的环境中，要及时补充水分；三是不要从外面很热的环境进入室温很低的空调房。

老年人在炎热的夏季要格外注意防暑措施的选择。不能因为避暑而过度贪凉，也无须对中暑过度恐慌，就如上面的偏方所说，其实生活中不少偏方都能轻松帮助老人解决头痛烦恼，安度夏季。

简单按摩三步走，巧治偏头痛

偏头痛反复发作，发生率高，是非常痛苦的一种疾病。精神因素是偏头痛最主要诱因之一，精神紧张、忧郁、焦虑都会引起偏头痛。它发作前有眼冒金星、视物模糊、肢体麻木等先兆，数分钟至1小时左右出现一侧头部一跳一跳的疼痛，并逐渐加剧，直到出现恶心、呕吐后，感觉才会有所好转。

谢先生现年50岁，患偏头痛多年，每次发作都吃不香睡不好。据本人表述，主要是左侧头痛，发作时把手放在太阳穴的地方可以感觉到血管跳动。吃过许多药都不能根治。去年，他参加了一个旅行团，同行的一位老友介绍了一个偏方，效果不错，这是一个按摩治疗方，无须什么成本，安全可靠，适合老年患者使用。

具体的按摩疗法是：深呼吸，然后把指尖放在头中部的头皮上，从前到后慢慢随着手指的移动用力按压头皮。移动手掌从头上下移到耳朵，每次移动一寸，每次从头线的最前端推拿到头的后部。然后运用同样的方法从不同的方向推拿头部，移动手掌从左边的耳朵到右边的耳朵。每个方向应该推拿至少20秒，大约在40秒内覆盖整个脑部。

接下来直接用手掌的根部压着前额并持续5～10秒，找到同一只手的拇指和食指之间的压痛点，用另外一手的拇指直接按压它。坚持5秒，然后换手。

最后，用拇指沿着头颅骨的边缘找到头和颈项交会的地方。头稍微向前弯曲，右手拇指放在骨缝的中心，按住皮肤轻轻推拿，并画小圆圈。把拇指稍微右移，然后重复。用半分钟时间沿着右侧的头盖骨从头部的中心移到耳后。用左手沿着左侧头盖骨重复以上的操作。

按摩鸠尾穴，快速缓解眩晕

在老人经常发生的眩晕情形中，体位性眩晕最为常见，这常常和老人心血管功能退化及血压问题有关。体位性眩晕的特点很明显，常常会发生在起床、躺下、翻身的时候。有时候，即使本身身体没有动，但身体在某一高度状态下也会出现眩晕，这也是体位性眩晕的其中一种情形。身体对高度猛然上升或下降的不适应也会引发眩晕。

一般说来，眩晕的情形可阵发性发作，几秒或几分钟后自行缓解；也可持续性发作，需几天或更长时间才能缓解。老人眩晕的病因甚多，往往有多个病因同时存在的情形，所以说，在选择适合的治疗方之前，首先要搞清楚眩晕的正确原因。

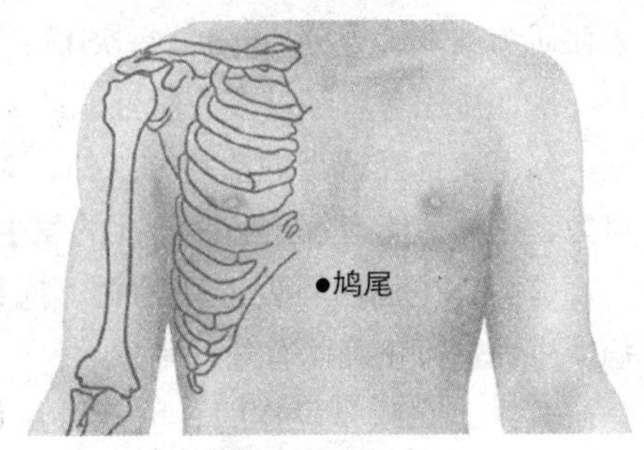

鸠尾穴的位置

老张，现年70岁，最近发现自己在晨起时偶尔会有天旋地转的感觉，自身晃动，站立不稳失衡，且伴有恶心、呕吐、出虚汗等症状。这种情况持续一个多月后，老张在家人的帮助下就医。经医生询问病史和全面检查，初步诊断为“体位性眩晕”，可能是因为突然由卧位下床直立，引起脑部一时性缺血，导致短暂眩晕。虽然不是什么大病，但是为了能让老张尽早摆脱不适感受，家人为其找到了一个按摩方——按摩鸠尾穴。

鸠尾穴，位于脐上七寸，剑突下半寸。科学按摩鸠尾穴可以消除疲劳、治疗头晕、缓解焦躁性格。此外，按压此穴，还能带来心态安宁的睡眠。

按摩鸠尾穴的具体方法是：操作者用两个大拇指按压此穴，做圈状按摩，左右各60次。此方不仅可以在眩晕发生时使用，也可在每日清晨起床之前按摩一次，能起到一定的预防作用。

最后，建议老年人一旦发生眩晕症状，切勿麻痹大意，必须及时去医院就诊，查明病因，在医生指导下，采取标本兼治措施，既可控制眩晕，又利于疾病的早日康复。

顽固眩晕症，白果到病症消

眩晕症，是一种常见于老年人而又最易被忽略的不适症状。老年性眩晕实际上有两种不同的感受：一种是头昏昏沉沉，头皮发麻发胀；另一种是感觉脚下不稳，天旋地转，或像坐在颠簸的小船中掌握不了自己的平衡，医学上叫作眩晕。前者因为症状不太严重，常不能引起足够的重视。其实，眩晕的病因很多，可以是精神紧张、生活不规律、服用药物不当或烟酒过度所致，也可能是其他严重疾患引起。在诸多可能引发老人眩晕的缘由中，最常见的原因是椎基底动脉供血不全，致使脑干缺血出现眩晕。

于某，现年63岁，是某大学化学系名誉教授，因为年事已高且身体状况一直不好，所以，学校没有为其安排固定的教学任务。于老患眩晕症10余年，发作起来的时候头晕耳鸣，一睁开眼就感觉天旋地转，头也不敢猛然抬起来，一抬头就会有想晕倒的感觉。有时候，在眩晕的同时还伴有腰痛失眠的症状。后来，在老友的推荐下尝试使用了白果散的治疗偏方，并收到良好效果。从开始使用此方治疗到疾病痊愈后3年都未见复发，效果甚好。

这里就向大家详细介绍一下白果散的具体内容：选择优质白果仁30克。然后，将白果仁研为细末，等分为4份，每次1份，温开水送下，早晚饭后各服1次。一般说来，服用4～8次即可痊愈。经过多方验证，此方对治疗眩晕症疗效颇佳。

除了要选择适当的治疗方以外，对于眩晕症，老人应当在自我保健方面做出更多的努力，这样才能有效预防眩晕症的发生。具体说来，以下几点需要老人格外注意：

首先，生病时不要滥用药物，应该到医院进行系统的详细检查，以便找出其原发病，进而进行正确而有效的治疗。

其次，在眩晕发作时，注意卧床休息，并防止跌倒，这对于老年人特别重要。当然，平时未发作时，亦应注意休息，勿过度疲劳和精神紧张；适当运动，晨起可练太极拳等。

总之，不论头晕还是眩晕都不能掉以轻心。一旦出现头晕，首先应该到医院检查，找出病因。至于治疗，目前还很难说有什么包治头晕的特效良药。关键是要查清病因，对症下药。

咀嚼生姜，治好眩晕症

眩晕，乍听起来并不是十分恐怖的症状，但它却是身体里的健康预报员。对于身体抵抗力较差的老人和小孩，这种预警更加重要。如果能对此给予足够的重视，就可以有效避免更多的疾病困扰。当然，出现轻微不适症状的时候，我们也无须草木皆兵，只要选择对症的小偏方，足以解决烦恼。如果稍微感觉不适就立即吃药，反而是危险的。

佟老太太，现年59岁，眩晕史3年。2004年7月，因劳累突发眩晕呕吐，频繁发作，吃西药治疗之后仍旧呕吐不止。8月去医院求诊，10分钟左右呕吐一次，一喝水就吐，眩晕严重的时候不能起床，且行走不便，跌跌撞撞。后来去看中医，医生认为，这是因

为身体虚寒引发的眩晕不适。医生建议其使用性质较热的食材进行调养。后来，在朋友的推荐下，佟老太太选择了咀嚼生姜的方法进行治疗，效果很好。

此方法的具体操作方式是：准备生姜10克。取生姜一块咀嚼后咽下。服后呕吐即止，眩晕顿减，后嘱患者进行休息调养，在使用此方期间不宜服用其他药物。一般不适症状，连续使用3日后即可有明显改善，眩晕不会再发作，能正常进行生活劳动。

这里选择生姜偏方是有科学依据的。我国传统医学认为，生姜具有解表散寒、温中止呕、化痰止咳的功效。《本草纲目》记载生姜："生用发散，熟用和中。"由此不难看出，生姜的散寒功效正好与佟老太太虚寒引发的身体不适症状相协调。这个偏方告诉我们这样一个道理：生活中看似不起眼的食材也可能是健体良药。想成为一个身体健康的老人，应当适当汲取相关养生知识。

此外，对于眩晕急性发作的老人，除了要有适合的对症的治疗方外，还应格外注意休息。对曾经发生过眩晕症状的中老年人，平时要多参加体育运动。锻炼对于一侧前庭功能严重损害性眩晕，是很有好处的。但需注意，在运动时，尽量不做转体活动，以免诱发眩晕。

快速缓解头痛的民间奇效方：泡手 + 食疗

头痛时，年轻人想到的就是吃止痛药，殊不知，长期使用止痛药会给身体带来不良反应，为其他疾患埋下病根。古人在这一方面就比我们聪明很多，他们治疗头痛的方法简单有效，且无不良反应。下面就让我们一睹为快。

如果你分不清自己是哪里头痛，那么有一个治头痛的简便方法：泡手法。具体方法如下：头痛发作时，把双手伸到热水里（水温以把手放进去能感觉到烫为宜），然后赶快抽回来，再放入水中，再抽回来，如此反复直到手指感到麻木，头痛马上就能缓解。

这个泡手法的治疗原理其实很简单。因为手指上的经络全部都通向心与脑，手受热刺激后就会打通经络，通则不痛，头痛自然就会得到缓解了。

这个小窍门操作简单，取材也简单，也没有任何风险，所以，如果有朋友得了头痛，但是又晕晕地说不清楚位置，不妨一试。

其实，只要生活中注重护理，像头痛脑热这样的小毛病基本是很容易解决的。当然，这是在非重大病理因素的前提下。

虚火上扰头痛的治疗偏方：生鱼肉（草鱼或海鱼肉均可）200克，玉兰花瓣15片，鸡蛋5枚，味精、料酒、香油及盐适量。将鱼肉去刺切碎，玉兰花切成丝或末，两者混拌成泥。取5枚鸡蛋的蛋清，用筷子搅匀至黏稠，蛋清中放入少许香油、料酒、味精及盐；然后，将鱼肉、玉兰泥做成数个小球状，放入配好的蛋清中搅匀，捞出后放在盘子中央。另取玉兰花瓣数片，围绕盘子四周分别贴在盘子外沿。最后将整盘玉兰鱼球放在开锅的蒸屉上蒸5分钟，即可食用。

本方养阴、润燥、祛风，对高血压之虚火上扰头痛有效。

研究发现，很多经常头痛的患者脑组织中镁含量偏低。镁是人体细胞内液中一种重要的离子成分，具有一些特殊功能，如抑制神经兴奋、调整血管张力等。所以，要预防头痛，在饮食上应注意多食用含镁丰富的蔬菜、水果等食品，以增加大脑中的镁含量。含镁较多的食物有小米、荞麦面等谷类，黄豆、蚕豆、豌豆等豆类，以及雪里蕻、冬菜、冬菇、紫菜、桃子、桂圆、核桃、花生等蔬菜和果类等。

分清头痛根源，按摩也要对症

头痛是现代人的一种常见病症，是血管性头痛的一种。很多人靠止痛药来缓解头痛，是药三分毒，长期使用止痛药并不可取，尤其是对老年人而言。

中医认为“不通则痛”。在中医看来，即使头痛症状相同，但发病的原因却需要仔细地推敲一翻，分清不同的头痛，然后有针对性地进行施治。

如果是头两边痛，则是胆经出了问题，治疗时就拍胆经。拍胆经的时间最好在子时，早睡的人可以提前一些。胆经在人体的侧面，拍的时候从臀部开始一直往下就可以了，每天拍够300下。

如果是头里面的中空痛，则是肝经出现了问题，患者可以按摩肝经。肝经在凌晨1点到3点的时候值班，但是我们又不可能在凌晨1点到3点的时候起来，那么我们可以在晚上19点到21点的时候按摩心包经，因为心包经和肝经属于同名经，所以在19点到21点时按摩心包经也能起到刺激肝经的作用。

如果是后脑勺痛，就是膀胱经的问题。《黄帝内经》上说，膀胱经有问题人会发热，穿厚衣服也觉得冷，流鼻涕，头痛，项背好像被人拉拔一样难受，腰好像要折断一样疼痛，膝弯部位好像结扎一样不能弯曲，小腿肚像撕裂一样疼痛，股关节屈伸不灵活……膀胱经大部分在背后，自己一般情况下够不到，所以这类头痛患者可以找家人帮助按摩后背，或者找一个类似擀面杖的东西放在背部，上下滚动以刺激相关俞穴，疏通经气。还有头部，循经进行按揉或者用手像梳头似的进行刺激，对头昏脑涨也有很好的缓解作用。

除了对背部和头部的按揉梳理外，还可以对腿部的循行进行按揉，因为膀胱经的循行深层解剖有坐骨神经，所以循经进行按揉可以缓解坐骨神经疼和腰椎间盘突出所致的腿部疼痛、麻木等症状。按揉腿部时一定要加力，因为大腿的肌肉很发达。

如果是前额痛，就是胃经出了问题，和痤疮一样，都是归属于胃经的病。治疗时要从胃经入手。

而左边偏头痛和右边偏头痛也是不同的，因为左主肝，右主肺。如果左边偏头痛，就很有可能是肝血的问题，而右边偏头痛可能是肺气的问题。治疗时要分清症状，对症施治。

贴敷疗法，治好老年偏头痛

生活中，偏头痛的患者人群在逐渐扩大。其中，老年人是最易受其侵害的群体。偏头痛的发病率很高，而且容易恶化，所以，很多老人或家有老人的家庭都为此而苦恼不堪。偏头痛就像是在老人的大脑中放了一个出了故障的电锯一样，一启动头痛难忍，让人防不胜防。

王老太太现年66岁。因为连续2年的偏头痛病而苦恼不已。她四处求医问药，有时候会为了挂上一个专家号而等一天。她的治疗经历是很多偏头痛患者的典型反应。在刚发现自己得了这种毛病的时候，她还不是十分在意，经常在院子里陪外孙玩要。后来，她发现自己稍作运动就视物模糊、头痛眼胀，休息一段时间后精神仍旧涣散，身体也开始不听使唤了。情急之下，她在家人的陪同下去医院拍了个CT，检查结果不是肿瘤，但是她的偏头痛症状却仍在继续。在一次老乡聚会中，她的儿子偶然的从一位老乡口中了解到一个治偏头痛的小偏方，听说此方经过多人验证，可以一试，就怀着半信半疑的心情尝试了一贴。后来还将此方拿给中医看过，确认科学性后继续使用了一段时间。王雪花的偏头痛得到了基本的控制，发作次数减少了，痛感也大大减轻。

这个偏方的名字是八味贴敷疗法。此方的具体构成有：全蝎21个，地龙6条，蝼蛄3个，五倍子15克，生南星、生半夏、白附子各30克，木香9克。具体制作步骤是：将上八味药共研细末，加面粉适量，用酒调制成饼状，摊贴太阳穴，用纱布包裹固定。

本方具有祛风、活络、止痛的显著功效，十分适用于治疗偏头痛症状。

此方中的主药全蝎味辛，性平，有毒，归肝经，是钳蝎科动物东亚钳蝎的干燥体，专治口眼歪斜，风痛抽搐，可通络止痛。在古医书中对治疗顽固性偏头痛有奇效。此方中的主药地龙药性咸寒，归肝、脾、膀胱经，有清热定惊，走窜通络的功效，适用于老年人偏头痛。

此外，贴敷是我国南方地区民间特有的一种治疗方式，是将药物敷在体表特定部位来治疗疾病的治疗方法。这种方法有简便易行，疗效显著的特点，且安全度高，很适宜老年患者使用。

百麦安神饮，祛风清火头不痛

头痛是一种常见症状，可由许多疾病引起。凡由颅内、外疾病引起的头痛，称为器质性头痛；无病理变化的头痛，称为功能性头痛。

故对头痛患者，首先应查明病因，分清头痛是主要症状抑或次要症状，并进行动态观察，注意其发展过程及其与其他症状的关系。对一些有特殊证候的头痛（如头痛伴有视力障碍、头痛伴有剧烈呕吐等）更应及时查明原因，以免发生意外。

陈女士现年56岁，突发性头痛反复发作20余年，开始每年发作2～3次，后来发作逐渐频繁，近两年每年发作6～7次，每次发作超过10天。曾用西药治疗，效果不佳。经常感觉天旋地转，泛上欲呕，头痛欲裂。后试用百麦安神饮1个月，有明显好转，追访10个月，未再发作。

百麦安神饮的制作方法是：小麦、百合各25克，莲子肉、首乌藤各15克，大枣2个，甘草6克。把小麦、百合、莲子、首乌藤、大枣、甘草分别洗净，用冷水浸泡半小时，倒入净锅内，加水至750毫升，用大火烧开后，小火煮30分钟。滤汁，存入暖瓶内，连炖两次，放在一块，随时皆可饮用。

此饮有益气养阴、清热安神之功效。可治神志不宁、心烦易躁、失眠多梦、心悸气短、多汗等症。

几片嫩茶叶，让你不再头晕目眩

头晕目眩是老人较为常见的一种症状，常常表现为头沉、头昏等症状，眩晕程度因人而异。头晕目眩并不可怕，只要应对有方，完全可以减轻痛苦，避免这种症状出现。

在某景区的一个冷饮摊边，有一位胡大爷，现年69岁，原是一名清洁工人。退休后就在景区边支起一个冷饮摊，卖些冷饮谋生。因为多在炎热夏季出摊，每到中午时分是老人最难熬的时候，常常眯着眼睛，拿着蒲扇遮住头，即使是这样也依旧感觉不适。常常会有头晕目眩的感觉。因为老人患有高血压，所以一开始的时候一出现眩晕现象，就以为是自己血压升高了，便适时吃些降压药物。后来才发现不是这个原因。老伴心疼他就经常替他出摊，让孩子陪他去看医生。可胡大爷生性固执，觉得看医生要花不少钱，所以就不想去。后来，胡大爷的孩子在问过学医的朋友意见后，得到一个小偏方，用嫩茶叶为主要材料缓解头晕目眩。胡大爷试用了一段时间后，效果不错。

这个方子的具体内容是：需要准备嫩茶叶适量。然后将嫩茶叶放在新瓦上或烤箱内焙至干枯，研磨成细末状之后找来清水，把它放进去化开，再用油纸去净火毒，装入已经消毒好的瓶子里，最好是玻璃瓶，且密封性较好。每次用药时宜用小吸管取少许汁液，让患者仰卧喷入患者鼻腔内，每天喷3～5次，连续用药两周左右即可见效。

这里需要注意的是，经常感觉头晕目眩的老年人，千万不可掉以轻心，要尽快弄清原因，以便早日摆脱困扰。如为药物引起者应立即停用。同时，患者还要注意家庭护理，需卧床休息，多饮开水，补足水分。

总之，头晕头痛不仅要有对症的治疗方，还应在生活中多加注意。具体说来，对头痛、头晕的患者不要随意服用止痛药。平日里可以多食用如葵花子、杏仁、榛子等含镁高的食物，少饮用咖啡、红酒等对神经有刺激的饮品。在正餐的饮食上，尤其要注意不吃香肠、火腿、腊肉等加工肉品等含有亚硝酸盐的食品，以免导致偏头痛。零食方面要避免食用巧克力、牛奶、柑橘、鸡肝、西红柿等富含酪胺酸的食物。

待眩晕症状好转后，要慢慢做一些头部和肢体的活动，逐渐摆脱虚弱的身体状态。

砂炒热醋敷前额，治好头风痛

老年人的头痛脑热是常见现象，而头痛风是老年人头痛中常见的种类。疼痛发作时，前额有明显的剧痛，痛感就像是有两支箭从两侧太阳穴穿至脑门一样，尖锐痛感分明，程度剧烈，十分折磨人。这种头痛现象多是由于内伤或者外感风寒所引起。与其他种类的头痛相比，不易根治。

郭某是县里小有名气的兽医。因为医术过人，所以兽医所的生意一直还算红火。郭老现年已经71岁，患有风湿性关节炎，身体抗寒能力较常人较差。所以，每当秋冬季节出诊的时候，老人就格外当心，怕自己的病情加重。但依旧是防不胜防。在2009年初冬的一天，老人骑着自行车在乡间小路上艰难前行了一个多小时才到达目的地。但回家后

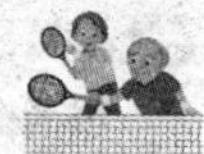

一直咳嗽不止，头痛剧烈。吃了感冒药也不见大好。后来就医，才知道自己是头风痛。应对头风痛，老人选择了一个民间实效方——砂炒热醋敷前额。出乎老人意料，才用了一天就有明显的治疗效果。

此方的具体做法如下：需要准备高粱粒大小的水砂，能盖过前额的纱布袋、醋和勺。操作步骤为：用勺把砂子炒至烫手的热度，趁热装袋敷在前额上，在砂袋下面垫上事先洒好醋的毛巾。如太烫，可厚垫，不太热，要少垫。毛巾干了，要洒醋。用两个砂袋轮换着用，一边炒一边敷。敷两袋后，患者会感到痛感缓解，直到敷出凉汗后即愈。

虽然这只是一个民间偏方，但已经治愈了不少头风痛的病人，是经过实践的有效方。方中的食醋具有祛风清神的功效，而且，因为取材简单，操作便捷，无不良反应，所以更加适宜老年患者使用。

这里，需要注意的是，老年人在骨折治疗和康复期间应避免吃醋，由于醋能软化骨骼和脱钙，破坏钙元素在人体内的动态平衡，会促发和加重骨质疏松症，使受伤肢体酸软、疼痛加剧，骨折迟迟不能愈合。

痰浊上涌头痛，就饮防风葱菊茶

老年人头痛经常会引发这样的局面：痛的是一个人，着急的是一大家子。俗话说得好："家有一老如有一宝"，把老人的身体照顾好不仅是老人个人受益，也是一个家庭的福气。所以，当老人感觉不适，头痛难忍的时候，及时弄清病因，对症下药才是最重要的。

中医认为，头部经络为诸阳经交会之处，凡五脏精华之血，六腑清阳之气。头痛的类型各种各样。比如，内伤头痛，多属虚证，治宜以平肝，滋阴，补气，养血，化痰，祛瘀等为主。但由痰饮，瘀血所致者，为虚中有实，应当分别施治。

王先生现年68岁，患头痛已经有3年多了。主要表现为头痛头昏，胸闷憋气，反应迟缓，喜欢发呆，多痰等症。经过医生诊断，王老的症状属于典型的痰浊上蒙头痛。应对此种头痛状况，治疗方法很多。但是，因为患者为老年人，应当尽量选择对机体损害最小，也就是说不良反应最小的治疗方来治疗。王老的家人本着这样的原则为其找到一款防风葱菊茶。

防风葱菊茶的具体构成：防风15克，葱白2根，菊花10克。详细制法是：将防风、葱白和菊花一起用水煎取汁。代茶饮用。每日1剂，10天为一疗程。此方具有疏风散寒，利窍止痛的功效。适用于风痰上扰性头痛，发热恶寒，鼻塞流涕，口不作渴等。

此外，对于痰浊性头痛，老年患者应当在食疗上加以留心，有原则地利用有效食材祛痰化湿。具体说来，对此病症有好处的食材有陈皮、生姜、砂仁、苹果、萝卜、海带、薏苡仁等。

蛋滚疗法，头晕头痛一举双治

头晕头痛看似不起眼，但却能严重影响老年人的生活。老人因为头晕头痛，意识的清晰程度下降，还伴有头重脚轻、偶尔出现身体失衡的现象等。如果此时老人睡眠不足，持续高强度的劳动，病症就会加重，会使人有头昏感，随时都有晕厥的可能。

温先生是某图书馆的一名退休职工，现年61岁，因为热爱文学创作，所以退休之后依旧笔耕不辍，遇到文思泉涌的时候，会忘记时间，忘记吃饭，写到晚上很晚的时候。每每这样之后，第二天的清晨都是她最厌烦的时光。因为坐起后会头晕好一阵。这让她深感不解，因为自己之前也经常写到很晚，但退休之后才出现不适症状。后来，她的一位从医的朋友告诉她，早晨出现头晕，多提示颈椎骨质增生、血黏度增高。因为颈椎骨质增生可能压迫椎动脉，而血黏度增高时血流会减慢，大脑血液供应不足，而早晨是血黏度的高峰期，所以会出现头晕、头昏的症状。此时，需要做好提前的预防工作。

朋友为温老找到了蛋滚疗法来缓解不适症状。蛋滚疗法是用鸡蛋在患者身上来回滚动，以治疗疾病的一种方法。用这种方法治病，不仅疗效好，而且感觉舒适，没有痛苦，深受群众欢迎，所以至今仍在民间流传、应用。

这种方法的具体操作方式有两种：一种是热滚法，一种是冷滚法。其中以热滚法应用较为普遍，其具体做法如下：砂锅中加水750毫升，放进鸡蛋2个，同时加入生姜（捣碎）30克，葱白、艾叶15克，共同煎煮1小时，鸡蛋外壳变成褐色，然后在此药液中保温备用。取煮制好的温热鸡蛋1个，趁热在患者头部、额部、颈部、胸部、背部、四肢、手心、足心反复滚动热熨。等到蛋凉后，放入药液中继续加热，马上换另一只在上述部位滚动。这样轮番使用，直至患者微出汗，停止操作，令患者覆被静卧即可。若鸡蛋在煎煮和滚动过程中蛋壳破裂，可将蛋白取出（去掉蛋黄），将蛋白与葱、姜及银首饰1只共包在纱布内，放在原砂锅内煮热，取出挤去多余的药液，在患者上述部位依次擦搓，直到患者出汗为止。

老年人因为身体抵抗力下降，所以更容易受到伤风感冒、风寒咳嗽、头晕头痛等病的困扰。这几类疾病都可以选择热滚法治疗。在用热滚法治疗时，根据民间流传经验，认为从蛋滚后蛋黄所变的形状和颜色，可以判断病情。当然，请有操作经验的人士进行操作，效果会更好。

调味品治头痛，方便有效

头痛几乎已是老年人最为烦恼的“小”毛病了。头痛来袭时，不但使老人受到尖锐剧痛的折磨，还会影响其睡眠，真是苦不堪言。不少患病的老人为了能睡个安稳觉，想尽办法。比如，把具有安神与舒缓神经作用，能够有效舒缓头痛症状的花卉放进自己的卧室里。这些方法，有的可以起到暂时的缓解作用，但都不能彻底解决问题。

蔡老先生是一位电脑程序工程师，现年60岁，本来退休之后工作压力大大减少，身体和精神都应当得到有效的休息。但是，因为他太热爱自己的工作，退休后开设了一家电脑培训机构，每天反而比自己年轻时还要忙碌了。蔡老每天长时间在讲台和电脑之间穿梭，忙碌时头脑活跃，精力充沛，但忙完后一放松反倒觉得头部和颈部有酸痛感，时间一长头痛越来越严重。蔡先生担心自己患了脑瘤，但到了几家医院检查都没有发现异常。经几个月的治疗，蔡先生的头痛非但没有缓解，还变本加厉地疼痛，甚至影响工作

和生活。后来，他的一位懂医的朋友告诉他，不要让自己的生活这么忙碌，老人的身体是受不了这样折腾的。此外，还可以选择一些有效的偏方来缓解不适，调味品中就有解决难题的高手。

朋友推荐了两个方子给他，一个是大蒜鼻疗方，一个是葱头外敷方。下面，我们就分别来看一下：

偏方一：准备大蒜1枚。先将大蒜去净皮后，取净肉研如泥，用消毒纱布包好扎紧榨取汁液，过滤去渣澄清，将清汁装入消毒瓶内盖紧不可走失药气，备用，每次用小吸管取出少许汁液，让患者仰卧喷入患者鼻腔内，使患者流出眼泪，每小时喷药3～5次，连续用药数小时。

鼻疗法是一种通过药物塞、滴鼻而使头痛缓解，甚至消除的外治法。安全有效，操作方便是其突出优点。

偏方二：准备葱头35克。先将葱头洗净切碎研如泥，用棉布包好烘热揉擦患者前额，擦至皮肤潮红为度，每日早晚各擦一次，连续擦药数日。

蔡老的头痛就是选用了这两种偏方治好的。虽然大蒜、葱头的味道刺鼻，但是效果还真是不错。

如果家里的老人实在无法接受葱蒜刺鼻的味道，也无须勉强，可以在听取专业医师的意见后另外选择适合自身的治疗方即可。

当归、酒川芎治偏头痛有奇效

偏头痛是一种反复发作的搏动性头痛，它主要表现为阵发性发作，恶心，呕吐及发作前可有视觉症状，经一段间歇期后再次发病，在安静的环境内或睡眠后，头痛缓解，在头痛发生前或发作时可伴有神神功能障碍，它是血管性头痛常见的一种。

中医认为本病属于“头风”、“偏头痛”、“厥头痛”等范畴。本病多因痰瘀以及肝、脾、胃、肾等脏腑功能失调，复感外邪而诱发，临床见实夹杂，本虚标实，上实下虚，发作期以实证为主，缓解期虚实并存。

孙女士现年62岁，从2009年8月开始，因为头疼住进医院几个月了，花了很多钱就是不见效。后来经人介绍，她到一李姓老中医处就诊。李医生经望、闻、问、切，诊断孙老的病为偏头痛病。家人拿着李医生开的处方进城抓了3服药，煎服后孙大妈的病情减轻大半，又吃了3服药，病痊愈，直到现在她的头疼病再没复发过。那么是什么方让孙大妈药到病除的呢？

具体方为：当归、生地黄、熟地黄、酒川芎各10克，芥穗、防风各15克，升麻、细辛3克，大红枣7个为引，早晚两次，用水煎服。

此外，川芎茶调散也有一定的治疗效果，其具体内容为：川芎、荆芥各20克，薄荷15克（后下），细辛3克，白芷、防风、甘草各10克。将以上所有药材共为细末，每次15克，每日2次。清茶调服或作汤剂，每日1剂，分2次服用。

此方具有疏风散寒，宣通经络的效果，适宜老年患者使用。

贴耳穴法治疗偏头痛，屡用屡效

偏头痛是反复发作的一种搏动性头痛，属众多头痛类型中的普遍现象，发病率很高。发作前常有闪光、视物模糊、肢体麻木等先兆，同时可伴有神经、精神功能障碍。它是一种可逐步恶化的疾病，发病频率通常越来越高。据研究显示，偏头痛患者比平常人更容易发生大脑局部损伤，进而引发中风。其偏头痛的次数越多，大脑受损伤的区域会越大。

针对偏头痛这样的疑难症，耳穴疗法远比药物止痛更有效果。

有一位52岁的女性患者，患顽固性偏头痛2年，加重后就医。患者2年前因情绪不好，精神紧张引起额右上方疼痛，甚则波及整个右侧头痛，有时跳痛，每半小时发作一次，持续10分钟或者半天，缓解时间日益缩短。前往医院就诊，诊为血管神经性头痛，住院半个多月治疗，有所缓解，但出院不久头痛症复发，症状加重，疼痛日益剧烈，且仍跳痛难耐，每次服头痛粉两包，可暂时缓解，但不久又复发。后至一老中医处就诊，患者神志清醒，但精神较差，舌质红二脉弦而有力，因此医生诊断其为肝胆失和引发的偏头痛，并给予相应的贴耳穴治疗。

此贴耳穴治疗法，主要的取穴内容为太阳、肝、胆、神门、交感等在耳部的相应穴位。常规给予贴压耳治疗，每天按压6次，如果感到头痛时可随时给予按压，按压到感觉耳郭有发热感为止。

上述患者在贴耳穴的当时就给予按压，头痛立刻就止住了，5天后再如此巩固治疗1次，持续一段时间后，患者的偏头痛就痊愈了。

用贴耳穴法治疗偏头痛及一般头痛见效极快。如果是前头痛加额、胃；偏头痛加颞、胆、交感；后头痛加枕、膀胱；头顶痛加顶、肝；全头痛取枕、顶、颞、额等。如果遇到特别顽固性的血管神经性头痛，还可在耳穴贴压欠压时选用中药方“清伤蠲痛汤”，并在原方基础上加蜈蚣一味，即能见效。

科学已经证实，紧张和焦虑的情绪是最常见的偏头痛的促发因素之一。一项调查显示，患偏头痛的病人50%首次发作于情绪的剧烈变化期间。不过，一般来说，偏头痛的发作不是在高度紧张期，而是在紧张后的松弛期，如周末、假期开始等。

偏头痛与一个人的性格有关，那些支配欲强，爱占主导地位，有完美主义倾向的人，容易头痛。临床研究中发现，容易患偏头痛的人，多半都比较聪明、敏感，办事有条理以及苛求完美，这种人用严格的尺度要求自己和别人，事事求全，这让他们经常处于焦虑、紧张之中，久而久之，就可能造成头侧血管的变化而产生头痛。

因此，在治疗偏头痛时应按照身心医学的观点，不能再把头痛当成单纯的躯体疾病来对待，要对身心进行综合调理。首先，用止痛药物来控制和减缓疼痛是必要的，但与此同时，还要进行心理调节，学会自我减压，改变不良生活方式，注重生活质量，积极投入工作，并懂得享受生活。

泡手 5 分钟，标本兼治疗效好

头痛是老年人的一种常见病症，很多人靠止痛药来缓解头痛，但长期使用止痛药会给身体带来不利影响，为其他疾患埋下病根。

夏先生是一名刚退休的老人，正该好好享受天伦之乐的时候。可是，偏偏这个时候犯了头痛病。他因此事常难受地拿头去撞墙。很多人都劝他去看医生。他说自己有医院恐惧症，说什么也不肯去。后来，他的老战友王某见他病情严重，就托了自己另一个学医的好友来看。朋友问夏先生头痛的部位大概在哪里，奇怪的是“哪里都好像在痛”，就好比有一个沉重的滚球在转来转去，转到哪里哪里就痛。

这位学医的朋友笑了笑说：“如果你分不清自己是哪里头痛，那么有一个治头痛的简便方法。”夏先生用这个方法尝试了一下，结果，痛感果然大大减轻了。

这个方法就是泡手法。具体方法如下：头痛发作时，把双手伸到热水里（水温以把手放进去能感觉到烫为宜），然后赶快抽回来，再放入水中，再抽回来，如此反复直到手指感到麻木，头痛就能缓解。

这个泡手法的治疗原理其实很简单。因为手指上的经络都通向心与脑，手受热刺激后就会打通经络，通则不痛，头痛自然就会得到缓解了。

这个小窍门操作简单，取材也简单，也没有任何风险，所以，如果有朋友得了头痛，但是又像夏先生这样说不清楚位置，不妨一试。

对于症状较轻的头痛，一般不用休息，只需要一个相对安静和舒适的环境。若能清楚地了解病痛点，可以有针对性地给予相应护理。另外，对于有头痛眩晕、心烦易怒、夜眠不佳、面红、口苦症状的病人，应加强其精神护理，消除病人的易怒、紧张等不良情绪，以避免诱发其他疾病。高血压病人应注意休息，保持安静，按时服降压药。

吴茱萸饮止头痛

生活中，谁都难保会有头疼脑热的时候。大部分时候，这种疼痛只局限于头颅上半部，也就是我们眉毛和眼眶的边缘部位。

头痛的原因很多，其中有些是可能自愈的小毛病，有的却可能是严重到足以致命的疾患。

徐先生今年50岁，是某外贸公司的高级会计师，因为有多年的业内经验以及良好的职业口碑，所以一直很受领导的重视。但是，唯一不太如意的是，徐先生有头疼的毛病，不能经常加班，这也影响了他的工作和生活。每次头疼都是发生在心情比较烦恼或者又遇到季度结算或年度结算的时候。严重的时候还会出现干呕症状。

后来，他的妹妹回娘家的时候知道了病情，就告诉他一个治疗紧张性头痛的偏方。连续使用一周后，他发现头痛症状大有缓解。

这个方子就是吴茱萸饮。具体的使用方法是每天使用1～3克吴茱萸，加水200毫升煎煮，煎至水剩下一半量的时候，分3次服用。

吴茱萸属于芸香科的落叶小乔木，其未成熟的果实可以作为药用，果实有特殊的芳香，味道极辣，还带有一点点苦味。一般来说，越辣的品质越好，新鲜的不如陈的效果佳。在中药中，常被用于健胃、镇吐、镇痛，特别对因呕吐引起的头痛症有效。

吴茱萸可温中、止痛、理气、燥湿，治呕逆吞酸、厥阴头痛、脏寒吐泻、脘腹胀痛。现代药理研究证实，吴茱萸有镇痛、镇静的作用，并能用于治疗蛲虫病。此方在使用上的忌讳是不能过量饮用，否则可引起视力障碍错觉等。

此外，还要多注意服用期间的饮食禁忌。头痛的病人是不能经常吃火腿等防腐剂类食品，或者保存过久的野味的。像巧克力、啤酒、咖啡等会对人的精神系统造成一定刺激的食物都不宜食用，尤其是烟、酒和浓茶这三样物品更是大忌。因为它们可导致心率加快、小动脉痉挛，而导致头痛加重。紧张性头痛的患者，要在调养自己的肝脾上下功夫，注重掌握一日三餐的量，以免给肝脾带来额外的负担，加重头痛。

老方新解治愈偏头痛

偏头痛是常见的血管性头痛，由于颅血管收缩功能变化，呈现为发作性的搏动性痛或胀痛，伴恶心、呕吐、畏光，发作间歇期正常。头痛发作时，一般都局限于头的一侧，有的患者每次发作时头痛的部位可有变化，有时可见枕部和头顶疼痛，也有的患者表现为面部和颈部疼痛。头痛发作时，疼痛逐渐加重，几分钟到1～2小时头痛达到高峰，可持续几个小时乃至几天，随后头痛逐渐减弱或消失。活动可使头痛加剧，卧床休息可使疼痛减轻，短期睡眠可使疼痛完全消失。并非所有的偏头痛都需要治疗，而且在治疗中，患者自己如果能够掌握科学的方法，便可以减轻痛苦。

外界物理性刺激、精神因素、饮食因素、气候的变化、过度疲劳等为常见的诱发偏头痛的因素，避免这些因素，可预防偏头痛的发作。

方女士今年52岁，患有偏头痛多年。今年春季的一天，起床她就发现自己右侧的太阳穴头痛难忍。吃了止痛药却未能缓解多少痛感，这让她更加着急。后在邻居的介绍下前往一位老中医那里就诊。老中医经过诊断，为她开了一个中药方。她坚持吃了一时间老中医开的中药方之后，她的头痛果然祛除了，这让方女士很惊喜。

这个方子是由辛夷、川芎、细辛、当归、蔓荆子几味药组成。可取辛夷9克、川芎30克、细辛3克、当归30克、蔓荆子6克，将上面的5味药用水浸泡30分钟之后，再用大火煮沸，煮沸后转为文火，再煮20分钟即可。为了使疗效得以较好的发挥。最好不要着急服用，而是将上述做法以新的材料重煮一遍。两遍所得合成一剂，平均分为3部分，每天饮用1部分即可。

本方具有活血行气、祛风止痛作用，常用于治疗偏、正头痛，症见头痛骤作，痛如针刺，或遇风加剧，四肢酸痛，或伴恶寒无汗，舌紫暗或淡，苔薄，脉细涩或浮紧。

川芎活血行气、祛风止痛；当归活血止痛、补血润燥；辛夷芳香开窍、升达肺胃清气、散寒止痛；细辛芳香透达、祛风散寒止痛；蔓荆子祛风止痛、清利头目。该方常用于现代医学的偏头痛等病症，本病可在气候变化、精神紧张、过度疲劳及其他强烈刺激等因素下诱发，呈周期性发作。

据现代药理研究，川芎可使脑血流量增加、血管阻力下降，有明显的镇痛作用；当归有抗炎镇痛及扩张血管、促进血液循环作用；辛夷、细辛有镇静、麻醉作用；蔓荆子有一定的镇静、镇痛、抗凝作用。诸药共同作用可达到镇痛、镇静、麻醉及改善微循环等目的，所以可以治偏头痛等病症。

关键点按摩，经络疏通头不痛

头痛是现代人最为烦恼的常见病。为了方便，很多人靠止痛药来缓解头痛。殊不知，长期服用止痛药会给身体带来毒不良反应，为其他疾患埋下病根。其实中医就有很多治疗头痛的简单方法，效果也很好。

中医认为“不通则痛”“通则不痛”，简单地说头痛是因为经络不通。生活中，虽然人们头痛症状相似，但发病的原因往往不同，所以治疗时要找到根源，分清头痛的原因，然后有针对性地进行治疗才能收到好的治疗效果。这里为大家推荐的是一种经络按摩治头痛的妙方。

张老师是一名退休幼儿园教师，每天为了照顾好自己的外孙女颇费心思。但是，最近的异常情况让她感觉力不从心。她总是感觉头晕晕的，稍感疲劳的时候就会头疼，而且是两侧一起痛。脑袋里好像有两只啄木鸟在不停地敲击自己的太阳穴，十分难受。轻轻地按揉已经不起作用。后来，她的朋友知道这个情况后，说自己以前也得过类似的病，是用经络按摩的方法治好的，不过不是按揉太阳穴。

如果头两边痛，是胆经出了问题，治疗时就拍胆经。拍胆经的时间最好在23时到凌晨1时，早睡的人可以提前一些。胆经在人体的侧面，拍的时候从臀部开始一直往下就可以了，每天拍够300下。张某坚持治疗了1周，头痛症状明显减轻了许多。

如果痛是感觉脑袋里面的中空痛，是肝经出现了问题，可以按摩肝经。肝经在凌晨1时到3时之间“值班”，若不想影响自己的睡眠，也可以在19时到21时按摩心包经，因为心包经和肝经属于同名经，所以按摩心包经也能起到同样的作用。

如果是后脑勺痛就是膀胱经的问题。但膀胱经大部分穴位在背后，自己一般情况下够不到，所以这类头痛患者可以找家人帮助按摩后背，或者找一个类似擀面杖的东西放在背部，上下滚动以刺激相关俞穴，疏通经气。

如果是前额痛就是胃经出了问题，治疗时要从胃经入手。左边偏头痛和右边偏头痛也是不同的，因为左主肝，右主肺。如果左边偏头痛，就很有可能是肝血的问题，而右边头痛可能是肺气的问题。治疗时要分清症状，对症施治。

如果是用脑过度、精神疲惫导致头痛，人们往往会不由自主地按揉前额，或者用拳头轻轻地敲打，其实，这就是在刺激头部的两个重要穴位——印堂和神庭。

印堂穴是人体经外奇穴，《达摩秘功》中将此穴列为“回春法”之一，可见其重要地位。按摩时将中指放在印堂穴上，用较强的力点按10次，然后顺时针揉动20～30圈，逆时针揉动20～30圈即可。神庭穴属人体督脉，对神经系统有治疗作用。按压这两个穴位对消除头痛头昏、恢复大脑活力有异曲同工之妙，同时按摩，互相补益，则效果更佳。神庭穴的按揉方法与印堂穴相同。

放松心情和身体，或闭上眼睛或到室外做些简易舒展运动。打开窗户让室内空气流通，或者离开办公桌，戴上耳机听音乐。另外，头痛时不要乱吃止痛片，那只会令人对痛的感觉变得迟钝、损伤脑部神经，却解决不了根本问题。

有一点要注意，止痛药用于治疗头痛一般不超过五日，如症状未缓解，或伴有发热、嗜睡、复视、血压或眼压升高、手脚冰凉、神志不清时应立即去医院就诊。因为当病情已经出现严重的延伸症状时，说明已经不是单一的原发性疼痛，可能已经引发了并发症状，仅仅治疗头痛不见得能取得好的治疗效果。这时候需要借助专业人士的帮助，切勿再简单地依靠偏方和小窍门。

食疗也是最好的“麻醉剂”

很多情况下，头痛都不是一下子就过去的事。随着医学的发展，不少药物都可以对其起到一定的治疗作用。但是停药以后，头痛仍会继续。长此以往，对长期反复性头疼的患者的生活质量造成了很大的影响。

王先生今年50岁，是某建筑工地的管理人员，平时身体挺好，连感冒发热都很少。夏天赶上施工紧张的时候，连续两三天不休息也能把工作安排得条理分明。不过，最近因为头痛得厉害而让他很苦恼，也很无奈。头痛说来就来，疼痛难忍，似针刺，如刀扎，前额痛，太阳穴也偶尔会有跳动痛，耳鸣，痰多胸闷，记忆力也大不如前……他服用了一些头痛粉和头痛片，可是只起到了短暂的止痛作用，无奈之下去医院做CT、磁共振、脑电图检查，医生说检查结果都正常，说他可能是因为长期高度紧张的工作导致的神经痛，应注意调养。

后来，听一名工友说，天麻对治疗头痛有良好效果，他就尝试了一下。没过几天竟然痊愈了，头一点儿也不痛了。

这个方子的名字就是天麻烧牛尾，是一个传世已久的中草药偏方。此方选用天麻10克，牛尾2条，母鸡、肘子、干贝、调料各适量。然后将母鸡、肘子下锅煮汤，天麻洗净，放入罐内加清水上笼蒸透后切片，将牛尾按骨节缝剁开，放入锅内加清水、葱、姜、白酒煮开，去其异味。再向锅内放入煮好的母鸡、肘子及汤，再放入牛尾、火腿、干贝，调好色味，用文火煨2小时左右，待熟后将牛尾捞出去，去骨留肉整齐地码入盘中，再将天麻片镶上，把原汁内的母鸡、肘子等料挑出，用淀粉勾芡，淋香油，浇入盘中即可。这个方子是专门对治头晕、头痛、风湿痛的，效果显著。这也是它广泛流传的原因之一。

天麻始载于《本经》，属兰科天麻属植物。我国应用天麻的历史非常久远，民间就有“头痛天麻与命还”的说法，是对天麻治疗头痛功效的证实。一些古代医药文献也都对天麻的功效给予了高度评价。明代《本草纲目》中对历代书籍中关于天麻的功效论述做了总结归纳，天麻辛、温，无毒。久服益气力，长阴，肥健，轻身，增年。消臃肿，下肢满，寒疝下血。主治风湿，四肢拘挛，瘫痪不遂；小儿风痛，惊气，助阳气，补五壤七伤；风虚眩晕头痛，通血脉，开窍。服食无忌等。

治疗紧张性头痛的两个秘制方

紧张性头痛的特征是几乎每日双枕部非搏动性持续性钝痛，如带子紧束头部或呈头周缩箍感、压迫感或沉重感。不伴前驱症状如恶心、呕吐、畏光或畏声、视力障碍等，许多病人可伴有头昏、失眠、焦虑或抑郁等症状，有疼痛部位肌肉触痛或压痛点、有时牵拉头发也有疼痛。颈肩背部肌肉有僵硬感、捏压时肌肉感觉舒适。紧张型（性）头痛可为较频繁发作，头痛间歇期日常生活不受影响，可与偏头痛并存。

马先生，今年45岁，头痛反复发作持续了20多年。据他自己说，在他16岁的时候出现前额胀痛的现象。此后，每年都会发作2～3次。到了25岁以后，发作渐频繁，每7～8天发作一次，如果疼痛发作时，服用止痛片可使头痛缓解。但是，近几年来几乎每天发作，全天均有疼痛，痛时难忍，每天服用多片止痛药，仍止不住反复的头痛。近一年来头痛加剧，服用常用的止痛药已无效果，需注射曲马朵止痛，平均每天要自行肌内注射6～7次，严重时最多需注射9次。医生诊断为慢性紧张型头痛和止痛药过度使用性头痛。因为止痛药的累积使用量过大，其不良反应已经对马先生的身体产生综合性的不良反应，所以，再采用一般的止痛药品效果都不好。所以建议其采用中医的温和调养方，以达到解痉止痛，活血化瘀的功效。

马先生选用的是广传于民间，口碑很好的调养方，此方主要包含菊花10克，薄荷10克，生石膏30克，酒大黄5克，当归10克，川芎10克，白芷10克，细辛3克，藁本10克。只需要以水煎服，一日服用1次即可。马先生按照此方连续服用了1周，效果显著，头痛的次数越来越少，并且痛感也在降低。又持续服用了一段时间之后，马先生的头痛现象基本消除。

除了此方之外，还有另外一款草药方与此方具有类似效果，不过因为取材上对常人而言较为生疏，所以简单介绍一下，仅供大家参考。

这款推荐方的使用方法是先准备生石决明30克（先煎），大川芎9克，香白芷4.5克，北荆辛4.5克，水煎服。病程长的慢性病人可加枸杞子12克，青陈皮各4.5克。

头痛了就刮刮痧

头痛是一种老年常见病，祖国医学历代医家认为，头部经络为诸阳经交会之处，凡五脏精华之血，六腑清阳之气，都上会于此。若六淫外侵，七情内伤，升降失调，郁于清窍，清阳不运，皆能致头痛。新感为头痛，久病为头风。大抵外感多实证，治宜疏风祛邪为主；内伤头痛，多属虚证，治宜平肝、滋阴、补气、养血、化痰、祛淤等为主。但由痰饮，瘀血所致者，为虚中有实，应当分别施治。头痛可分偏正、左右、前后、寒热，如痛在脑后，上至巅顶，下连于项，多太阳经风郁。

无论哪种情况引起的头痛，均与循行于头部的经脉气血失调，气滞血瘀有关。因此刮拭寻找并疏通头部和头部对应的疼痛区域都可以缓解头痛的症状。

刮拭方法如下：

用水牛角刮痧梳子以面刮法刮拭全头，先刮侧头部，将刮痧板竖放在发际头维穴至耳上处，从前向后刮至侧头部下面发际边缘处。

用平面按揉法刮拭双侧经外奇穴太阳穴。

感冒头痛可用平面按揉法刮拭手背部双侧大肠经原穴合谷，及与其相表里的肺经络穴列缺。

内伤头痛可用面刮法或平面按揉法刮拭腕部外侧外关，及腕部内侧对应穴位内关。

偏头痛者用垂直按揉法按揉足拇指与次指缝后肝经太冲穴，力度要重，每按压15秒钟放松1次，直到头痛缓解为止。

眩晕，柳枝帮你找个定点

眩晕症在门诊十分常见，好发于老年人，常有特殊的诱发体位，发作数分钟后，若停止不动，眩晕症停止，但是若位置再度改变，则眩晕症又会发作。不予任何治疗，六个月症状也会自行缓解。但是由于眩晕症会给生活带来诸多不便和危害，所以对其放任不理是对自己健康的不负责任。仔细说来，眩晕症的危害主要有：

发作期会出现旋转、呕吐，同时还会造成迷路、前庭、耳蜗器官的损害，进而引起耳鸣、耳聋、共济失调等危害性。如果患者是中老年人，多次发作可影响脑血管调节功能及大脑微循环，加重脑供血不足，诱发脑梗死等症。

此外，还会使患者的交际受阻，生活圈缩小，精神压力加大。总之，害处多多。所以说，尽早找到适合的治疗方，是出于生活和自身健康的需要。

庞先生是某中学的语文教师，46岁，因眩晕卧床不起已经有 1 个月，伴恶心、头痛、失眠、易怒。家人让他去医院他不去，还把家里的东西摔坏了不少，整个人的精神状态都变得很焦躁。后来家人为他四处打听治此病的药方，服用之后效果不明显。

最后没有办法，只好让大夫佯装成朋友来访，和他聊天的时候顺便为其诊病。医生说他的身体里有痰湿，而且自身又有轻微的高血压症状，所以建议使用半夏煎汁冲柳枝粉服用。没想到只用了几次就见效，1周之后获愈。

这个利用柳树枝的治愈方的具体做法是：取柳树枝晒干研末备用（最好在清明前后数日采取，阴干）。用时，根据辨证选一二味中药煎汁，冲服10克柳树枝粉；若辨为火证，取夏枯草15克；风证，取钩藤30克；痰证，取制半夏12克；气虚取太子参30克；血虚取当归12克；阴虚取女贞子、墨旱莲各15克；阳虚取淫羊藿、仙茅各15克，每天服用1次。

柳树枝的药用早在清朝医学大家严洁的著作《得配本草》中就有记载：柳树枝，祛风热，除湿痹。而半夏散温燥有毒，主入脾胃兼入肺，能行水湿，降逆气，而善祛脾胃湿痰。既主治脾湿痰还可治风痰吐逆，头痛眩晕，口眼歪斜等症。

此外，不管是否选用此方，在治疗眩晕之前，都要认真区分头晕和眩晕的不同，以免误诊误治。

眩晕和头晕最好、最直观的区分方法是观察病人的病症表现：眩晕病人发病时感到天旋地转，也可感到周围景物左右摆动，或上下浮动，称为眩晕，是空间定位错觉引起的自身或周围物体的运动幻觉。头晕病人发病时感觉到头昏脑胀的感觉，头晕一般不

属于眩晕范围，其引发的原因常有贫血、睡眠差、紧张、脑供血不足、颈椎病、身体虚弱、心血管病、高脂血症、高度近视等，并常伴有其他症状。

需要注意的一点，就是提醒患者一定要特别注意休息和保持充足的睡眠，避免过度疲劳，更不要进行有一定危险性的运动，免得因为眩晕而导致摔伤、骨折等危险，带来不必要的麻烦。

以食调养，让眩晕成为“过去时”

细心的人不难发现，生活中经常受到眩晕困扰的人多具有一定的职业特征，如汽车司机、高危作业人员等。

王先生今年48岁，是某旅游公司的司机，他最主要的工作就是安全准时地接送游客。因为长年往返于各大旅游景点， 此工作一干就是十几年，所以难免落下职业病，比如视力疲劳、肌肉僵硬等。后来，为了获得更高的收入开始跑长途。收入虽然增加了，但是身体越来越糟了。

由于长年长途跋涉，加之路面状况复杂，精神高度紧张，往往容易眩晕，而这一现象对于开车的司机来说是相当危险的。因为眩晕的主要表现是眼前发黑，视物模糊为目眩，感觉自身或外界景物旋转，司机失去了方向感自然容易出事故。自从一次病发时，蹭坏了汽车的保险杠之后，公司让他回家静养，这让他很失落。为了治好眩晕症，他四处求医问药。后来他偶然听到两个老偏方，便试着用了一段时间，果然好了很多。

他所选用的两个食疗方分别是鸡蛋丝瓜汤和白菊花茶饮。

鸡蛋丝瓜汤的具体做法是：准备鸡蛋7只，去外皮和子的丝瓜络1只，加水四大碗同煮；鸡蛋煮熟后去壳，在蛋上划7～8刀，放入锅内再煮，至水减少到2大碗左右即成。喝汤吃蛋，分2～3次服完，可治轻症疲劳性眩晕。

白菊花茶饮的制作方法是：每次用白菊花、银花6～7克，用沸水冲泡当茶饮，可治头痛、眩晕、失眠。

除了上述食疗方之外，眩晕患者在平时的饮食中也要有所宜忌。

眩晕患者宜选择下列食物：芝麻、桑椹、胡桃、猪脑、旱芹、海蜇、白菊花、松子仁、枸杞子、天麻、何首乌、人参、龙眼肉、牛肉、牛肚、海参、荸荠、金橘、橘饼、枸杞子、荷叶、驴肉等。

此外，还要注意保持良好的心态与愉悦乐观的心情，保障充足的睡眠，安静的环境，新鲜的空气。这些都是病症尽快恢复的重要催化剂。在适宜的气候下，经常去室外比较幽静的地方散步，少去拥挤及空气污染大、不流通的地方。平时的工作与生活中不要过于忧虑，不要给自己添加很重的心理压力，多参加一些简单的娱乐活动，以此转移注意力。

头晕目眩，掐捏一会儿膻中穴

对于眩晕，很多患者都认为这种症状无法彻底根除，其实不然。眩晕可以根除，关键在于血气的提升。气血足而精神旺，精神旺而脉络通，头脑清醒，脑细胞活跃，自然就不会发生晕眩现象。

田某患眩晕症多年。这期间看过不少医生，也吃过不少药，效果都不太明显。后来，在家人的建议下尝试了穴位按摩治疗法。因为不用打针吃药，所以田某接受了这个方法，并坚持下来。自此之后竟然再也没有眩晕过。

其实，穴位按摩治疗法的原理就是要帮助患者提升气血，主要作用点在于膻中穴和督脉上。

具体的操作方法是：先自己压或确切地说是用双手的指甲掐自己的头皮。从正中督脉开始慢慢地往两侧移动，可以稍用力，当整个头皮变硬时，感觉就会比较舒服，同时配合压心包经和心经。

在这个过程中，我们会发现人头皮的厚薄大有文章。患者可以先摸一下整个头皮，看看哪一部分较厚，头顶、后脑勺、两侧，还是头部从上面往下转弯的角上。如果开始摸不清，没有关系，先去用指甲掐，第一次大概要用半小时，压完后再摸或第二天早晨摸就分得清了。

掐头皮的时候动作不要太快，指甲掐下去要停留一些时间，每一条线都要掐一定的时间再向外移动。

每天起床前，先压一会儿膻中穴，或用意念冥想膻中穴。一手指平放在穴位上。闭上眼睛，意念集中在两眼之间，然后往下想，到鼻子，到嘴巴，到下巴，到胸部，到膻中穴，如果意念不易集中。可以在膻中穴上用指甲掐一下，有点痛感，让自己意想痛的地方，持续10分钟或20分钟，这可以让心包积液减少，让心脏的搏动力强化。让人体在现有的条件下有最好的供血状态。这样还不够，还要用自己的双手指甲去掐自己的脑袋，双手八指从中间的督脉开始慢慢向两侧移动。反复掐，头皮有软的地方，那就是有积水，是造成头晕的原因，经反复压、掐后，头皮会变硬，这时候再起床，就不晕了。

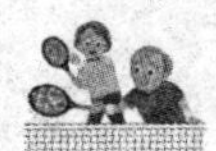

第十八章
失眠偏方，让你一觉到天明

时睡时醒身体乏，试试五味子膏

现在，越来越多的退休老人都受到失眠的困扰。遇到失眠，人们最常做的事就是吃安眠药。安眠药是通过抑制中枢神经而起到使人入眠的目的。吃安眠药效果虽快，但也容易使人产生依赖性。不单如此，由于中枢神经受到抑制，还容易导致心血管、肠胃方面的疾病。很多人在长期服用安眠药后，会出现恶心、食欲减退、腹胀、便秘等现象，原因就在于此。

张先生是一位退休教师，今年61岁，已饱受失眠折磨2年多，直到使用了朋友推荐的偏方才有所好转。其实，在她的身边，不少同龄的朋友也有过失眠的困扰。那么，为什么退休老人易失眠呢?

在引起离退休老人失眠的诸多原因中，心理、社会因素是主要的两个方面。从工作岗位上退下来，尤其是从领导岗位上退下来以后，很多老人会有一种失落感、衰老感、被人遗忘感，心理状态失去平衡，觉得自己不再是社会的中心，被社会边缘化了。子女因忙于工作，无暇照顾，老人常会产生寂寞感、孤独感、被冷落感。过分担心自己的身体状况，对疾病的恐惧和害怕，由同伴或老伴患病甚至故去造成的心理负担和引起的悲痛，都会导致离退休人员睡眠障碍和情绪波动。

生活习惯的改变也是一个很重要的因素，平时闲在家中，无事可做，白天睡觉过多，夜间就再也睡不着了。睡前喝茶、饮咖啡、吸烟等也可造成兴奋难眠或夜间易醒。

了解了失眠的主要原因，我们再来看看张某选择的偏方究竟是怎样的一个方子，又为何能起到治疗的作用的。

现在就给大家介绍这个小偏方——五味子膏，具体制法为：五味子250克，蜂蜜半瓶。将五味子用清水泡半天，然后加水煎，大火烧开后再改用小火熬，使汁液慢慢浓缩，然后加入蜂蜜，不断搅拌，直至浓缩成膏，收在容器中密封好，放入冰箱保存。每次取2小匙冲服，每天早、晚各1次，空腹服。连续服几个月，失眠症状就会大大改善。

这个方子出自寇宗爽的《本草衍义》。方中虽然只有一味五味子，但效果却很好。为何称为“五味子”呢？因为它有五种味道。据《新修本草》记载：“其果实五味，皮

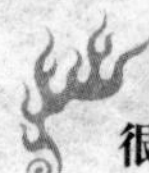

肉甘、酸，核中辛、苦，都有咸味。此则五味俱也。”中医学又有五味入五脏之说，所以五味子对五脏都有补益的作用。五脏安，人自然也就能安然入睡了。

不过，五味子因其产地的不同，又有南、北之分。入药的多为北五味子。《本草纲目》就说：“五味子今有南北之分。南产者色红，北产者色黑，入滋补药必用北产者乃良。”所以，在选择购买五味子时，一定要分辨清楚，以免影响疗效。一般来说，北五味子色黑，南五味子色红，可以直接去药店购买。

睡得太浅，点按中脘穴和丰隆穴

有人说，睡眠时间和人的寿命成正比。事实上，这样的说法是没有科学依据的。科学的睡眠时间应当依据各人不同的气血状况而有所调整。不少人因为工作劳累，通宵达旦，每天平均睡眠少得可怜，但其中也不乏长寿之人。所以，不能光凭借睡眠时间的长短来判定一个人的健康状态。

老年人最为常见的睡眠状态是“大睡没有，小睡不断”，晚上很难一夜睡到天亮，容易早醒，甚至有的老年朋友躺在床上翻来覆去无法入睡，但是坐起来反而能睡着。其实，说得直接一点，这都是因为人老了，元气亏失，肾气不固，整个人的心神就会逐渐失调。很多老年人退休后彻底放松，人就恢复到一种正常的自然规律。他想睡就睡，身体没有“工作”要做，可这时却发现连睡觉都睡不着了，主要是气血不平和。所以遇到各种失眠的情况时，都不要恐慌，而要用平和的心态去看待它。

王老先生，现年71岁，早年时曾是纺织厂车间主任。退休后，性格开朗好动的他也没闲着，早晚各一次到小区附近的花园散步遛鸟。白天的时候去老年人俱乐部里做运动、打牌聊天。生活过得也算充实。但是，从2008年的夏天开始，他就一直受到失眠困扰。这让本来精神头十足的王老显得有些郁郁寡欢。后来去盲人按摩诊所按摩，发现按摩几次之后精神头找回来了。经过请教按摩师才知道，按摩中脘穴和丰隆穴就可以治疗失眠。

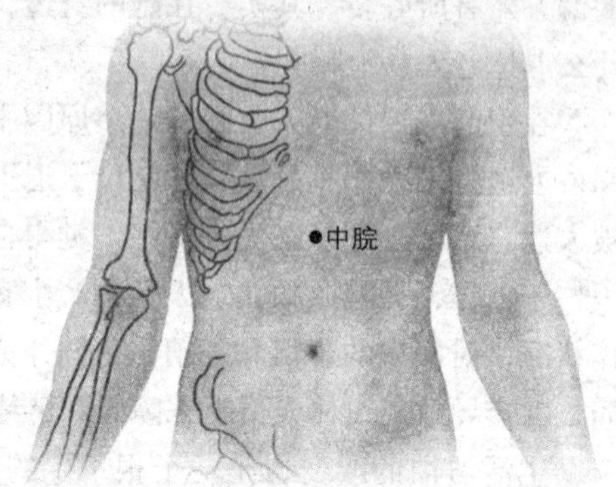

中脘穴的位置

那么中脘穴和丰隆穴在哪个位置，又应当怎样按摩才能有好的效果呢?

取穴时，可采用仰卧的姿势，中脘穴位于人体上腹部，前正中线上，具体找法如下：胸骨下端和肚脐连接线中点即为此穴。

按摩中脘穴益先顺时针后逆时针按摩，以拇指螺纹面施力，每种方向50次为宜。

丰隆穴位于人体的小腿前外侧，当外踝尖上八寸，条口穴外，距胫骨前缘二横指（中指）。

腿的外侧找到膝眼和外踝这两个点，连成一条线，然后取这条线的中点，接下来找到腿上的胫骨，胫骨前缘外侧1.5寸，大约是两指的宽度，和刚才那个中点平齐，这个地方就是丰隆穴。

每天按压丰隆穴1～3分钟，再结合中脘穴的按摩即可对失眠症状达到一定的治疗效果。穴位一般比周围要敏感，按摩丰隆穴会有轻微疼痛感。

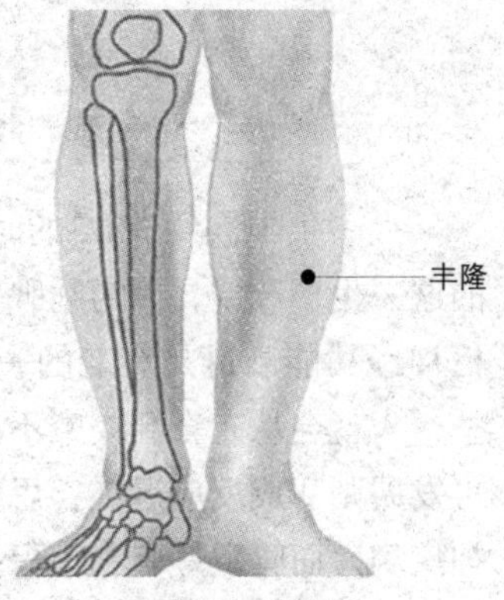

丰隆穴的位置

在现实生活中，老年人失眠较为普遍。但引起失眠的原因各不相同，要分清楚情况才能选择治疗方。有些老年人睡眠时间比年轻人少，大多数是由于日间活动消耗的精力较少所致；有的高龄老人还会出现分段小睡，甚至白天比夜里睡得还香，似乎昼夜颠倒。对于这些情况，可以设法丰富其日间娱乐和消遣的内容，使之减少因无聊而入睡，夜间睡眠即可增加。

老人失眠不用愁，请用柏树叶药枕

失眠是指难以入睡，睡后易醒或昼夜不眠之疾患，中医称之为不寐。

有的老年人要早起运动，于是就愈来愈早睡，结果往往从黄昏睡到半夜零时，然后睁着眼直到天亮。老人失眠的原因包括思虑太过、劳逸失调、素质不强、病后体虚、惊恐郁怒、情绪紧张、饮食不节等。胃气不和或贫血、高血压、动脉硬化、神经官能症等慢性疾病使阴阳不交、心失所养，引起大脑中枢神经的兴奋和抑制过程平衡失调，而形成失眠。临床表现分为起始失眠，即入睡困难，到后半夜才能入睡；间断失眠，即睡不安稳，容易惊醒，常有噩梦；终点失眠，即入睡容易，持续时间不长，后半夜醒后不能再睡。个别日久失治，病势严重者可能发展为精神失常。治疗失眠宜补益心脾、滋阴降火、疏肝泻热、养心安神、保持心情舒畅，神安则自寐。

陈女士是某影视公司的老总，现年51岁，收入虽然不低，但是她的工作压力比较大。有时为了公司的事情寝食难安。通宵工作对她这个年纪的人而言是最不可取的，但是她在一年里至少通宵工作5次以上。长年的作息不规律，使她患上了严重的失眠。一个偶然的机会，陈女士听从朋友的建议使用了药枕治疗方。2周过去，竟然将困扰她多年的失眠给治好了。

此药枕的具体制作方法是：收集柏树叶，洗净晒干，撕成小片状装入内布袋子中，制作药枕。柏叶有一股清香味，枕在头下使人感到舒适，可起到镇静安眠的效果。当然做好的药枕不比一般的枕头，使用期限为半年。半年就必须更换新的，不然会影响疗效。如果赶上湿热天气，尽量在阳光充足的地方晒一晒。

利用柏树叶是有一定道理的，柏树叶的药用价值在古代医书中早有记载。柏树叶的味道虽然苦涩，但含有丰富的油，并有特殊的芳香气味，这种气味有安眠的功效。

总之，人的精力主要来源于睡眠，如果一个人希望有健康的身体，那么他就应该保证充足的睡眠。常言说“贪吃不如贪睡，吃人参不如睡五更”等，可见睡眠是生命的必需，是健康长寿所不能缺少的。

猪脑汤，找回你的精气神

人一生中大约有1/3的时间用于睡眠，在这漫长的时间里我们不能草率地应付人类的这一生理欲望，因为睡眠与衰老有着十分密切的联系。在有关衰老的研究中，大脑中枢神经功能衰退是衰老的一个重要方面。如果中枢神经一直处于兴奋状态，得不到修整，人就会从亢奋到委靡不振，注意力不集中，记忆力下降，情绪不稳定，暴躁易怒；再发展则变成反应迟钝，思维混乱，最后甚至导致出现神志错乱、幻觉、妄想等严重精神疾病。而睡眠好有利于保护大脑，调节中枢神经系统，并且在熟睡时，人体的各个器官都能得到休息，使气血运行缓和，新陈代谢减缓，脏器、皮肤等的衰老速度也会减慢下来。

夜阑人静，只有墙上的钟表在滴答滴答地响着。凌晨两点半了，张总还是端坐在电脑面前，一遍遍地浏览着那些老照片，追忆着自己的“青葱岁月”，没有丝毫的睡意。他是一家广告公司的副总裁，现年50岁，在北京四环内买了一套150平方米的大三居，两口子日子过得那叫一个滋润。但是，张总却并不高兴，他对现实有种空前的绝望。事业有了，家庭有了，孩子也逐渐懂事了，但是内心那种满足感却并没有。他从内心里反感那些虚伪客套，讨厌应酬，但是很多时候这些又避之不及。日复一日的思虑过度，张总开始失眠了……后来，他从一个朋友处得到一个治疗失眠的食疗方，使用一段时间后，症状有所减轻，这个方子就是猪脑汤。

猪脑汤的具体制作方法是：猪脑1个，天麻10克，石决明15克。详细制法：先将上三物放锅中，加水，用文火炖1小时，炖成羹汤，去天麻、石决明。吃猪脑，喝汤。分3次吃完，可常服。

此药膳具有平肝潜阳的功效，对肝阳头痛、头晕胀痛、心烦易怒、睡眠不宁有一定疗效。

科学动脚指，整夜不失眠

失眠中医又称“不寐”。几乎每个人都有过失眠的经历。失眠常表现为难以入眠、不能入睡、维持睡眠困难、过早或间歇性醒来而致睡眠不足。

中医认为失眠是由于人体阴阳、气血、脏腑不调造成心神不安，心失所养，心血不足等而引起的。凡思虑过多、劳逸失调、病后体虚、精神紧张或饮食不节等，均可令心神不安而导致失眠。

中医认为导致失眠的一个主要原因就是情志内伤，肝失调达，气郁化火，扰动心神，而活动腿脚，具有清肝泻火，宁神之效。

王先生，曾是某纺织厂的车间主任，退休在家不到一年，也许是因为赋闲在家心情焦躁，总是失眠，而且是连续性失眠，这让家人都很为他担心。吃过安眠药但是治标不治本，后来，经街道邻居介绍，他尝试了脚指活动法，没想到收效甚好。睡眠时间逐渐加长，基本可以保证每天6～7小时的睡眠时间了。整个人的气色也好了起来。

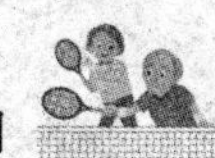

这个脚指活动法的具体操作方法是：

1.用后脑枕住双手仰卧在床上，一面吸气一面将脚指向头部方向跷，跷到无法忍受为止，再呼气放松脚指。重复动作5～6次。

2.仰卧后吸气，头向右歪，下肢向左扭曲，呼气，身体还原，然后吸气，头向左歪，下肢向右扭曲，呼气，身体还原。重复此动作3次。

3.盘腿坐在床上，双手抱膝向后倒，躺倒后双腿伸直，一只手抓住另一只手的腕部。利用手的反作用力，拉起上身，重复3次。

4.最后仰卧床上，双眼微合，把注意力集中在双手或双脚上，全身肌肉放松，用手或脚的沉重感来体验肌肉的松弛程度，越觉沉重表明肌肉越松弛，同时进行缓慢、均匀、深长的呼吸。练习时不进行任何思考，意念不能离开手或脚的沉重感，一旦出现与放松训练无关的思想，应立即停止，把注意力集中到手脚沉重感的体验上。

此外，正确的入睡姿势也可以帮助提升睡眠质量。比如，卧位呼吸就比平躺好。具体做法是：取右侧卧位，枕头适中，全身放松，双目闭合，舌尖顶上腭，慢慢吸气，使整个腹部膨胀，再缓缓呼出，至全腹收缩，如此一吸一呼，再吸再呼，循环进行，直到入睡。如果连续坚持1～2周，可缓解失眠症状。

甘草大枣汤，让你远离失眠困扰

失眠，指无法入睡或无法保持睡眠状态，导致睡眠不足，又称入睡和维持睡眠障碍。中医称其为“不寐”“不得眠”“不得卧”“目不瞑”，是以经常不能获得正常睡眠为特征的一种病症，表现为各种原因引起的入睡困难、睡眠深度或频度过短（浅睡性失眠）、早醒及睡眠时间不足或质量差等。

王老先生现年66岁，家中儿女满堂很是热闹。老人一向精力充沛，说话底气十足，是邻居眼中的“开心果”。2010年春天，老人逐渐变得安静下来，这让她的子女和朋友都感到纳闷。老人白天没有精神，晚上睡不着觉，辗转反侧，非常痛苦，笑容也越来越少了。失眠成为王老生活中的大难题。后来，远方的亲戚得知了王老的情况，寄来一个偏方，说是治疗失眠很有效。老人尝试之后果然安睡。此方的名字是甘草大枣汤。

甘草大枣汤的主要内容是：甘草10克，大枣5枚，小麦10克。先将3味药用冷水浸泡后，再用小火煎煮，30分钟为1煎，共煎煮2次，合并煎液。每日2次，早晚温服，喝汤食枣。

此方以小麦为主料，补心阴，养心气，以安神；辅以甘平之甘草，补脾胃而养心气；使用甘温的大枣健脾益气，缓和柔肝，润脏燥。3味合用，温凉并备，清补兼施，甘润滋补，平燥缓急。

在这个方剂中，甘草是本草国里的“国老”，是临床上使用频率最高的中药。根据制法不同，甘草可分为生甘草和炙甘草等。一般来说，清热解毒宜用生甘草，补脾益气、缓息止痛宜用炙甘草。甘草是一味很神奇的药物，其有调和诸药的功效，是“虽非君而为君所宗”之药，可以缓解峻猛药物的烈性而又不失药效，可以解药毒、减轻药物的不良反应。

失眠是很多当代人的困惑，因此有必要了解一些防治失眠的方法：

1.治疗失眠不能依赖药物，应该注意消除引起失眠的原因，力求心理平衡，结合体疗改善体质，效果将会更好。

2.劳逸适度，改变不良生活习惯，如戒烟、酒；忌辛辣刺激食品如咖啡、浓茶等；晚餐不宜过饱。

3.适量选食一些有助于神经功能的食品，如河鱼、海鱼、牡蛎、虾、泥鳅、猪肝、猪腰、核桃、花生、苹果、蘑菇、豌豆、蚕豆、牛奶等。

4.睡前30分钟不再用脑，在安宁的环境中听听柔和优美的音乐，难以入睡者还可以做一些外出散步之类的松散活动。

5.上床前以40～50℃温水洗脚后，搓揉脚底片刻有预防失眠的效果。

睡前喝点小米粥，入睡效果好

人到老年后，睡眠的时间明显减少。不少老人都认为睡觉不像年轻时对自己那么重要了。稍微睡上几小时，精神就足够了。其实这是一个错误观念，充足高效的睡眠，对老年人的健康更为重要。老年人睡眠时间适中、方法得当，可促进健康，延年益寿；不懂睡眠方法、睡眠过多或不足均会损害健康。所以，老年人在保证每天至少6小时的睡眠外，还要掌握好睡眠方法，这样才能对健康长寿有所帮助。良好的睡眠是完美一天的始动力，但可不见得谁都能拥有这个美好的开始。

陈老先生是一名普通的退休工人，现年72岁，虽然退休多年，但心态一直很好。家中七口人，其乐融融。2010年冬天，除夕之前的半个月里，老人感觉自己心慌得厉害，而且精神不足。家里人也看出了不妥，纷纷表示关心。原来，陈老已经有一个星期没有睡安稳了。想想自己白天也没有受什么刺激，而且从不喝咖啡浓茶之类的饮品，因此饮食上不会出状况。后来他的大女儿觉得父亲可能是因为过年了，精神振奋，而且，年底琐事也多，情绪不够放松，所以导致了失眠。于是就自作主张在每晚餐桌上备上小米粥给父亲食用。没想到，不到一周时间，陈老便可以安心入睡了。

为大家推荐食疗方而不是药疗方是因为年老体弱者不宜服用安眠药。因为如果药物白天残留较大，会有头晕和走路不稳等不良反应，可能给年纪大、身体较弱者带来危险。服用安眠药虽然可使失眠现象得到暂时的缓解，但却会对神经系统造成不良反应。针对失眠的食疗法有很多，大家可能或多或少有些了解，可是失眠食疗法吃什么、怎么吃，吃多少却大有学问。如果吃的不对症，不仅起不到缓解失眠的作用。还可能加重失眠的症状。

这里为大家推荐的小米粥食疗方叫作黄金睡眠粥。希望可以帮助更多的老人拥有高质量的睡眠。

黄金睡眠粥需要准备的材料有小米、南瓜、红糖。具体的做法是：先取两把小米，洗净，泡上半小时，然后放入电饭煲内并加入适量的水；将南瓜洗净后，从中间剖开，挖掉子，取出1/3的瓜肉，去皮，再将其切成小块放入电饭煲中，与米一起煮40分钟。关火后，加入2匙红糖调味。睡前3小时服用，怕长肉的女性可以晚饭少吃些。10时开始睡

的女性可以直接当作晚饭的主食。

对于小米的助眠功效，早在《本草纲目》中就有所记载了。小米能除湿、健脾、镇静、安眠。此外，两千多年前的中医经典著作《黄帝内经》载有的半夏秫米汤，是历代医家治疗不寐的一个经典方剂。其中的“秫米”一般认为就是小米，它具有和胃安神的功效。

所以说，老人得了失眠还是喝点小米粥吧，通过健康饮食就能解决的困扰，为什么偏要走弯路呢。

入睡困难，朱砂安神丸还你安眠梦

如今，失眠困扰着越来越多的人，经常失眠会令人烦躁易怒、精神不振、脏腑功能紊乱，加速人体的衰老过程。在失眠的群体中，老年人失眠非常痛苦，有些严重的失眠患者每天只能靠着安眠药入睡，这对身体十分有害。

老孟，现年59岁，是某杂志社的特约编辑，曾撰写过不少经济专栏。因为在业内资历深厚，口碑良好，所以一直都是大忙人。按照常理，像他这种年纪的编辑早已脱离了养家糊口的程度，完全没有必要把自己搞得很疲累。但是，老孟的原则是“有钱难买我文章”。他一旦开始工作就是废寝忘食，恪尽职守的。平时老孟的睡眠还算正常，可一到快交稿的时候，他就不愿睡觉，对自己写的东西反复地看是他多年来形成的习惯。也正是这种严谨、认真的态度才使他获得良好的口碑。这样做的坏处就是失眠。老孟在交稿之后的一周左右总会连续失眠。这种现象也被他笑称为自己的职业病。为治疗自己的失眠，老孟看过不少医生，都没有明显起色。后来，在儿子的关心下，尝试了古方朱砂安神丸，效果真的很不错，失眠症状彻底消失了。

这里就为大家详细介绍一下这个古老有效的良方。

朱砂安神丸是由200克朱砂、300克黄连、200克地黄、200克当归、100克甘草组成的方剂。具体的制法是：朱砂水飞或粉碎为细粉，黄连等四味粉碎为细粉，与朱砂粉末混匀，过筛，加炼蜜适量，制成大蜜丸、小蜜丸，或加适量炼蜜与水，制成水蜜丸。口服。大蜜丸一次1丸，小蜜丸一次9克，水蜜丸一次6克，每日2次，温开水送服。

朱砂安神丸是著名的养血镇静安神药，是金元时期著名医家李东垣《内外伤辨惑论》卷中方。朱砂安神丸具有镇定、安神清热、养血之功效，常用于心火上炎，热伤阴血所致的心神不宁、烦乱怔忡、胸中烦闷、热入心血、失眠多梦、精神抑郁、神志恍惚等症。

朱砂安神丸能抗心律失常，明显地缩短清醒期，延长慢波睡眠Ⅰ期及总睡眠时间，同时加快入睡过程，对失眠者疗效明显。

这里要注意的是，在服用此方期间，患者应当忌食辛辣、油腻食物，以免影响药效。此外，失眠之后不要补觉。因为一个人的睡眠时间是由生物钟决定的，如果不在需要的睡眠时间内，其他时间再怎样补也是无用。所以，如果前一晚睡得不好，第二天不需要日间长时间补觉，反而应该继续日常活动，这样晚间自然会沉睡，睡眠质量更好，得到充分休息。

应对顽固失眠，可以喝点龙眼酒

中医学里所谓的神，是人体生命活动的表现。什么是神？《黄帝内经》有这样的论述："故生之来谓之精；两精相搏谓之神。"是说与生俱来的就是精，而阴精和阳精也就是父亲和母亲两精相结合了，就叫作神。"神"包括魂、魄、意、志、思、虑、智等活动，通过这些活动能够体现人的健康状况。如"目光炯炯有神"就是神的体现，也是生命力旺盛的体现。如果人少神会睡不好觉，经常失眠多梦。总体上看，这个人给人一派即将枯萎的景象，不滋润，干巴巴的，好像生命没有营养物质了，生命物质的精华被抽干了一样。所以，学会养心安神，才能让自己吃得好、睡得香，让身体保持真正的健康、活力。

老陆今年54岁，是某大学的教授。他39岁那年，妻子在一次车祸中不幸去世，只留下儿子和老陆相依为命。老陆是个忧患意识极强的人，对于未来总是充满一种莫名的不安。老陆常想：孩子还年轻而自己已经是快退休的人了。等他大学毕业之后，我怎么也应该给儿子买套房子吧？而现在的房价也不便宜，自己虽是大学教授，可是这么多年来也没有额外收入，那点工资是无论如何都买不起房子的。

于是，老陆开始为儿子将来的房子奔波。他在朋友的帮助下，成为一家报社的专栏作者。老陆经常为了写稿子而通宵达旦，常年的作息紊乱，使他患上了严重的失眠症。老陆白天还得给学生上课，因此他每晚都特别渴望能睡好，可越想睡就越睡不着，整天在为睡眠挣扎着。后来，在一次偶然的机会里，他喝了龙眼酒，没想到，当天晚上就能连续睡眠4小时。老陆第二天就开始咨询专家，找来了制作方，想进一步尝试。结果，坚持食用一段时间后，失眠消失了，现在每天都能睡6个多小时，精神状况良好。

龙眼酒的具体做法是：准备鲜龙眼125克，白酒500毫升。先将龙眼洗净，干燥，研成粉装入纱布袋内，扎紧袋口，放在酒坛内。加入白酒，密封坛口中，每天摇晃1次；7天后改为每周晃一次，浸泡100天即成。

此方有养心安神的功效。适用于病后体弱及心血不足所致的老年性失眠、心悸、健忘等。

龙眼营养丰富，是珍贵的滋养强化剂。果实除鲜食外，还可制成罐头、酒，膏、酱等，亦可加工成桂圆干等。此外龙眼的叶、花、根、核均可入药。龙眼含有多种营养物质，有补血安神、健脑益智、补养心脾的功效。研究发现，妇女更年期是妇科肿瘤好发的阶段，适当吃些龙眼有利健康。

芳草精油治失眠，让老人安然入梦

睡觉，其实也是一个养生的过程。可是有越来越多的人在失眠，睡不着觉对很多人来说已经成为一种折磨。有人说过这样的一句话，叫"身体一放松，睡着几分钟"，可见，晚上睡觉之前彻底地放松身心，能很好地帮助失眠者进入睡眠的状态，才能让睡眠真正成为养生的过程。

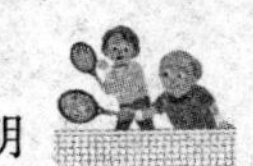

据调查，中国有35%的人存在失眠，17%的患者失眠症状相当严重，其中，中老年人占了相当大的比例。长期失眠可引起身体免疫力下降、内分泌失调，极易导致高血压、心脏病、糖尿病、中风等疾病。

人进入中老年之后，睡觉的时间越来越少，而且睡眠质量也越来越差，晚上起夜、失眠的情况越来越多，由此引发的一连串问题解决起来也越发艰难。近些年来，中老年人的失眠问题引起了越来越多人的关注。

一位男性老者，62岁，退休干部。患者退休两年来，由于工作和生活与从前不同，加之家庭琐事较多，变得忧郁郁寡欢，易躁易怒。近1个多月，心悸不宁，五心烦热，夜寝不寐，每晚只能睡2～3个小时，晨起口干舌燥，腰背酸楚，大便不畅，舌红少津，脉细弱而数。在服用安眠药物没有根治的情况下，偶然从孩子买回来的精油护肤品中得到了解救。精油治疗失眠效果确实很不错，大多数失眠是由于压力或伤害引起的精神疾病所致。精油具有良好的镇定、安抚、放松的作用，微小的精油因子直接作用于中枢神经，帮你释放压力、缓解情绪、放松肌肉、降低脑活动，让你自然而然地进入梦乡。

适用于治疗失眠的精油主要有以下几种：薰衣草、葡萄柚、洋甘菊、甜橙、佛手柑、薄荷、橙花、檀香、依兰、快乐鼠尾草、天竺葵、香蜂草、花梨木、马郁兰精油。

具体的配方是：

熏香配方：任选适用的精油单独或混合熏香。

沐浴配方：薰衣草精油4滴+佛手柑精油2滴+依兰精油2滴。

按摩配方：薰衣草精油12滴+佛手柑精油7滴+依兰精油6滴+荷荷芭油50毫升。

对于以上配方的使用方法有以下几种选择：

吸嗅：直接将纯精油滴在枕头上或是枕巾上，也可以将精油滴在化妆棉或卫生纸上，将之置于枕头套的四个角落中。当你躺下时如同置身于盛开的薰衣草花园中，心情开朗，情绪放松。

熏香：在熏香灯里滴入3～4滴薰衣草或马郁兰精油，芳香的气息飘散于室内，能使心情平静、安然入梦。

沐浴：将调制好的沐浴精油6～8滴滴入浴缸热水中，泡上20～30分钟，能让身心彻底放松，帮助睡眠。

按摩：清洁身体，用按摩油按摩全身，使身体的肌肉得到放松，精神宁静。

老人在使用精油治疗方的时候需要注意以下两个方面的问题。首先，要控制使用剂量，过量使用不仅不能改善睡眠，还可能引起兴奋；其次，使用精油熏香时，要注意室内通风。

拍打脚心治失眠，老人睡得香

一个人每天睡几个小时最合适？人需要睡眠的时间取决于身体素质以及每天的工作和某种天性。睡眠的质量，与睡觉时间长短关系不大，而是和睡眠深度有关。

一般说来，神经衰弱、劳累过度和患有失眠症的人很难入睡，就算能够入睡，也多是长时间处于轻睡状态，直到接近黎明睡眠快要结束时才进入沉睡状态。如果这些人因为某种原因在其沉睡结束之前就必须起床或者被叫起来，时间长了，就会出现精疲力竭的状况，进而感觉到倦怠，一天的精神都不在状态。这种情况经常发生在老年人身上。

安先生曾是某机械厂的会计师，现年59岁，退休之后为了不让自己显得无所事事，就做了一家饮料企业的兼职会计，每逢过节过年帮助算账。因为都是着急的项目，所以工作期间总是失眠。更让她苦恼的是，工作结束之后半个月左右仍旧会受到失眠的困扰。因为失眠总是不好，她不得不服用安眠药催眠，一段时间后，安老发现自己记忆力减退。为此，老人辞去了兼职的工作，安心在家休养。家里儿女都很孝顺，女儿每晚都帮老人泡脚、按摩。这次，女儿从一个开按摩院的朋友处打听了一个偏方想给母亲试试。连续使用一周之后，安老就能顺利入睡了。

其实，这是一个十分简单的方子，拍打脚心。其具体的操作方法是：睡前，按时用热水烫脚，然后一只手五指合拢，手掌呈弯曲形状，用劳宫穴贯气拍打脚心，两手交替各拍打100次（开始脚心有热痛感，日久减轻），保持心态平静。上床后可很快入睡，睡眠质量较好。

此方是经过实践的方子，曾有一位顽固性失眠患者，经一年实践使用此方，现已彻底摆脱服药，恢复正常睡眠。现在仍坚持拍打，巩固效果。由于脚心穴位集中，对健身有益。所以，对没有毛病的老人也可以时常使用，有强身健体的保健作用。

豆蔻牛奶治失眠，在美味回忆中安眠

睡眠是一种节律性的生理活动，它主要是由大脑皮层、丘脑、脑干的网状结构管理，也就是由中枢神经控制。绝大部分人白天活动，夜晚睡眠。到了该睡觉的时候，就会感到眼皮发沉，四肢沉重，提不起精神来，不愿意讲话，更不愿意活动，连续地打哈欠，这种睡眠节律每个人都有。而精神创伤、长期的工作学习紧张、思虑过度，苦恼忧虑、心事重重、想入非非等状况，都容易造成神经系统功能紊乱，让人无法入睡而失眠。就中医的观点来说，阴虚火旺，肝气郁结等生理上的问题，也是导致失眠的原因。

无论你身体多么强壮，营养多么丰富，睡不好觉一切都是枉然。因为疾病会抓住失眠这个“死穴”，给你致命一击。

万某是某私营企业的一位业务经理，今年刚过50岁，年收入丰厚。不过，万华也有自己的烦恼，那就是身体状况一直不佳，失眠情况比较严重，特别是公司业务量最大的那几年，他平均每天只能睡3小时。

后来，公司同事给他介绍了治疗失眠的小偏方，万某抱着试试看的心态坚持服用了一个星期。结果，效果出奇的好。继续服用不到一个月，他的睡眠质量明显提高，每天都是一觉睡到天亮。

万某使用的小偏方叫作豆蔻牛奶。用豆蔻牛奶治失眠需要准备豆蔻、小茴香、荜茇各15克，牛奶50毫升，将以上3味煎汤取汁，最后加牛奶煮沸10分钟，口服。每日2～3次，每次半碗（约100毫升）。此方适用于失眠、多梦、心悸、怔忡，特别是长期失眠的老年患者效果更好。

鹅卵石泡脚，让你安静入睡

老年人失眠与年轻人失眠有所不同。不同不仅表现在发病缘由上，也体现在治疗方法上。老年人不宜选择刺激强烈的治疗方，而应当选择性质温和、操作起来安全简单的方法。

赵先生是公交公司的退休司机，现年68岁。年轻时，赵老是个急脾气，但是心地善良，乐于助人。60岁那年，查出患上了高血压，赵老从此就开始刻意收敛自己的暴脾气了。虽然血压稳定了，但是失眠又找上了他。这让他十分苦恼。听说泡脚能治失眠，就迫不及待地尝试了几个晚上。一开始是有效果，但是效果并不算明显。后来，老伴往他泡脚的热水里加入鹅卵石，说在泡脚的同时用鹅卵石磨脚，能起到类似于针灸的效果，可治疗长期失眠。果然，只用了5天时间，赵老的失眠就彻底不见了。

鹅卵石泡脚法的具体步骤是：在泡脚盆里加入鹅卵石，高低不平的石头表面可以刺激脚底的穴位（涌泉、然谷、太溪等）或脚底反应区，起到类似足底按摩和针刺穴位的作用，从而促进人体脉络贯通，达到交通心肾、疏肝理气、健脾益气、宁心安神的功效，更好地改善睡眠。

泡脚用的鹅卵石并没有什么特别的要求，选择圆滑、大小相近的为佳。泡脚用的水应该保持在45℃左右，水深至少要高过踝关节，脚在鹅卵石上均衡地踩踏，浸泡20～30分钟左右。有心脑血管病和糖尿病的患者用热水泡脚时，要特别注意水温和时间的控制，以免出现头晕、头痛、乏力、心慌等情况。

此外，使用鹅卵石揉搓双脚时要注意力度和水温，要避免擦破或烫伤皮肤。脚部有损伤（包括关节胀痛、拉伤、扭伤等）、炎症还未痊愈的人，不宜进行鹅卵石热水泡脚。冬天里，人容易脚冷，特别是女性，经常整夜脚都睡不热乎。可以在洗脚时，在水中放干姜或樟脑，樟脑会很快在热水中融化，泡后脚会发热，对改善脚凉很有效。

老年女性常失眠，桂圆童子鸡补气又安神

随着生活节奏加快，失眠成了很多人生活中的一个困扰。失眠实际上是脑功能的紊乱，换句话说也就是大脑的兴奋和抑制不能满足人们日常对它所提出的要求，进入睡眠时兴奋性偏高，或者睡眠期间大脑皮层抑制程度不够深，应该工作的时候又处于半抑制状态，以致白天头脑不够清醒、乏力、倦怠、昏昏沉沉，夜晚又不易入睡或睡眠很浅，从而形成失眠。

中医认为失眠是由于人体阴阳、气血、脏腑不调造成心神不安，心失所养，心血不足等引起的。凡思虑过多，劳逸失调、病后体虚、精神紧张或饮食不节等，均可令心神不安而导致失眠。

翟女士现年64岁，是个电影迷，平日里除了去影院看电影之外很少出门。家里、卧室里也放满了各种影碟。老人的子女都在外地工作，平日里，电影就是她最大的娱乐项目。但是，从2008年秋天开始，老人的影碟都被老伴没收了，老人一下子变得落寞起

来。老伴是因为老人最近总是失眠，睡不着就看通宵的影碟，实在看不下去了才收起碟片的。翟老自己也清楚这样做不对，可是自己总是睡不着又有什么办法呢?

后来，老伴找到一位养生专家咨询，得到了一个食疗偏方，给她使用后，效果明显。坚持使用了3周后，失眠症状基本消失。当然，老人看影碟的时间也做了调整，两者相互配合才能取得这样喜人的效果。这个食疗偏方是桂圆童子鸡。

桂圆童子鸡的具体制作方法是：准备童子鸡1只，桂圆肉30克，葱、姜、料酒、盐各适量。将童子鸡去内脏、洗净，放入沸水中汆一下，捞出，放入钵或汤锅；再加桂圆、料酒、葱、姜、盐和清水。上笼蒸1小时左右，取出葱、姜即可。

经过多方实践，此方被证实具有补气血、安心神的功效。

此方中的桂圆，又称龙眼。现代医学研究证明，桂圆含丰富蛋白质、维生素及可溶性糖分，具有抗衰老，抗癌，增强非特异性免疫，美容养颜，促进生长发育等功效。传说南越王赵佗曾以桂圆进贡给汉高祖。《神本草经》载有龙眼“久服，强魄聪明，轻身不老”。《南方草木状》谓“魏文帝召群臣曰：南方果之真者，有龙眼、荔枝”，并对其生、形态作了具体描述。

除此之外，患者要养成良好的生活习惯，起居规律、饮食平衡、锻炼身体。尽量不要依赖药物，很多助眠药物长期使用都会产生较大的不良反应。

入睡之前旋摩全腹，一会儿就睡着

“真是累呀！真想好好睡上一整天。”

“我怎么感觉越休息越累啊？”

“最近总是睡不好觉，一晚上都在做梦，还醒好几次。”

“最近总是失眠，吃药也睡不踏实。”

……

生活中不少老年人都曾经像上面这样抱怨过。其实，像感觉累、失眠这种现象，都是不良的生活方式造成的。“生命在于运动”，我国古代就有很多健身术，如五禽戏、太极拳、太极剑、八段锦等，都是非常好的健身方法。在这里，给大家推荐一种比较简单易学的“甩手操”，这个小运动对于治疗失眠可是有大功效的。

王先生，现年54岁，是一名曲艺爱好者，经常参加表演。后来因为失眠而在家休养，但迟迟不见好转。偶然的机会听说按摩对失眠很有效果，就勇敢尝试了一段时间。效果果真不错。他希望能有更多的老年朋友从中获益，所以在此将方子内容公开。

此按摩法的全称是旋摩全腹治疗法。具体的操作步骤是：让患者取坐位或仰卧位，两手重叠，右手掌心贴于脐上，左手掌心贴于右手的手背，两手均匀用力，顺时针方向，由肚脐向腹部四周逐渐扩大范围旋摩至腹部四周，再以腹部四周逐渐缩小范围旋摩至脐，如此循环往复，旋摩100圈。

在按摩之后进行一定方式的精神修养也是十分有助于睡眠的。较为常见的有以下两种方法：

放松方法之一：集中放松身体的沉重感

躺在床上，闭上眼睛，自然呼吸。首先把注意力集中在双手或双脚，上身肌肉极度放松；然后对自己进行“自我暗示”：我的左手越来越沉重了，我的右手越来越沉重了，我的双脚越来越沉重了，我的全身越来越沉重了。在这种默念与“自我暗示”的过程中，你可以明显感觉到身体四肢在逐步地进入睡眠过程中。这里需要注意的是，如果在默念的过程中，感觉到有与沉重感无关的意念，那么就要立即停止之前的自我“催眠”，重新开始。

放松方法之二：臆想呼吸法

仰卧床上，两手自然伸直，两腿舒展，自然分开与肩同宽，脚尖向外。两眼向上平视一下，然后把眼光收回到眉中间，再向鼻尖看，一直看到脐下小腹部，此时意守下腹；然后闭上眼睛、嘴唇，用舌抵上腭，深呼吸24次，并同步意念“呼”“吸”，之后改为自然呼吸。如果一次尝试不能放松或者入睡，可重复2次或3次；在重复的过程中，切记不要数数，以免引起兴奋，反而不利于入睡。

其实，无论采取哪种治疗方式，都要持之以恒，如果半途而废，是很难收到预期效果的。这套按摩法不仅是身体的锻炼，也是意志和毅力的锻炼。为健康而进行的锻炼，应当是轻松愉快的、容易做到的、充满乐趣和丰富多彩的，只需要你做几个小动作，就能把失眠赶跑，何乐而不为呢?

胸腹式呼吸疗法，让你尽享舒眠之乐

失眠的原因形形色色，生理、心理、环境等因素都会导致自主神经功能紊乱，引起交感神经和副交感神经之间的不平衡，从而引发失眠。而呼吸疗法加上意念练习，能使交感神经和副交感神经之间的不平衡得到纠正，改善腹部经络血气运行，自然有益睡眠，尤其对于自主神经功能紊乱导致的失眠疗效明显。

赵先生现年60岁，是一名退休技术员。因为退休后无法适应过于清闲的生活，精神状态一直比较焦虑。老人在相当长一段时间内都在进行思想斗争：“老了，真的什么都做不好了？我现在应该算是一个对社会没什么用的人了吧？”因为本就是心思细腻、多愁善感的性格，空闲太多让她想得更多了。家里人都为她担心。后来，失眠来袭。老人最痛苦的时候一连四五天睡不着觉，人也明显消瘦了，但就是无法自然入睡。后来，在一位老乡的帮助下，老人开始用胸腹式呼吸疗法治疗。治疗一周之后，可以连续睡眠3小时，两周后，可以连续睡眠5小时。慢慢地，老人的精气神终于找回来了。

那么，这个胸腹式呼吸究竟是什么呢?

胸腹式呼吸疗法相对于生气紧张时以胸式呼吸为主，腹式呼吸是与放松有关。学习腹式呼吸可以让身体放松，在不知不觉中进入睡眠状态。而这样的入睡，由浅入深，可达到自然入睡的境界，醒后神清气爽，精神饱满。

具体方法如下：

1.仰卧在被窝中，双手自然放在身体两侧，闭目，用鼻慢慢吸气，将吸入的气运入腹部中央，充满肺下部。同时将双肋向两侧扩张，以便吸入的气体能渗透到肺部的各个部位。

2.接下来，徐徐呼气。先轻轻收缩下腹，待下肺部的气体全部呼出后，屏息一两秒，再开始下一次吸气动作。

3.吸气时，慢慢举起双手过头，手臂举到头顶部位；呼气时，慢慢将手臂沿弧线转回到身体两侧。无论是吸气动作，还是呼气动作，均要缓慢进行。

需要注意的是，在采取呼吸疗法的时候要保持卧室空气的清新，睡前要开窗换气10分钟左右，否则污浊的空气侵入人体，不但起不到催眠作用，反而对人体造成伤害。有严重呼吸疾病患者或身体虚弱者不宜用此方法；要注意卧室四周环境，以防光线、噪声影响疗效，使人难以入睡。

鲜花浴给老人，花香中安眠就寝

心情不好的时候，容易引起失眠，而且就算睡着，睡眠质量也很差，经常做梦，睡眠很浅。所以有了忧郁、烦躁、愤怒等不良情绪时，一定要及时疏泄。如何疏泄呢？可以到植被多的地方走走。如果你对“跑步、数羊、听音乐”等治疗失眠的方法已经失去了耐心，那么不妨根据自己的情况，给自己制订一套切实可行的浴眠方案。什么是浴眠呢？就是通过沐浴而达到治疗失眠的方法。

黄某，女，58岁，自2001年11月1日起连续失眠多梦9天。自觉脘腹胀闷不舒，按之不适，饮食乏味，舌淡、苔白腻，脉缓。证属食滞胃脘。即投以四花浴。服药l剂，脘腹胀闷消失，安睡如初。

中医学认为绿色入肝，而肝又主疏泄，所以多看看葱郁的景色，就可以将心中的郁闷之气疏泄掉。有条件的话，还可以做做SPA，让身心得到放松。说到SPA，很多人可能会想到昂贵的美容院。其实，在家中也可随时随地做SPA。SPA一词源于拉丁文“Salus Per Aquam”的字首，意指用水来达到健康，再结合淋浴、按摩、涂抹保养品来促进新陈代谢，满足人体视觉、味觉、触觉、嗅觉的一种身心畅快的享受。

现在就教给大家一种方法。首先准备茉莉花、玫瑰花、月季花、菊花、芍药花、栀子花各适量。将浴缸中放入温水，然后将花瓣倒进去，洗浴就可以了。注意，这里的花一般是指鲜花。如果是干花的话，可将其放入锅中加水煎汁，然后再将汁液倒入浴缸中洗浴就可以了。

中医学里有一个词，叫“诸花皆升”，意为所有的花都有一种行气开瘀的作用。上文提到的茉莉花、玫瑰花、栀子花等也不例外，都有一种“上升”的机制在里面，对情志都有一定的舒缓作用。特别是平时经常有胸闷不舒、爱叹气、食欲差、便秘等肝郁火旺型失眠患者，用此方法有很好的效果。

战国时的名医文挚说过：“睡眠是养生的第一大补，一个人晚上不睡觉，其损失一百天也难以恢复。”所以拥有好的睡眠，胜过吃任何补药。希望这些小方法可以让你安然入梦乡，睡出精神，睡出健康！

中药古方应对神经衰弱性失眠

古人云：“虽云早起，莫在鸡鸣前；虽言晚起，莫在日出后。”规律的作息是健康

的保证。科学研究证明，良好的睡眠能消除身体疲劳，使脑神经、内分泌、体内物质代谢、心血管活动、消化功能、呼吸功能等得到修整，促使身体完成自我修补，提高对疾病的抵抗力，所以“一觉闲眠百病消”之说。

现在人们知道，人体进入睡眠状态，就是与外界联系为主的系统暂时停止（吸氧除外），以内部调理为主的系统开始启动。这一系统运行的功能包含解除疲劳、祛除病气、修复损坏的肌体、分泌人体所需的腺体激素等。

充足、安稳的睡眠对保持身体的健康是非常必要的，尤其是生病的人，更需要睡眠来恢复精神和体力。白居易就很重视睡眠，他认为充足的睡眠对养生是非常有好处的。他多次情不自禁地赞美睡眠的作用和带给他的好心情，“一觉休眠百病消”“一饱百情足，一酣万事休”等，对于酣睡后的舒适畅快，诗人是有切身体会的。现代人工作辛苦，生活压力大，所以更要保证充足的睡眠，不要熬夜。

龚某，女，62岁，自2005年4月起失眠一年，每夜服两粒安眠药方能入睡。口苦，胸闷，心烦，急躁易怒，心悸，时有恐怖感，舌苔黄腻，脉弦滑。证属痰热扰心。即投以下方加黄连15克。嘱停西药。服药当夜即能安静入睡，梦少，口苦、胸闷、心烦亦减。继服2剂，诸症消失。

这里所使用的治疗方，详细内容是：丹参60～90克，夜交藤50～60克，生地黄、百合各30克，五味子l5克。将两次煎液掺和后分成2份，午睡前服l份，晚睡前1小时再服l份。头晕加珍珠母50克，钩藤20克；心悸加磁石50克，钩藤20～30克；食欲不振加陈皮、香谷芽各15克；精神萎靡加太子参15克，党参20克。

此方为经验方。服药最少2剂，最多9剂。

择时摇摆睡眠法，催眠效果显而易见

在了解“失眠”之前，必须先了解正常的睡眠。人的一生中，几乎有一半的时间是用于睡眠的。睡眠在生命中占有的重要地位。

睡眠时间因年龄与劳动性质不同而需求各异。从医学上讲，年轻人需要的睡眠多，老年人较少；体力劳动者睡眠较多，脑力劳动者睡眠较少；智力较高且勤奋的人睡眠更少。一般来说，睡眠时间平均6～9小时就足够。如果经常不能入睡，或睡后易醒，醒后难以再睡；或睡不安稳，似睡非睡，梦多，甚至整夜不能入眠，就称为“失眠”。

有些经常失眠的人，上床还没合眼就开始害怕失眠，恐惧感都已经形成了习惯，视睡眠为一件艰难无比的事，结果往往适得其反，愈想睡愈不易入睡。古医中说到安眠之法，有这样的解释：人要排除无谓的心烦和焦虑，做到心定神宁，安枕无忧才能睡心。心安目闭，两者缺一不可，其中尤以“睡心”最重要。

张某是某大学的教授，年近六旬的她一直努力奋战在教学第一线。因为德学双馨，备受尊重。年轻时候经常为了手上的课题研究到半夜。时间一长，她发现自己睡不着了，偶尔还会出现睡到凌晨3时就醒，然后再也睡不着的情况。这种现象一直持续了一个月，她不得已去看医生，医生建议她尽量早睡，而且还教给她一种催眠的小偏方，叫作择时摇摆睡眠法。这里就为大家详细介绍一下，希望能有更多的人从中获益。

所谓择时摇摆，就是说此方在使用时是有一定时间限制的。具体说来，将睡眠安排在晚上10：30至凌晨2：30为宜，因为这段时间的激素含量和体温都下降到最低，各种生理功能处于最低潮，正是睡眠的最佳良机。在睡觉之前做摇摆催眠，能较快使人进入睡眠状态。

摇摆催眠法的具体操作步骤是：仰卧在床，盖好被子，然后头部从正位向右侧轻缓地摇滚，摆角为5° ~10° ，1~2秒1次。滚动头部的同时，默数摆动次数，由l数到100再回头从1数起，数至300为止。

这样睡意很快就会出现。如果还睡不着的话，可以再改向左摇滚300下。此方法的原理其实是受到了婴儿入睡的启发。胎儿在出生前在母体的羊水中是飘浮或半飘浮着的状态，她早已经习惯了这样的感觉，所以出生后仍然会有这样的需求，这样会让她有重回母体的感觉，会有安全感，也更容易入睡。当然，摇摆的时候要轻轻地摇。

所以说，摇摆催眠法其实就相当于自己给自己做了一个“摇篮”，哄自己入睡。

掌心拉锯战助你快速入眠

失眠是神经官能症的一种，临床表现为入睡困难，续睡困难、夜间多醒、凌晨早醒、夜寐多梦、睡眠节律颠倒，甚至彻夜不眠。次日精神不振、体力恢复不佳，甚至紧张不安、焦虑，并因此引起头痛、乏力、健忘、烦急易怒等症状，严重者可有心率加快、体温增高、血管收缩等自主神经症状。

荣某，女，52岁。失眠五年，入睡困难，梦多，易惊醒，一夜最多能睡3~4小时。形瘦神疲，心悸，口干舌燥，舌红少苔，脉细稍数。后来有一位老中医告诉她一个体育疗法。使用后刚开始的时候效果不太明显，一个月后渐见成效，3个月以后效果显著。她坚持锻炼了大约2年的时间，失眠的现象就消失了。

此方具体操作方法是：清晨起来静立五分钟，先做十几次深呼吸，两脚自然分开，用右手掌心按住右太阳穴，用劲推额头向左，右太阳穴则顶住右手掌，形成一阵阵的拉锯战，以感到劳累为止。左掌与左太阳穴也同样做。然后是两手的十个指头交叉，掌心按住前额同样做，最后再按住后脑勺同样做。晚上开始睡觉时，仰卧闭目，左掌掩左耳，右掌掩右耳，十个指头同时弹击抬起的后脑壳，使之听到咚咚的响声，自觉微累为止。停止弹击后，头置于枕上，两手自然安放于身之两侧，整个人静静地躺着。

除了使用上述疗法，经常失眠的人，平时饮食还应以清淡滋补为主，可用百合、莲子、山药等配以粳米、糯米、薏米等煮粥。此外应忌饮浓茶、咖啡等兴奋中枢神经的饮料。临睡前最好不要进食，但也不要太饥饿。有人有临睡前喝牛奶的习惯，可安排在临睡前1小时饮用，食后稍事休息，排除杂念，保持在精神平静安适的状态下入睡。

佛门拿捏按摩法，助老人远离失眠便秘

老年人失眠，如果持续较长时间，往往会引发便秘，双重痛苦让老人苦不堪言。应对失眠及其引发的便秘，有没有一种方法能够同时治愈这两种不适症状呢?

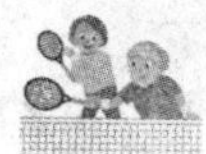

在佛教医学中，治病救人的方法有很多，主要有按摩疗法、药物疗法、食疗法、针灸疗法、坐禅疗法等。拿捏和按摩能使人体阴阳恢复平衡，从而达到祛病的目的。同时还可以通过推动和激发气血运行，疏通郁闭，补养气血，协调脏腑功能，调节神经系统，对人体健康起到治病保健的双重作用。

佛教按摩的手法主要有一指禅推法、滚法推拿疗法、按压推拿疗法、捏拿法推拿疗法、摩擦法推拿疗法、搓揉法推拿疗法、振动推拿疗法、击打推拿疗法、内功推拿疗法等。每一种按摩疗法都是遵循治病必求其本，扶正祛邪，调整阴阳，因时、因地、因人制宜的治疗原则。

推拿疗法一般来说主要适用于慢性疾病，但对某些疾病的急性期也有良好的功效，如腰椎间盘突出症、急性腰扭伤、梨状肌综合征、急性乳腺炎、小儿消化不良等。推拿疗法的适应证很广，包括内科、外科、骨外科、五官科、妇科、儿科中的多种疾病。下面就为大家介绍几种拿捏按摩疗法治疗老年失眠、便秘的方法。

1. 治疗失眠的方法

双手握拳，用拇指关节沿脊柱旁两横指处，自上而下慢慢推按。用右手中间三指摩擦左足心涌泉穴，然后换成右足心。用两手食指第二节内侧缘从两眉内侧推向外侧；用两手中指端轻轻揉按太阳穴；用两手拇指螺纹面，沿两侧颞部由前向后推摩；用手掌根部轻轻拍击头顶囟门处；用两手拇指端揉按风池穴；将两手叠放在腹部，然后用手掌大鱼际轻轻揉按中脘穴；将两手移至下腹部，然后用手掌大鱼际徐徐揉按丹田。

2. 治疗便秘的方法

仰卧在床上，先用右手五指并拢，以肚脐为中心，面积由小到大，手由轻到重、由慢到快，顺时针方向绕肚脐旋转摩腹100圈。再改用左手反方向摩腹100圈，两手轮换交替摩腹15～20分钟，以肚皮发红，有热感即可。早上摩腹前最好先喝一杯温开水，摩腹时间增加1倍为佳。另外，每天饭后按揉两侧天枢穴可以很好地改善胃肠蠕动，每次3分钟。在便秘状况有所改善后，敲打头顶的百会穴2～5分钟，或者按压拇指与食指之间的合谷穴，可以较好地巩固治疗效果。

若要一夜安眠，煮粥加白莲

失眠，已经成为困扰现代人（尤其是老年人）的常见病。

人一旦失眠，就会出现入睡困难、时睡时醒、晨醒过早等症状。这些症状会引起人的疲劳感，让人一天都无精打采的。感觉器官反应迟缓、头痛、记忆力不集中等现象也属于其引发的连带反应。由此可见，失眠对人体最大的健康影响是精神方面的。

如何有效地改善睡眠质量，一直是困扰当代人的心理难题。如果长期睡眠不足而又得不到有效改善的话，势必会对我们的生活、工作以及健康带来意想不到的影响。那么，到底该如何有效地改善睡眠质量呢？

民间流传着一个关于莲子治疗失眠的故事：古时有一位夫人，因长期失眠束手无策，便向一位精通医术的道姑求教，道姑随手一指水中荷花，称其形如睡莲，可治不眠之症。于是，失眠者在荷花中找到莲蓬，剥出莲子并食用，终得安眠。

关于莲子的功效，中医认为：莲子性平，味甘、涩，具有养心安神、健脾补肾、固精止遗、涩肠止泻之功效，可以治疗脾虚泄泻、肾亏遗精、妇女崩漏与白带过多、心肾不交之心悸失眠、虚烦消渴及尿血等症。现代研究证明，莲子除含有多种维生素、微量元素外，还含有荷叶碱、金丝草苷等物质，对治疗神经衰弱、慢性胃炎、消化不良、高血压等病症有效。

因此，如果你正被失眠困扰，可多吃一些莲子，也可以用小米加莲子熬粥，效果会更加明显。

此外，莲子为睡莲科植物莲成熟的种子，有很好的滋补作用，你可以用来做冰糖莲子汤、银耳莲子羹，或用它做八宝粥；古人认为经常服食，百病可除。

我们还可以选择做一些有助于睡眠的事。如洗个热水澡、阅读情节温馨的书籍、听些轻松的音乐等。充分放松，享受睡前时光，可以帮助你尽快入睡。

最后，需要提醒你的是，失眠患者往往是由心理压力大、情绪紧张所致，因此，进行适当的心理调节有助于改善睡眠质量。此外，如果经过一段时间的自我调理而无效者，此时，专业医生的介入也许会对你摆脱失眠症状有良好的帮助。

干炒酸枣仁治疗顽固性失眠

顽固性失眠是失眠病症中很常见的一种，也是最令人头痛的一种。当人们被顽固性失眠纠缠上的时候，精神就会慢慢被吞噬、被洗脑，认为失眠已经成为自己的一种生活“习惯”。这才是最可怕的，一旦被动地接受了这种“习惯”，就意味着将生活在亚健康的状态之下。

与一般的失眠症状相比，顽固性失眠的治疗难度确实大一些，但绝对不是无法治愈的。顽固性失眠往往由心理因素引起，临床主要表现为入睡困难及维持睡眠困难，日间疲倦感，夜晚越想尽快入睡越难以入睡，加重心理冲突，产生紧张焦虑、情绪不稳、过度担心，自觉痛苦更导致失眠，形成恶性循环。

王某是法律机关的公务员，今年48岁。平素因工作繁忙，需要用脑的地方很多，常常是晚上睡觉之前还在想事情，天长日久之后，入睡困难就成为她的难题，每夜仅睡4～5小时。白天为了不打瞌睡就喝咖啡，晚上为了能睡觉却要服“安定”，这样才能勉强入睡。近半年由于工作量骤然增多，个人的精神压力越来越大，更加睡不着了。每天的平均睡眠时间在3小时，还伴有头晕、心悸、食欲缺乏的症状。她求治于当地诊所，头晕心慌似有好转，睡眠仍未改善。后来，尝试了一个民间偏方后，才逐渐改善了睡眠质量。

这个方子的主要成分是酸枣仁。制作方法是：用炒枣仁30克为主药，再加当归、炒白术、党参、黄芪、茯神、远志、龙眼肉等补气血、养心神之品调治，7剂后自诉有效。再诊时适当随症加减药物，2个月后自觉睡眠质量明显提高。如果觉得上述方法有些繁琐，也可以选用下面的简易方，对症状较轻者可有相似疗效。具体的做法是：准备酸枣仁（炒令香熟）30克。将其捣细为散，以竹叶汤冲服，每次服用6克，每日2次，早晚各一次。

方中炒酸枣仁养心益肝、安神定志；竹叶清心利尿除烦。该方常用于现代医学的失眠等病。根据现代药理研究：酸枣仁有镇静催眠及抗心律失常、抗心肌缺血作用，可以治疗胆虚睡卧不宁等病症。

另外，有类似于王某这样顽固性失眠症状的朋友，一定要认识到咖啡的坏处。咖啡中含有咖啡因，如果服食咖啡过量的话，也会出现失眠、颤抖、神经紧张、烦躁不安、心悸、恶心、眩晕等现象。如果每日服食咖啡因超过600毫克（大约7杯咖啡或可乐，或数片含咖啡因的药片）就会出现上述症状

此外，咖啡因不单是咖啡中才有，其他如茶、巧克力、汽水、可乐，甚至头痛药、感冒药、提神剂、利尿剂、减肥药等也会有这种物质。

如果尚不能确定自己的顽固性失眠是否因为咖啡因而起，而自己平素又有饮用咖啡因类饮品的习惯，那么你所要做的第一件事就是把它们收到抽屉里，不要再去碰它。可尝试在一个星期内完全不吃不喝含这种物质的东西。最初两天可能感到有点不适，但一星期过后，你便会感到精神舒畅，这时你就应该考虑以后避免进食含咖啡因的食物了。如果你不能完全割舍含咖啡因的美食，可以逐渐减少吸收量。如喝茶时，把第一杯茶倒去，喝第二杯，因第一杯茶含咖啡因较多。或者考虑饮用无咖啡因的咖啡、茶或者改饮果汁、白开水。

老年失眠，关键在于养肝肾

老年性失眠症与年轻人的失眠相比有自身的特点。在病因病机方面与精神思想因素关系不大，不像年轻人那样主要由精神负担沉重、思虑过度、心血耗伤所致。所以，如果用前面的治疗方治疗老年人的失眠往往收不到应有的效果。其实，老年失眠症是由年老带来的全身和大脑皮质生理变化所导致的，所以，治疗应从改善老年人全身和大脑生理衰退状况为主。

中医学认为，人的发育成长和衰老是由肾气的盛衰所支配的，故老年人全身和大脑的构造形态和生理功能都会受到肾气衰退的影响，老年性失眠不过是其中的一种表现而已。由于“肾藏精生髓，通于脑”，肾精不足则致脑髓失养，生理功能紊乱而致失眠，故补肾填精应是老年失眠症的基本治疗原则。

孙某是税务机构的退休干部，今年63岁了。老人自从退休以来，心情起伏很大，一时间接受不了过于闲暇的生活状态，觉得自己的生活失去了重心，再加上家庭琐事较多而变得忧郁寡欢，急躁易怒。这些还都是小问题，最大的问题是睡不着觉。有的时候只睡2～3小时，晨起口干舌燥，腰背酸楚，大便常干结难下。这样的情况持续了近1个月，老人家撑不住了，就买了些安定片，勉强入睡。后来，安定没少吃，可是似乎效果越来越弱了，又不敢轻易加量，老人知道，这类药不良反应大，能不吃就不吃。左右为难的时候，儿子从外地为他请来一名老中医，因为两人年纪相仿，所以很是聊得来。只是，老医生神清气爽，精神头十足的样子让孙某很是羡慕。请教之后得到一个草药方，按方服用一个疗程之后，不用借助安定也能入睡了，睡眠的质量也在慢慢改善中。

此方的具体操作方法是：桑椹30克，生地黄、丹参、酸枣仁各15克，首乌12克，灵

磁石15克（先煎），灯芯草1尺。水煎服，每日1剂，10天为一个疗程。一般患者一个疗程即可痊愈。

此方中材料多对治因肾精肝血不足，肾水亏乏，阴虚火旺引发的老年性失眠。故用桑椹、丹参、首乌、生地黄等滋补肾水，润肠通便，养心阴以壮水制火，使水火相济；用酸枣仁以宁心安神，灵磁石重镇安神定志；灯芯草淡渗清心，引热下行，邪有出路。诸药合用，相辅相成，水火相济，心肾相交。

有的老同志和案例中的孙老一样，由于顽固性失眠不得不靠安定来催眠，久而久之与安定就成了“好朋友”。这种现象在中老年朋友中十分普遍，觉得安定多服点没关系，其实，长期使用可形成依赖，甚至上瘾。由于老年人肝肾功能减弱，药物的不良残留会给老人的肝脏带来沉重的负担，产生耐药性，引起精神障碍，诱发其他疾病，比如肝脏肿大、肝区疼痛、黄疸、水肿、蛋白尿、血尿及恶心、腹胀、食欲缺乏、便秘等。因此，老年人应用安定类药物时更应小心。不到万不得已的时候尽量不要服用此类药品。而且要注意，在治疗期间应绝对禁止使用此类药品，以免药性冲突，得不偿失。

双穴对心肾，相交不失眠

《类证治裁·不寐》里说：“阳气自动而之静则寐；阴气自静而之动则寤；不寐者，病在阳而不交阴也。”什么意思呢？“寐”就是睡着，“寤”就是醒来，这句话的意思是说阳气由动转入静就进入睡眠状态；阴气由静转入动就醒来了。

简单地说，失眠的人生病的原因是阳气和阴气不能正常交替。

那么，怎么才能让阴阳正常交替，解决失眠的问题呢？

中国古代文化里，很注重时辰，子时，即晚上11时到凌晨1时这个时段，属阴，阴主静，是人睡眠的良辰，此时休息，才会有好的身体和精神状态。亥时，即晚上9~10时，这是三焦经当令，中医有“三焦通百脉”之说，亥时入眠，百脉皆得濡养。所以，要想有个好的睡眠，就要在晚上10点以前上床睡觉，这样才能保证10点以后不失眠。

其实，很多时候，我们失眠，是因为想事情，或是白天工作遇到了问题，或是与别人交往时有不愉快等，心火过旺，心神散了，心思不在睡眠上了，失眠也就发生了。怎么办呢？有人靠数羊来集中精力，结果往往是羊数了觉却没睡着。其实，数羊并不能解决失眠问题！在五行中，心主火，肾主水，要把心火压下去，把心神集中起来，就要用肾水来灭，这就是古人说的“心肾相交”。

古人是靠练功来达到心肾相交，以防失眠。现代人不练功，那么养成睡子午觉，即午睡与晚上11点前入睡的习惯就可以使心肾相交。

另外，手心与脚心对搓，也可以使心肾相交，为什么呢？手心有个劳宫穴，是心包经通过的地方；脚心有个涌泉穴，而

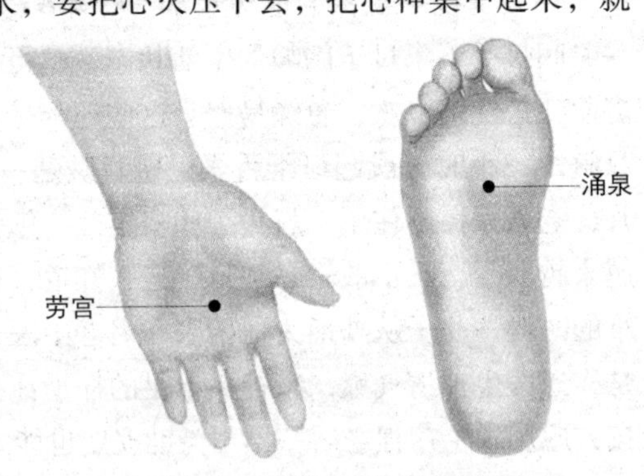

劳宫、涌泉两穴的位置

肾经是斜走于足心的，如果我们想让心肾相交，摆脱失眠，不妨在临睡前将两个穴位对搓，直到微微发热为宜。

为什么会选择涌泉穴和劳宫穴这两个穴位呢？

俗话说："若要老人安，涌泉常温暖。"推搓涌泉穴俗称"搓脚心"，它是我国流传已久的自我养生保健按摩疗法之一。推搓摩擦出现的热感，就是一种良性的刺激。加之在推搓过程中本身就是一种自我的形体导引运动和身心的修养过程。据统计，推搓涌泉穴疗法可以防治老年性的哮喘、腰腿酸软无力、失眠多梦、神经衰弱、头晕、头痛、高血压、耳聋、耳鸣、大便秘结等五十余种疾病。而劳宫穴五行属火、具有清心火，安心神的作用，用于治疗失眠、神经衰弱等症。

由此可见，此两穴皆对失眠有良好的功效。此方可以一试。

解决了疲劳就解决了失眠

对于气虚体质的失眠者来说，最简单的对治方法是补气加睡眠，睡得好，元气才能得到充分的补充。

我们都知道红枣是补血的，气血两和，睡眠自然好。红枣中含丰富的维生素C，有很强的抗氧化活性及促进胶原蛋白合成的作用，可参与组织细胞的氧化还原反应，充足的维生素C能够促进气血生成，减轻疲劳，促进睡眠。

下面给大家推荐两款最能够补气、安眠的红枣的吃法：红枣鱼肚汤和红枣炒木耳。

红枣鱼肚汤的具体制作方法是：准备水发鱼肚200克，鲜黄鱼肉200克，红枣10枚，桂圆肉20克，核桃仁3个，米酒10克，油25克，盐、味精、葱、姜末适量。将鱼肚、鱼肉切成块。将桂圆肉、红枣、核桃仁加水炖至半熟，取出待用。然后往油锅入葱、姜末爆香，入鱼片、鱼肚炒几下，加入米酒去腥。再加入红枣、桂圆肉、核桃仁及调料，烧熟即成。此方特别适用于女性产后失眠、久咳不愈、体虚、贫血。

红枣炒木耳的具体制作方法是：准备红枣15枚，白木耳15克，黑木耳15克，盐、香油，葱、姜适量，清水100毫升。将黑、白木耳洗净浸泡后，切成条状备用，再将大枣洗净（剖开）备用。然后放姜入油锅爆香后，放入准备好的黑、白木耳翻炒几下后，再加入洗净的大枣，加水盖上锅盖稍焖5分钟后再快速翻炒，收汤后加入调味料即可装盘食用。

此方中的红枣富含各类维生素，可说是维生素的宝库。而木耳味甘性平，有清肺热、养胃、滋肾燥之功效。木耳中含有一种胶质成分及丰富的钙元素，可增加人体的免疫力。

此两方均能优化睡眠，消除身体疲劳。对调节内分泌和体内物质代谢也有所助益，是不可多得的食疗良方。虽然见效较慢，但是取材自然，无不良反应，特别适合老人和女性使用。

黄连草药方，一夜安宁到天明

在现代社会，失眠已经成为一个影响人们健康的重要问题，如果你很不幸，也成为“失眠大军”中的一员，那么不妨利用一下身边随处可见的物品，也许它们会使你摆脱失眠的困扰。

夏季的阳光明媚地洒在桌面上。可是张老先生却感觉不到这种美好，因为又是一夜未眠的他，已经十分疲倦了。张老先生今年79岁了，近两三年经常失眠。一到晚上就心烦，一点睡意都没有。翻来覆去睡不着，一趟又一趟起来上厕所，有时似睡非睡，有时似醒非醒。甚至彻夜不眠。撑不住的时候，去看了中医，医生发现他的脉搏沉细略数，尺部尤弱。再看舌苔，舌光苔少，如镜面一样，告诉他失眠是因为肝肾阴亏、阴虚火旺造成的。决定用黄连阿胶鸡子黄汤、孔圣枕中丹、二至丸、芍药甘草汤加减治疗。

于是，给老人开了如下方子：黄连6克，阿胶9克（烊化），黄芩9克，白芍12克，鬼版20克（先下），生龙骨20克（先下），远志10克，石菖蒲10克，女贞子30克，墨旱莲10克，生甘草6克。这个方子的煎煮过程是这样的：先将鬼版、龙骨煎20分钟（开锅以后）再下其他药，再煎30分钟，将药倒出；再加水煎二煎，将药倒出。把阿胶放在一个小碗里上锅蒸10分钟，倒入煎好的药中。再拿2个鸡蛋打入碗中，用勺子把蛋黄取出放入不热不凉的煎好的中药中搅匀，分2次服用。须注意的是，放蛋黄时药一定要晾得不凉不热。凉了蛋黄不好搅匀，老人喝了胃会不舒服；热了蛋黄就烫熟了。

1周后张老感觉自己的精神状态好多了，他高兴地说：“这药真灵，吃了3剂以后就能入睡了。夜里也不老上厕所了。”所以，之后又服用了7剂以巩固疗效。

黄连阿胶鸡子黄汤出自张仲景的《伤寒论》，第303条“少阴病，得之二三日，心中烦，不得卧，黄连阿胶汤主之”。方中黄连、黄芩降火，鸡子黄、白芍、阿胶滋补阴血，对阴虚火旺所致的严重失眠有相当疗效。

孔圣枕中丹出自《千金方》，龟者，阴物之至灵也，龙者，阳物之至灵者也。借二物之阴阳，以补人身之阴阳，以助人心之灵也。远志，苦泻热而辛散郁，能通肾气，上达于心。菖蒲，辛散肝而香舒脾，能开心孔而利九窍，去湿除痰。四药和用，痰火散而心神宁，聪明开而记忆强矣。所以此方既能安眠，又治读书善忘，久服令人聪明。二至丸平和补肾，芍药甘草汤酸甘养阴。

第十九章
尿频、尿失禁偏方，化解老人尴尬事

泌尿感染缠老人，选择黄芪温和方

尿路感染是由细菌（极少数可由真菌、原虫、病毒）直接侵袭所引起的，好发于中老年女性。一般来说，妇女尿道感染多由膀胱炎、不洁性交和性病引起，也可因更年期之后妇女雌激素欠缺而发病。

李女士原是某机关干部，现年69岁，自从退休后精神状况日益不佳。一年里有1～2次会受到泌尿感染的侵扰。小便频数，解小便时尿道有灼热感，有时在卫生纸或马桶上会发现血丝。经过西药治疗后，症状得到暂时的缓解，但是后来又复发一次。之后，每年几乎都会复发一次。有的人劝她不要太往心里去，这种病一半的女性都会得，得过之后复发也是常有的事。虽说，此病确实是女性常见病，但不在意是不行的。尿路感染主要是由病原体侵入机体引起，通常都会出现李某的症状：尿频、尿急、腰痛等，给生活带来不便，危害健康。李老后来治愈了此病，且3年之内都未复发，就是因为使用了黄芪温和治疗方。

此方药的具体组成是：黄芪20克，土茯苓50克，车前子15克，滑石15克，萹蓄15克，瞿麦20克，连翘20克，蒲公英20克，紫花地丁20克，白花蛇舌草30克，苦参15克，苍术15克，黄柏15克，川楝子15克。服用方法是：每日1剂，水煎服，一般患者服用1个月后即可见效。重症患者需遵医嘱服用。

由此，我们不难看出泌尿系统感染的一般规律：首次泌尿系感染、无症状的细菌尿，其致病菌常为大肠埃希菌，所呈现出一般的泌尿感染症状。而本身即为病躯体，在治疗期间所得的泌尿系感染，有泌尿系梗阻者用过多种抗生素者、经导尿或膀胱镜等器械检查者，多为粪链球菌变形杆菌、克雷白菌类等感染，需要接受系统而全面的治疗方可痊愈。

起夜次数多，白芷做汤止尿频

尿急，是指排尿有迫不及待的感觉，即尿意一来就要立即排尿。尿急常伴有尿频，有时与神经因素有关。但多是由膀胱三角区、后尿道、前列腺等炎症或膀胱容量显著缩小所致，在这些情况下尿急常伴有尿痛。习惯上将与排尿有关的症状如尿频、尿急、尿痛等称为尿路激惹征。尿急不伴尿痛者，多与精神因素有关。

病理性尿频发生的原因，主要是由于膀胱、尿道疾病，如膀胱内有占位性病变（如肿瘤、结石等），致使膀胱容量减少，故每次排尿量少，而每日排尿次数增多。若有尿路激惹征，则尿频更为严重。其次为排尿反射神经功能紊乱产生异常感觉或异常尿意兴奋；或下尿路梗阻或膀胱逼尿肌无力，引起尿潴留，膀胱内压增高，尿液可随时被迫溢出，即所谓尿失禁。所以，一旦出现尿频就应及时就诊。

吴某，现年78岁。他退休前是某厂的技术干部，2005年初春之际得了尿频症，严重时成天提不上裤子，到严寒的冬天还不时地夹着个尿壶，痛苦极了。去过许多大医院多次诊治，共用去医药费5000多元，未见效果。又多次求治，仍不见效。他自认为没指望了，哭过好几次。一次，他的亲家公来看望他，告诉他："中药白芷煎汤喝，喝时适量加些糖，能治此病。"他抱着试试看的心态，买了1元钱的白芷（10克左右），分成5小包，5次煎服，一天服完。各大医院医生都束手无策的病症，竟神奇地好了。老人非常高兴。后来，又有3位尿频的老人，都证明了单方中药白芷治疗老年人尿失禁效果确实不错。

简单提肛法消除尿频烦恼

夜尿频多，这是很多老年男性的烦恼。其实，问题的根源并不复杂，无非是肾气虚弱。肾虚尿频本就是很正常的一个问题，只是被社会上药品广告的胡乱宣传搞得让人难以启齿了。

肾虚是一个很常见的病理现象。开车、开会一坐几小时，常年吹着空调房里的冷气，保暖工作不到位，房事频繁……都有可能导致肾虚。退一万步说，即使保养得再好，男人过了40岁，肾气也会逐渐呈现衰弱趋势，这是不可逆反的自然规律。虽然如此，但我们依旧可以以科学的养生方法，延缓肾气的衰竭，达到延年益寿的目的。

王老今年70岁，从2009年春天开始出现尿频，并且症状表现明显。每夜少则3～4次，多则5次以上。到了冬天，哪怕正在熟睡中也会被尿液涨醒，被迫从温暖的被窝里爬起来去上厕所。等再钻进被窝里，才刚刚暖和一点，尚未熟睡时，尿意又出现，如此循环往复，严重影响睡眠和健康。还有不少老人因为夜间起夜次数太多，不免磕磕绊绊而意外受伤。后来，王老在朋友的指点下用提肛法赶走了尿频。

提肛法又称"缩肛法"，是配合呼吸做缩提肛门动作的一种锻炼方法。提肛法的详细做法是：吸气时提肛，即将肛门的肌肉收紧。闭气，维持数秒，直至不能忍受，然后呼气放松。这动作无论何时都可以练习。最好是每天早晚各做20~30下。相传这动作是乾隆最得意的养生功法。如果做得正确，会感到空气吸进直肠，或整个肛门都被向内上提起。尽可能收紧和上提，除非有不适感，且尽可能久地坚持。重复提肛运动，如没有不适感，次数尽可能多。

提肛法不需要占用多长的时间，但功效很不错，尤其适合那些没有时间和精力去参加全身性体育运动的老年患者使用。

此外，对于有尿频症状的老人而言，除了选择合适的治疗方之外，还要注意腰部的保暖。这是因为腰部位于身体的正中央，上接头部的阳气，下连足部的阴气，是人体阴阳转换的枢纽。坐着的时候极其容易导致气血瘀滞，而平时又难以运动到这里。所以，保持腰部的温度，适时的运动对于温肾补阳极其重要。

核桃仁栗子粥，食疗妙方止尿频

尿频是老年人的常见病，对日常生活有一定影响，有时也是某些神经系统或泌尿系统疾病的表现。当小便逐渐增多并在膀胱形成一定压力的时候，膀胱就会发出信息，人们就有了尿意，如果膀胱内有肿瘤、结石、异物、异位的子宫内膜占据，或膀胱临近的器官肿大，如卵巢肿瘤或囊肿、子宫肌瘤、过度肥胖等都有可能引起尿意频频，即使少量的尿液也会产生较强的尿意。因而，凡是尿意过于频繁的人，特别是对老年女性，必须引起足够的重视，应找医生咨询，或进行必要的检查，以免忽略大病，给健康造成极大的危害。当然，这里说的尿频不是由于喝水过多所致的小便过多，而是在小便量较少的情况下，仍然不时地小便，具有“量少次多”的特点。

胡老先生现年67岁，是某机关的退休干部。因为老人自幼喜欢运动，所以身体素质一直比较好。和同龄人相比绝对算得上是优秀的。一年到头连感冒都很少得。本来对自己很有自信的胡老，在2010年的夏天遇到了一件很尴尬的事：一连6～7天每天夜里都尿频，起夜次数最多的时候有7～8次。这不仅严重影响了他的睡眠状态，也引发了家人对他健康状况的担忧。

后来，老人采用了食疗方治疗尿频，收到不错效果。他所选择的方子叫作核桃仁栗子粥。

此方的具体做法是：核桃仁、栗子各20克，小米100克。先将核桃仁、栗子捣碎和小米同放锅内，加水适量煮粥，代早餐食。临床实践证实，本粥可补肾，在治疗尿频方面有效验。所以，老年尿频患者可以放心食用。

此外，在生活中，老人也应当多加注意。比如，饮食上少吃辛辣食品。多饮水，水量增多后排尿次数会增多，大量尿液的排出可将泌尿道里的细菌冲出体外。所以说，因怕尿频、尿急而不喝水的做法是不妥当的。老人要尽力保持局部干燥卫生，勤洗澡，以避免因尿频、尿急、尿失禁诱发炎症和湿疹。

枸杞子煮蛋，防治老年尿失禁

尿失禁是一个让人感到尴尬的问题。对于老年人而言，尿失禁现象并不陌生。简单地说，尿失禁是由于膀胱括约肌损伤或神经功能障碍而丧失排尿自控能力，使尿液不自主地流出的病理现象。这种疾病会损害健康，影响生活质量，导致社会孤立和抑郁症的发生。

尿失禁可分为充溢性尿失禁、无阻力性尿失禁、反射性尿失禁、急迫性尿失禁及压力性尿失禁5类。其中充溢性尿失禁最为常见，它是由于下尿路有较严重的机械性或功能性梗阻引起尿潴留，当膀胱内压上升到一定程度并超过尿道阻力时，尿液不断地自尿道中滴出。

金某现年76岁，原是某大学的客座教授，在历史研究方面颇有水平。但是，家中儿女都在国外定居，老伴又走得早，所以，老金最害怕一个人的周末。后来，为了不如此寂寞，便在家中养了不少动物：一只哈士奇犬，8条金鱼，一只中华龟。但是，不幸患上尿失禁之后的经历，让他明白，这么多的伴儿都不能照顾到自己。2006年冬天，老人去医院就诊，诊断结果为前列腺增生引发的充溢性尿失禁。在接受医生的治疗方案的同时，老人特意为自己聘请了营养师，调理自己的身体。营养师根据他的身体状况对其生活饮食做出了适当的调整，起到了辅助治疗的积极作用。下面就是其中一款食疗方——枸杞子煮蛋。

枸杞子煮蛋的详细制作方法是：准备鸡蛋150克、枸杞子30克、枣（干）10克。先将鸡蛋、枸杞子、大枣同煮，待蛋熟后，去壳，再煮5～10分钟，即可食用。一周食用3～5次。

在服用此方时需要注意两点禁忌：不要在服用此方时同时服用鹅肉。鸡蛋与鹅肉同食损伤脾胃；此外，枸杞子一般不宜和性温热的补品如桂圆、红参、大枣等共同食用。有人可能会对此产生疑问，因为枸杞子红枣汤算得上是普及度较高的饮品。事实上，这里说的不宜指的是在有条件限制的情况下。就拿枸杞子和红枣为例，红枣性温味甘，补中益气，养血安神；枸杞子味甘性平，滋补肝肾、养肝明目、消除疲劳。两者放在一起泡水，可以提升人的气色，对患者恢复精神有所助益，只是湿热体质的人不宜食红枣。

了解了这些之后，充溢性尿失禁的老年患者心中应该是明朗多了。当然，金老的病例虽然分类明确，但是也与自身体质、接受能力密切相关，一味地照搬照用可能无法达到预期的效果。不管是怎样症状的尿失禁患者，最科学正确的治疗流程应当是：首先，及时就医给自己的病情做出正确的判断；其次，遵从医嘱积极配合治疗；最后，在严格执行治疗方的同时，注意科学调整自身的作息。不少老人都会忽略最后一点。其实这是十分错误的。三者相互结合才会达到最好的治疗效果。老人要笑对生活中的压力和烦恼，学会调节自己的心境和情绪。

另外，尿失禁患者饮食要清淡，多食含纤维素丰富的食物，防止因便秘而引起的腹压增高。如果发现阴道有堵塞感，大小便或用力时有块状物突出外阴，阴道分泌物有异味或带血、尿频或失禁等症状时，一定要及时就诊。

红参泡茶治疗尿不畅

不少老年男性朋友会在小便时感觉尿路不畅，排便困难或者淋漓不尽。出现这种情况后，人们第一个反应是“自己是否前列腺出现了问题”，这种推测猜想是符合一般逻辑的，但也不能疑神疑鬼。尽早去医院确诊才是明智之选。

之所以要先行做出正确的病情判断，是因为尿路不畅的不适表现多是由于前列腺问题引发，而前列腺问题的程度不同所选择的治疗方式也会有所差异。为了能更加科学、

严谨地治疗，确诊是绝对的第一步。具体说来，在前列腺炎增生症早期，尿道发生轻度梗阻，由于膀胱有代偿功能，患者仍能按时排空小便，但排尿时间已比正常人延长。发展到中期，尿道梗阻加重，尿道阻力增加，并超过膀胱的排尿能力，患者便出现尿频、尿急等症状，膀胱内的尿液不能完全排空，因而出现残余尿。

黄老先生是某外贸出口公司的老板。繁忙的工作让年仅六旬的他深感疲惫。2009年春天，他感觉自己尿路不畅，就是排尿时余滴不尽。黄老不太愿意看医生，但是拗不过家人的规劝，前往医院就医，医生诊断为前列腺增生导致的尿路不畅。在专家的建议下，黄老采用了以红参为主要材料的治疗方。

红参泡茶的具体做法是：取180克老红参，切成片状备用。吃法是：早晨起床后，将1片红参放入杯内，冲入开水，待稍冷后喝下。接着在杯内再加1片红参，冲入半杯开水，留待午睡醒来再冲入半杯开水，立即饮下。饮完后，又加入1片红参，如法炮制，待晚间临睡前饮用，并将杯内的红参直接吃下去。坚持长期服用后，黄老先生的食欲增加了，睡得香，尿得畅，身体感觉好多了。

在此方中，之所以会选择红参是因为红参为多年生草本植物，具有温补元气、复脉固脱、补脾益肺、生津安神之功效，还能恢复人体功能，对治疗前列腺增生有所助益。

从预防的角度讲，老年患者平时应该积极做运动，少吃辛辣食物，忌烟酒。即使是健康的老人也应当有饮食与烟酒的禁忌，远离这些危害是健康生活之本。

尿意难忍，试试盐炒小茴香

尿失禁是人在意识清醒的状态下不能控制小便自行流出的一种疾病，这种疾病在老年人、妇女和病后的人群中比较常见，有些人病情比较严重，咳嗽、打喷嚏、心情急躁、激动、大笑、受惊吓甚至听到滴水的声音时，小便便会自行流出。中医认为尿失禁多由于过劳、忧伤、病后气虚、年老肾衰等原因导致膀胱失约引起，多从调理肾和膀胱功能入手治疗。尿失禁是由于膀胱括约肌损伤或神经功能障碍而丧失排尿自控能力，使尿液不自主地流出的病症。按照症状可分为充溢性尿失禁、无阻力性尿失禁、反射性尿失禁、急迫性尿失禁及压力性尿失禁五类。此病除了令人身体不适外，还会严重影响患者的生活质量和心理健康，被称为“不致命的社交癌”。肾主纳气，在身体里起的作用有点儿像家里自来水的水龙头，它有调节膀胱开关的作用。

王女士现年51岁，2008年秋天的一天，不知怎么回事，她出现了尿失禁的问题，起初只是憋不住尿，后来越来越严重，有时候咳嗽、打喷嚏都会有尿液流出，工作和生活受到了严重的影响，这让她非常痛苦。她为此四处求医，但效果一直不怎么好，后来听人介绍说食疗方法治疗效果比较好，就找到方子尝试了一下。10天后她感觉小腹已经不坠胀了，后来又连续治疗了几个疗程，排尿功能恢复正常。

这里所选择的方子是盐炒补骨脂小茴香丸。具体的制作方法是：盐炒补骨脂、盐炒小茴香等份。将两种材料分别研细末，混合后用酒调糊为丸，如梧桐子大，每次服30～50粒。饭前温水或盐水送服。

此方中的补骨脂味辛、性苦。可温肾助阳、纳气、止泻，适用于肾虚作喘、腰膝冷痛、五更泄泻。本方可补肾散寒缩尿，治疗老年人尿失禁、小便无度效果好。

动动脚掌按摩脚心，也能改善尿频症状

尿频症状有神经性尿频和病理性尿频。从理论上讲，两种大类别都不受年龄限制，任何年龄阶段的人都可能会出现尿频症状。但就发病人群数量而言，前者多见于儿童，后者多见于中老年人。老年人，特别是患有高血压、糖尿病的病人，由于肾小动脉硬化，肾脏浓缩功能减退，最易出现夜尿增多的现象。可能很多人对尿频、夜尿多缺少直观的认识，事实上，夜尿多是指夜间排尿次数和量均增多，24小时的尿量并不增多。而尿频指的是成人白天排尿6次以上，夜间2次以上，次数明显失常的现象。下面，让我们来看一个实例体会一下。

黄先生现年63岁，患尿频症状4年多，一夜里至少小便4～5次，遇到凉爽的季节或晚上喝点水次数就更多。往往是自己刚睡安稳就被尿意弄醒了。为此，老人非常苦恼。前前后后也尝试了不少药方，但都未能彻底治愈。后来，老人和老伴一起去按摩中心做了一次足底按摩，惊喜地发现按摩后的当晚只去了两次厕所。老人猜测按摩脚心对尿频、夜尿多有一定的治疗效果。后来，找到中医确认证实之后学习了具体的操作方法，每日进行按摩治疗。这样坚持了1个多月后，尿频症状明显改善，后痊愈。为了能让更多老年患者获益，黄老将此方公布。

脚心按摩方的具体操作方法是：先用热水泡一会儿脚，擦干，然后反复按摩双脚心至少30分钟。用此法数日后，尿频即大有好转。还可以将活动脚掌与脚心按摩方相结合起来，效果更佳。活动脚掌的方式为：让患者坐在椅子上，双脚并拢、离地，以脚跟为轴心使脚掌反复由上向下压。由起始动作往下压时，脚尖要撑到最大限度，以此拉动脚踝关节，刺激足三里穴，从而改善尿频、尿失禁现象。

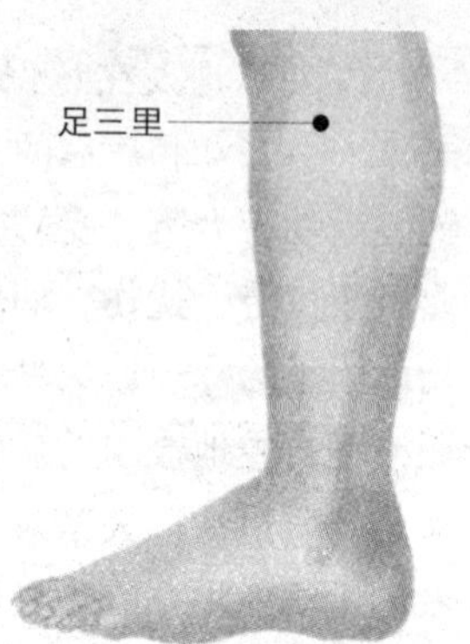

足三里穴的位置

这里需要格外留意的是，如果患者不仅是老人还是高血压、高血脂、糖尿病等原发病的患者，那么，最重要的基础治疗不容忽视。在控制尿频上，不要擅自使用方剂，如果要用，一定要经过医生的许可。平时只要做到睡前适度控制饮水，不饮茶和咖啡即可。

小便淋漓，就用菟丝子茯苓莲子丸

在老年人的健康困扰中，除尿频、尿急、尿失禁以外，小便淋漓不尽也是较为常见的一种症状。此症状没有性别区分，男性、女性都可能会受其所扰。它出现的原因与尿路感染有密切关联。

孟某，现年66岁，原为某煤矿公司会计师。退休之后，在2000年患上了尿路感染，小便淋漓不尽是常见现象，每每小便时，尿道口都有灼烧感，或轻或重。经医院治疗后

无明显效果。逐渐发展到每次小便都疼痛难忍的程度。家里人及身边好友在了解他的情况后都为其留意治疗方。后来，经朋友的推荐，孟老试用了菟丝子茯苓莲子丸的方子，连服4天后，病症好转，继续服用后痊愈，至今没有复发。

菟丝子茯苓莲子丸的方剂内容是：菟丝子150克，白茯苓90克，石莲子（去壳）60克。所有药材研末，白酒适量，同药末调糊为丸，如梧桐子大，每次服30粒，饭前盐水送服。菟丝子性温、味甘，可滋补肝肾、固精缩尿、止泻。本方适用于阳痿遗精、尿有余沥、遗尿尿频、腰膝酸软者，适用于脾肾阳虚、小便频数，余尿不尽。

由于尿路感染并不是所有的患者都会出现明显的、典型的症状，也有部分患者症状不明显，因此就需要专业医疗人员的确诊。患者，尤其是老年患者不要依据自身以往的疾病经验妄加判断。这样做无形中会增加延误病情的风险。

那么，怎样做才是真正对病情有益呢？合理饮食是很好的方法。老年患者适宜食用清淡、水分含量较高的食物，新鲜的水果和蔬菜都是不错的选择。因为水果和蔬菜当中含有丰富的维生素C和胡萝卜素等，有利于控制炎症，帮助泌尿道中上皮细胞的修复。在禁忌上，患者忌食菠菜，这是由于菠菜中含有较多草酸，草酸与钙结合可生成难溶的草酸钙，在慢性尿路感染病人的体内容易形成结石。

枣干姜治老年尿频

中医主张，肾主纳气。肾脏在人体内的作用就像是自来水的水龙头。肾脏调控着膀胱的开合。一般说来，人喝进肚子中的水分经过运动和消化吸收后，大部分是能够顺利排到体外的，但如果人的肾脏功能失灵，膀胱无法自如地控制尿液，便会产生尿频、尿失禁等一系列问题。为什么老年人出现类似问题的记录很高呢？简单四个字：年老肾衰。所以说，调理肾功能对治疗老年尿路问题至关重要。

郭先生，现年70岁，家住在距离西子湖畔不远的小区内。年轻时，老人曾是一名国家级田径运动员。退役后一直从事体育教学科研工作。2009年春天时发现自己得了尿频症，四处寻医治疗后，病情依旧反复。往往是治疗期间有好转，一停止就反复发作。后来，在女儿的努力下，找到了两个以红枣和生姜为主要材料的食疗偏方，疗效显著。

偏方一：取红枣30粒、干姜3片（不能太小）。加适量的水，用文火把红枣煮烂后，再加入少许红糖，每晚临睡前服用。睡下后，要取仰卧的姿势，然后两腿伸直，闭目深呼吸5分钟，待摩擦双手至热后，将右手的食、中指按关元穴（关元穴、中极穴位于肚脐下三四寸处），左手按中极穴，取顺时针及逆时针，各按摩100次。

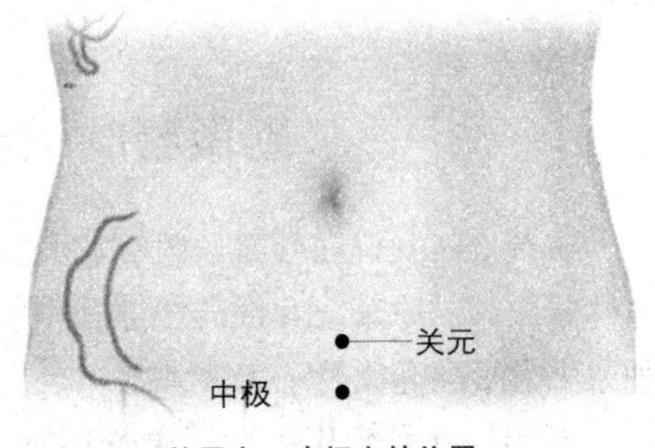

关元穴、中极穴的位置

偏方二：每天用红枣100克，生姜150克，（去皮洗净），加水500毫升，煎煮10～15分钟，取汁（每一剂可煎3次），加白糖适量，当茶饮，1日内服完，半个月为一个疗程。一般说来，2～3个疗程后尿频症状就会有明显的改善。

之所以上述两方都使用红枣为主要的药材成分，是因为红枣味甘，性温，归脾、胃经，具有益气养肾、补血养血、治虚劳损、缓和药性的功效。现代的药理学还发现，红枣具有能提高体内单核吞噬细胞系统的吞噬功能，有保护肝脏、增强体力的作用，所以，更加适合身体虚弱的老年人食用。

服用杜仲，治好尿频性腰痛

尿频尿急，腰膝酸软，大多是肾阳虚。人体的阳气是生命动力的源头，小孩阳气最足，所以他们待不住总是喜欢跑来跑去，而到了年老的时候，肾气不足，大多喜静不喜动。

曾经有一位50多岁的老人，常年尿频，每15～30分钟就要解一次小便。看过内科，查了尿液没有发现任何异常，不过发现他的前列腺稍有肥大，就按照前列腺炎治疗了两三周的样子，但是症状完全不见缓解。听说中医治疗很有效果，他就转向中医求救，认为是心肾两虚，以调补心肾、固精缩尿为原则，又治疗了两三个月，仍然没有好转。后来他干脆辞职在家休养，但却好像越休息越严重，最后因为腰痛难忍才又去就医。

医生经过详细的检查，发现他两侧腰肌非常紧张，硬得像块搓衣板，第一次根本无法把按摩的力量深入骨里。另外，还发现他的第2、3腰椎向右侧易位比较严重，轻轻一压就很痛。因为肌肉实在是太僵硬了，治疗只能循序渐进。按摩和中药治疗都很重要。

其实，黄老的现象是腰椎易位，所以为了维持脊椎的竖直，也就是维持直立行走，腰肌不得不长期紧绷，这样才能代替腰椎的功能，挺起腰杆。短期内没有多大损伤，但时间长了以后，肌肉就变得僵硬如板。僵硬的肌肉压迫神经，甚至直接压迫输尿管。就像大雪过后大量的积雪冻成坚冰，足以把电线杆压断一样，柔软的神经、血管、输尿管根本承受不了肌肉施加的压力，几乎丧失了一大半存储尿液的功能，这就使得他需要时不时地排尿。

经过几次的按摩和食用食疗方之后，症状减轻，尿频现象基本消失。下面就是黄老选用的食疗方中的一方：

用500毫升白酒，30克杜仲，浸泡24小时以上，每次服药酒30克，效果很好。另外对于腰膝疼，喝了药酒后，也很有效。《本草纲目》介绍：“杜仲为补肾壮腰脊之药物，可补中益气，治腰膝疼及小便余沥。”故杜仲药酒对此病有效。

此方对有尿频症状，同时腰椎问题突出的老年患者尤其适用。经过多方实践，效果良好。

勤做膀胱运动，有效预防尿失禁

有些老年女性在咳嗽、喷嚏、大笑等增加腹压情况下，尿液会漏出，医学上叫作压力性尿失禁。原来，女性的尿道长得短而直，围绕尿道的肌肉又不太强壮，所以发生这种尿失禁机会远比男子为多。

老年妇女发生压力性尿失禁还有一些病变性因素。绝经期后的妇女，由于卵巢功能衰退，雌激素的产量下降，而雌激素是支持女性外阴、阴道及内生殖器官功能的一种“动力”，一旦缺少，会阴、阴道及尿道肌肉都会松弛与衰弱，也就会诱发尿失禁。同时，年老后，尿道控制排尿的肌肉本身也会发生一定程度的萎缩，更会加重尿失禁的程度。如果老年妇女曾有多次分娩，甚至难产的历史，会阴、阴道部肌肉松弛程度越发厉害，尿失禁也就更严重。

王女士现年62岁，平日里十分整洁。在2009年的秋天，她出现了尿失禁现象。这让本来喜欢四处旅行的她变得如履薄冰。没有什么着急的事情几乎不会迈出家门。生怕一个不小心在公共场所失态。经过四处打听，她选择以膀胱运动法为主要的治疗方式。事实证明，效果不错，经过2个多月的实践后，尿失禁基本治愈。

此方的详细内容和步骤是：

患者取站姿，用力收缩肚脐周围的肌肉，以此拉动下腹部与命门、丹田与命门之间的共振。此动作可促进内分泌功能，强化肠胃、子宫与膀胱，改善尿失禁症状。

常言道：防病重于治病。对于尿失禁的预防，老人们应当首先保持良好的心态：要有乐观、豁达的心情，以积极平和的心态，笑对生活和工作中的成功、失败、压力和烦恼，学会自己调节心境和情绪。

其次就是要防止尿道感染，养成大小便后由前往后擦手纸的习惯，避免尿道口感染细菌。

最后要保证有规律的性生活：研究证明，更年期绝经后的妇女继续保持有规律的性生活，能明显延缓卵巢合成雌激素功能的生理性退变，降低压力性尿失禁发生率，同时可防止其他老年性疾病，提高健康水平。

蒲公英治疗尿频、尿急

尿频是指排尿次数超出正常成人的日均次数的情形。正常成人每天日间平均排尿4～6次，夜间就寝后0～2次。如排尿次数明显增多，超过了上述范围，就是尿频。尿急是指排尿有急迫感，迫不及待，不易控制，尿意一来，即需尽快排尿，不可稍有懈怠。临床上我们习惯将尿频、尿急称为尿路刺激征或膀胱刺激征。多数患者尿频、尿急是由于得了急性泌尿系统感染。这种感染是指肾脏、输尿管、膀胱、尿道等泌尿系统感染的总称。

郑女士现年65岁，退休前曾是一家毛纺厂的车间工人。退休后，身体状况一直不佳。2008年10月13日，因为高热不退，尿急尿频送医院。后连续三天发热恶寒、尿急、尿频、尿痛、尿色深红伴有腰痛倦怠，经过初步诊断为急性泌尿系统感染。如果不及时救治可能还会出现水肿、高血压、蛋白尿等更加严重的症状。经过专业的救治之后，老人的病情得到了控制。但医生嘱咐出院后要特别注意身体调理。后来，郑老又去中医诊所挂了专家号。诊断结果基本一致。因为考虑到治疗中的药物不良反应问题，老人最终选择了中药方剂进行后续治疗。治疗状况比较顺利，一个多月后，症状明显得到改善，病好了大半。

郑老所选用的方子是以蒲公英为主要材料的治疗方。详细内容如下：大青叶30克，蒲公英、墨旱莲各15克，连翘10克，川断12克，怀牛膝12克，川黄柏、知母、滑石各10克，栀子4.5克，甘草、海金沙各3克（先煎）。用水煎服，每日一剂。用药4天后，泌尿系统症状显著好转，于是在前面的方子中减去川断、墨旱莲，再加生地黄31克，玄参25克，凉血滋阴，再进3剂。3天后，全身症状消失，之后再未复发。

此外，利用蒲公英为主要药材的方剂还有一些，比如下面这个方子：蒲公英、金钱草各30克，金银花20克，丹参12克，香附6克，小蓟、浮萍各15克，大腹皮10克。用水煎服，每日1剂。药进3剂后，小便通畅而量多，小便次数明显减少，水肿现象基本消失，胃口恢复。继续使用前方，但用量减少，服3剂后，患者精神活泼，病告痊愈。

总之，老年人一旦出现了尿急、尿频症状就应当及时就医。因为除了尿路感染外，尚有其他多种因素可能引发类似症状。因此，当患者出现尿频、尿急、尿痛时，应从多个角度考虑，积极寻找病因。进一步寻找引起尿路刺激征的其他原因，如结石、结核、肿瘤以及各种原因引起的急性尿道综合征。老人的不适症状是否与这些疾病有关，尚需要医生的专业意见，所以，不能对老人的不适症状持有想当然的态度，而应该客观、科学地看待。

葵根中药方，轻松应对急性泌尿系感染

对老年女性朋友来说，急性泌尿系感染并不陌生。许多女性在婚后，中老年时期都容易发生泌尿系统的感染性疾病，例如尿道炎、肾盂肾炎、膀胱炎、阴道炎、宫颈炎等。引发炎症可能有多种原因，较为常见的有个人卫生健康不达标、过于劳累、身体受凉等原因。与一般的泌尿感染相比，急性泌尿系感染来势汹汹，需要及时的对症治疗才能使患者脱离险境。

现年60岁的张某，是一名翻译。2006年夏天，她出现尿热刺痛现象，2天后情况恶化，在家人的陪同下就医，经检查后发现，尿培养出大肠埃希菌阳性，尿白细胞满视野，1小时尿白细胞排泄率20万，肝、肾功能检查正常，体温及血白细胞均正常，初步诊断为急性泌尿系感染。

医生认为张老的身体状况不适宜采取西药治疗。因为使用西药后，炎症虽然可以在较短的时间内得到控制，但是对身体的不良反应也是相对较大的。在家人的多方努力下，找到了葵根中药方。老人使用之后效果很好。

现在就向大家介绍此方的构成及服用方法：葵根240克，大麻根150克，甘草30克，鱼脑石120克，通草60克，葛根90克，贝母5合。上7味药，捣碎，取12 000毫升水，煮取5 000克，分5服，白天3服，晚上2服。

此方中的葵根是对症治疗泌尿系疾病的主药材。对此，医书已有相关记载。《四川中药志》上这样记录：“葵根性温，味甘，无毒。”“主治胃胀胸痛，胁肋滞痛，润肠通便。”由此可见，葵根治疗方是具有医学依据的可靠方。

与此同时，还可以配合部分食疗方。比如益肾粥。其具体的制作方法是：猪肾1个，冬葵叶100克，粳米50克。洗净细切，先煎冬葵叶取汁，后入猪肾及粳米，煮作粥。早晚空腹食用，有补益脾胃，利尿通淋之功效。

注意，曾经发生过或正在发生泌尿感染的中老年妇女朋友们应当首先注意寻找引起感染的原因或病原体的来源，必要时要及时到医院进行尿液及阴道分泌物的病原学检查。在合理选择与使用抗菌药物。如果在病因尚未检查清楚的情况下就采取药物治疗，常常会产生病原体的耐药性、严重影响治疗效果。

在生活宜忌上，因为老年急性泌尿系感染的发病原因，性生活不洁较为常见，所以首先要注意卫生，保持外阴清洁。这也是避免病菌感染的有效方式。

盐敷法，热热乎乎来止痛

老年人求医治病的过程中，常会遇见亲朋好友提供的一些偏方、秘方。虽然这里面有一些掺假、夸张的成分，但是这些从生活经验中总结出的治病之法，有很多还是相当有智慧的。比如，盐敷法。当身体部位出现疼痛的时候，可以将炒热的盐直接敷在疼痛的部位，比如腹痛腹胀时，直接敷在腹部即可，耳鸣耳痛头痛的时候，可以直接枕在炒热的盐上。像男人如果患了前列腺炎，感觉疼痛和小便不利的时候，就可以将炒热的盐放在前列腺部位和脐部热敷。

具体来说，盐敷法需要这样做：

先将粗盐巴放到锅里干炒，等盐巴热了之后，再将切成段的葱白也一起放入锅中炒热。也可以直接将粗盐放入微波炉中加热。最后将他们倒在一块比较厚的布上，并裹成一块巴掌大小的小袋子。当然，大家也可以事先就用厚布做成小袋子，到时直接将盐倒入，再把口封严就行。

敷的时候需要注意，虽然盐用厚布包裹着，但是它的蓄热力很强，觉得烫时，就移动一下，千万别把自己烫伤了。也可以在敷的部位加快小毛巾，敷上半个小时左右就可以了。

这种办法真的能缓解前列腺的疼痛吗？很多人的脑袋里可能都会打一个大大的问号。人有这么一种心理，总是觉得越复杂的办法治病的效果就越好，越贵的医生看病最准，实际上，只要能治好自己的病就是好办法，无关乎简单、复杂，知名或者默默无闻这些外在的东西。很多土办法的背后也富含着智慧的原理。中医认为“不通则痛”，疼痛和小便不利，从某种程度上来说，都是“不通”造成的。而盐敷法，能够给身体部位一些温暖，这样血液循环就顺畅起来，一旦改善了血液的供给，缓解了肌肉的紧张，身体上的疼痛感自然也会减轻了。

而且，盐巴和艾灸有两点很相像，一是它们的穿透力都很强，二是它们的散热较慢。因此，这种温热的刺激能够持续令局部皮肤充血，毛细血管扩张，促使一些炎症、粘连等病理产物的消散和吸收。这种热敷手段属于物理疗法，通过外因的刺激引起人体的内因反应，从而达到防病治病的效果。

中医讲究辨证治疗，盐敷法的使用上也是如此，并不是每个前列腺炎的患者都适合用此法。

首先，你如果患了前列腺炎，除了感觉到疼痛，还总是怕冷，别人都穿着薄薄的衣服，你还捂着一层厚衣服的话，这种情况用盐敷法可以缓解。实际上，只要你觉得暖和了，对于疼痛都会有一定帮助，比如用艾灸灸小腹，或者用热水泡脚等。不过，如果因湿热交接引起的尿频、尿急、尿疼痛等症时，就不能用这个办法了。

其次，如果以后还想生育孩子，不宜把盐敷在前列腺上。男人的生殖器最怕高温、高热，如果盐敷，很容易让男人的精子受伤。这时，可以只采取将热盐巴放到肚脐上的办法。当然，要是已经四五十岁，没有生育要求的，还是可以直接敷在小腹上的。

尿不出来，葱白、豆豉有奇功

奥斯卡获奖电影《Crash》里有这样一幕：深夜，白人警察的父亲在马桶上怎么也尿不出来，痛苦却又无奈，老人在马桶上悲伤地哭了起来。看起来很嚣张的儿子，此时很无助地搂着自己的父亲，表情痛苦。在电影的前半部分，这个警察是十分让人讨厌的，但是看到他与父亲的故事后，不禁让人对他和他的父亲都产生了怜悯之心。

正如他的父亲那样，男人在上了年纪之后，因为肾气衰弱或者前列腺增生等病，常会出现小便不利的问题。别人能够哗啦啦地尿，而自己这边却要等上一会才滴滴答答。排尿困难、不畅可能只是早期的一些症状，如果膀胱中的存尿过多，小便时就更加费劲了。中医上将这样的症状统称为“癃闭”。

对于尿不出来的症状，有两种简单易用的偏方。

第一种是葱白药熨法。取葱白250克，切碎，白酒喷炒，装入布袋。布袋可以稍微大一点，将布袋置于肚脐处，上面覆盖上厚布。用熨斗或者水袋、水壶等热汤器具开始反复熨烫肚脐周围及小腹部，直到药力渗人肚皮为止。温度以身体能忍受而又不灼伤皮肤为度。

葱白用的时候，需要把须毛去掉。《本草纲目》中说葱白有“发散通气之功”，它能治因膀胱气化失司引起的小便不利，以及寒凝腹痛等症。加热是为了让药效能更好地发挥作用，而且腹部周围热了，有利于气血的流通，对小便不通的问题也有帮助。除了能缓解小便不通的问题，药煨葱白的办法对于大便干燥也有一定的作用。

第二种方法是用豆豉15克、黑山栀9克，研成细末，加上葱和盐一起捣烂成糊，贴在关元穴上。同时服用滋肾通关丸12克。有位60多岁的老先生因为寒热后，睾丸出现了坠胀、疼痛感，两天未能小便，腹部胀得难受。用此方法后两个小时，这位老先生顺利排出小便。

有句老话说：“人老肾气衰，屙尿打湿鞋。”很多老年人在出现小便无力，晚上频繁起夜时，常在心理感慨：人老了，不中用了。千万不要觉得这是人体功能退化的表现，更不要觉得没关系，一旦出现首先就应该去医院检查一下自己的前列腺情况。

另外，老年人还应该熟悉前列腺增生的几个迹象，在上厕所的时候，注意观察。首先，前列腺增生会导致人体的排尿“启动”慢，也就是说，健康的人去了厕所，能够很顺畅地尿出来。不过，患有前列腺增生的人，虽有尿意，身体却迟迟接收不到排尿信号，往往等到别人都尿完了，自己才开始尿，而且尿细无力；其次，50岁之后频繁起夜，睡前若在没喝水的前提下还起夜3～4次，就应该考虑前列腺增生的情况了；最后一种情况，是尿血。尿血的原因有很多，前列腺增生只是其中之一。不管是哪种信号，一

旦出现，都应该尽快去医院接受检查、治疗，同时还可以用我们提到的一些小偏方，慢慢治愈。

灸法加功能锻炼，改善尿失禁

生活中，有不少老年人每当打喷嚏、连续性咳嗽或者大叫的时候，尿液就会控制不住地流出，让这些老年人非常痛苦。这种情况就是常说的老年性尿失禁。有关调查表明，65岁以上的老年人中尿失禁的发生率高达10%。尿失禁虽不能致命，却严重地影响患者的生活质量，比如日常生活和社交活动。许多患者为此不敢参加社会活动，甚至不敢走亲戚，不敢串门，给许多老年人带来了身体上的痛苦和心理上的压力，严重影响了老年人的身心健康。

中医认为，老年人之所以会出现尿失禁的情况，主要是因为老年人的肾气随着年龄的增长日益虚弱，引起中气下陷所致。虽然病在膀胱，却涉及脾、肺、肾及肝。因此，在治疗时应以补益肾气、提升中气为主，同时调理各个脏腑的功能。

中医常用艾灸足三里、肾俞、三阴交、关元、中极等穴位来治疗老年尿失禁。这是因为，在人体经络系统中，关元为人身元气之根，补之可固摄下元；三阴交是足太阴、厥阴、少阴的交会穴，交通肝、脾、肾三脏，补之能统补脾、肝、肾；关元与三阴交两穴配合，旨在调摄膀胱气机；任脉为阴脉之海，中极为任脉与肾经交会穴，与关元合用可补肾培元、益精气、壮元阳；足三里为机体强壮要穴，具有益气养血、健脾补虚、扶正培元之功。把这几个穴位综合起来运用，就可以补肾气、调水道，从而使疾病治愈。

具体操作方法：点燃艾条，在以上诸穴位轮换灸，每个穴位处感到灼热难忍时换穴再灸，一般一次需要半小时。一日一次，连续灸一周，如果症状消失，可继续灸几日以稳定治疗效果。

此外，为配合穴位疗法，老年人还可以每天坚持进行功能训练，以使穴位疗法达到事半功倍的效果。

1.间断排尿练习。即在每次排尿过程中，病人控制暂停排尿3～5秒钟后再继续将尿液排出。

2.提肛练习。病人取立、坐或侧卧位，与呼吸运动相配合。深吸气时，慢慢收缩尿道口和肛门，此时病人感到尿道口和肛门紧闭，并有使肛门向上提的感觉，接着屏气5秒，然后呼气时慢慢放松尿道口和肛门。这样每次连续收缩、放松练习10下，每天练习3次。

上述两种练习方法都是对盆底肌和尿道括约肌的收缩练习，从而增强了膀胱和尿道括约肌的收缩力，不至于腹部压力一升高就出现尿失禁。患者在进行上述练习时一定要持之以恒，一般要练习3～6个月才能见效。

在治疗期间，还要加强对尿失禁患者的护理，经常清洗会阴部，勤换尿布。晚间少饮汤水和稀饭，以免增加尿量，影响睡眠。

当然，尿失禁重在预防，老年人要保持乐观、豁达的心情，学会调节情绪；注意卫生，防止尿道感染；保持有规律的性生活，可降低压力性尿失禁发生率；加强体育锻炼，积极治疗各种慢性疾病；注意饮食清淡，多食含纤维丰富的食物。

以食利尿消肿，老年肾炎患者的出路

肾炎主要分为急性肾炎和慢性肾炎两大类，两者各有其独特的特点。老年人多被后者困扰。

慢性肾小球肾炎简称慢性肾炎，是机体对溶血性链球菌感染后发生的变态反应性疾病，病变常常是双侧肾脏弥漫性病变。病情发展较慢，病程在1年以上，初起病人可毫无症状，但随病情的发展逐渐出现蛋白尿及血尿，病人疲乏无力、水肿、贫血、抵抗力降低以及高血压等症。晚期病人可出现肾衰竭而致死亡。中医认为本病属“水肿”“头风”“虚劳”等范畴。

生活中，有的老人因为受到肾炎的危害而产生尿频、尿急、尿痛的现象。其实此病是完全可以预防的。预防肾炎，人们在平时的饮食要多样化，吸收全面的营养，应适当补充含优质蛋白的鸡蛋、瘦肉、鱼类等，脂肪类以植物油为佳。多吃芝麻、木耳、黑米、黑豆等黑色食物滋养肾脏，注意每天进食适量的蔬菜水果。食疗是治疗肾炎性尿不适症状的好方法。

这里要向老年患者推荐的两款食疗方是：

1. 冬瓜羊肺汤

此汤的具体做法是：羊肺250克，冬瓜250克，葱、姜适量。先将羊肺洗净切成条状，放在油锅中炒熟，再将冬瓜切片，加水适量，文火炖煮，可放葱、姜调味，以上为1日量，随意食用，1周为1个疗程，间隔3日，继续下1个疗程。此方能消肿补虚。

2. 番茄烧牛肉

此食疗方的具体做法是：牛肉150克，番茄150克，酱油50毫升，白糖10克，精盐5克，蚝油、料酒各2.5克，姜丝、葱丝、植物油各少许。把牛肉洗净，切成方块；番茄洗净，去皮去子，切成块；锅置火上，放油，烧热，放姜、葱丝煸炒，下入牛肉煸炒几下，烹入料酒、蚝油，加入水（浸没牛肉），放精盐、白糖，烧至熟，再加入番茄烧至入味，出锅即成。

方中的西红柿性凉，味酸、甘，有清热解毒、凉血平肝、生津止渴、健胃消食等功效；牛肉营养丰富，其性温，味甘、咸，有补脾和胃、益气增血、强筋健骨等功效。将两者合烹食，可平肝清热，滋养强壮。对慢性肾炎有疗效。

肾炎饮食要视患者有无高血压及水肿情况，分别给予少盐、无盐饮食。选用生理价值高的蛋白质，如蛋类、乳类、肉类等，以补偿排泄损失，避免和治疗水肿及贫血。宜选用富含维生素A、维生素B_2及维生素C的食物。可饮用橘汁、西瓜汁、橙汁和菜汁等，以利尿消肿。若伴有高血压或高脂蛋白血症者，须限制膳食中的饱和脂肪酸与胆固醇的含量。对有贫血的病例，应选用富含蛋白质和铁的食物，如肝、腰子、牛肉、蛋黄及绿叶蔬菜等。

有了食疗方，老人如厕不尴尬

患有尿失禁者无法自行控制膀胱，在受寒、有大动作或情绪有大波动时，常无法控制尿液排出。此外，患者常会有要去小解的冲动，尿失禁患者每天上厕所的次数可高达8次。

据医学临床统计，尿失禁患者中女性是男性的3.2倍，40岁以上曾经怀孕生产过的妇女，有6%以上的人曾经有尿失禁问题。尿失禁除了会给患者带来不便和异样眼光，也会增加患者的经济负担，因为患者要购买大量的吸收片和内裤。

尿失禁可通过药物、骨盆运动和手术进行治疗。用蹲式马桶对患者有益，可以预防患上尿失禁，因为蹲着能运动骨盆周围的肌肉，对尿失禁患者有益。

尿失禁患者也可以通过饮食疗法进行预防和治疗，以下就为你介绍几种饮食疗法：

1.荔枝肉炖猪脬：荔枝肉30克，糯米30克，猪脬（猪膀胱）1只。先将猪脬清洗干净去尿臊味，切成丝；将荔枝肉择洗干净，与淘洗干净的糯米同放入砂锅，加水适量，大火煮沸，加猪脬丝及料酒，改用小火煨炖至猪脬熟烂、糯米酥烂、汤汁黏稠即成。每晚温热服食之。对肺脾气虚型老年性尿失禁及夜间多尿者尤为适宜。

2.黄芪桑螵蛸粥：黄芪30克，桑螵蛸15克，糯米100克。先将黄芪、桑螵蛸分别择洗干净，黄芪切成片，桑螵蛸切碎，同放入纱布袋中，扎口，与淘洗干净的糯米同放入砂锅，加水适量，大火煮沸，改用小火煨煮30分钟，取出药袋，继续用小火煨煮至糯米酥烂即成。早晚2次分服。对肺脾气虚型老年性尿失禁适宜。

尿失禁患者要避免酒精，少喝葡萄柚汁，戒烟；要避免摄入咖啡因，咖啡因也是一种利尿剂；要克制水分摄取，尤其是睡前。

老年性尿失禁是指尿液不能控制，不随人意地自行流出，多为张力性失禁。饮食上可适当服食酸涩的果品固缩小便，如芡实、莲子、山楂、石榴、乌梅、樱桃等，应常服羊肉、狗肉、雀卵、虾、韭菜、红枣、核桃仁、白果等食物，不宜多饮茶水、汤、果汁、咖啡等饮料。将银杏叶泡茶饮用，可预防因寒引起的尿频。另外，具有补肾功效的食物对尿频的防治有益，如虾、核桃、年糕等。其中，虾可治疗夜间尿频，核桃可治疗衰老引起的尿频。

第二十章
便秘、腹泻偏方，让老人身轻气爽

花生米做零食，专治老年便秘

中医认为，便秘主要由燥热内结、气机瘀滞、津液不足和脾肾虚寒所引起。便秘虽然看似一个小毛病，但给生活带来了不少烦恼。长期的便秘对于身体健康非常不利，可以引起很多疾病的发生，如痔疮、肛裂、结肠癌等，更严重的是可诱发心绞痛、心肌梗死、脑出血等。可以说，便秘是危害中老年朋友健康甚至生命安全的一个潜藏杀手。

便秘和年老体衰之间存在着密切的关系。老年人腹肌力量的下降，大肠往往会从自己的原有位置下垂，从而降低肠功能。另外，排便时为了能使粪便顺利排出，往往会下意识地通过腹部用力来压迫大肠。如果腹肌力量下降，这种推压肠的力量也会减小。

对于老年人来说，便秘也很可能是器质性病变的一种表现。如肛门疾患引起的疼痛，结肠内外肿瘤、结核等引起的梗阻，糖尿病等。而反过来，便秘又可能引发多种疾病，其中包括让人心生恐惧的大肠癌、结肠癌。因此，对于老人便秘的防治，千万不可掉以轻心。

肖大爷是山东烟台人，2007年退休后一直赋闲在家，后和老伴开了一家花草商店，生意还不错，但老伴在2007年下半年开始便秘，到医院求治，不见好转。今年4月与一老友闲谈时，得知早晨空腹吃一些生花生米即可。回家后就尝试一下，半个月后病情即好转了，又继续吃了半个月，不再便秘了。后来，此偏方还曾在当地流传，治愈了不少便秘患者。因为其取材简单，无不良反应可以放心一试，而受到越来越多人的认可。

中医观点认为是脾虚、气虚导致便秘。用食物可调整脾虚、气虚。补气食物有枣、豇豆，补脾通便的食物有花生、黄豆、枣。此外，花生还有抗衰功效。花生中高含量的蛋白及氨基酸还可提高记忆力，延缓衰老，增强肝脏解毒功能。

老年便秘的原因有：

1.老年人体质衰弱，体力活动减少，甚至不能活动，多种慢性病使腹压降低，使排便的动力缺乏；

2.老年人牙齿松动或缺损，进食量少，纤维素摄入量少；

3.某些药物，如镇静剂、抗胆碱药物、精神病药物、抗帕金森病药物、鸦片制剂、

抗高血压药物等的作用；

4.继发于某些疾病，如脑血管病、帕金森病、老年性痴呆、甲状腺功能减退等。

决明巧搭配，消灭便秘不留情

便秘对任何人而言都是又痛苦又尴尬的事。从中医角度阐释便秘的产生原因：大肠传导功能失常，粪便在肠内停留时间过长，粪质干燥或坚硬，即可形成便秘之病。但便秘也与脾胃肝肾等脏腑的功能失调有关。胃热太盛或者脾气不足，肝气郁结，都可能最终导致肠胃失养，阴寒凝滞在肠道之内，津液不通，所以成便难出。

从健康和危险性的角度来看，老年人便秘要比年轻人更加危险。老年人得了便秘，如能及早治疗并不可怕，也不会引发意外。老年人常常患有高血压、动脉硬化和冠心病等疾病。而患有高血压、脑动脉硬化又经常便秘的老人，如果排便时用力过猛，会使全身肌肉紧张、血管收缩，而导致血压骤升；同时由于排便时用力，患者胸腔和腹腔的压力也会增大，致使血液冲至脑内血管，造成颅内压力剧增，导致脑血管破裂而发生脑出血。另外，便秘的老年人排便时，若突然用力，还会因腹压增高、精神紧张使机体出现应激反应，引起心肌暂时性缺血，导致心律失常或心肌梗死，甚至猝死。因此，老年人必须重视便秘，一旦得了便秘，要及时治疗，避免意外的产生。

房先生，现年71岁，近四年来，老人每日便秘，苦不堪言，家里儿女也多方出谋划策，寻医问药，经过治疗，老人的病情有所好转，但也会复发。老年人平日里不喜欢喝粥，也不爱喝水，更不喝菜汤，因为已经养成习惯所以自己并不觉得口渴。后来，在家人的劝说下，老人尝试了开水泡决明子的偏方。没想到只服用了3天，便秘症状就得到了明显缓解。为了能使更多的老年患者获益，房老决定将此方与大家分享。

下面就详细介绍此方的使用方法：先准备决明子20克。将决明子放入杯中，以白开水冲泡后饮用即可，每日1次。对一般便秘症状3～5天即可见效。顽固性便秘需要专家诊断后，再行用药。

看了这个方子，有人可能会疑惑，生活中已知的不少使用决明子的方剂中，都是要先把决明子炒熟后再使用的。这里却要使用生的决明子，是否有科学依据呢?若是要将决明子当健康食品的话，最好是炒过再使用；但平时有便秘的情况的话，不妨生用即可。这和决明子本身的属性有关系。决明子性甘、苦，微寒，有清肝明目，利水通便的功效，适宜有肝炎、高血压、风热眼痛、习惯性便秘的患者服用。

在应对老人便秘的治疗中，非药物治疗十分重要。积极的体育锻炼，合理的饮食都会对病情有所助益。

老年人要坚持参加锻炼，参加力所能及的运动，如散步、走路或每日双手按摩腹部肌肉数次，以增强胃肠蠕动能力；老年人应多吃含粗纤维的粮食和蔬菜、瓜果、豆类食物，多饮水；对于不喜喝水的老人一定要想方设法增加饮水量。每日应饮水2000毫升左右，水可作为润滑剂，膳食纤维在肠道中充分吸收水分才能膨胀，刺激肠蠕动，软化粪便。此外，患者还应调整心理状态，以建立正常排便反射。

老人气虚便秘，几个动作帮你提气

老人的年纪越来越大，很多的疾病也会不请自来，便秘就是其中较为普遍的一种疾病之一。有的老人往往好几天不上厕所，有时候虽然有便意，但无力排出，用尽全身力气也是白费。如果同时还伴有神疲乏力、面色苍白，用力则汗出短气，便后疲乏等症，基本就可以认定为气虚型便秘。气虚之后，气很容易下泄、涣散，肠道无力排便。所以，对于这种元气不足的调理，可以从提升、收敛元气入手。

调养好元气，也能修复五脏六腑的大多数功能，对于多数的慢性疾病也有很好的调理作用。我们都有这种感受，当握紧拳头的时候，全身都会不由自主地产生轻微收敛、升提之意。八段锦中的一个动作，也可以帮助我们将涣散的气虚重新凝聚到一气，振奋精神。

具体锻炼方法如下：

1.两脚开立，成马步桩，两手握拳分置腰间，拳心朝上，两眼睁大。

2.呼气时，左拳向前方迅速击出，拳心向上，击拳时，宜微微拧腰向右。

3.吸气时，左拳变掌，向外旋握拳抓回，拳心向上置于腰间。

4.然后再以同样的方式出右拳，左右交替，各击八次。

这一动作也适宜那些易怒发火的人练习，人之所以发火是因为肝气郁结所致，练习攥拳、怒目能帮助将脾气和肝火悄悄发泄掉，所以也可以很好地养肝护肝。

二叶瓜皮泡脚，如厕不再痛苦

古代药王孙思邈曾指出：“年高者气血双虚而秘结，治则以益气荣血为根本。”意在说明老年便秘多是由于气虚、血虚，所以要以补气养血为治疗主旨。

便秘不仅仅是一个麻烦事，还会损害身体健康。随着年龄的增长，不少老人都会受到便秘困扰。肠道转移时间的增加，脱水粪便会变得更坚硬、更难排出，还会使许多可溶解的毒素滞留在体内，让身体呈现不同程度的中毒症状，常见的症状有舌苔厚、口臭、缺少活力以及思考困难。这些毒性物质会逐步扩展和影响身体的其他方面，所以得了便秘应当及时治疗，切勿延误，以免引发更多不适症状的发生。

胡某长期受到便秘的困扰，从2007年秋天开始，多年来用了很多偏方、验方，都没有从根本上解决便秘之苦。胡老便秘的主要症状是大便干燥，排泄量极少。以前没有受到此病困扰的时候是每日一便，后来，便秘发生后成了3天一便。排便时间间隔增长了，每日如厕粪便长时间不排出。因为胡老之前曾有过高血压病史，所以，家人担心便秘久治不愈会使高血压复发，增添更多的困扰。所以，四处为老人寻医问药。后来，胡老试着使用二叶瓜皮泡脚的方法治疗，效果极好。连续使用5个月后，排便规律了，且时间大大缩短，身体基本复原。

这里就向大家详细介绍一下二叶瓜皮水泡脚法：

此法需要取鲜萝卜叶100克，鲜冬瓜皮80克，竹叶50克。将以上药材洗净，一同放入锅中，加清水1 500～2 000毫升，煎至1 500毫升时取药液倒入盆中，先熏蒸，在温度温和适中的时候开始浸泡。每天早晚各一次，每次半小时左右，5天为一个疗程。此法清热通便，适用于大便郁结、小便短赤、面红心烦，或有身热、口干、口臭、腹胀或腹痛等症。

其实，除泡脚外，老年人还可以经常按摩双脚：洗脚后，用手掌搓摩脚心，然后再按摩脚背，牵拉每个脚指。按捏肌肉，可以使脚指筋膜更坚韧有力，并有防病的作用。还有一种方式就是用脚尖跑动：用脚尖轻轻地两脚交替有节奏地以每分钟140～170次频率原地跑步，能改善情绪、集中精力、增强记忆力。

由此不难看出，在治疗便秘的方法上，老人无须过于忧虑。老人可以在遵循医嘱的前提下，依据自身的病情选择有效的治疗方式，早日重获健康。

饮水、呼吸、按摩，治好了顽固性便秘

很多人认为便秘是一种病。其实，从现代医学角度来看，它其实并不能算是一种具体的疾病，而是一种不适症状。便秘在程度上分轻重缓急，种类颇多，所以在治疗方上的选择也是有区别的。对于偶发性的便秘和顽固性便秘就应当选择不同的治疗方式。

退休职工吴女士，现年58岁，从55岁开始就出现了便秘症状，严重时还会有便血出现。每每这样的时候，家里人都很着急。3年来尝试了不下数十种治疗方法。除了手术治疗之外，基本上可以尝试的方法都尝试过了。后来，她甚至动了手术的念头。因为自身身体素质较差，手术的危险性要比一般人更高，所以家人一致反对其进行手术。在医务人员束手无策的情况下，一个偶然的机会让她了解了一套运动式的治疗方式。因为基本无须成本，所以老人大胆尝试了一段之间。没想到，多年的便秘竟然神奇地消失了。

这个方法说起来很普通，是饮水、呼吸、按摩法三效合一的治疗方。经过十几位老人的印证，此方应对顽固性便秘确实有良好效果，值得老年患者一试。

下面，就让我们来仔细了解一下方子的详细内容：

第一环节是饮水。晨起后，喝一杯温开水，冷开水更好。

第二环节是呼吸。晨起后，仰卧，行腹式呼吸。以鼻吸气时鼓肚约20秒钟再由口呼出，反复进行50次。

第三环节是按摩。晨起后，仰卧，两手相叠，沿脐周围顺时针方向旋转，按摩50次（多了更好）；也可右手置脐右向上按摩，左手置脐左向下按摩，一上一下轮流进行。

以上三个环节均能达到增加腹腔压、促进肠蠕动的效果。腹腔压力增大后，更有助于排气。排气后有便意时即行解便，不用憋气，这样便意更明显，排便也更容易些。依据自身的症状情形，以上三个环节可单独相继进行，也可放在一组里连续进行。如在起床前按摩、呼吸交替进行，效果更好。

红薯飘香，让如厕更轻松

便秘是指大便次数减少，或排出困难，也指粪便坚硬或排便不尽的感觉，一般老年

患者较多。许多老年患者的排便次数每周少于2次，排便时间可长达30分钟以上，或每日排便多次，但排出困难，粪便硬结如羊粪状，且数量很少。老年人过分用力排便时，可导致冠状动脉和脑血流的改变，由于脑血流量的降低，排便时可发生昏厥，冠状动脉供血不足者可能发生心绞痛、心肌梗死，高血压者可引起脑血管意外，还可引起动脉瘤或室壁瘤的破裂、心脏附壁血栓脱落、心律失常，甚至发生猝死。

便秘可以发生在人生的任何一个年龄段，它与我们的饮食不均衡、运动不足、压力过大、生活不规律等有着密不可分的关系。

王女士过去常患便秘、腹胀、下坠，到厕所一蹲就是半天，她为此极其苦恼。后来听中医院大夫说常吃红薯可防便秘，她便抱着试试看的态度，开始吃红薯，一试果然灵验，便秘很快好了。以后，王女士每天坚持吃一两块红薯，这一年多来再没有出现便秘的毛病。

这就是红薯治便秘的偏方。不过，要想发挥最好的治疗效果，可以用红薯300克、粳米或小米150克为1剂，加水煮至薯烂、米开花、汤稠时，放少许糖，趁温热服，早、晚各1次，一般1～3天即可缓解或痊愈。

红薯能治疗便秘，这其中的道理其实并不复杂。因为红薯性平味好，可归脾、肝两经，具有补虚益气、健肾阴、消积滞的功效。

红薯除富含糖类和纤维素外，还含有蛋白质、脂肪、钙、铁、磷、胡萝卜素，以及维生素C与B族维生素等多种人体所需物质。其富含的纤维素，可生津开胃、润肠通便、增加肠胃蠕动，加速肠内积物排出体外，从而有利于便秘和胃肠道其他疾病的防治。同时，红薯还有软和、好吃、好嚼、好消化等优点，尤其适宜老年人食用。

日常生活中，若患了便秘，除多锻炼、饮足水外，可以买点红薯，按照上述方法试用几次。相信，下次如厕的时候就不会愁眉不展了。

马齿苋，让腹泻立停

夏季是老年人腹泻的多发季节。由天气热，很多人喜欢吃冷饮、吹空调，一旦受凉，就很容易得痢疾。临床表现为腹痛、腹泻、里急后重、排脓血便，伴全身中毒等症状。

一般到了夏天，市场上卖野菜的也多了。野菜曾是很多人对艰难岁月的回忆，现在却成了都市人追捧的时尚蔬菜。也许是城市中天然纯粹的事物太少，也许是食物中肥甘厚味太多。味道清新的野菜反而会让远离大自然的现代人找到一些大自然赋予的生命力。虽然现在市场上卖的野菜，也几乎都是种植的。夏天最常见的野菜，就是这马齿苋了。俗话说“一物降一物”，这马齿苋作为夏季的当家野菜，也可谓是痢疾的天敌了。民间一直有用马齿苋治疗痢疾的传统，而且十分见效。

暑假到了，李某去农村看望爷爷奶奶。正赶上爷爷闹肚子，这下可把李某吓坏了。奶奶看着老伴痛苦的样子，非常担心，嘴里叨念着说：“这可怎么是好？”说完就去门口的野地里采了几把野菜回来，洗净了放入锅中加清水煮，等水开了盛出一碗搅凉了就让老伴喝，并说喝完就好了。

李某爷爷正难受得很，一听说喝了就能好，不管三七二十一，就一口气喝了下去。

当天夜里虽然还有些拉肚子，不过比先前是好多了，第二天老人一早一晚又喝了两次，真的就没事了。

其实，马齿苋治痢疾从古时候就有记载了。《开宝本草》：“服之长年不白。治痈疮，杀诸虫。生捣汁服，当利下恶物，去白虫。”《滇南本草》：“益气，清暑热，宽中下气。滑肠，消积带，杀虫，疗疮红肿疼痛。”

马齿苋为马齿苋科植物马齿苋的全草，别名五方草、长命菜、九头狮子草等。马齿苋有很好的抗菌作用，其中的乙醇提取物对大肠埃希菌、变形杆菌、痢疾杆菌、伤寒、副伤寒杆菌有高度的抑制作用。对金黄色葡萄球菌、真菌如奥杜盎小芽孢癣菌、结核杆菌也有不同程度的抑制作用。对绿脓杆菌有轻度抑制作用。实验表明，在试管内（1：4）对痢疾杆菌有杀菌作用。

而且，马齿苋煮水有止痢饮之称，由此可见它的效果很不一般。取马齿苋60克加水煎后内服，每日1剂，分3次饮，连用3天，痢疾就能痊愈。此外，还可以做成马齿苋粥或者凉菜，都有治痢疾的功效，具体方法如下：

第一个方子是马齿苋粥。

材料：鲜马齿苋100克，粳米50克，葱花5克。

做法：将马齿苋去杂洗净，入沸水中焯片刻，捞出洗去黏液，切碎；锅里放油之后烧热，再放入葱花煸香，再放入马齿苋，加精盐炒至入味，出锅待用；将粳米淘洗干净，放入锅内，加适量水煮熟，放入马齿煮熟之后出锅。

功效：本食品清淡鲜香，风味独特，有健脾养胃的功效。适用于肠炎，痢疾，泌尿系统感染，疮痈肿毒等病症。

第二个方子是凉拌马齿苋。

材料：鲜嫩马齿苋500克，蒜瓣适量。

做法：将马齿苋去根、老茎，洗净后下沸水锅焯透捞出；用清水多次洗净黏液，切段放入盘中；将蒜瓣捣成蒜泥，浇在马齿苋上，倒入酱油，淋上麻油，食时拌匀即成。

功效：此菜碧绿清香，咸鲜可口，具有清热止痢的功效。可作为湿热痢疾辅助食疗菜肴。

盐糖茶治腹泻，健康止泻不烦忧

腹泻是一种常见的消化系统疾病，俗称“拉肚子”，是指每日大便3次以上，并且大便不成形。腹泻可发病于任何年龄，其中以老人和孩子居多。那么老年人发生腹泻后，该如何进行护理呢？腹泻时禁食是约定俗成的常规，这样可减轻胃肠负担，但是老年人腹泻时切勿禁食，以免发生不可逆转的低血糖反应、心脑血管意外而危及老人生命健康。

腹泻时，体内的水盐大量丢失，由于水分丢失，使人体处于脱水状态，导致血容量减少，血黏度增加，血流缓慢，容易导致血栓形成，从而阻塞血管，阻塞冠状动脉时，易发生心绞痛，心肌梗死；阻塞脑血管时，会发生缺血性中风。盐类如钾、钠、钙、镁等金属离子是人体重要的阳离子，除可以维持血液酸碱平衡外，还可以维持心跳节律和神经传导，若这些阳离子大量丢失，势必发生心律失常，甚或猝死。

郭先生现年59岁，腹泻时间长达3年，每天一至两次排便，水样便与干便各占一半，有腹胀肠鸣的症状，但无脓血便，也按疗程服用过肠炎宁、双歧调节肠杆菌等药物，但病情总是反复无常，人也日渐消瘦。老人从不食油腻及辛辣等食物，后来获名师赐剂良方，以食疗或小偏方的治疗方法，长期服用效果甚佳。郭老选择了盐糖茶做治疗方，效果果真不错。

盐糖茶的具体做法是：混合了盐糖的茶水中，茶碱有收敛作用，可以减轻腹泻；盐能补充腹泻流失的钠和氯，防止钠离子、氯离子损失造成身体电解质紊乱而产生消瘦、无力、休克的症状；而糖可以补充身体中所需的热量。腹泻的老年人每天饮用3～4升这样的茶水，可以有效补充流失的体液和矿物质，缓解腹泻对人体的影响。

需要注意的是，感染性腹泻却不能饮用盐糖茶，因为这种腹泻是老年人抵抗力差，细菌感染所致，需要使用抗生素进行治疗。另外，较为严重的非感染性腹泻也需要进行药物治疗。而患有糖尿病的老人要慎用盐糖茶。

腹泻时，老年人最好适当补充一些营养丰富而容易消化的食物，如藕粉、鸡蛋面糊、豆浆、细面条、豆腐脑、大米莲子粥、小米扁豆粥、薄皮馄饨等，并应做到少食多餐、细嚼慢咽，以利营养素被机体消化吸收。老人腹泻时常有不同程度的脱水，因此，还应鼓励患者多喝淡盐开水、菜汤、米汤、绿豆汤、西瓜汁等，以补充损失的水分和无机盐，维持体内酸碱平衡，促进早日康复。

山药薏米芡实粥，温补治腹泻

急性腹泻在一般人看来虽然不是大病，但是老年人腹泻不能疏忽大意。如果症状严重，处理不及时，有可能导致脱水甚至死亡。急性腹泻以急起大便次数增多，粪便清稀为特征，一年四季都可发生，但以夏季和秋季多见。急性腹泻多因感受寒湿、感受湿热和饮食所伤导致，因此寒湿泻、湿热泻、伤食泻的防治要讲究辨证论治。

老人腹泻很多时候和体质有很大关系，想要从根本上治疗腹泻，重要手段就是调理体质。想要改善体质，首先要把脾胃调养好。中医说：脾胃为后天之本，气血生化之源。如果脾胃不好，吃下东西不能很好地吸收，或腹泻，或便秘，或不生精微而生痰涎，或不长气血而长赘肉，所谓虚不受补，根本无法改善体质，只能是增加了脾胃的负担，更不用说补气血了。

所以，治腹泻，温补才是关键。民间常用的食疗方子——山药薏米芡实粥，就是很不错的选择。不管是衰弱高龄的老人、先天不足的幼儿，还是身染重病的患者，山药薏米芡实粥都会给你最大、最贴心的帮助。因为，山药、薏米、芡实是能直接提供给我们气血的良药美食。

为什么说这些食物是提供给我们气血的良药美食呢？这得从它们的食物性质说起：

山药，味甘性平，气阴两补，补气而不壅滞上火，补阴而不助湿滋腻，为培补中气最平和之品，历来就被众医家大加赞誉。《本草纲目》云其："益肾气、健脾胃、止泻痢、化痰涎、润皮毛。"《景岳全书》云："山药能健脾补虚，滋精固肾，治诸虚百

损，疗五劳七伤。”《药品化义》云：“山药温补而不骤，微香而不燥，循循有调肺之功，治肺虚久嗽，何其稳当。”清末最有名的大医家张锡纯在其医学专著《医学衷中参西录》中曾屡用大剂量生山药一味，治疗了许多诸如大喘欲绝、滑泻无度等危急重症。山药也叫怀山（或淮山），以河南省沁阳市所产的品质最好。药用时通常要干燥切片。药店有炒山药和生山药两种，建议用干燥后的生山药较好。

薏米，其性微凉，最善利水，不至耗损真阴之气，凡湿盛在下身者，最宜用之。体内有湿气，如积液、水肿、湿疹、脓肿等与体内浊水有关的问题，都可以食用薏米，但脾胃过于虚寒，四肢怕冷较重的人不太适合。薏米的主要功效在于健脾祛湿，所以，本品亦可用于治疗肺热、肺痈、肺痿之症，和山药同用，更是相得益彰，互补缺失。“山药、薏米皆清补脾肺之药，然单用山药，久则失于黏腻，单用薏米，久则失于淡渗，唯等分并用乃久服无弊。”近代医家曾指出，用两药各50克，每日熬粥，对肝硬化腹水有明显疗效。我们平时就可以将这两种东西熬粥食用，对身体十分有利。

芡实。清朝医家陈士择说：“芡实止腰膝疼痛，令耳目聪明，久食延龄益寿，视之若平常，用之大有利益，芡实不但止精，而亦能生精也，去脾胃中之湿痰，即生肾中之真水。”所以说芡实是健脾补肾的绝佳首选，可治长期腹泻、遗精滑脱、夜尿频多等症。与山药同用，效果更佳。

另外，山药、薏米、芡实虽都有健脾益胃之神效，但也各有侧重。山药可补五脏，脾、肺、肾兼顾，益气养阴，又兼具涩敛之功；薏米健脾而清肺，利水而益胃，补中有清，以祛湿浊见长；芡实健脾补肾，止泻止遗，最具收敛固脱之能。也可将三药打粉熬粥再加入大枣，以治疗贫血之症，疗效显著。

老人腹泻，重在饮食调理，切忌为了急于让老人好转，动不动就用药物治疗，老人的抵抗力和免疫系统较弱，吃药多多少少会让老人的身体受到不必要的危害。

有了椿根皮，拉肚子不用愁

椿根皮治腹泻，在民间有很好的口碑。尤其是在农村，椿树几乎是随处可见，取材方便，治疗效果又好。因为此方治疗效果温和，非常适宜老人和小儿患者使用。因此，这个偏方也很受大家的肯定和推广。

椿根皮分为两种，一种是香椿树的根皮，一种是臭椿树的根皮，其中臭椿树的根皮又叫樗白皮。不过，由于二者的主治功能大体相同，因此中医使用中通常不加以区分。

中医认为，椿根皮为清热燥湿的药物，具有收敛固涩作用，故能止带、止泻、止血固经。在临床上用于湿热带下，常与黄檗、白芷、白芍等配合应用；用于湿热痢疾、腹泻等症。

白女士的父亲拉肚子已经两天了，一天能去六七趟洗手间，整个人看上去面色蜡黄，委靡不振。白女士看着父亲的可怜模样，心里也不是滋味，可是买了不少药吃，效果似乎不大，她真不知道怎么办好了。情急之中，她想到了民间的偏方，她从小是在农村长大的，对农村的那些稀奇古怪的老偏方也有些了解，很多时候，偏方确实能治大病。于是，她给自己的母亲打了电话，把父亲的情况说了一遍。母亲说：“你别急，你去药店买些椿根皮，回家后用小火焙一焙，然后煮水给你爸喝。”白女士按母亲说的方法做了，父亲喝了一次后，去厕所的次数明显减少了，等到第二天，父亲已经可以正常吃饭了，胃口也不错。

其实，椿根皮的临床使用效果是非常好的。椿根皮有收敛的作用，治疗久泻久痢疗效十分显著。一般煎服就可以，取椿根皮6克，加水煎服至一碗，分两次服用就可以。如果是患有慢性痢疾或结肠炎的病人，患者的主要症状显示是持续腹痛，大便频繁，便稀不成形，或有脓血，这类患者可以用椿根皮与香砂六君子汤合用，见效也很快。

一粥一汤，通宿便排肠毒

便秘是指大便秘结不通，排便时间延长（隔两日以上排便一次）或虽无时间延长而粪质干燥坚硬排便困难。

张某，女，现年53岁，是某工矿企业的会计。最近，因为感觉便秘严重，所以她总是反复吃药，同时也增加了运动量，但是情况没有丝毫好转。后来经朋友推荐采用了两个对清宿便排肠毒很有效的食疗方，使用一段时间后，便秘顽疾竟渐渐痊愈了。

这两个方子是经过前人的总结和实践，被证实确实对便秘有明显的治疗效果。它们分别是蜂蜜麻油汤和香蕉粥。

1.蜂蜜麻油汤

材料：蜂蜜50克，麻油25克。

制法：将蜂蜜放入碗内搅拌起泡沫，边搅边将麻油缓缓掺入蜂蜜中，再搅匀即可。用开水冲饮（可冲开水约1000克），代茶饮，可对治肠燥便秘。

2.香蕉粥

材料：好香蕉200克，粳米50克。

制法：将香蕉切成薄片，粳米淘洗干净后煮粥，粥成时加入香蕉片再煮约10分钟即可。此方适用于大便干结，小便短赤，身热，心烦，腹胀腹痛，口干口臭。忌同时食用大量的鱼、肉、蛋等高蛋白食物，以免形成胃石症。

预防便秘，饮食中必须有适量的纤维素。主食不要过于精细，要适当吃些粗粮；每天要吃一定量的蔬菜与水果，早晚空腹吃苹果一个，或每餐前吃香蕉1～3个，都有助于增加体内纤维素。晨起空腹饮一杯淡盐水或蜂蜜水，可配合腹部按摩或转腰，让水在肠胃振动，加强通便作用。全天都应多饮凉开水以助润肠通便。

按揉天枢穴，便秘不见，轻快每一天

天枢穴是集中了五脏六腑之气的胸腹部穴位，内外的病邪侵犯，天枢都会出现异常反应，起着脏腑疾病“信号灯”的作用。而且，天枢穴的位置正好对应着肠道，经常按揉此穴，能促进肠道的良性蠕动，增强胃动力。

天枢穴在肚脐两旁，是上下腹的分界，处于人体的中间地带。上半身为阳，下半身为阴，天枢同时也是阴阳转换的枢纽。可见，天枢穴在人体当中也是一个“交通要道”。

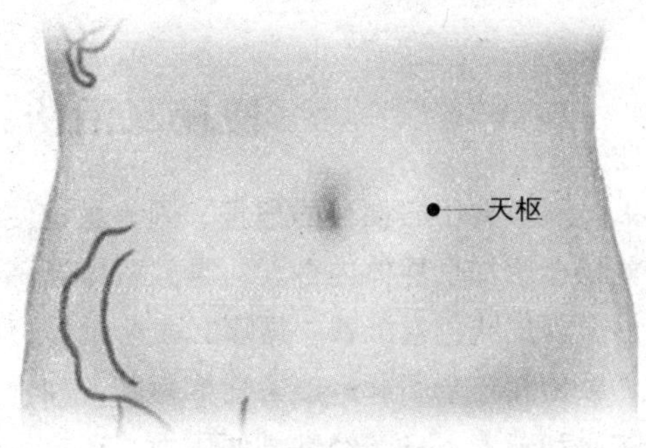

天枢穴的位置

天枢穴是胃经上的重要穴位，是大肠的“募穴”。所谓募穴，就是集中了五脏六腑之气的胸腹部穴位。因为与脏腑是“近邻”，所以内外的病邪侵犯，天枢都会出现异常反应。从位置上看，天枢正好对应着肠道，因此对此穴的按揉，能够有效地促进肠道的蠕动，避免便秘的发生。

便秘者每天坚持在两边的天枢处按揉50~100下，过段时间就能见到效果。

如果是腹泻者，那么应先排便，然后仰卧或取坐位，解开腰带，露出肚脐部，全身尽量放松，分别用拇指指腹压在天枢穴上，力度由轻渐重，缓缓下压（指力以患者能耐受为度），持续4~6分钟，将手指慢慢抬起（但不要离开皮肤），再在原处按揉片刻。经过治疗，患者很快就会感觉舒适，腹痛、腹泻停止。

因为天枢穴能通肠道、排宿便，而肠道通，脂肪便不会堆积，顺畅代谢，所以天枢穴还有减肥的功能。

治便秘吃麻子仁最管用

便秘虽然看起来很麻烦，但其实关于便秘的治疗早在几千年前就已经有所研究。而且，不少经典的食疗偏方流传至今，麻子仁粥就是其中之一。

麻子仁粥

材料：取麻子仁20克，大米100克，白糖适量。

制法：先用清水将麻子仁洗干净，然后放入加了清水的锅中。第一步，浸泡10分钟。第二步取其汁，加大米煮粥。第三步，粥煮好之后放入白糖。第四步，再煮直到煮沸两次之后熄火。

用法：每天服用一碗，连续服用一周（7天）即可有效。

我国古代医学著作《伤寒论》中对麻子仁的医学药用就已经有所记载，其中提及，麻子仁制成丸剂之后，可以润肠泄热，行气通便。《本草纲目》中记载，麻子仁可以润肠通便，滋养补虚，适用于邪热伤阴，或素体火旺，津枯肠燥所致的大便秘结，脘腹胀满，恶心欲呕等。

其实，除了麻子仁，无花果、蕨菜、红薯、蜂蜜等都可以促进排便。

需要注意的是，便秘主要分为两类：热秘和虚秘，虚秘又分为气虚和血虚。热秘是由体内热毒引起的，需要润肠通便。而气虚则是大肠传导无力，血虚则因津枯不能滋润大肠。症状虽然差不多，但病因不同，因此对于体内毒素，切忌不可“一泻了之”，用食物泻法来清肠就比较安全。

便秘双治法：淡盐水＋缩肛

女性要小心便秘的危害，因为虽说便秘不是什么大病，但它的危害是不可忽视的。便秘会增加女性体内毒素，导致机体新陈代谢紊乱、内分泌失调及微量元素不均衡，从而出现皮肤色素沉着、瘙痒、面色无华、毛发枯干，并产生黄褐斑、青春痘及痤疮等。

便秘还会引起轻度毒血症症状，如食欲减退、精神萎靡、头晕乏力，久之又会导致贫血和营养不良。经常排便用力，还会促使痔疮的形成。虽然便秘本身并不会产生致命的危险，但是如果您年龄较大，患有心脑血管疾病，那便秘可能就是一个致命的危险因素了，不可掉以轻心。

下面为大家介绍一种简单易行的淡盐水+缩肛配合疗法。

先来看看淡盐开水法。每晚临睡前向茶杯里投少许盐，冲2/3杯开水，盖上茶杯。第二天早上起床洗漱后，再向茶杯冲满开水，就成了一满杯温淡盐开水，接着大口大口喝完。只要坚持天天如此，不间断，不久就会形成条件反射，喝完水就要上厕所，一两分钟顺利完成“任务”。此法可使盐开水冲洗肠胃，有消炎、杀菌、补肾、健肠胃之功效，能大开胃口，增进食欲，通畅大便，确保健康。此法还有双向效应，大便常稀不成形者，亦可治愈。

再来了解一下提肛缩肾法。

提肛，与急需大便而找不到厕所时缩紧肛门相同。缩肾，是将外阴与双肾往肚脐位置缩。往上提时鼻子吸气，小腹内收；放下时呼气，小腹鼓起。这样一呼一吸、一提一收为一次，连做20次。每日早晚都做效果更佳。此法可使腹部内脏得到很好的锻炼，加强肠胃蠕动，增进肛门的收缩功能，滋补两肾，不仅能畅通二便，还能减轻痔疮病，达到强身健体之目的。

另外，很多人的便秘都属于特发性便秘，他们都是因经常服用某些药物而引起。生活中很多人是因服用某些药物引起的便秘，如止痛剂、抗惊厥剂、抗抑郁剂、抗帕金森病药、神经节阻滞剂、某些降压药、利尿剂等。